U0195777

山东第一医科大学第一附属医院医联体疼痛诊疗丛书

总主编　刘方铭

疼痛性疾病及癌痛典型病例

主　编　刘方铭　　王寿兰

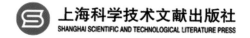

上海科学技术文献出版社

SHANGHAI SCIENTIFIC AND TECHNOLOGICAL LITERATURE PRESS

图书在版编目（CIP）数据

疼痛性疾病及癌痛典型病例/刘方铭，王寿兰主编
. —上海：上海科学技术文献出版社，2021
　　（山东第一医科大学第一附属医院医联体疼痛诊疗丛
书／刘方铭主编）
　　ISBN 978-7-5439-8329-8

　　Ⅰ. ①疼… Ⅱ. ①刘… ②王… Ⅲ. ①癌—疼痛—治
疗 Ⅳ. ①R730.5

　　中国版本图书馆 CIP 数据核字（2021）第 081639 号

策划编辑：张　树
责任编辑：应丽春
封面设计：李　楠

疼痛性疾病及癌痛典型病例
TENGTONGXING JIBING JI AITONG DIANXING BINGLI
主编　刘方铭　王寿兰
出版发行：上海科学技术文献出版社
地　　址：上海市长乐路 746 号
邮政编码：200040
经　　销：全国新华书店
印　　刷：三河市嵩川印刷有限公司
开　　本：787mm×1092mm　1/16
印　　张：19.75
版　　次：2021 年 6 月第 1 版　2021 年 6 月第 1 次印刷
书　　号：ISBN 978-7-5439-8329-8
定　　价：178.00 元
http://www.sstlp.com

山东第一医科大学第一附属医院
医联体疼痛诊疗丛书

总主编

刘方铭

疼痛性疾病及癌痛典型病例

编委会

主　编

刘方铭　　王寿兰

副主编

张　磊　　吴文庆　　杨忠波
孙钦然　　杨文龙　　刘维菊
　　尹　聪　　于　慧
　　崔晓鲁　　李国强

编　委

王凤林　　王萌萌　　路　亮
陈秋华　　田　浩　　于亚楠
姜润成　　樊晓明　　孙　娟
杨程栋　　吕子旭　　张中会
丁惠惠　　刘汉胜　　刘慎阳
刘喜林　　袁周萍　　原　瑶
　　刘圆圆　　赵秦禹

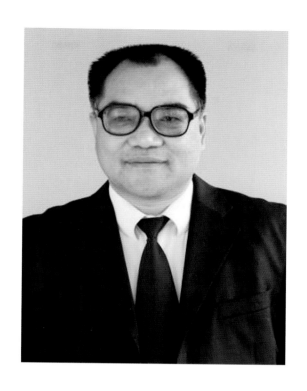

第一主编简介

刘方铭，主任医师，教授。现任山东第一医科大学第一附属医院（山东省千佛山医院）疼痛科主任，山东省名中医药专家，五级师承导师。国家重点专科学术带头人，山东省中医针刀学重点学科负责人。

兼任山东中医药学会疼痛专业委员会主任委员、山东中西医结合学会疼痛学专业委员会主任委员、山东省医师协会针刀医师专业委员会主任委员、山东省医师协会疼痛医师分会副主任委员、山东省医学会疼痛学分会副主任委员、中华中医药学会疼痛学分会副主任委员、中华中医药学会针刀学分会副主任委员、中国针灸学会针刀微创专业委员会副主任委员、世界中医药联合会疼痛康复分会副会长。

首倡针刀松解颈周腧穴概念；擅长诊疗脊柱区带病。多项成果达国际领先水平。曾获省政府中医工作先进个人三等功奖励；2019 年获山东省科技进步奖一等奖（第二名）、山东中医药科技进步一等奖（第一名）。

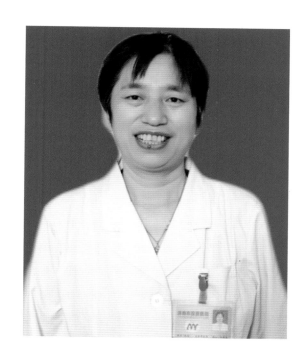

第二主编简介

王寿兰，主任医师，本科学历，学士学位，毕业于山东中医药大学针灸推拿专业。山东省名老中医专家传承工作室专家，山东基层名中医药专家，山东省第四批中医药五级师承指导老师，山东名老中医刘纪明教授学术继承人，济南市中医药重点专科项目负责人和学术带头人。

兼任济南针灸学会第一届针刀微创专业委员会主任委员、中华中医药学会疼痛学分会委员、中华中医药学会针刀医学分会委员、山东省医师协会针刀医师专业委员会副主任委员、中国针灸学会针灸与民族疗法专业委员会委员、济南针灸学会第一届特色刺灸法专业委员会副主任委员、济南针灸学会第三届理事会理事、山东针灸学会中医外治专业委员会副主任委员、济南医学会疼痛专业委员会副主任委员、济南医学会物理与康复专业委员会副主任委员、济南中医药学会骨伤专业委员会副主任委员、山东中医药学会疼痛专业委员会常务委员。

曾获中国民族医药学会科技一等奖 1 项，山东医学科技奖三等奖 1 项，山东省中医药科技成果二等奖 1 项、三等奖 3 项。获济南市对口支援帮扶先进个人，鲁渝健康扶贫协作优秀支医队员，全市基层医疗机构中医药适宜技术岗位技术能手称号，泉城社区健康守门人最美社区医生，山东基层名中医荣誉称号，济南市十佳医师荣誉称号，山东省人民政府奖励山东省中医药工作先进个人。

擅长针灸推拿、针刀疗法、耳针及中医中药的应用，采用针药结合、注重经络辨证、脏腑辨证治疗颈椎病、肩周炎、腰椎间盘突出症、骨关节炎等慢性疼痛疾病，以及面瘫、卒中、糖尿病周围神经病变、颈型眩晕、失眠、嗜睡、老年性尿频尿失禁、偏头痛、枕神经卡压、臀上皮神经卡压等疾病的治疗和康复，积累了丰富的临床经验。擅长应用针刀松解颈周腧穴治疗颈椎病，疗效显著。擅长中医遍诊法诊疗脊柱区带病等内科疑难杂症。擅长的小儿推拿绿色疗法，对感冒、咳嗽、发热、单纯性腹泻、积食、肥胖、婴幼儿斜颈等疾病治疗，疗效显著，深受患者好评。

前　言

　　杂病病案成书，顾名思义，就是多病种医案的集合。杂病相关性疼痛，在日常生活的口语中，就相当于疑难杂症的同义词。

　　本书的特点是，多种疼痛相关性疾病，在不同时期的诊断、鉴别诊断、治疗及疗效，不管当时的诊断对与错、治疗方案优与劣、结果成与败，均不作修饰，原封不动地展现给大家，让读者从中吸取经验和教训，以利于优化、纠错、传承和发展。

　　书中，把所涉病种做了简单归类，也提出了些普适性的治疗和康复原则。例如：针对颈椎病（项痹），创立了针刀松解颈周腧穴，纠正生理曲度的治则，提出了户外 – 休闲 – 远眺的六字方针作为日常自我康复锻炼原则，并形成了普适性中医系统化诊疗创新体系。

　　针对腰椎间盘突出症（腰痛），创立了生物力学立体平衡，配合中药熏蒸穴位渗透治则，创建了针刀椎管内松解的技术操作标准，提出了不做没有准备的动作，不做有特定任务的工作作为患者恢复期社会活动参与的原则，并形成了普适性系统化诊疗体系。

　　针对强直性脊柱炎（大偻），创立了破坏钙化核心，重建畅通经络治则，提出了针刀疗程的三、二、一计划方案，并形成了普适性系统化诊疗体系。

　　书中的癌痛，由于除药物治疗以外，现有的镇痛技术多为姑息疗法，因此，只举 1~2 例，不作重点。

　　书中有一例罕见病，病史病程近 40 年，患者症状和体征变化多端，既不能确诊，治疗也无显效，我们团队给出的诊断为 SAPHO 综合征。经辨证，我们认为其病机为肺气不降，遂采用中医理论指导下的针药并用获得奇效。

中医辨证施治，使我们对部分罕见病的治疗看到了曙光！

　　书中所举病例病案，均可在山东第一医科大学第一附属医院（山东省千佛山医院）及合作医院病案档案中查到。病历记录中有些错别字和错误病症名示，也为当时的真实记录，改之恐有失原貌，故原样保留，以警编者和读者，特此说明。

编　者

2020 年 11 月于济南

目　录

病例 1　针刀治疗头痛

一、一般资料

患者，张某，女，32 岁。

主诉：头痛 10 余年，加重 4 个月余。

现病史：患者 10 年前因劳累出现右侧后枕部疼痛，疼痛呈放射性疼痛，可放射至右眼部，疼痛发作时无视物模糊，无运动障碍，无意识模糊。休息后减轻，先后于当地医院行针灸、推拿、拔罐、理疗、口服药物(具体药物不详)等治疗，症状无明显缓解。4 个月余前因再次劳累以上症状加重，双侧枕部疼痛，右侧较甚，疼痛放射至右眼、鼻部、上颌部，平卧时感胸闷气短，偶有头晕恶心，无呕吐，时有踩棉感，行颅脑 MRI、脑灌注(2018 年 10 月 2 日，聊城市××医院)示：脑内小缺血灶；脑灌注成像未见明显异常。颈椎、胸椎 MRI(2018 年 10 月 2 日，聊城市××医院)示：颈$_2$/颈$_3$、颈$_3$/颈$_4$、颈$_4$/颈$_5$椎间盘后突；颈椎退行性变；胸椎间盘变性。今为求系统治疗，特来我院就诊，门诊以"头痛原因待查"收入院。患者自发病以来，纳眠差，二便调，体重无明显减轻。

既往史：既往有甲亢病史 10 余年，行^{131}碘放射治疗后一直服用优甲乐控制病情，否认有高血压、糖尿病、冠心病等慢性病史。否认结核等传染病史，无重大外伤手术史，无输血史，未发现食物、药物过敏史，预防接种史不详。

个人史：生于原籍，无长期外地居住史。无冶游史，无吸烟饮酒史，无疫区疫水接触史，无工业毒物、粉尘及放射性物质接触史。

婚育史：适龄婚育，育有 1 子，爱人及子女体健适龄结婚，育有 1 子，配偶及女儿均体健。

月经史：4～5/25～28 天，14 岁月经初潮，末次月经时间为 2018 年 9 月 25 日，无痛经史，月经周期规律。

家族史：否认家族传染病及遗传病史。

二、体格检查

T：36.4℃，P：68 次/分，R：17 次/分，BP：150/74mmHg。患者青年女性，发育正常，营养中等，神志清楚，自主体位，检查合作。全身皮肤无黄染、无瘀点、无出血点。全身浅表淋巴结未触及肿大。头颅发育正常，毛发分布均匀，眼睑无水肿，结膜无充血，巩膜无黄染，双侧瞳孔等大等圆，对光反射及调节反射存在，耳、鼻无异常，口唇无发绀，咽部无充血，扁桃体无肿大。颈软，无抵抗，颈静脉无怒张，气管居中，甲状腺无肿大。胸廓对称无畸形，双侧乳房对称，未触及明显包块。双肺呼吸音清晰，未闻及干、湿性啰音。心前区无隆起及凹陷，心界无扩大，心率68次/分，节律规整，各瓣膜听诊区无闻及病理性杂音。腹部平坦，腹软，无压痛，无反跳痛。肝、脾肋下未触及，Murphy's征阴性，肝、肾区无叩痛，肠鸣音无亢进，移动性浊音阴性。脊柱无畸形，四肢无畸形，双下肢无水肿。双下肢足背动脉搏动正常。肱二头肌反射正常，膝腱反射正常，腹壁反射正常。巴氏征阴性，布氏征阴性。

专科查体：颈椎生理曲度正常，颈椎活动度可，双侧风池穴、肩井穴、肩胛内角、天宗穴压痛（-），叩顶试验（-），双侧臂丛神经牵拉试验（-），双侧肱二头肌反射（++），双侧肱三头肌腱反射（++），双侧巴氏征（-），双侧霍夫曼征（-）。四肢深浅感觉无明显异常，双侧足背动脉搏动正常。

三、辅助检查

颅脑MRI、脑灌注、颈椎MRI、胸椎MRI检查结果见现病史。

四、入院诊断

1. 中医诊断　头痛（气虚血瘀）。
2. 西医诊断　①头痛待查；②甲亢。

五、诊断依据

1. 中医辨证辨病依据　患者头痛10余年，加重4个月余，饮食可，小便正常，舌淡，苔白，脉细弱。综观脉症，四诊合参，该病属于祖国医学的头痛范畴，证属气虚血瘀。患者青年女性，气血亏虚，气不行血使血液运行不畅，导致颈项部经络阻滞不通，加之风、寒、湿邪入侵，更易颈项部气血运行不畅，不通则痛，不容则木。舌脉也为气虚血瘀之象。总之，本病病位在颈，病属本虚标实，考虑病程迁延日久，病情复杂，预后一般。

2. 西医诊断依据

（1）头痛10余年，加重4个月余。
（2）既往有甲亢病史10余年。
（3）专科查体：双侧肱二头肌反射（++），双侧肱三头肌腱反射（++）。
（4）辅助检查：见上述相关内容。

六、鉴别诊断

紧张性头痛也称为肌收缩性头痛，是慢性头痛中最常见的一种，指双侧枕颈部或全头部的紧缩性或压迫性头痛。表现为胀痛、压迫感和紧缩感、紧箍感等，位于双侧枕颈部、额颞部或全头部，呈轻度发作性或持续性疼痛，病程数日至数年。疼痛期间的日常生活不受影响，不伴有恶心、呕吐、畏光或畏声等症状，疼痛部位肌肉可有触痛或压痛点，有时牵拉头发也有疼痛；头颈、肩背部肌肉有僵硬感，不易松弛，捏压该部肌肉感觉轻松和舒适。多数患者有头昏、失眠、焦虑或抑郁等症状。部分病例兼有血管性头痛的性质，几乎每日均有头痛出现。该患者症状与此不符，可排除本病。

七、诊疗计划

1. 中医科Ⅱ级护理。

2. 完善入院各项辅助检查，如血常规、血沉、C 反应蛋白测定、肝功能、肾功能、心电图、胸片等检查明确病情，请院内会诊明确诊断。

3. 给予给予患者营养神经等对症支持治疗。

以上病情及治疗方案已向患者及家属讲明，均表示理解并配合治疗。

八、治疗经过

1. **住院第 2 日查房记录** 患者自诉头痛无明显缓解，饮食睡眠可，二便正常。查体同前。血化验已回示（2018 年 10 月 8 日）：甲功五项：游离三碘甲状腺素 2.70pmol/L↓，促甲状腺激素 7.050μIU/ml↑。葡萄糖测定（酶法）、肝功能、肾功能、血脂、电解质：总蛋白 62.30g/L↓，白蛋白 38.80g/L↓，镁 1.13mmol/L↑，HDL - C：CHOL 0.42ATIO↑，ApoA1：ApoB 2.43RATIO↑。尿常规检查加沉渣：尿比重 1.031↑，尿蛋白（+-），白细胞 43 个/μl↑，黏液丝 251 个/μl↑，鳞状上皮细胞 90 个/μl↑，余未见明显异常。辅助检查：心电图、胸片均未见明显异常。分析：综合患者的症状体征和影像学检查，目前中医诊断：头痛（气虚血瘀）；西医诊断：①头痛待查；②甲亢。目前需与枕大神经痛相鉴别。枕大神经为第 2 颈神经后支的分支，大多数枕大神经在头下斜肌的下方绕过，少数穿过头下斜肌，在斜方肌起点上项线下方浅出，伴枕动脉分支上行，分布至枕部皮肤；头下斜肌下缘是枕大神经的主要摩擦点，在浅出斜方肌腱膜处也是主要卡压点。枕大神经皮下段与浅筋膜紧密附着，活动度小；肌内段走行于半棘肌和斜方肌腱膜间，肌间隙内结构宽松，神经活动度大，颈部活动及周围组织的持续牵拉，会使局部血管扩张性充血至炎性细胞渗出、组织水肿、局部代谢产物增多，最终粘连以及瘢痕的形成会对枕大神经形成卡压和刺激从而导致疼痛。患者无典型相关的症状和体征，建议患者先行院内会诊，明确诊断，再行介入治疗，暂给予偏振光、中频干扰电物理治疗。继观。

2. **住院第 2 日院内多学科会诊记录** 患者因"头痛 10 余年，加重 4 个月余。"入院。既往有甲亢病史。患者入院其后仍有疼痛。查体未见明显异常。为求进一步明确诊断，指导治疗，特进行院内多学科会诊。影像科杨志强主任医师会诊意见：①慢性鼻炎，轻度鼻旁窦炎，建议耳鼻喉科会诊；②颈椎轻度退变，颈₂/颈₃、颈₃/颈₄、颈₄/颈₅ 轻度突出；③胸椎颅脑及脑灌注基本正常；④可疑胸髓变细，请结合临床查体。神经外科张荣伟主任医师会诊意见：目前查体及影像学检查未见明显异常，建议纠正甲减。眼科宋爱萍主任医师排除眼科疾病。神经内科张小雨主治医师会诊意见：紧张性头痛可能性大。可给予乙哌立松口服，头痛严重时可对症处理。必要时加用抗焦虑药物。耳鼻喉科会诊意见：建议行鼻窦冠状位 + 矢状位 CT。综合多学科会诊意见，与患者沟通，先行 CT 检查，排除鼻源性头痛。暂时考虑紧张性头痛可能性大。

3. **住院第 3 日病程记录** 患者自诉头痛无明显缓解，饮食睡眠可，二便正常。查体：颈椎生理曲度正常，颈椎活动度可，双侧风池穴、肩井穴、肩胛内角、天宗穴压痛（-），叩顶试验（-），双侧臂丛神经牵拉试验（-），双侧肱二头肌反射（++），双侧肱三头肌腱反射（++），双侧巴氏征（-），双侧霍夫曼征（-）。四肢深浅感觉无明显异常，双侧足背动脉搏动正常。继续给予偏振光、中频干扰电治疗。拟明日行针刀治疗。给予中药凉膈散加减清心火，散瘀结。整方如下：地黄 10g、当归 10g、川芎 6g、炒白芍 10g、炒栀子 6g、大黄 3g、连翘 15g、黄芩 6g、甘草 6g、薄荷 6g、炒柏子仁 6g，水煎服，日一剂，继观。

4. 住院第 3 日术前讨论记录　于慧主治医师：根据患者的主诉、现病史、查体、辅助检查等内容，诊断明确。刘方铭主任医师：综合患者病例特点，颈源性头痛诊断明确，今日可行针刀 + 臭氧为主的综合介入治疗。目前患者术前检查无明显手术禁忌，行非血管 DSA 引导下复杂性针刀松解术 + 脊髓神经根粘连松解术 + 普通臭氧注射。风险在于该患者对疼痛耐受情况，已与患者及其家属交代并签署知情同意书，术前应积极准备，与患者充分沟通，术中注意观察患者生命体征，防止意外的产生；围术期内注意监测生命体征，术后密切观察病情变化，避免并发症的产生。将手术的必要性、成功率、风险性及可能的并发症向患者及家属讲明，取得家属同意及理解。钱俊英护士长：术前应注意患者的生命体征，注意患者情绪疏导，术后保持伤口清洁干燥，指导患者床上功能锻炼。小结：患者诊断明确，无介入禁忌证，准备行非血管 DSA 引导下复杂性针刀松解术 + 脊髓神经根粘连松解术 + 普通臭氧注射术。

5. 住院第 4 日术后首次病程记录　患者于介入治疗室由刘方铭主任医师行复杂性针刀松解术 + 脊髓和神经根粘连松解术 + 臭氧注射术，术前签署知情同意书。患者俯卧于治疗床上，充分暴露肩背部。以脑户穴、大椎穴、双侧脑空穴、双侧第 5、第 6 颈椎棘突旁开 0.5cm 夹脊穴点，双侧曲垣穴、双侧天宗穴、夺命穴及神道穴等为标记点，用 0.75% 碘伏无菌棉球以标记点为中心进行常规消毒，铺无菌洞巾。抽取 1% 利多卡因 5ml 并于上述标记点局部麻醉，后抽取由 2% 利多卡因 2ml + 维生素 B_6 200mg + 维生素 B_{12} 1mg + 0.9% 氯化钠注射液适量组成的消炎镇痛液，每处注射 3～5ml，于上述标记点注射 45μg/ml 浓度臭氧，每穴各注射 2ml，臭氧注射操作完毕。再持 I 型 3 号针刀，刀口线与人体纵轴平行，刀体垂直于皮肤，分别在上述（除夹脊穴外）标记点快速进针，行针刀松解后，快速出针，迅速用无菌棉球按压针孔 2 分钟；手术操作完毕。结果：患者在整个治疗过程中生命体征平稳，无心悸、头疼、恶心、呕吐等不适。治疗结束后，以平车推回病房。术后注意事项：嘱患者刀口 72 小时内避免接触水，以防止针口局部感染。密切观察病情，及时对症处理。

6. 住院第 5 日查房记录　患者诉头部疼痛略有缓解，饮食睡眠可，二便正常。术后第一天暂不查体，暂不做效果评估，继续目前的治疗方案暂不改变，继观。

7. 住院第 6 日查房记录　患者术后第 2 天，自诉头痛明显缓解，饮食睡眠可，二便正常。查体：颈椎生理曲度正常，颈椎活动度可，双侧风池穴、肩井穴、肩胛内角、天宗穴压痛（－），叩顶试验（－），双侧臂丛神经牵拉试验（－），双侧肱二头肌反射（＋＋），双侧肱三头肌腱反射（＋＋），双侧巴氏征（－），双侧霍夫曼征（－）。四肢深浅感觉无明显异常，双侧足背动脉搏动正常。患者目前症状明显缓解，要求出院，批准今日出院，嘱出院后注意休息，避免受凉劳累，不适随诊。

九、出院诊断

1. 中医诊断　头痛（气虚血瘀）。

2. 西医诊断　①颈源性头痛；②颈椎病；③甲亢。

十、讨论

目前颈源性头痛治疗方法较多，如针灸、理疗、药物等，但存在疗程长，见效慢，易复发等的不足，以针刀＋臭氧为主的综合疗法是介于手术与非手术之间的有效治疗方法，具有安全、可靠、见效快等特点和优越性，本患者及家属同意以上综合疗法。患者入院后计划行颈周腧穴针刀松解术，针刀医学认为颈部生物力学动态平衡失调是本病发生的始动因素，我们制订治疗方案的原则是根据"经络所过，主治所及"为依据的，主要是以穴位的局解和与颈椎活动相关的、容易受损的肌肉起止点为基础，在颈椎周围选取穴位，通过松解可使颈肩背部诸经气血得以畅通，颈椎周围紧的肌肉、韧带、筋膜得以放松，同时配合手法复位和颈椎锻炼来纠正并维持颈椎生理曲度和力量平衡，从而改变椎间盘髓核的位移，加大椎间隙，可以更好地为受卡压的神经进行减压。

　　颈周腧穴是指颈椎周围与颈椎活动密切相关的一组腧穴的总称，其局部解剖与颈椎活动相关的容易受损的肌肉起止点高度吻合。根据治疗的原则和基础，在颈椎周围选取穴位，通过松解颈周腧穴，来达到松弛紧张的肌肉、疏通经络和电生理通路。改善颈椎的活动度，通过针刀的切割、剥离来达到调筋、理筋的作用，从而恢复颈椎肌肉软组织的生物力学平衡、缓解症状来达到治疗的目的。

　　患者症状复杂，住院期间经多学科会诊明确诊断，给予胞磷胆碱钠改善微循环，偏振光等物理治疗，并于介入室行非血管 DSA 引导下复杂针刀松解术＋脊髓神经根粘连松解术＋普通臭氧注射，术后患者疼痛明显改善，疗效可靠。并指导患者遵循户外、休闲、远眺的康复原则。

病例 2 射频治疗头颈部疼痛

一、一般资料

患者，崔某，男，60 岁。

主诉：颈部疼痛不适伴左侧头痛 7 个月余，加重 3 个月。

现病史：患者 7 个月余前耳后乳突周围烫伤后出现颈部疼痛伴左侧头痛，左侧颞部、左侧枕后、左耳部、耳周部为著，无恶心呕吐，无摔倒，无心悸、胸闷，疼痛呈持续性钝痛，同时逐渐加重，不能自行缓解。曾口服布洛芬、双氯芬酸钠缓释片、酚咖片、盐酸乙哌立松（妙纳），肌内注射地塞米松、镇痛药（具体不详）进行治疗，当时效果尚可，后疼痛可反复发作，于 2017 年 9 月 13 日在我科住院治疗，先后行局部麻醉下经皮枕大神经和枕小神经射频损毁术和局部麻醉下行复杂性针刀治疗，术后患者不适症状明显缓解，住院 16 天出院。出院后患者症状稳定，3 个月前患者因劳累后复发，症状同前，难以忍受，现患者为求进一步治疗来诊，门诊以颈源性头痛收入院。患者自发病以来，纳眠差，二便调，体重无明显减轻。

既往史：糖尿病史 10 余年，平时规律口服二甲双胍，血糖控制在 8mmol/L，否认高血压、冠心病、脑血栓等病史。否认肝炎、结核病史及密切接触史，半年前因鼓膜穿孔于山东省××医院行左侧鼓室成形术，否认其他手术、外伤史及输血史，未发现药物及食物过敏史，预防接种史随当地。

个人史：生长于原籍，否认外地久居史及疫区居住史，已戒烟 15 年，饮酒史 40 年，约 1 斤/天，已戒酒半年余。

婚育史：适龄结婚，育有 2 女 1 子，配偶及子女均体健。

家族史：父亲因"肺癌"去世，母亲因"脑出血"去世，有 1 个哥哥，1 个妹妹，均身体健康。否认家族性显性遗传病及类似病史。

二、体格检查

T：36.5℃，P：76 次/分，R：17 次/分，BP：128/76mmHg。患者老年男性，发育正常，营养中等，神志清楚，自主体位，检查合作。全身皮肤无黄染、无瘀点、无出血点。全身浅表淋巴结未触及肿大。头颅发育正常，毛发分布均匀，眼睑无水肿，结膜无充血，巩膜无黄染，双侧瞳孔等大等圆，对光反射及调节反射存在，耳、鼻无异常，口唇无发绀，咽部无充血，扁桃体无肿大。颈软，无抵抗，颈静脉无怒张，气管居中，甲状腺无肿大。胸廓对称无畸形，双侧乳房对称，未触及明显包块。双肺呼吸音清晰，未闻及干、湿性啰音。心前区无隆起及凹陷，心界无扩大，心率 76 次/分，节律规整，各瓣膜听诊区无闻及病理性杂音。腹部平坦，腹软，无压痛，无反跳痛。肝、脾肋下未触及，Murphy's 征阴性,肝、肾区无叩痛,肠鸣音无亢进,移动性浊音阴性。脊柱无畸形,四肢无畸形,双下肢无水肿。双下肢足背动脉搏动正常。肱二头肌反射正常,膝腱反射正常,腹壁反射正常。巴氏征阴性,布氏征阴性。

专科查体:颈椎生理曲度变直,颈椎活动度尚可,双颈$_2$/颈$_3$椎旁、左颈$_5$/颈$_6$、颈$_6$/颈$_7$椎旁压痛,双侧风池穴、肩胛内角、天宗穴压痛(+),左侧乳突压痛(+),叩顶试验(-),臂丛神经牵拉试验(-),左侧肱二头肌反射(++),左侧肱三头肌腱反射(++),左侧巴氏征(-),左侧霍夫曼征(+-)。

三、辅助检查

暂无。

四、入院诊断

1. 中医诊断 头痛(气虚血瘀)。
2. 西医诊断 ①颈源性头痛;②蝶腭神经痛;③混合型颈椎病;④2 型糖尿病;⑤左侧鼓室成形术后。

五、诊断依据

1. 中医辨证辨病依据 患者颈部疼痛不适伴左侧头痛 7 个月余,加重 3 个月,饮食可,小便正常,舌淡,苔白,脉细弱。综观脉症,四诊合参,该病属于祖国医学的"头痛"范畴,证属气虚血瘀。患者老年男性,气血亏虚,气不行血使血液运行不畅,导致头颈部经络阻滞不通,加之风、寒、湿邪入侵,更易头项部气血运行不畅,不通则痛,不容则木。舌脉也为气虚血瘀之象。总之,本病病位在颈,病属本虚标实,考虑病程迁延日久,病情复杂,预后一般。

2. 西医诊断依据

(1)颈部疼痛不适伴左侧头痛 7 个月余,加重 3 个月。

(2)糖尿病史 10 余年。

(3)专科查体:颈椎生理曲度变直,双颈$_2$/3 椎旁、左颈$_5$/6、颈$_6$/7 椎旁压痛,双侧风池穴、肩胛内角、天宗穴压痛(+),左侧乳突压痛(+),左侧肱二头肌反射(++),左侧肱三头肌腱反射(++),左侧霍夫曼征(+-)。

六、鉴别诊断

丛集性头痛:是一种少见的伴有一侧眼眶周围严重疼痛的发作性头痛,具有反复密集发作的特点。病因及发病机制不明,可能与下丘脑功能障碍有关。任何年龄均可发病,20～50 岁多见,男性患者居多,比女性多 4～5 倍。在某一段时间内出现一次接一次的成串的发作,故名丛集性发作,常在每年春季和(或)秋季发作 1～2 次;每次持续 30～180 分钟,每日可发作一至数次。头痛为眼眶周围剧烈的钻痛,患者来回踱步,以拳捶打头部或以头撞墙,疼痛难忍;并常有结膜充血、流泪、流涕、面部出汗异常、眼睑水肿等伴发症状。本患者头痛程度较轻,发作特点与此不符,可基本排除本病。

七、诊疗计划

1. 中医科Ⅱ级护理。

2. 完善入院各项辅助检查,如血常规、血沉、C 反应蛋白测定、肝功能、肾功能、心电图、胸片等检查明确病情。

3. 给予患者营养神经治疗,给予曲马多缓释片止痛、阿普唑仑(佳乐定)镇静,对症支持治疗。以上病情及治疗方案已向患者及家属讲明,均表示理解并配合治疗。

八、治疗经过

1. 住院第 2 日查房记录　患者入院第 2 天,颈部疼痛不适伴左侧头痛较前无改善,饮食、睡眠尚可,大小便通畅且性状正常。专科查体同前。化验结果已回示:男性肿瘤全项(2018 年 3 月 8 日):铁蛋白 290.00ng/ml↑,糖化血红蛋白测定(色谱法):糖化血红蛋白 9.10%↑,C 反应蛋白测定(CRP)(免疫散射比浊法):C 反应蛋白 5.45mg/L↑,红细胞沉降率测定(ESR)(仪器法):血沉 44mm/h↑。分析:根据患者病史、症状、体征、化验检查及辅助检查,目前诊断中医诊断:头痛(气虚血瘀);西医诊断:①颈源性头痛;②蝶腭神经痛;③混合型颈椎病;④2 型糖尿病;⑤左侧鼓室成形术后。本患者为颈源性头痛合并蝶腭神经痛,需要与紧张性头痛相鉴别,该患者症状与此不符,可排除本病。此次入院治疗拟行枕小神经、耳颞神经、蝶腭神经射频热凝术为主的微创治疗,考虑到患者血沉、C 反应蛋白测定升高,今日化验男性肿瘤全项以辅助诊断,治疗加用地佐辛止痛、甲氧氯普胺(胃复安)预防药物不良反应,加用氯消西泮镇静,余治疗不变,密切观察患者病情变化,及时对症处理。

2. 住院第 2 日术前讨论记录　崔晓鲁主治医师:患者的基本信息、主诉、专科查体已明确,辅助检查:颈椎平扫 MR:颈椎退行性变:颈$_5$/颈$_6$、颈$_6$/颈$_7$ 椎间盘膨出并相应水平椎管轻度狭窄。目前颈源性头痛治疗方法较多,如针灸、理疗、药物等,但存在疗程长,见效慢等的不足,射频为主的综合疗法是介于手术与非手术之间的有效治疗方法,具有定位准确、见效快等特点和优越性,患者及家属同意以上综合疗法。尹聪主治医师:该患者目前诊断明确,枕小神经、耳颞神经、蝶腭神经受卡压是患者症状产生主要原因,以射频为主的微创疗法因创伤小、恢复快、疗效好被广泛应用于临床,根据患者的症状体征和辅助检查,目前已无手术禁忌证,可在门诊下行枕小神经、耳颞神经、蝶腭神经的感觉根射频温控热凝术。钱俊英护士长:患者颈源性头痛合并蝶腭神经痛,拟于今日行感觉根射频热凝治疗,治疗前应积极术前评估,术后密切观察患者病情变化,做好术后护理。刘垒副主任医师:同意以上意见。综合患者病例特点,颈源性头痛、蝶腭神经痛诊断明确,目前患者术前检查无明显手术禁忌,明日上午可行枕小神经、耳颞神经、蝶腭神经的感觉根射频温控热凝术。风险在于该患者疼痛耐受情况,已与患者及其家属交代并签署知情同意书,术前应积极准备,与患者充分沟通,术中注意观察患者生命体征,防止意外的产生;围术期内注意监测生命体征,术后密切观察病情变化,加强康复训练,避免并发症的产生。将手术的必要性、成功率、风险性及可能的并发症向患者及家属讲明,取得家属同意及理解。

3. 住院第 2 日术前小结　手术指征:手术指征明确,已无手术禁忌证。拟施手术名称和方式:枕小神经、耳颞神经、蝶腭神经的感觉根射频温控热凝术。拟施麻醉方式:局部麻醉 + 心电监护。注意事项:介入治疗的难点是准确定位和充分调制,已将术中及术后可能出现的危险和并发症向患者及家属讲明,其表示理解,同意介入治疗,并在协议书上签字。手术者术前查看患者情况：刘垒副主任医师术前查看患者，已将患者病情及介入的必要性、成功率以及并发症等向患者及家属进一步讲解，患者及家属表示理解并同意。

4. 住院第 3 日查房记录 患者入院第 3 天，颈部疼痛不适伴左侧头痛较前无改善，给予地左辛、曲马多止痛后出现恶心、呕吐，饮食、睡眠一般，大小便可。专科查体同前。男性肿瘤全项已回未见明显异常。分析：患者枕小神经卡压症和颈椎病并存，两者可相互影响，目前有部分学者对此类疾病统称为颈源性头痛，分析患者症状体征及辅助检查，此患者头痛与颈椎病密切相关，颈椎生理曲度的失衡和局部神经的刺激在疾病的发生和发展起着重要作用，针对残留症状可今日行枕小神经、耳颞神经、蝶腭神经的感觉根射频温控热凝术，术前已经签署知情同意书，患者恶心呕吐明显，考虑与镇痛药物有关故停用，余治疗不变，密切观察病情变化，及时对症处理。

5. 住院第 3 日术后首次病程记录 患者于门诊室在局部麻醉下行经皮枕小神经、耳颞神经、蝶腭神经射频损毁术，患者右侧卧于治疗床上，标记蝶腭神经穿刺点：左侧颧弓中点下 2cm；标记耳颞神经穿刺点：左侧耳屏前耳颞动脉搏动明显内缘处；枕小神经穿刺点：在左枕后枕后隆突至耳后乳突两点画一条线，于中外三分之一标记为进针点，局部麻醉成功后，应用 15cm 20G 穿刺针在影像引导下，调整穿刺针，直至穿刺到位置，穿刺成功后接射频仪，测阻抗在正常范围内，进行测试，先用 50Hz 行感觉测试，当电压达 1.5v 时，患者感相应神经支配区的疼痛，证实在枕小神经、耳颞神经、蝶腭神经上，后行射频针热凝，分别予 60℃、65℃、70℃ 各 1 次，每次热凝时间为 40 秒治疗。穿刺及热凝过程中患者述上述部位周围疼痛、麻木，术中测上述部位皮肤浅感觉减退，术程顺利，患者安返病房。结果：治疗期间患者无心悸、头晕、恶心、呕吐等不适症状。生命体征均正常。术后注意事项：嘱患者针口 72 小时内不要接触水，以防止感染，密切观察病情，及时对症处理。

6. 住院第 4 日查房记录 术后第一天，暂不查体。患者述颈部及左侧头部疼痛消失，局部有酸胀感，睡眠、饮食可、大小便正常。结合患者症状和体征分析：患者昨日行局部神经射频热凝毁损术，射频热凝术是近年来新兴的微创治疗之一，它是通过特定穿刺针精确输出超高频无线电波，使局部组织产生局部高温，起到热凝固作用，从而治疗疾病。该方法既能使调节神经感觉神经纤维传导，起到消除和缓解临床症状目的，灭活周围痛觉神经末梢，使之失去接受和传递痛觉信号的能力。另外局部温度在短时间内的增高，还可以改善局部循环，使因疼痛而引起的肌肉痉挛得到缓解和改善。此患者术后第一天暂不做效果评价，目前治疗方案暂不改变，密切观察患者症状，不适症状及时对症处理。

7. 住院第 5 日查房记录 患者自诉左侧头部疼痛明显减轻，饮食睡眠一般，二便正常。专科查体：颈椎生理曲度变直，颈椎活动度尚可，双颈$_2$/颈$_3$椎旁、左颈$_5$/颈$_6$、颈$_6$/颈$_7$椎旁压痛（+），双侧风池穴、肩胛内角、天宗穴压痛（-），左侧乳突压痛（+），叩顶试验（-），臂丛神经牵拉试验（-），左侧肱二头肌反射（++），左侧肱三头肌腱反射（++），左侧巴氏征（-），左侧霍夫曼征（+-）。分析：患者感觉根射频热凝术后两天，症状明显好转，继续目前治疗方案，继观。

8. 住院第 6 日查房记录　术后第 3 天，患者自诉今晨左侧太阳穴偶发性跳痛头，饮食睡眠一般，二便正常。专科查体同前，分析：患者颈源性头痛合并蝶腭神经痛，术后症状明显减轻，但今晨有所反复，暂不行治疗方案改变，密切观察患者病情变化，及时对症处理。

9. 住院第 8 日查房记录　患者自诉自昨日起头痛反复，自左侧太阳穴处发作，向左侧头部放射性疼痛，伴恶心、干呕，给予地左辛 5mg、胃复安（甲氧氯普胺）10mg 肌内注射，症状有所缓解，饮食睡眠差，二便正常。专科查体同前。分析：患者术后症状有所好转，但持续时间较短，昨日起症状反复发作，拟于今日行三叉神经半月神经毁损术，蝶腭神经内感觉神经纤维为三叉神经第二支分支发出，故今日行半月神经毁损术，从中枢解决，术前与患者积极沟通，签署知情同意书，余治疗方案暂不改变，继观。

10. 住院第 8 日术前讨论记录　崔晓鲁主治医师：患者日前行周围神经感觉根射频热凝治疗，术后患者一般情况可，症状明显减轻，但持续时间较短，昨日起患者出现左侧头部疼痛反复，拟于今日行半月神经节射频热凝治疗，患者及家属同意以上综合疗法。钱俊英护士长：患者颈源性头痛合并蝶腭神经痛，拟于今日行半月神经射频热凝治疗，治疗前应积极术前评估，术后密切观察患者病情变化，做好术后护理。刘垒副主任医师：同意以上意见。综合患者病例特点，颈源性头痛、蝶腭神经痛诊断明确，目前患者术前检查无明显手术禁忌，拟于今日行半月神经射频热凝治疗。风险在于该患者疼痛耐受情况，已与患者及其家属交代并签署知情同意书，术前应积极准备，与患者充分沟通，术中注意观察患者生命体征，防止意外的产生；围术期内注意监测生命体征，术后密切观察病情变化，加强康复训练，避免并发症的产生。将手术的必要性、成功率、风险性及可能的并发症向患者及家属讲明，取得家属同意及理解。

患者颈源性头痛合并蝶腭神经痛诊断明确，无治疗禁忌证，拟于今日下午于门诊治疗室行三叉神经半月神经节射频热凝毁损术。

11. 住院第 8 日术前小结　手术指征：手术指征明确，已无手术禁忌证。拟施手术名称和方式：半月神经射频热凝术。拟施麻醉方式：局部麻醉 + 心电监护。注意事项：介入治疗的难点是准确定位和充分调制，已将术中及术后可能出现的危险和并发症向患者及家属讲明，其表示理解，同意介入治疗，并在协议书上签字。刘垒副主任医师术前查看患者，已将患者病情及介入的必要性、成功率以及并发症等向患者及家属进一步讲解，患者及家属表示理解并同意。

12. 住院第 8 日术后首次病程记录　患者在门诊治疗室局部麻醉下行三叉神经半月神经节射频热凝毁损术。患者左侧卧于治疗床上，采用经颞颌点三叉神经半月节侧入路穿刺法，以右颞弓下缘中点之下约 1cm 处的下颌切迹上缘为标记点，以标记点为中心用 0.75% 碘伏无菌纱布以标记点为中心进行常规消毒，铺无菌洞巾。1% 利多卡因局部麻醉后，应用 15cm 射频针于标记点进针，自穿刺点紧贴下颌切迹上缘稍偏上的方向刺入皮肤直抵翼外板，标记进针的深度后，退针至皮下，做向后 15°～20°、向上 15°～30° 角的方向刺入，重新推至所测的深度稍深些，患者出现太阳穴附近触电样疼痛，穿刺入卵圆孔，测阻抗为 205Ω，分别行感觉及运动测试，患者无明显不适，分别以 65℃、70℃、75℃，每次 40 秒进行射频热凝 1 次，80℃ 行射频热凝 40 秒 2 次。热凝过程中患者述左侧面部疼痛、麻木，术中测左面部皮肤浅感觉减退，角膜反射存在。术程顺利，患者安返病房。术后患者一般情况可，密切观察患者病情变化，及时对症处理。

13. **住院第 9 日会诊记录** 患者因"颈部疼痛不适伴左侧头痛 7 个月余，加重 3 个月"。于我们科行射频热凝治疗，治疗后疼痛有所减轻，但反复发作，近来头痛剧烈时伴呕吐，为求进一步明诊疗，请耳鼻喉科王启荣主任会诊，会诊意见：双耳道（－），鼓膜良好，排除耳源性头痛。

14. **住院第 11 日查房记录** 术后第 3 天，患者自诉左侧头太阳穴处疼痛感复发，伴恶心、呕吐，饮食睡眠一般，二便正常。患者于××医院颅脑增强 MRI、MRA、MRV 示：左侧颞部岩尖部异常信号，建议行颅底增强。专科查体同前。分析：患者枕大神经卡压症和蝶腭神经痛并存，两者可相互影响，结合影响学检查，考虑可能为颅底慢性炎症，今日嘱患者行颅底增强 MRI，余方案不变，密切观察患者病情变化，继观。

15. **住院第 14 日会诊记录** 患者行半月神经节射频及感觉根射频治疗后症状有所缓解，但反复发作，伴呕吐、恶心，为进一步明确诊疗请神经内科、神经外科会诊，神经内科会诊意见：头痛待查？偏头痛？建议行颅底强化 MRI，对症头痛治疗，给予盐酸帕罗西汀片（赛乐特）20mg 1 次/日，神经外科会诊意见，考虑偏头痛，建议对症处理。

16. **住院第 15 日术前小结** 手术指征：手术指征明确，已无手术禁忌证。拟施手术名称和方式：颈神经后支射频热凝术＋神经阻滞麻醉。拟施麻醉方式：局部麻醉＋心电监护。注意事项：介入治疗的难点是准确定位和充分调制，已将术中及术后可能出现的危险和并发症向患者及家属讲明，其表示理解，同意介入治疗，并在协议书上签字。手术者刘垒副主任医师术前查看患者，已将患者病情及介入的必要性、成功率以及并发症等向患者及家属进一步讲解，患者及家属表示理解并同意。

17. **住院第 15 日术后首次病程记录** 患者于介入治疗室由刘垒副主任医师行非 DSA 引导下颈椎脊神经后支感觉根射频椎热凝术，术前签署知情同意书。患者俯卧于治疗床上，充分暴露颈部。C 臂机正位确定颈$_{2\sim3}$关节水平，旋转 C 臂机至患者侧位，使用 15cm 探针穿刺并于 C 臂下精确定位，穿刺针分别置于颈$_2$下关节突的前下部（靶点为第三枕神经）和颈$_3$关节柱最大前后径连线的前部（靶点颈$_3$脊神经内侧支）。测阻抗在正常范围内，分别以 42℃ 脉冲 8 分钟，60℃、70℃、75℃ 热凝各 1 分钟，患者无双上放射麻木等不适症状，注入由弥可保 1mg＋倍他米松 7mg＋0.9 氯化钠注射液适量组成消炎镇痛液，每穴注射 5ml，将射频针拔出，无菌棉球按压 2 分钟，无渗出后用一次性无菌敷贴贴敷，颈椎脊神经后支感觉根射频消融术操作完毕，平车推回病房。术后患者疼痛明显减轻，未述明显不适症状。

18. **住院第 16 日查房记录** 术后第一天，暂不查体。患者述左侧头部疼痛明显减轻，睡眠、饮食可、大小便正常。颅底增强 MRI 示：右侧颞骨岩尖部、颅底部、斜坡及寰椎右侧侧块区异常信号，结合病史考虑慢性炎症可能性大；左侧乳突炎。结合患者症状和体征分析：患者目前行颈椎神经根射频热凝治疗，治疗后总体症状明显好转，但本患者前几次治疗后持续时间较短，继续密切观察。针对影响表现乳突炎情况，请神经外科会诊进一步协助诊疗，同时给予患者甘露醇消除水肿，甲泼尼龙 40mg 消除无菌性炎症，目前治疗方案暂不改变，密切观察患者症状，不适症状及时对症处理。

19. **住院第 17 日查房记录** 患者术后第 2 天，述左面部疼痛减轻，睡眠、饮食可、大小便正常。专科查体：颈椎生理曲度变直，颈椎活动度尚可，双颈$_2$／颈$_3$椎旁、左颈$_5$／颈$_6$、颈$_6$／颈$_7$椎旁压痛（－）、双侧风池穴、肩胛内角、天宗穴压痛（－），左侧乳突压痛（＋），叩顶试验（－），臂丛神经牵拉试验（－），左侧肱二头肌反射（＋＋），左侧肱三头肌腱反射（＋＋），左侧巴氏征（－），左侧霍夫曼征（＋－）。结合患者症状和体征分析：患者已行次射频治疗，分别行半月神经节、周围神经射频，术后症状有所缓解，但持续时间较短，今日请神经外科会诊协助诊疗。给予患者中药祛湿止痛，组方：龙胆 15g、炒栀子 6g、黄芩 6g、川木通 10g、泽泻 6g、车前子 10g、甘草 6g、当归 10g、地黄 10g，共 3 剂，水冲服，日 1 剂，早晚分服。

20. **住院第 17 日会诊记录** 患者术后第 2 天，头痛症状反复，结合颅底增强 MRI 结果，为进一步明确诊疗，请神经外科孟祥靖主任会诊。会诊意见：左侧乳突炎，头痛待查，建议：请耳鼻喉科会诊，局部理疗，必要时考虑腰穿排除硬膜外炎症，与患者沟通后先请耳鼻喉科协助诊疗。

21. **住院第 20 日查房记录** 患者头痛反复，伴恶心呕吐，给予盐酸布桂嗪（强痛定）0.1g 后症状缓解，大小便未见明显异常，饮食可，睡眠可。专科查体同前。分析：患者停药后症状有所反复，今日继续给予消除水肿、无菌性炎症对症治疗，同时请神经内科会诊，协助诊疗，余治疗不变，密切观察患者病情变化，及时对症治疗。

22. **住院第 20 日会诊记录** 患者头痛反复发作，伴恶心呕吐，为进一步明确诊疗，请神经内科会诊。会诊意见：查体：神志清，精神可，光反射存在，口角对称头痛待查，建议行腰椎穿刺及脑脊液检查，与患者及家属沟通后拟于今日下午行腰椎穿刺及脑脊液检验。

23. **住院第 22 日疑难病例讨论记录** 崔晓鲁主治医师：患者自入院以来先后行三次微创治疗，术后症状明显缓解，但持续时间短，头痛反复发作，根据病情分别请多科先后会诊。后行腰穿脑脊液检查示：脑脊液特殊蛋白（2018 年 3 月 26 日）：脑脊液 IgG 123.00mg／L↑，脑脊液白蛋白 770.00mg／L↑；脑脊液生化（2018 年 3 月 26 日）：蛋白测定 90.10mg／dl↑，脑脊液葡萄糖 9.37mmol／L↑；脑脊液常规检查（CSF）（2018 年 3 月 25 日）：潘氏试验弱阳性，考虑可能为穿刺伤导致个别指标增高，不排除颅脑慢毒性炎症。刘垒副主任医师：同意以上意见。综合患者病例特点，左侧乳突炎、颈源性头痛、蝶腭神经痛诊断明确，目前头痛症状反复发作可能为三种病共同影响所导致，已行三次微创治疗，暂不考虑进一步微创治疗，可以考虑嘱患者回家静养，继续口服止痛药物，同时左侧乳突部可继续行偏振光、超短波等理疗。

24. **住院第 23 日查房记录** 患者未诉明显不适，颈部不适伴左侧头痛症状较前有所减轻，饮食睡眠可，二便正常。患者对治疗效果满意，主动要求今日出院。分析：患者颈部及左侧头部症状较前有所减轻，脑脊液回示结果异常考虑可能与穿刺相关，建议定期复查，同意其今日出院，嘱出院后加强注意防护，乳突部位继续行理疗处理，勿受凉，勿劳累，2 周后复诊，不适随诊。

九、出院诊断

1. 中医诊断 头痛（气虚血瘀）。

2. 西医诊断　①乳突炎；②颈源性头痛；③蝶腭神经痛；④混合型颈椎病；⑤2 型糖尿病；⑥左侧鼓室成形术后。

十、讨论

入院后完善各项检查，并请相关科室会诊，本患者为颈源性头痛合并蝶腭神经痛，与紧张性头痛症状不符，可排除此病。患者诊断明确，枕小神经、耳颞神经、蝶腭神经受卡压是患者症状产生主要原因，以射频为主的微创疗法因创伤小、恢复快、疗效好被广泛应用于临床，射频热凝神经以治疗颈源性头痛是射频电流通过一定阻抗的神经组织时，在高频电场作用下离子发生振动，偶极子发生转动，由于运动中离子、偶极子与周围的质点相互摩擦产热以及克服导体或递质的阻力消耗电能产热，组织内产热，而不是在电极产热，通过电极尖端的热敏电阻，即可测量到针尖处组织的温度，在组织内形成一定范围的蛋白质凝固的破坏灶，达到神经阻滞的目的。但应严格掌握其介入手术的适应证和禁忌证，根据患者的症状体征和辅助检查，目前已无手术禁忌证，可在门诊下行枕小神经、耳颞神经、蝶腭神经的感觉根射频温控热凝术。

患者经 2 次周围神经感觉根射频及三叉神经半月神经节、1 次于介入治疗室脊神经后支感觉根射频热凝治疗，术后给予消除神经根水肿、抗感染、止痛对症治疗，患者头痛症状稍减轻，但反复发作，考虑可能为左侧乳突炎所导致。耳鼻喉科会诊意见排除耳源性头痛；神经外科考虑偏头痛；结合病史及辅助检查及会诊意见考虑慢性炎症可能性大；左侧乳突炎。结合患者的病例症状及检查结果，诊断明确，治疗后头痛症状明显缓解，但仍反复发作，分析可能为左侧乳突炎、颈源性头痛、蝶腭神经痛 3 种疾病共同影响所导致，建议患者回家休养，继续进行理疗、药物等治疗。并指导患者遵循颈椎康复原则：户外、休闲、远眺。

病例3　神经射频治疗咽痛

一、一般资料

患者，魏某，女，64岁。

主诉：咽痛1年余，加重1个月余。

现病史：患者1年前无明显诱因出现咽部疼痛，为阵发性刺痛，吞咽及咳嗽时加重，饮食欠佳，无咳痰，无胸闷、憋气，无反酸、嗳气，无腹痛、腹胀，无头晕、头痛，轻度乏力，无尿频、尿急、尿痛，曾就诊于莱芜市××医院，诊为舌咽神经炎，给予卡马西平、甲钴胺对症处理，效果欠佳。为求系统治疗，于2018年4月20日来我院就诊，考虑为舌咽神经痛，住院给予射频温控热凝术治疗后，患者好转出院。患者出院后一般情况好，咽痛未复发，1个月前患者无明显诱因再次出现咽痛，以右咽部疼痛明显，疼痛呈阵发性，自行口服清热解毒等中药治疗后，疼痛可稍缓解。为求进一步系统治疗，特来我院就诊，门诊以舌咽神经痛收入院。患者自发病以来，饮食、睡眠欠佳，小便正常，大便如前所述，小便正常，体重较前轻度下降（具体不详）。

既往史：否认高血压、冠心病及糖尿病病史，否认肝炎、结核、伤寒或其他传染病史及密切接触史。否认重大外伤及手术史，无输血史。未发现药物及食物过敏史，预防接种史随当地。

个人史：生于原籍，无外地久居史。否认疫区、疫水密切接触史。否认工业毒物、其他有毒化学物品及放射性物质密切接触史。不吸烟，偶少量饮酒。否认冶游史。

婚育史：1982年结婚，育有1子，配偶及儿子体健。

月经史：4～5/25～28天，20岁月经初潮，50岁绝经，月经规律，经量中等，无血块及痛经。

家族史：父母已故，死因不详。有2哥1姐1弟，身体健康。否认家族性重大遗传病史、传染病史及肿瘤病史。

二、体格检查

T：36.1℃，P：86次/分，R：24次/分，BP：150/89mmHg。患者老年女性，发育正常，营养中等，神志清楚，痛苦面容，自主体位，检查合作。全身皮肤无黄染、无瘀点、无出血点。全身浅表淋巴结未触及肿大。头颅发育正常，毛发分布均匀，眼睑无水肿，结膜无充血，巩膜无黄染，双侧瞳孔等大等圆，对光反射及调节反射存在，耳、鼻无异常，口唇无发绀，咽部无充血，扁桃体无肿大。颈软，无抵抗，颈静脉无怒张，气管居中，甲状腺无肿大。胸廓对称无畸形，双侧乳房对称，未触及明显包块。双肺呼吸音清晰，未闻及干、湿性啰音。心前区无隆起及凹陷，心界无扩大，心率 86 次/分，节律规整，各瓣膜听诊区无闻及病理性杂音。腹部平坦，腹软，脐周有轻压痛，无反跳痛。肝、脾肋下未触及，Murphy's 征阴性，肝、肾区无叩痛，肠鸣音无亢进，移动性浊音阴性。脊柱无畸形，四肢无畸形，双下肢无水肿。双下肢足背动脉搏动正常。肱二头肌反射正常，膝腱反射正常，腹壁反射正常。巴氏征阴性，布氏征阴性。

专科查体：粗测记忆力、计算力、理解力、定向力等高级神经功能粗测正常。粗测双侧视觉、嗅觉正常，听力正常。双侧眼睑无下垂，双瞳孔等大、等圆，直接对光反射及间接对光反射灵敏。双侧眼球向各方向活动灵活。双侧角膜反射存在。双侧额纹对称，鼻唇沟无变浅，口角无偏斜。双侧转头、耸肩有力。伸舌居中，无明显舌肌萎缩及震颤。四肢肌力肌张力正常，双侧膝反射、肱二头肌反射（＋＋）。颈软，脑膜刺激征（－）。耳后、舌根、咽部疼痛，舌根部有扳机点，张口不受限，咬肌无萎缩，耳后乳突旁压痛（＋），病理征（－）。

三、辅助检查

颅脑、颈椎 CT：颅骨重建未见明显异常，颈椎退行性变，颈$_3$/颈$_4$、颈$_4$/颈$_5$ 椎间盘略突出（2018 年 4 月 20 日，本院）。

四、入院诊断

1. 中医诊断　咽痛（瘀血阻络）。

2. 西医诊断　舌咽神经痛。

五、诊断依据

1. 中医辨证辨病依据　患者咽痛 1 年余，加重 1 个月余。疼痛由右侧咽部向右侧耳后部放射，阵发性发作，吃饭、说话及吞咽口水时疼痛加重，饮食睡眠可，二便正常，舌质暗红，苔白，脉弦细。综观脉症，四诊合参，该病属于祖国医学的喉痹范畴，证属瘀血阻络。患者老年女性，经络阻滞不通，加之风、寒、湿邪入侵，更易引起面部气血运行不畅，不通则痛。舌脉也为瘀血阻络之象。总之，本病病位在舌咽，病属本虚标实，考虑病程迁延日久，病情复杂，预后一般。

2. 西医诊断依据

（1）咽痛 1 年余，加重 1 个月余。

（2）专科查体：双侧膝反射、肱二头肌反射（＋＋）。耳后、舌根、咽部疼痛，舌根部有扳机点，耳后乳突旁压痛（＋）。

六、鉴别诊断

1. 三叉神经痛　三叉神经第 3 支痛易与舌咽神经痛混淆。但三叉神经痛时，疼痛部位在舌前部而非舌根，通常累及下颌神经的分布区，不向外耳道放射，疼痛触发点在下唇、颊部或舌尖等处。此患者疼痛扳机点在舌根部，与三叉神经痛的疼痛范围不同，可兹鉴别。

2. 喉上神经痛　喉上神经乃迷走神经的分支。该神经疼痛可单独存在，也可与舌咽神经痛伴发。疼痛发作起自一侧的喉部，该处有显著的压痛。与本患者病情不符，可排除。

3. 继发性舌咽神经痛　疼痛常为持续性，有阵发性加剧，无触发点。而该患者有比较明显的触痛扳机点及引发原因，故可排除。

七、诊疗计划

1. 中医科Ⅱ级护理。

2. 完善三大常规、胸片、心电图、肝功能、肾功能、凝血常规等各项辅助检查。

3. 给予止痛、活血化瘀等治疗，择期行舌咽神经射频治疗。

以上病情及治疗方案已向患者及家属讲明，均表示理解并配合治疗。

八、治疗经过

1. 住院第 2 日查房记录　今日查房，患者入院第二天，仍有右侧咽部疼痛发作，余未诉不适。查体同前。心电图胸片未见明显异常，化验检查未见明显异常。颈部 CT（2019 年 7 月 17 日，我院）回示：颈部 CT 平扫未见异常，副鼻窦炎。吴文庆主治医师详查患者后指出：该病属于祖国医学的"咽痛"范畴，证属瘀血阻络。患者老年女性，是由于经络空虚，风寒风热乘虚侵袭咽部筋脉。导致气血不利，络脉失养。其病性初发以邪实为主，日久正虚邪恋为主，患者症型为瘀血阻络。总之，其病位在咽部经络，病属本虚标实，考虑病程迁延日久，病情复杂，预后一般。相关检查提示无明显手术禁忌证，嘱择日行感觉根射频温控热凝术，继观。

2. 住院第 4 日查房记录　今日查房，患者诉右面下颌部及咽部疼痛，说话、咀嚼时疼痛加重，饮食可，睡眠一般，大小便正常。查体：痛苦面容，面部无畸形，右下颌部触痛明显，右侧面部皮肤浅感觉未见减退，双侧额纹对称，鼻唇沟无变浅，口角无偏斜。双侧转头、耸肩有力，伸舌居中，无明显舌肌萎缩及震颤，角膜反射存在，病理反射未引出。刘垒副主任医师查房后分析：根据患者的症状和体征，舌咽神经痛诊断明确，嘱给予凉血散瘀止痛中药治疗，排除手术禁忌后，拟行 CT 引导下舌咽神经射频毁损术。术前积极与患者及其家属沟通，取得其理解并同意后签署微创施术知情同意书。密切观察病情变化，及时对症处理。

3. 住院第 6 日查房记录　今日查房，患者诉右面下颌部及咽部疼痛，较前无明显变化，饮食可，睡眠一般，大小便正常。查体：痛苦面容，面部无畸形，右下颌部触痛明显，右侧面部皮肤浅感觉未见减退，双侧额纹对称，鼻唇沟无变浅，口角无偏斜。双侧转头、耸肩有力，伸舌居中，无明显舌肌萎缩及震颤，角膜反射存在，病理反射未引出。吴文庆主治医师查房后分析：根据患者的症状和体征，舌咽神经痛诊断明确，经中药、针灸等对症治疗后，患者症状无改善，排除手术禁忌后，拟于明日手术室行 CT 引导下舌咽神经射频毁损术。术前积极与患者及其家属沟通，取得其理解并同意后签署微创施术知情同意书。密切观察病情变化，及时对症处理。

4. 住院第 6 日术后首次病程记录　患者在局部麻醉下行 CT 引导下舌咽神经射频热凝毁损术。患者平侧卧于治疗床上，采用下颌角侧入路穿刺法，以乳突下缘前为标记点，以标记点为中心用 0.75% 碘伏无菌纱布以标记点为中心进行常规消毒，铺无菌洞巾。1% 利多卡因局部麻醉后，应用 10cm 射频针于标记点进针，自标记进针的深度后，推至所测的深度，患者出现下颌、舌咽触电样疼痛，于 CT 下定位后调整穿刺针的位置和进针深度，确定位置后，测阻抗为 205Ω，分别行感觉及运动测试，患者无明显不适，以 75℃脉冲射频，2 次。热凝过程中患者述右侧面部无麻木，术中测角膜反射存在。术程顺利，患者安返病房。结果：治疗期间患者无心悸、头晕、恶心、呕吐等不适症状。生命体征均正常。术后注意事项：嘱患者针口 72 小时内不要接触水，以防止感染。密切观察病情，及时对症处理。

5. 住院第 7 日查房记录　今日查房，患者诉右面部咽痛消失，无触及痛，大小便未见明显异常，饮食可，睡眠可。查体：面部无畸形，右下颌部无触痛，右侧面部皮肤浅感觉未见减退，双侧额纹对称，鼻唇沟无变浅，口角无偏斜。双侧转头、耸肩有力，伸舌居中，无明显舌肌萎缩及震颤，角膜反射存在，病理反射未引出。患者对治疗效果满意，主动要求今日出院。刘垒副主治医师查房后分析，鉴于患者病情明显好转，同意其今日出院，出院后继续目前的卡马西平口服，勿受凉，勿劳累，2 周后复诊，不适随诊。

九、出院诊断

1. 中医诊断　咽痛（瘀血阻络）。
2. 西医诊断　舌咽神经痛。

十、讨论

患者诊断舌咽神经痛，口服药物治疗效果不佳，入住我科，综合评估行射频热凝术。射频热凝术是近年来新兴的微创治疗之一，它是通过特定穿刺针精确输出超高频无线电波，使局部组织产生局部高温，起到热凝固作用，从而治疗疾病。该方法既能使调节舌咽神经感觉神经纤维传导，起到消除和缓解临床症状目的，灭活周围痛觉神经末梢，使之失去接受和传递痛觉信号的能力。另外，局部温度在短时间内的增高，还可以改善局部循环，使因疼痛而引起的肌肉痉挛得到缓解和改善。

患者首次住院行 CT 引导下射频热凝术后疼痛消失，治疗效果明显，疗效满意出院，出院后症状反复，再次入院后完善三大常规、心电图、胸片、颈部 CT 等相关检查明确诊断，排除手术禁忌证，在手术室行 CT 引导下舌咽神经射频热凝毁损术＋感觉根射频温控热凝术＋局部浸润麻醉，术后给予胞磷胆碱钠改善微循环，患者面部疼痛明显缓解，疗效确切。

病例 4 针刀治疗颈部不适伴头晕

一、一般资料

患者，曲某，女，54 岁。

主诉：颈部不适伴头晕、干呕 5 年余，加重 2 个月余。

现病史：患者 5 年前无明显诱因出现颈部不适伴头晕、干呕，遇冷加重，得温症状减轻，自述与血压相关，休息后减轻，劳累后加重，曾于当地医院多次行推拿、拔罐、理疗、牵引等治疗，症状有所缓解。2 个月前上述症状加重，休息后无明显减轻，活动后加重，于 2017 年 8 月 21 日来我院就诊。行颈椎张口位 X 线示：不排除寰枢椎半脱位，请结合临床，行复杂性针刀松解术，效果可，今为求系统治疗，特来我院就诊，门诊以"颈椎病、寰枢关节半脱位"收入院。患者自发病以来，纳眠差，二便调，体重无明显减轻。

既往史：既往体健，否认结核等传染病史，无重大外伤手术史，无输血史，头孢过敏，未发现其他食物、药物过敏史，预防接种史不详。

个人史：生于原籍，无外地久居史；无疫区、疫水接触史，无其他不良嗜好。

婚育史：适龄婚育，育有 1 子 1 女，配偶及子女均体健。

月经史：4～5/25～28 天，14 岁月经初潮，50 岁绝经，无痛经史，月经周期欠规律。

家族史：否认家族传染病及遗传病史。

二、体格检查

T：37℃，P：64 次/分，R：18 次/分，BP：144/89mmHg。患者中年女性，发育正常，营养中等，神志清楚，自主体位，检查合作。全身皮肤无黄染、无瘀点、无出血点。全身浅表淋巴结未触及肿大。头颅发育正常，毛发分布均匀，眼睑无水肿，结膜无充血，巩膜无黄染，双侧瞳孔等大等圆，对光反射及调节反射存在，耳、鼻无异常，口唇无发绀，咽部无充血，扁桃体无肿大。颈软，无抵抗，颈静脉无怒张，气管居中，甲状腺无肿大。胸廓对称无畸形，双侧乳房对称，未触及明显包块。双肺呼吸音清晰，未闻及干、湿性啰音。心前区无隆起及凹陷，心界无扩大，心率 64 次/分，节律规整，各瓣膜听诊区无闻及病理性杂音。腹部平坦，腹软，无压痛，无反跳痛。肝、脾肋下未触及，Murphy's 征阴性，肝、肾区无叩痛，肠鸣音无亢进，移动性浊音阴性。脊柱无畸形，四肢无畸形，双下肢无水肿。双下肢足背动脉搏动正常。肱二头肌反射正常，膝腱反射正常，腹壁反射正常。巴氏征阴性，布氏征阴性。

专科查体：颈椎生理曲度变直，颈椎活动度尚可，双侧风池穴、肩井穴、肩胛内角、天宗穴压痛（＋），叩顶试验（＋），臂丛神经牵拉试验（－），肱二头肌反射（＋＋），左侧肱三头肌腱反射（＋），左侧巴氏征（－），双侧霍夫曼征（－）。双侧足背动脉搏动正常。

三、辅助检查

暂无。

四、入院诊断

1. 中医诊断　项痹（气虚血瘀）。
2. 西医诊断　①颈椎病；②寰枢椎半脱位。

五、诊断依据

1. 中医辨证辨病依据　患者颈部不适伴头晕、干呕 5 年余，加重 2 个月余，饮食可，小便正常，舌质暗红，苔白，脉弦细。综观脉症，四诊合参，该病属于祖国医学的"项痹"范畴，证属气虚血瘀。患者中年女性，气血亏虚，气不行血使血液运行不畅，导致肩背部经络阻滞不通，加之风、寒、湿邪入侵，更易引起肩背部气血运行不畅，不通则痛，不容则木。舌脉也为气虚血瘀之象。总之，本病病位在颈，病属本虚标实，考虑病程迁延日久，病情复杂，预后一般。

2. 西医诊断依据

（1）患者，女，54 岁，颈部不适伴头晕、干呕 5 年余，加重 2 个月余。

（2）专科查体：颈椎生理曲度变直，双侧风池穴、肩井穴、肩胛内角、天宗穴压痛（＋），叩顶试验（＋），肱二头肌反射（＋＋），左侧肱三头肌腱反射（＋）。

六、鉴别诊断

1. 颈椎结核　为慢性病，多见于儿童和青壮年，约 95% 继发于肺部结核。结核原发病灶一般不在骨与关节，多为血源性，少数通过淋巴管，或由胸膜或淋巴结病灶直接蔓延。追溯病史，颈椎结核有结核接触病史或肺结核病史，可伴有全身慢性感染，影像资料 X 线平片提示椎体有破坏。

2. 颈部扭伤　也称落枕，主要原因是活动时不注意导致颈部肌肉和软组织扭伤，尤其是颈部受凉时更容易发生扭伤。颈部扭伤后，出现压痛的肌肉呈现条索状肌肉，具有压痛点，并且急性期疼痛比较严重，扭头时可使疼痛加剧。而颈型颈椎病压痛点位于棘突部，所以这两种疾病不难鉴别。

七、诊疗计划

1. 中医科 Ⅱ 级护理。
2. 完善三大常规、胸片、心电图、肝功能、肾功能、凝血常规等各项辅助检查。
3. 给予胞磷胆碱钠、甲钴胺营养神经，给予吲哚美辛栓止痛，择日行 C 形臂引导下复杂性针刀松解术＋脊髓和神经根粘连松解术＋普通臭氧注射术。

以上病情及治疗方案已向患者及家属讲明，均表示理解并配合治疗。

八、治疗经过

1. 住院第 2 日查房记录　患者自诉颈部不适伴头晕干呕较前改善不明显，纳眠可，二便调。专科查体同前。化验结果返回显示：未见明显异常，心电图及胸片检查未见异常。分析：综合患者症状、体征和辅助检查，同意患者目前诊断。此次患者入院计划行复杂性针刀松解术＋脊髓和神经根粘连松解术＋普通臭氧注射术，目前无手术禁忌证，嘱与患者及家属充分沟通，签署知情同意书后，择日于介入室行复杂性针刀松解术＋脊髓和神经根粘连松解术＋普通臭氧融核术，治疗不变，密切观察病情变化，及时对症处理。

2. 住院第3日查房记录　患者自诉颈部不适伴头晕干呕较前改善不明显，纳眠可，二便调。专科查体：颈椎生理曲度变直，双侧风池穴、肩井穴、肩胛内角、天宗穴压痛（＋），叩顶试验（＋），臂丛神经牵拉试验（－），肱二头肌反射（＋＋），左侧肱三头肌腱反射（＋），左侧巴氏征（－），双侧霍夫曼征（－）。双侧足背动脉搏动正常。分析：针刀医学认为颈部生物力学动态平衡失调是本病发生的始动因素，根据"经络所过，主治所及"原则，以穴位的局解和与颈椎活动相关的容易受损的肌肉起止点为基础，在颈椎周围选取穴位，通过松解使颈肩背部诸经气血畅通，颈椎周围紧张的肌肉、韧带、筋膜得以放松，更好地为受卡压的神经减压，术前应和患者充分交流，并签署治疗知情同意书。今日上午行C臂引导下颈椎复杂性针刀松解术＋脊髓和神经根粘连松解术＋普通臭氧注射术，治疗不变。

3. 住院第3日有创诊疗操作记录　操作名称：C形臂引导下复杂性针刀松解术＋脊髓和神经根粘连松解术＋臭氧注射术。操作步骤：患者于介入治疗室由刘方铭主任医师行C形臂引导下复杂性针刀松解术＋脊髓和神经根粘连松解术＋臭氧注射术，术前签署知情同意书。患者俯卧于治疗床上，充分暴露项背部。以大椎、神道、脑户、双侧脑空穴、曲垣、天宗、右侧夺命、肩髃、肩髎穴、冈上肌止点、小圆肌止点、肱二头肌长头肌腱止点等为标记点，用0.75%碘伏无菌棉球以标记点为中心进行常规消毒，铺无菌洞巾。抽取1%利多卡因5ml并于上述标记点局部麻醉，后抽取由2%利多卡因2ml＋维生素 B_6 200mg＋维生素 B_{12} 1mg＋曲安奈德注射液45mg＋醋酸泼尼龙125mg＋0.9%氯化钠注射液适量组成的消炎镇痛液，每处注射3~5ml，于上述标记点（脑户穴除外）注射45%浓度臭氧，每穴各注射5ml，臭氧注射操作完毕。再持Ⅰ型4号针刀，刀口线与人体纵轴平行，刀体垂直于皮肤，分别在上述标记点快速进针，分别到达骨面，行针刀松解后，快速出针，迅速用无菌棉球按压针孔2分钟，针刀松解术操作完毕。结果：患者在整个治疗过程中生命体征平稳，无心悸、头疼、恶心、呕吐等不适。治疗结束后，以平车推回病房。术后注意事项：嘱患者限制活动3天，针口72小时内避免接触水，以防止针口局部感染。密切观察病情，及时对症处理。

4. 住院第6日查房记录　患者颈部不适较前稍缓解，偶有头晕、干呕，饮食睡眠可，二便正常。专科查体：颈椎生理曲度变直，颈椎活动度尚可，颈椎椎旁压痛（＋－），双侧风池穴、肩井穴、天宗穴、曲垣穴压痛（＋－），叩顶试验（－），臂丛神经牵拉试验（－），叩顶试验（－），旋颈试验（－），余（－）。结合患者查体后分析：患者症状明显改善，通过针刀松解颈周腧穴已经使颈肩背部诸经络气血畅通，颈椎肌肉得以放松，患者仍残留不适症状，明日上午行C臂引导下颈椎复杂性针刀松解术＋脊髓和神经根粘连松解术＋普通臭氧注射术，术前应和患者充分交流，并签署治疗知情同意书，继观。

5. 住院第7日有创诊疗操作记录　操作名称：C形臂引导下复杂性针刀松解术＋脊髓和神经根粘连松解术＋普通臭氧注射术。操作步骤：患者于介入治疗室由刘方铭主任医师行C形臂引导下复杂性针刀松解术＋脊髓和神经根粘连松解术＋臭氧注射术，术前签署知情同意书。患者俯卧于治疗床上，充分暴露肩背部。以脑户穴、大椎穴、双侧脑空穴、双侧曲垣穴、双侧天宗穴、夺命穴及神道穴等为标记点，用 0.75% 碘伏无菌棉球以标记点为中心进行常规消毒，铺无菌洞巾。抽取 1% 利多卡因 5ml 并于上述标记点局部麻醉，后抽取由 2% 利多卡因 2ml + 维生素 B_6 200mg + 维生素 B_{12} 1mg + 0.9% 氯化钠注射液适量组成的消炎镇痛液，每处注射 3～5ml，于上述标记点注射 $45\mu g/ml$ 浓度臭氧，每穴各注射 2ml，臭氧注射操作完毕。再持 Ⅰ 型 3 号针刀，刀口线与人体纵轴平行，刀体垂直于皮肤，分别在上述标记点快速进针，行针刀松解后，快速出针，迅速用无菌棉球按压针孔 2 分钟，针刀松解术操作完毕。结果：患者在整个治疗过程中生命体征平稳，无心悸、头疼、恶心、呕吐等不适。治疗结束后，以平车推回病房。术后注意事项：嘱患者限制活动 3 天，针口 72 小时内避免接触水，以防止针口局部感染。密切观察病情，及时对症处理。

6. 住院第 10 日查房记录　患者未诉明显不适，颈部不适伴头晕干呕症状消失，饮食睡眠可，二便正常。专科查体：颈椎生理曲度变直，颈椎活动度尚可，颈$_4$/颈$_5$、颈$_5$/颈$_6$、颈$_6$/颈$_7$棘间压痛（－），双侧风池穴、肩井穴压痛（－），左侧肩胛内上缘压痛（－），叩顶试验（－），双侧侧臂丛神经牵拉试验（－），双侧肱二头肌反射（＋＋），双侧肱三头肌腱反射（＋），双侧巴氏征（－），双侧霍夫曼征（－）。双侧足背动脉搏动正常。患者对治疗效果满意，主动要求今日出院。分析：患者症状基本缓解，同意其今日出院，嘱出院后加强颈肩部肌肉肌锻炼，勿受凉，勿劳累，2 周后复诊，不适随诊。

九、出院诊断

1. 中医诊断　项痹（气虚血瘀）。
2. 西医诊断　①颈椎病；②寰枢椎半脱位。

十、讨论

颈椎病为临床常见病，多由颈椎骨质增生、颈椎间盘退行性变、椎间隙狭窄，压迫或刺激脊神经根而成，其表现有头痛，颈、肩、背疼痛不适，甚至剧痛，并向枕顶部或上肢放射，上肢麻木疼痛无力等。神经根型颈椎病属中医项痹范畴，以保守治疗为主，如推拿、按摩、中西药口服等方法，疗效肯定，但治疗时间较长，容易反复。随着微创医学的发展，针刀技术在临床广泛应用，该技术通过松解颈周腧穴，松解颈周软组织粘连、瘢痕和挛缩，恢复软组织动态平衡；同时可改善局部微循环，消除软组织紧张、痉挛；改善代谢，促进炎症致痛物的清除。术中局部注射臭氧加强疗效，臭氧可发挥局部抗感染、抗渗出、消肿及防止粘连的作用。患者症状缓解，嘱出院后加强颈肩部肌肉肌锻炼，指导患者颈椎康复原则：户外、休闲、远眺。

病例 5 保守治疗颈椎病

例 1：

一、一般资料

患者，余某，女，45 岁。

主诉：颈部伴右上肢疼痛 1 年余，加重 1 周。

现病史：患者 1 年前因劳累后出现颈部及右上肢僵硬疼痛，活动受限，夜间疼痛明显，体位改变时疼痛明显，无恶心呕吐，无心悸、胸闷，自行热敷及理疗后症状略缓解。曾于 ×× 医院行颈椎 CT 示：颈$_{3/4}$椎间盘脱出。患者 1 周前复因劳累、受凉后出现颈部僵硬，活动不灵，伴有右上肢疼痛，活动时疼痛明显，活动受限，夜间疼痛明显。行走及活动时无踩棉花感，无一过性黑矇，无头晕、无恶心、呕吐。为进一步系统治疗，来我院门诊就诊，门诊以颈椎间盘脱出收住入院。患者自发病以来，饮食可，睡眠差，大小便无异常，体重无明显变化。中医望闻切诊：患者自发病以来神志清，精神差，颈项及右上肢疼痛，痛势较剧，部位固定，活动受限，局部皮色不红，关节不肿，触之有寒冷感；二便调，纳可，眠差；舌红苔薄黄，脉弦紧。

既往史：既往偏头痛 20 余年，经前头痛明显。否认高血压、冠心病、糖尿病病史。否认肝炎、结核等传染病史及其接触史。否认外伤史及输血史。否认食物药物过敏史。预防接种史随当地。

个人史：生于本地，无外地久居及疫区居住史。无吸烟、酗酒等不良嗜好。20 岁结婚，婚后育有 1 子，配偶及子体健。

家族史：父母体健。否认家族中有重大遗传病及传染病史。

二、体格检查

T：36℃，P：101 次/分，R：20 次/分，BP：129/84mmHg。中年女性，发育正常，营养中等，神志清，精神差，自主体位，查体合作。全身皮肤、黏膜无黄染、皮疹及出血点，浅表淋巴结未触及肿大。头颅无畸形，眼睑无水肿，双侧瞳孔等大等圆，对光反射存在。耳鼻外形无异常，无异常分泌物。乳突及鼻窦区无压痛。口腔黏膜无溃疡，伸舌居中，无震颤，舌红苔薄黄。口唇无发绀，咽部无充血，扁桃体无肿大。颈硬，气管居中，甲状腺无肿大。胸廓对称无畸形，双侧呼吸动度均等，触觉语颤一致，叩诊清音，听诊双肺呼吸音清，未闻及干湿性啰音。心前区无隆起，心浊音界无扩大，心尖波动正常存在，心率 101 次/分，律齐，各瓣膜听诊区未闻及病理性杂音。腹软，全腹无压痛及反跳痛。肝脾肋下未触及，肝肾区无叩痛，Murphy's 征（-），移动性浊音阴性。肠鸣音正常。肛门及外生殖器未查。

专科检查：脊柱无侧弯。颈肩部肌肉僵硬，颈椎及右肩关节活动受限，颈椎 2~4 脊旁压痛（＋），双臂丛神经牵拉试验（＋），击顶试验（－），肱二头肌肌腱反射（＋），双霍夫曼征（－），双巴氏征（－），脑膜刺激征（－）。余病理反射未引出。

三、辅助检查

颈椎 CT：颈$_3$/颈$_4$椎间盘脱出（2015 年 4 月 11 日，××医院）。

四、初步诊断

1. 中医诊断　项痹 – 气滞血瘀证。

2. 西医诊断　①颈椎间盘脱出；②偏头痛。

五、诊断依据

1. 中医辨病辨证依据　患者中年女性，因劳累后引起颈肩部僵硬疼痛，活动受限，病机为有受寒史，寒邪客于经脉，经脉痹阻不通，不通则痛，故症见颈肩部僵硬疼痛，为风寒痹阻之象。综合脉证，四诊合参，本病当属祖国医学项痹范畴，痛有定处，得热痛减，遇冷痛剧，局部皮色不红，关节不肿，舌红苔暗，脉弦紧，证属气滞血瘀证。

2. 西医诊断依据

（1）患者中年女性，颈部伴右上肢疼痛 1 年余，加重 1 周。

（2）专科检查：颈肩部肌肉僵硬，颈椎及右肩关节活动受限，颈椎 2~4 脊旁压痛（＋），双臂丛神经牵拉试验（＋），肱二头肌肌腱反射（＋）。

（3）颈椎 CT 显示颈$_3$/颈$_4$椎间盘脱出。

六、鉴别诊断

1. 痿证（中医）　痿证后期，由于肢体关节疼痛，不能运动，肢体长期失用，亦有类似痿证的瘦削枯萎者，故需加以鉴别。两者可资鉴别。

2. 落枕　是上颈段因睡眠姿势不佳，而发生的半脱位或关节扭伤所引起的椎旁肌痉挛。或有或无损伤史，常诉严重颈痛，向一侧头皮放射，可至额部。颈项僵硬，椎旁肌痉挛，不能点头转颈，常呈斜颈畸形。椎旁肌和风池穴处有压痛，但无上肢疼痛和体征。X 线摄片正常，或从张口位中见到寰枢关节半脱位。

七、诊疗计划

目前存在问题：①颈部僵硬，活动不灵；②右上肢疼痛，活动时疼痛明显，活动受限，夜间疼痛明显；③日常生活能力下降。

近期目标：减轻颈肩部僵硬疼痛及活动受限；提高日常生活能力。

远期目标：进一步减轻疼痛，提高日常生活能力。

1. 针灸科护理常规，二级护理，低盐低脂普食。

2. 给予针刺、电针 1 次/日，以活血止痛，调和阴阳。颈椎病推拿 2 次/日，以舒筋柔筋通络止痛。磁热疗法 2 次/日，以消除炎症，缓解疼痛。隔物灸法 1 次/日，以温经散寒，通络止痛。

3. 给予布洛芬缓释胶囊（芬必得）0.3g 必要时口服，以止痛。2% 利多卡因 10ml + 曲安奈德注射液 80mg 穴位注射，并行复杂性针刀治疗，以松解粘连，缓解疼痛。

4. 进一步完善相关检查。

5. 向患者及家属说明病情，患者因受凉引起颈部及上肢肌肉僵硬疼痛，活动受限，病情较重。嘱患者注意安全，调畅情志，避风寒，适当运动。观察病情变化，给予相应治疗措施。患者及家属表示理解，并积极配合治疗。

八、治疗方案

针刺取穴：手三里、肩中俞、肩外俞、肩井、天宗、夹脊、秉风。

推拿风池、曲池、后溪、天柱、肩井、手三里、合谷、阿是穴，配合康复训练指导，经过 1 周的治疗，颈部、右上肢疼痛明显减轻，日常生活能力提高。

九、出院诊断

1. 中医诊断　项痹 – 气滞血瘀证。
2. 西医诊断　①颈椎间盘脱出；②偏头痛。

十、讨论

颈椎病属于中医"痹证""眩晕"等范畴，主要以颈部气血运行不畅为主要病机。现代病理、生理研究表明，颈椎病的病理基础是组织血液循环障碍。

针灸手三里、肩中俞、肩外俞、肩井、天宗、夹脊、秉风，通过穴位刺激，可达到通筋活血，缓解颈部肌肉痉挛及酸痛的作用，缓解患者的颈部肌群紧张状态，消除神经根周围的炎症和水肿，改善损伤组织周围的血液循环，调节局部血液和代谢循环，达到通则不痛的目的。中医推拿通过对肌肉进行松弛，整复错位以及伸展筋骨等方法可扩大椎间盘间隙，有效减轻神经筋膜压力，加速颈椎体复位，促进病变部位血液流通及体内炎症因子的消除。此外推拿可直接作用于肩颈部病变部位，通过推、滚、揉、扳等手法让患者病变颈椎发生伸屈、旋转、组合，改善局部生物力失衡状态，调节生理曲度。

例 2：

一、一般资料

患者，王某，女，56 岁。

主诉：颈肩部疼痛 10 余年，加重伴左上肢麻木 10 天。

现病史：患者于 10 年前无明显诱因出现颈肩部僵硬不适，转侧不利，伴双肩部疼痛剧烈，无头晕、头痛不适，无恶心、呕吐，休息后可略缓解。此后每因受凉、劳累即反复发作，自行休息及贴敷膏药症状可缓解，每发作一次症状均较前加重。10 天前无明显诱因出现上述症状加重，伴左上肢疼痛麻木，酸胀不适，麻木可放射至左小指。时有头晕、恶心。无呕吐，休息及自行贴敷膏药后症状不缓解。为一步诊治，遂来我院，门诊以颈椎间盘突出收入院。自发病以来，患者神志清，精神差，饮食差，睡眠差，二便正常。体重未见明显减轻。中医望闻切诊：患者自发病以来神志清，精神差，颈肩部部僵硬板滞，痛处固定，拒按，日轻夜重，活动不利，面晦唇暗，纳可，眠差，二便调。舌质暗淡，舌苔薄白，脉弦细。

既往史：既往高血压病史 10 余年，最高时达 220/110mmHg，口服缬沙坦治疗，血压控制在 150/90mmHg 左右。腰椎间盘突出症病史 10 余年，未规律治疗。无肝炎、结核等传染病及其接触史，无手术史，无药物过敏史，无外伤及输血史，预防接种史随当地。

个人史：生于本地，无外地久居及疫区居住史。无吸烟、酗酒等不良嗜好。24 岁结婚，育有 2 子，体健。配偶及子均体健。

家族史：父母已故，死因不详。否认家族中有重大遗传病及传染病史。

二、体格检查

T：36.3℃，P：73 次/分，R：17 次/分，BP：143/72mmHg。中年女性，发育正常，营养中等，神志清，精神差，自主体位，查体合作。全身皮肤、黏膜无黄染、皮疹及出血点，浅表淋巴结未触及肿大。头颅无畸形，眼睑无水肿，双侧瞳孔等大等圆，对光反射存在。耳鼻外形无异常，无异常分泌物。乳突及鼻窦区无压痛。口腔黏膜无溃疡，伸舌居中，无震颤，舌淡红苔白。口唇无发绀，咽部无充血，扁桃体无肿大。颈硬，气管居中，甲状腺无肿大。胸廓对称无畸形，双侧呼吸动度均等，触觉语颤一致，叩诊清音，听诊双肺呼吸音清，未闻及干湿性啰音。心前区无隆起，心浊音界无扩大，心尖波动正常存在，心率 73 次/分，律齐，各瓣膜听诊区未闻及病理性杂音。腹软，全腹无压痛及反跳痛，肝脾肋下未触及，肝肾区无叩痛，Murphy's 征（−），移动性浊音阴性。肠鸣音正常。肛门及外生殖器未查。

专科检查：颈肩部肌肉僵硬，活动不灵，颈椎棘突旁压痛（＋），左臂丛神经牵拉试验（＋），叩顶试验（−），肱二头肌肌腱反射右（＋），左侧正常，肱三头肌肌腱反射右（＋），左侧正常。双霍夫曼征（−），双巴氏征（−），脑膜刺激征（−）。余病理反射未引出。

三、辅助检查

暂缺。

四、初步诊断

1. 中医诊断 项痹－痛痹。

2. 西医诊断 ①颈椎间盘突出症；②原发性高血压（3 级，极高危）；③腰椎间盘突出症。

五、诊断依据

1. 中医辨病辨证依据 患者中年女性，因受凉、劳累后引起颈肩部僵硬疼痛，活动受限，病机为有受寒史，寒邪客于经脉，经脉痹阻不通，不通则痛，故症见颈肩部僵硬疼痛，为风寒痹阻之象。综合脉证，四诊合参，本病当属祖国医学项痹范畴，痛有定处，得热痛减，遇冷痛剧，局部皮色不红，关节不肿，触之有寒冷感，阴雨寒冷每可促其发作，舌质暗淡，舌苔薄白，脉弦细。证属痛痹证。

2. 西医诊断依据

（1）患者中年女性，颈肩部疼痛 10 余年，加重伴左上肢麻木 10 天。

（2）颈肩部肌肉僵硬，活动不灵，颈椎棘突旁压痛（＋），左臂丛神经牵拉试验（＋），肱二头肌肌腱反射右（＋），肱三头肌肌腱反射右（＋）。

六、鉴别诊断

本病需与西医落枕相鉴别：落枕是上颈段因睡眠姿势不佳，尤其是颈部受凉时更容易发生扭伤，而发生的半脱位或关节扭伤所引起的椎旁肌痉挛。颈部扭伤后，出现压痛的肌肉呈现条索状肌肉，具有压痛点，并且急性期疼痛比较严重，扭头时可使疼痛加剧。但无上肢疼痛和体征。X 线摄片正常，或从张口位中见到寰枢关节半脱位。

七、诊疗计划

目前存在问题：①颈肩部僵硬，颈部活动不灵活；②左肩部疼痛剧烈，左上肢疼痛麻木，酸胀不适，时有头晕、恶心；③日常生活能力下降。

近期目标：减轻颈、肩部僵硬疼痛及活动受限；减轻左上肢疼痛；提高日常生活能力。

远期目标：进一步提高日常生活能力。

1. 针灸科护理常规，二级护理，低盐低脂普食，测血压 1 次/日。

2. 给予针刺 1 次/日、电针 2 次/日，以活血止痛，调和阴阳。颈椎病推拿 2 次/日，以放松颈肩部肌肉，减轻疼痛。针刺运动疗法 2 次/日，以增强针感。经络穴位测评 1 次/日，以疏通、平衡经络。

3. 给予氯化钠注射液 250ml + 丹参注射液 16ml 静脉滴注 1 次/日，以活血化瘀，通络止痛。甲钴胺注射液 0.5mg + 维生素 B_1 注射液 0.1g 穴位注射 1 次/日，以营养周围神经。缬沙坦（代文）80mg 口服 1 次/日（自备）、美托洛尔（倍他乐克）12.5mg 口服 1 次/日（自备），以控制血压。

4. 中药以活血化瘀，通络止痛为主，处方如下：羌活 15g、独活 15g、桂枝 15g、秦艽 9g、海风藤 30g、桑枝 15g、当归 15g、川芎 9g、乳香 9g、木香 9g、甘草 6g，400ml 水煎服，日一剂，分早晚两次温服，暂不服。

5. 进一步完善相关检查。

6. 向患者及家属说明病情，患者因受凉引起颈肩部肌肉僵硬疼痛，活动受限，病情较重。嘱患者注意基础病，调畅情志，避风寒，适当运动。观察病情变化，给予相应治疗措施。患者及家属表示理解，并积极配合治疗。

八、治疗方案

针刺：大椎、后溪、夹脊、天柱、完骨。

九、出院诊断

1. 中医诊断　项痹 - 痛痹。

2. 西医诊断　①颈椎间盘突出症；②原发性高血压（3 级，极高危）；③腰椎间盘突出症。

十、讨论

针刺选穴对颈椎病的治疗作用：

1. 大椎位于督脉，是手足三阳经与督脉的交会穴，称为诸阳之会，可调一身之阳。《素问·生气通天论》云："阳气者，精则养神，柔则养筋。"当临床上出现"筋"的病变时，要从调理阳气的范围入手。大椎亦称骨会，具有调节颈椎功能活动、促进颈部血液循环的重要作用。其穴位高，刺之升举一身之阳以充养脑神、止眩晕。同时现代临床研究发现，大椎穴可提高肌肉组织中谷氨酸、一氧化氮合成酶的含量，恢复神经正常传导功能、改善椎－基底动脉供血不足、改善心脑血管疾病的血液高黏滞状态。

2. 后溪是手太阳小肠经之腧穴，也是通于督脉的八脉交会穴。《针灸甲乙经》："肩臑肘臂痛，头不可顾……颈项强，身寒，头不可以顾，后溪主之。""输主体重节痛"，小肠经"循颈"，经脉所过主治所及，后溪可疏通太阳经气血、调整督脉阳气以达解痉止痛之功。从现代解剖角度来看，后溪分布有掌背神经、背动静脉、手背静脉，针刺缓解局部感觉，刺激神经关节疼痛情况。何二帆等研究发现，后溪穴与疼痛信号处理的脑区相关，具有治疗疼痛之效。

3. 夹脊穴最早记载于《素问·刺疟篇》："邪客于足太阳之络，令人拘挛背急，引胁而痛，刺之从项始，数脊椎侠脊，疾按之，应手如痛，刺之傍三痏，立已。"伴督脉和膀胱经而行，可以良好的达到舒筋止痛之效。同时刺激夹脊穴，可以使局部结缔组织得到很好的刺激，改善动脉供血，促进颈部血液循环。

病例 6　治疗面部疼痛

一、一般资料

患者，林某，女，32 岁。

主诉：右侧面部疼痛半个月，加重 1 周。

现病史：患者半月前因感冒出现右牙部烧灼样疼痛，后逐渐沿右侧面部向上扩散至头顶右侧，当时无面部肌肉活动障碍，无口角歪斜，无言语不利，疼痛呈反复持续性疼痛，疼痛与天气变化及情绪变化无关，遇热上述症状加重，遇冷减轻，夜间体温 37.3℃，白天体温正常。1 周前上述症状加重，以眼周及上颌部疼痛为主，疼痛发作时无头晕、恶心，无行走不稳，无肢体活动障碍，严重时影响睡眠。2019 年 2 月 12 日自行口服卡马西平后效不佳，并出现恶心、呕吐，就诊于山东省 ×× 医院。查血常规、C 反应蛋白及 D - 二聚体未见明显异常，予以路盖克（氨酚双氢可待因片）止痛，效不佳。今为求系统治疗，特来我院就诊，门诊以右面部疼痛待查收入院。患者自发病以来，饮食可，睡眠一般，二便调，体重无明显减轻。

既往史：既往体健；否认高血压、糖尿病等病史；否认肝炎、结核、伤寒等传染病病史；无重大外伤及输血史；未发现药物及食物过敏史；预防接种史不详。

个人史：生于原籍，无外地久居史；无冶游史，无疫区、疫水接触史，无其他不良嗜好。

婚育史：未婚未育。

月经史：14 岁月经初潮，4 ~ 5/25 ~ 28 天，2019 年 1 月 15 日末次月经，无痛经史，月经周期规律。

家族史：母亲"乳腺肿物"切除术后，父亲及弟弟均体健，否认家族传染病及遗传病史。

二、体格检查

T：36.5℃，P：69 次/分，R：18 次/分，BP：118/74mmHg。患者青年女性，发育正常，营养中等，神志清楚，自主体位，检查合作。全身皮肤无黄染、无瘀点、无出血点。全身浅表淋巴结未触及肿大。头颅发育正常，毛发分布均匀，眼睑无水肿，结膜无充血，巩膜无黄染，双侧瞳孔等大等圆，对光反射及调节反射存在，耳、鼻无异常，口唇无发绀，咽部无充血，扁桃体无肿大。颈软，无抵抗，颈静脉无怒张，气管居中，甲状腺无肿大。胸廓对称无畸形，双侧乳房对称，未触及明显包块。双肺呼吸音清晰，未闻及干、湿性啰音。心前区无隆起及凹陷，心界无扩大，心率 69 次/分，节律规整，各瓣膜听诊区无闻及病理性杂音。腹部平坦、软，无压痛，无反跳痛。肝、脾肋下未触及，Murphy's 征阴性，肝、肾区无叩痛，肠鸣音无亢进，移动性浊音阴性。脊柱无畸形，四肢无畸形，双下肢无水肿。双下肢足背动脉搏动正常。肱二头肌反射正常，膝腱反射正常，腹壁反射正常。巴氏征阴性，布氏征阴性。

专科查体：面部无畸形，右侧下颌、上颌部、眼周部有触及痛，右侧面颊部皮肤无异常，右侧面部皮肤浅感觉正常，双侧额纹对称，鼻唇沟无变浅，口角无偏斜。双侧转头、耸肩有力，伸舌居中，无明显舌肌萎缩及震颤，角膜反射等生理反射存在，病理反射正常。

三、辅助检查

暂无。

四、入院诊断

1. 中医诊断　面痛（瘀血阻络）。
2. 西医诊断　右面部疼痛待查。

五、诊断依据

1. 中医辨病辨证依据　患者右侧面部疼痛半个月，加重1周。饮食可，小便正常，舌质暗红，苔白，脉弦细。综观脉症，四诊合参，该病属于祖国医学的面痛范畴，证属瘀血阻络。患者青年女性，风寒或风热乘虚入面部经络，致气血痹阻，经筋功能失调，筋肉失于约束，出现病变，血瘀日久，剧痛反复发作。舌脉也为血瘀阻络之象。总之，本病病位在面部，病属本虚标实，考虑病程迁延日久，病情复杂，预后一般。

2. 西医诊断依据

（1）患者右侧面部疼痛半个月，加重1周。

（2）查体：右侧下颌、上颌部、眼周部有触及痛，无明显舌肌萎缩及震颤。

六、鉴别诊断

1. CPA占位　桥小脑角占位性病变，可引起继发性三叉神经痛。常见的包括听神经瘤、三叉神经鞘瘤、胆脂瘤等，同时伴有小脑症状和（或）脑干症状，行颅脑MRI检查可鉴别。

2. 偏头痛　多起病于儿童和青春期，中青年期达发病高峰，女性多见。多为发作性、搏动样头痛，一般持续4～72小时，可伴有恶心、呕吐，光、声刺激或日常活动均可加重头痛。与本患者病情不符合，可排除。

3. 牙痛三叉神经痛　常表现有齿龈疼痛，临床常可遇到将本病误诊为牙痛，几次拔牙总不能止痛。细心查看牙有无病变；牙痛的阵发性不太明显；牙痛无扳机点，牙痛的发作与食物冷热关系很大。可以此鉴别。

七、诊疗计划

1. 中医科Ⅱ级护理，二级护理。

2. 完善三大常规、心电图、胸片等各项辅助检查，查颅脑MR以明确病情。

3. 根据检查结果，积极请相关科室会诊，明确诊断后制订治疗方案。

以上病情及治疗方案已向患者及家属讲明，均表示理解并配合治疗。

八、治疗经过

1. 住院第 2 日　主任医师查房记录今日查房，患者自诉右侧面部发作性疼痛，右眼眶和右面颊为重，饮食可睡眠较差，二便正常。专科查体见上述。检查结果返回显示：入院五项（2019 年 2 月 14 日）：HBsAg（CMIA）> 250.00U/ml（阳性），HBeAb（CMIA）0.01S/CO（阳性），HBcAb（CMIA）8.91S/CO（阳性），HBV－PreS1Ag（C 腰 IA）458.516S/CO（阳性），余未见明显异常。今日主任医师查房分析：患者目前诊断尚未明确，查颅脑 MR，根据结果请相关科室会诊，以明确诊断，余治疗方案暂不变，继观。

2. 住院第 3 日　主治医师查房记录今日查房，患者自诉右侧面部疼痛较前稍有缓解，但仍有右眼眶和右面颊部位疼痛，伴有灼热感，饮食可，睡眠一般，二便正常。专科查体同前。颅脑 MRI 未见明显异常。主治医师查房后分析，根据影像结果，积极请神经内科、神经外科、耳鼻喉科、皮肤科、影像科会诊，已明确诊断，制订治疗方案，余不变，继观。

3. 住院第 5 日　主治医师查房记录今日查房，患者自诉右侧面部疼痛减轻，饮食可，睡眠一般，二便正常。专科查体：面部无畸形，右侧下颌、上颌部、眼周部有触及痛，右侧面颊部皮肤无异常，右侧面部皮肤浅感觉正常，双侧额纹对称，鼻唇沟无变浅，口角无偏斜。双侧转头、耸肩有力，伸舌居中，无明显舌肌萎缩及震颤，角膜反射等生理反射存在，病理反射正常。主治医师查房后分析，患者诊断为带状疱疹性神经痛，予以抗病毒、营养神经及抑制神经病理性疼痛治疗，症状较前缓解，余不变，继观。

4. 住院第 8 日　针推科会诊记录患者因右侧面部疼痛半月，加重 1 周。入院，入院后颈部不适，为进一步协助诊疗，特请针推科会诊，会诊意见如下：推拿，已遵医嘱执行。

5. 住院第 9 日　主任医师查房记录今日查房，患者自诉右侧面部疼痛明显减轻，饮食可，睡眠可，偶有头晕，二便正常。专科查体：面部无畸形，右侧颞部有触及痛，右侧面颊部皮肤无异常，右侧面部皮肤浅感觉正常，双侧额纹对称，鼻唇沟无变浅，口角无偏斜。双侧转头、耸肩有力，伸舌居中，无明显舌肌萎缩及震颤，角膜反射等生理反射存在，病理反射正常。主任医师查房后分析，患者症状较前明显好转，继续上述治疗方案，同时予以滋阴养血中药处方如下：人参 15g、天冬 30g、柏子仁 30g、酸枣仁 30g、地黄 30g、珍珠母 15g、牛黄 6g、茯苓 15g、玄参 15g、丹参 15g、桔梗 15g、远志 15g、当归 30g、五味子 30g、麦冬 30g、鹿角胶 10g、阿胶 10g、肉桂 3g，共 3 剂，日 1 剂，水冲服，分早晚两次服用。

6. 住院第 12 日　主治医师查房记录今日查房，患者自诉右侧面部疼痛症状明显好转，颈部不适症状较前减轻饮食可，睡眠可，二便正常。专科查体：面部无畸形，右侧颞部偶有触及痛，右侧面颊部皮肤无异常，右侧面部皮肤浅感觉正常，双侧额纹对称，鼻唇沟无变浅，口角无偏斜。双侧转头、耸肩有力，伸舌居中，无明显舌肌萎缩及震颤，角膜反射等生理反射存在，病理反射正常。主治医师查房后分析，患者目前症状明显好转，治疗方案暂不变，继观。

7. 住院第 14 日　主任医师查房记录今日查房，患者自诉右侧面部疼痛症状基本痊愈，偶有右侧颞部灼痛，饮食可，睡眠可，二便正常。专科查体：面部无畸形，右侧颞部偶有触及痛，右侧面颊部皮肤无异常，右侧面部皮肤浅感觉正常，双侧额纹对称，鼻唇沟无变浅，口角无偏斜。双侧转头、耸肩有力，伸舌居中，无明显舌肌萎缩及震颤，角膜反射等生理反射存在，病理反射正常。患者对治疗效果满意，主动要求今日出院。主任医师查房后分析，患者目前症状明显好转，同意患者今日出院，嘱继续口服普瑞巴林，避免受凉，避免劳累，2周后复查，不适随诊。

九、出院诊断

1. 中医诊断　面痛（瘀血阻络）。
2. 西医诊断　带状疱疹性神经痛。

十、讨论

带状疱疹是潜伏于人体内的水痘－带状疱疹病毒经再激活后所引起的皮肤损害，表现为在身体一侧或脸部一侧，以发生在胁肋部者最为多见，出现带状分布的成簇水泡，伴局部疼痛。老年人、外伤或长期服用免疫抑制药患者，或其他免疫功能低下者易发病。而皮疹消退以后，局部皮肤仍有疼痛不适，且持续1个月以上者称为带状疱疹后遗神经痛。

常见病因：初次感染水痘－带状疱疹病毒后，引起原发感染后多表现为水痘，部分患者病毒沿神经纤维进入感觉神经节，呈潜伏性感染。当免疫功能下降时，如恶性肿瘤、使用免疫抑制药、病毒感染或艾滋病等时，潜伏的病毒被激活而复制，使受侵犯的神经节发生炎症，引起相应节段的皮肤疱疹，同时使受累神经分布区域产生疼痛。

本例依据症状、体征，排除其他病变，可确诊带状疱疹，由水痘－带状疱疹病毒侵犯神经导致受累神经分布区域产生疼痛并伴有皮肤疱疹，予以抗病毒、营养神经及抑制神经病理性疼痛治疗，症状较前缓解。对于带状疱疹后遗神经痛患者而言，针刀是不错的治疗手段，针刀可通过松解肋间神经周围软组织及各痛性结节、条索的粘连、瘢痕、挛缩，减轻局部张力，减轻、解除其对肋间神经的卡压刺激，从而消除症状，治愈该病。我科历年来通过针刀手法经治过大量带状疱疹后遗痛的患者，取得了不错的疗效。

病例7 针刀治疗头颈疼痛伴上肢麻木

一、一般资料

患者，魏某，女，77岁。

主诉：头颈部疼痛伴双上肢麻木8天。

现病史：患者8天前因劳累后出现颈部酸胀疼痛伴有头痛、双上肢疼痛麻木，右侧较重，恶心，未呕吐，无持物坠落感，无双下肢无力感，无大小便障碍，曾于当地医院行贴敷膏药、理疗、药物（具体不详）等治疗，效果一般。现症状逐渐加重，今为进一步治疗来诊。门诊以"颈椎病"收入院。患者自发病以来，纳眠可，二便调，体重无明显减轻。

既往史：既往有冠心病病史10余年，平素口服单硝酸异山梨酯注射液（欣康）、倍他乐克缓解症状，否认高血压及糖尿病等其他慢性病史，否认乙肝、结核等传染病史，无重大外伤手术史，无输血史，未发现食物、药物过敏史，预防接种史不详。

个人史：生于原籍，无长期外地居住史。无吸烟饮酒史，无疫区疫水接触史，无工业毒物、粉尘及放射性物质接触史。

婚育史：适龄结婚，育有2子1女，配偶有冠心病病史，1子因脑出血去世，其余子女均体健。

月经史：4~5/25~28天，16岁月经初潮，53岁绝经，无痛经史，月经周期规律。

家族史：父母亲已故，原因不详；有3哥哥，均体健，1姐姐已去世，原因不详，否认家族传染病及遗传病史。

二、体格检查

T：36.6℃，P：68次/分，R：18次/分，BP：121/77mmHg。患者老年女性，发育正常，营养中等，神志清楚，自主体位，检查合作。全身皮肤无黄染、无瘀点、无出血点。全身浅表淋巴结未触及肿大。头颅发育正常，毛发分布均匀，眼睑无水肿，结膜无充血，巩膜无黄染，双侧瞳孔等大等圆，对光反射及调节反射存在，耳、鼻无异常，口唇无发绀，咽部无充血，扁桃体无肿大。颈软，无抵抗，颈静脉无怒张，气管居中，甲状腺无肿大。胸廓对称无畸形，双侧乳房对称，未触及明显包块。双肺呼吸音清晰，未闻及干、湿性啰音。心前区无隆起及凹陷，心界无扩大，心率68次/分，节律规整，各瓣膜听诊区无闻及病理性杂音。腹部平坦，腹软，无压痛，无反跳痛。肝、脾肋下未触及，Murphy's征阴性，肝、肾区无叩痛，肠鸣音无亢进，移动性浊音阴性。脊柱无畸形，四肢无畸形，双下肢无水肿。双下肢足背动脉搏动正常。肱二头肌反射正常，膝腱反射正常，腹壁反射正常。巴氏征阴性，布氏征阴性。

专科查体：颈椎生理曲度变直，颈椎活动度尚可，双颈$_2$/颈$_3$、颈$_3$/颈$_4$、颈$_4$/颈$_5$椎旁压痛，双侧风池穴、肩胛内角、天宗穴压痛（＋），叩顶试验（－），臂丛神经牵拉试验（＋），双侧肱二头肌反射（－），双侧肱三头肌腱反射（－），双侧巴氏征（－），双侧霍夫曼征（＋）。双侧足背动脉搏动正常。

三、辅助检查

颈椎 CT：颈椎退行性变，颈$_2$/颈$_3$、颈$_3$/颈$_4$、颈$_4$/颈$_5$椎间盘突出（2019 年 3 月 14 日，沂源县××医院）。

四、入院诊断

1. 中医诊断　项痹（气虚血瘀）。
2. 西医诊断　①混合型颈椎病；②枕大神经痛；③冠状动脉粥样硬化性心脏病。

五、诊断依据

1. 中医辨证辨病依据　患者头颈部疼痛伴双上肢麻木 8 天，饮食可，小便正常，舌质暗红，苔白，脉弦细。综观脉症，四诊合参，该病属于祖国医学的"项痹"范畴，证属气虚血瘀。患者老年女性，气血亏虚，气不行血使血液运行不畅，导致肩背部经络阻滞不通，加之风、寒、湿邪入侵，更易引起肩背部气血运行不畅，不通则痛，不容则木。舌脉也为气虚血瘀之象。总之，本病病位在颈，病属本虚标实，考虑病程迁延日久，病情复杂，预后一般。

2. 西医诊断依据
（1）头颈部疼痛伴双上肢麻木 8 天。
（2）既往有冠心病史。
（3）专科查体：颈椎生理曲度变直，双颈$_2$/颈$_3$、颈$_3$/颈$_4$、颈$_4$/颈$_5$椎旁压痛，双侧风池穴、肩胛内角、天宗穴压痛（＋），臂丛神经牵拉试验（＋），双侧霍夫曼征（＋）。
（4）颈椎 CT 显示颈椎退行性变，颈$_2$/颈$_3$、颈$_3$/颈$_4$、颈$_4$/颈$_5$椎间盘突出。

六、鉴别诊断

1. 颈背部筋膜炎　本病会导致颈背疼痛或者上肢麻木，但不会引起腱反射异常、放射症状及感觉障碍。进行封闭治疗能取得明显效果，但是神经根型颈椎病进行封闭治疗没有效果。

2. 脊柱肿瘤　原发或转移肿瘤的常见于脊柱，大部分肿瘤为溶骨性的，会破坏椎体，导致椎体的压缩骨折，且肿瘤突破椎体后壁，侵入椎管后导致神经根、脊髓受压产生临床症状，本病呈进行性加重趋势，可引起感觉障碍、运动障碍，通过影像学检查可发现椎体破坏和椎管内占位等影像。

七、诊疗计划

1. 中医科 Ⅱ 级护理。
2. 完善三大常规、胸片、心电图、肝功能、肾功能、凝血常规等各项辅助检查，嘱患者行颈椎 MRI 明确病情。
3. 给予胞磷胆碱钠、甲钴胺营养神经，给予吲哚美辛栓止痛，择日行非血管 DSA 引导下枕大神经射频治疗 + 复杂性针刀松解术 + 普通臭氧注射术。

八、治疗经过

1. **住院第 2 日查房记录**　患者入院第二天，自诉颈部疼痛及双上肢麻木无明显改善，饮食睡眠一般，二便调。专科查体同前。辅助检查（2019 年 3 月 22 日）：甲功五项：游离三碘甲状腺素 2.69pmol/L↓，血清游离甲状腺素 9.48pmol/L↓，促甲状腺激素 10.360μIU/ml↑，抗甲状腺过氧化物酶抗体 > 600.00U/ml↑，抗甲状腺球蛋白抗体 204.30U/ml↑。大便分析：白细胞少量，红细胞少量，潜血阳性。凝血常规：纤维蛋白原 5.76g/L↑，D - 二聚体 2.45mg/L↑，纤维蛋白（原）降解产物 9.75mg/L↑。尿常规检查加沉渣：粒细胞 +1，尿潜血 +1，白细胞 367/μl↑，红细胞 64/μl↑，黏液丝 29/μl↑，红细胞沉降率测定（ESR）（仪器法）：血沉 77mm/h↑，C 反应蛋白测定（CRP）（免疫散射比浊法）：C 反应蛋白 73.5mg/L↑。血细胞分析（五分类）：淋巴细胞计数 3.29×10^9/L↑，单核细胞计数 0.72×10^9/L↑。于慧主治医师查房分析综合患者的症状、体征和影像学检查，患者目前诊断：中医诊断：项痹（气虚血瘀）；西医诊断：混合型颈椎病、枕大神经痛、冠状动脉粥样硬化性心脏病、甲状腺功能异常。根据患者目前症状及各项辅助检查，患者无手术禁忌证，定于明日行枕大神经射频消融术 + 复杂性针刀治疗为主的综合治疗，术前应和患者充分交流，并签署治疗知情同意书，密切观察病情变化，及时对症处理。

2. **住院第 2 日术后首次病程记录**　患者于门诊治疗室由刘垒副主任医师行枕大神经射频消融术 + 复杂性针刀治疗 + 局部浸润麻醉，术前签署知情同意书。患者俯卧于治疗床上，充分暴露头颈部。以双侧枕大神经卡压点、大椎、神道、脑户、双侧脑空穴、曲垣、天宗、右侧夺命、肩髃、肩髎穴、冈上肌止点、小圆肌止点、肱二头肌长头肌腱止点等为标记点，用 0.75% 碘伏无菌棉球以标记点为中心进行常规消毒，铺无菌洞巾。抽取 1% 利多卡因 10ml 并于双侧枕大神经标记点局部麻醉，使用 15cm 探针穿刺诱发出枕大神经疼痛，分别行单极射频消融，测阻抗在正常范围内，分别以 60℃、70℃、80℃各 1 分钟，90℃ 3 分钟，患者无双上放射麻木等不适症状，将射频针拔出，无菌棉球按压 2 分钟。抽取 1% 利多卡因 5ml 并于余下标记点局部麻醉，后抽取由 2% 利多卡因 2ml + 维生素 B_6 200mg + 维生素 B_{12} 1mg + 曲安奈德注射液 45mg + 醋酸泼尼龙 125ng + 0.9% 氯化钠注射液适量组成的消炎镇痛液，每处注射 3 ~ 5ml，于上述标记点（脑户穴除外）注射 45% 浓度臭氧，每穴各注射 5ml，臭氧注射操作完毕。再持Ⅰ型 4 号针刀，刀口线与人体纵轴平行，刀体垂直于皮肤，分别在上述标记点快速进针，分别到达骨面，行针刀松解后，快速出针，迅速用无菌棉球按压针孔 2 分钟，针刀松解术操作完毕。平车推回病房。结果：治疗期间患者未出现心悸、头晕、恶心、呕吐等症状，术后生命体征均正常，密切观察病情变化，及时对症处理。术后注意事项：嘱患者静卧 6 小时，针口 72 小时内避免接触水，以防止针口局部感染。

3. **住院第 3 日查房记录**　患者术后第一天，诉颈部及双上肢疼痛消失，偶有右上肢麻木，右侧颈部一过性疼痛，饮食睡眠可，大小便正常。术后第一天，暂不查体。暂不做效果评估治疗暂不改变，继观。

4. **住院第 5 日术后首次病程记录**　患者于介入治疗室由于慧主治医师行非血管

DSA引导下复杂性针刀松解术+脊髓和神经根粘连松解术+臭氧注射术,术前签署知情同意书。患者俯卧于治疗床上,充分暴露肩背部。以脑户穴、大椎穴、双侧脑空穴、双侧曲垣穴、双侧天宗穴、夺命穴及神道穴等为标记点,用0.75%碘伏无菌棉球以标记点为中心进行常规消毒,铺无菌洞巾。抽取1%利多卡因5ml并于上述标记点局部麻醉,后抽取由2%利多卡因2ml+维生素B_6 200mg+维生素B_{12} 1mg+0.9%氯化钠注射液适量组成的消炎镇痛液,每处注射3~5ml,于上述标记点注射45μg/ml浓度臭氧,每穴各注射2ml,臭氧注射操作完毕。再持Ⅰ型3号针刀,刀口线与人体纵轴平行,刀体垂直于皮肤,分别在上述标记点快速进针,行针刀松解后,快速出针,迅速用无菌棉球按压针孔2分钟,针刀松解术操作完毕。结果:患者在整个治疗过程中生命体征平稳,无心悸、头疼、恶心、呕吐等不适。治疗结束后,以平车推回病房。术后注意事项:嘱患者限制活动3天,针口72小时内避免接触水,以防止针口局部感染。密切观察病情,及时对症处理。

5. 住院第6日查房记录　患者术后第一天,患者自述颈部无明显不适,双上肢无疼痛,饮食可,睡眠可,二便正常,术后第一天暂不查体,术后患者症状明显缓解,要求出院,刘垒副主任医师批准今日出院,嘱出院后注意休息,避免劳累,不适随诊。

九、出院诊断

1. 中医诊断　项痹(气虚血瘀)。
2. 西医诊断　①混合型颈椎病;②枕大神经痛;③冠状动脉粥样硬化性心脏病;④甲状腺功能异常。

十、讨论

患者入院后完善各项辅助检查,颈椎MRI示颈椎间盘突出并相应水平椎管轻度狭窄,颈椎病属于项痹范畴,是指颈椎间盘退行性变及其继发性椎间关节退行性变所致临近组织(脊髓、神经根、椎动脉、交感神经)受累而引起的相应的症状和体征,该患者症状较为复杂,具有脊髓型、神经根型椎动脉型及交感神经型颈椎病的多种合并症状,诊断为混合性颈椎病、枕大神经痛,适合并第一次于门诊行颈枕大神经消融术、复杂性针刀治疗+脊髓和神经根粘连松解术治疗,精确定位在枕大神经卡压的位置,通过局部加热,破坏枕大神经,使疼痛减轻。第二次于介入室行非血管DSA引导下复杂性针刀为主的微创治疗,术后第一天患者疼痛消失,针刀松解是在颈椎周围选取穴位,通过松解使颈肩背部诸经气血畅通,减轻或消除对受累神经的压力及对周围痛觉感受器的刺激,并纠正颈椎生理曲度,达到症状、体征缓解目的。治疗后指导患者后期康复,康复原则为:户外、休闲、远眺。

病例 8　保守治疗颈背痛

一、一般资料

患者，苏某，女，47 岁。

主诉：颈背部疼痛 3 年，加重伴头晕 1 周余。

现病史：患者 3 年前劳累后出现颈背部疼痛，疼痛以颈部及肩胛骨处疼痛明显，无上肢放射痛，劳累后加重，休息后减轻，未行系统治疗。1 周前患者劳累后出现头晕症状，伴呕吐，头晕随体位改变时加重，头晕无自主发生，无视物旋转，无意识丧失，无摔倒，头晕症状严重影响日常生活，为进一步治疗来我院就诊。门诊以颈背部疼痛原因待查，椎动脉型颈椎病收入院。患者自发病以来，饮食差，睡眠可，二便调，近 1 周体重减轻约 2kg。

既往史：既往体健，否认冠心病、高血压及糖尿病病史，否认肝炎、结核等传染病史，无重大外伤及手术史，无输血史，未发现食物、药物过敏史，预防接种史不详。

个人史：生于原籍，无外地久居史；无冶游史，无疫区、疫水接触史，无其他不良嗜好。

婚育史：适龄结婚，育有 1 子 1 女，配偶及儿女均体健。

月经史：4～5/25～28 天，14 岁月经初潮，45 岁绝经，有痛经史，月经周期规律。

家族史：父母已故，否认家族传染病及遗传病史。

二、体格检查

T：36.2℃，P：76 次/分，R：16 次/分，BP：96/62mmHg。患者中年女性，发育正常，营养中等，神志清楚，自主体位，检查合作。全身皮肤无黄染、无瘀点、无出血点。颈部淋巴结、左锁骨上淋巴结多个肿大，余浅表淋巴结未触及明显肿大。头颅发育正常，毛发分布均匀，眼睑无水肿，结膜无充血，巩膜无黄染，双侧瞳孔等大等圆，对光反射及调节反射存在，耳、鼻无异常，口唇无发绀，咽部无充血，扁桃体无肿大。颈软，无抵抗，颈静脉无怒张，气管居中，甲状腺无肿大。胸廓对称无畸形，双侧乳房对称，未触及明显包块。双肺呼吸音清晰，未闻及干、湿性啰音。心前区无隆起及凹陷，心界无扩大，心率 76 次/分，节律规整，各瓣膜听诊区无闻及病理性杂音。腹部平坦，腹软，无压痛，无反跳痛。肝、脾肋下未触及，Murphy's 征阴性，肝、肾区无叩痛，肠鸣音无亢进，移动性浊音阴性。脊柱无畸形，四肢无畸形，双下肢无水肿。双下肢足背动脉搏动正常。肱二头肌反射正常，膝腱反射正常，腹壁反射正常。巴氏征阴性，布氏征阴性。

专科查体：颈椎生理曲度变直，颈椎活动度尚可，颈部、左侧锁骨上可触及多个淋巴结肿大、颈夹脊、脊椎横突压痛（＋），双侧风池穴、肩井穴、肩胛内角、天宗穴压痛（＋），叩顶试验（－），臂丛神经牵拉试验（－），椎动脉扭曲试验（－），肱二头肌反射（＋＋），肱三头肌腱反射（＋＋），左侧巴氏征（－），双侧霍夫曼征（－）。双侧足背动脉搏动正常。

三、辅助检查

暂缺。

四、入院诊断

1. 中医诊断　痹症（气血亏虚）。
2. 西医诊断　①颈背部疼痛待查；②颈椎病。

五、诊断依据

1. 中医辨证辨病依据　颈背部疼痛 3 年，加重伴头晕 1 周余。饮食一般，睡眠可，大小便正常，舌淡，苔白，脉细弱。综观脉症，四诊合参，该病属于祖国医学的"痹症"范畴，证属气血亏虚。患者中年女性，气血亏虚，致颈背部气血运行不畅，不荣则痛，筋脉失于濡养，为痹症，舌脉也为气血亏虚之象。总之，本病病位在颈，病属本虚，考虑病程迁延日久，病情复杂，预后一般。

2. 西医诊断依据

（1）颈背部疼痛 3 年，加重伴头晕 1 周余。

（2）颈椎生理曲度变直，颈部、左侧锁骨上可触及多个淋巴结肿大、颈夹脊、脊椎横突压痛（＋），双侧风池穴、肩井穴、肩胛内角、天宗穴压痛（＋），肱二头肌反射（＋＋），肱三头肌腱反射（＋＋）。

六、鉴别诊断

1. 梅尼尔氏病　多见于青年女性，起病急，表现为反复发作的眩晕，波动性耳鸣、耳聋，眩晕常反复发作，发作次数越多，持续时间越长，则眩晕程度越重。本患者 6 年前有类似病史，但无明显耳鸣、听力下降，基本排除本病。

2. 前庭神经元炎　具体原因不清，多为病毒感染所致，病变位于前庭周围器官、前庭神经元及前庭神经。多发于 30~50 岁，起病突然，病前有发热、上感、泌尿系感染史，多为腮腺炎、麻疹、带状疱疹病毒引起。患者出现明显的眩晕，转头可加剧，数小时至数日达高峰，后逐渐减轻。多无耳鸣、耳聋，约 30%的患者有耳蜗症状，严重者可有倾倒、恶心、呕吐、面色苍白，病初有明显自发性眼震，多为水平性或旋转性。患者本次发病前无明确的前驱感染病史，结合临床暂不考虑该病。

3. 后循环缺血　该病由椎基底动脉粥样硬化引起，常急骤发生眩晕，常为首发症状，伴有血压增高、恶心呕吐、平衡障碍、站立不稳和双下肢无力等。结合患者病史及临床表现尚不能排除，可进一步行相关检查以明确。

七、诊疗计划

1. 中医科Ⅱ级护理。
2. 完善入院各项辅助检查，如血常规、血沉、C反应蛋白测定、肝功能、肾功能、心电图、胸片等，行颈椎胸椎 MRI 各项辅助检查明确病情。

3. 给予患者营养神经对症治疗。

以上病情及治疗方案已向患者及家属讲明，均表示理解并配合治疗。

八、治疗经过

1. 住院第 2 日查房记录　患者自诉颈背部疼痛、头晕症状未见明显减轻，未述明显不适，饮食差，睡眠一般，二便调。专科查体：颈椎生理曲度变直，颈椎活动度尚可，颈部、左侧锁骨上可触及多个淋巴结肿大、颈夹脊、脊椎横突压痛（＋），双侧风池穴、肩井穴、肩胛内角、天宗穴压痛（＋），叩顶试验（－），臂丛神经牵拉试验（－），椎动脉扭曲试验（－），肱二头肌反射（＋＋），肱三头肌腱反射（＋＋），左侧巴氏征（－），双侧霍夫曼征（－）。双侧足背动脉搏动正常。辅助检查返回显示（2018 年 1 月 31 日）：尿常规检查加沉渣：尿蛋白（＋－）；凝血常规：血浆 D - 二聚体测定 0.93mg/L↑，肝功能、肾功能、血脂、电解质、葡萄糖测定（酶法）：前白蛋白 179.20mg/L↓，胱抑素 C 0.56mg/L↓，载脂蛋白 A1 0.95g/L↓，ApoA1∶ApoB 1.20RATIO↓，血细胞分析（五分类）：嗜酸细胞百分比 0.002↓，嗜酸细胞计数 0.01×10⁹/L↓，红细胞宽度 - CV 值11.40%↓，红细胞宽度 - SD 值37.50fl↓，血小板计数 389×10⁹/L↑。胸部 X 线示：双肺纹理增多；左肺上野第 3 前肋前缘斑片状稍高密度影，请结合临床，必要时进一步 CT 检查。综合患者的症状、体征和影像学检查患者目前诊断：中医诊断：痹症（气虚血瘀）；西医诊断：①颈背部疼痛原因待查；②颈椎病。本患者入院表现为两症状，第一为颈背部疼痛原因不明，考虑可能为多种原因，最常见的为颈型颈椎病，但本患者胸片示第 3 肋前有高密度影，需与占位性疾病相鉴别，占位性疾病往往表现为不明原因的疼痛、消瘦，影像如 MRI、CT 可见不规则异物侵占人体正常组织，需临床提高警惕，防止漏诊误诊，待颈胸椎 MRI 后进一步明确诊疗，同时本患者头晕症状明显考虑可能也与颈椎病相关，继续目前治疗方案暂不改变，继观。

2. 住院第 3 日查房记录　患者自诉颈背部疼痛、头晕症状未见明显减轻，饮食差、睡眠尚可，二便调。查体同前一日。颈胸椎 MRI 示：颈₅/颈₆、颈₆/颈₇ 椎间盘突出；胸₃椎体及左侧附件占位性病变，颈髓内可疑长 T₂ 信号，建议增强扫描。分析：患者胸₃椎体左侧考虑占位性病变，应该密切关注，进一步检查，嘱患者行全身骨显影、女性肿瘤全项、胸椎增强 MRI 进一步排查，同时行甲状腺＋颈部淋巴结＋锁骨上超声、乳腺及周围淋巴结超声、肝胆胰脾肾肾上腺超声明确原发灶，余治疗不变，继观。

3. 住院第 6 日查房记录　患者头晕症状，颈背部疼痛症状无明显改变，饮食差，睡眠一般，大小便正常。B 超示：甲状腺右侧叶多发滤泡囊肿；左侧颈部 4 区及左侧锁骨上区多发淋巴结肿大，考虑肿瘤转移；右侧颈部淋巴结显示；双侧乳腺增生；腹部 B 超未见明显异常。女性肿瘤全项（2018 年 2 月 3 日）：糖类抗原 CA - 153 77.6U/ml↑，神经元特异性烯醇化酶 18.25ng/ml↑。全身 ECT 示：胸₃椎体及左侧第 3 后肋骨代谢增高，不除外占位性病变，建议进一步检查。查体同前，结合患者影像症状及体征后分析：患者影像胸₃椎体处异常信号，高度怀疑骨转移，今日请肿瘤内科进一步明确诊断，余治疗暂不改变，继观。

4. **住院第 6 日会诊记录**　患者锁骨上 B 超示：左侧颈₄ 区锁骨上区多发淋巴结肿大。胸椎 MRI 示：胸₃ 椎体及左侧附件占位性病变。全身骨现象示：胸₃ 椎体及左侧第 3 后肋骨代谢增高，不除外占位性病变，建议进一步检查。结合全身 ECT 及女性肿瘤全项结果显示，为求进一步明确诊疗，请肿瘤内科刘海荣主任医师会诊。会诊意见：左侧锁骨上可触及一直径约 1cm 淋巴结，活动度差，建议：①行胃镜检查；②必要时行胸部 CT、头颅 MRI 乳腺相关检查；③肿瘤内科随诊，于患者沟通后先行胸部 CT 检查。

5. **住院第 8 日查房记录**　患者诉全身症状未见明显改善，胸部 CT 示：左肺上叶占位性病变，肺癌可能大，建议进一步检查；双肺多发小结节，建议定期复查；纵隔及左侧锁骨上淋巴结肿大；胸₃ 椎体及第 3 后肋骨质破坏，考虑转移瘤可能。饮食睡眠差，二便正常。崔晓鲁主治医师查房分析，患者肺癌、骨转移、淋巴结转移诊断明确，为求进一步明确诊疗方案，今日请肿瘤内科、骨脊柱科、胸外科、影像科会诊，进一步明确诊疗，余治疗不变，继观。

6. **住院第 8 日疑难病例讨论记录**　结合患者的一般资料、体格检查、入院诊断及辅助检查结果等，肿瘤内科刘海荣副主任医师：患者胸部 CT 示考虑右肺癌可能性大，伴多发淋巴结、胸椎、颅脑转移，建议：取得病理性证据后给予放、化疗等综合治疗。胸外科朱强副主任医师：查体示：右侧颈部触及一直径约 1.3cm × 1cm 肿大淋巴结，质硬，活动度好，双肺呼吸音清，未闻及干湿啰音，诊断：肺癌伴淋巴结、脊柱、脑转移可能性较大。建议：考虑请两腺外科细胞穿刺室行穿刺淋巴结涂片病理性检查；若细胞学检查不能确诊，可行右侧颈部淋巴结切除活检术病理化验。骨脊柱科任延军副主任医师：建议行肿瘤活检，病理定型指导下一步处理，考虑放化疗控制。CT/MR 科会诊意见：结合患者胸部 CT、胸椎 MRI、颅脑 MRI 增强考虑：①左肺上叶周围型肺癌并胸₃ 椎体及第 3 后肋，颅脑转移癌可能大；②双肺多发小结节，纵隔及左侧锁骨上淋巴结肿大，均提示转移可能。建议：①左肺上叶、支气管镜检查或穿刺活检确诊；②颈、胸、腹、盆腔 CT 增强进一步明确病情。刘方铭主任医师：同意以上意见。综合患者病例特点，患者目前诊断：①肺肿瘤伴多发转移；②颈椎病诊断明确。综合多学科会诊意见，患者目前应当进一步进行肿瘤活检明确性质，并根据肿瘤性质进一步明确放化疗方案。综合会诊意见，考虑患者目前肿瘤及全身转移情况较重，建议尽早行肿瘤活检定性，确定治疗方案。

7. **住院第 9 日查房记录**　患者头晕症状，颈背部疼痛症状无明显改变，饮食差，睡眠一般，大小便正常。颅脑增强 MRI 示：脑内多发转移瘤 MR 表现。专科查体同前。患者及家属因个人原因主动要求出院。刘方铭主任医师：患者肺部肿瘤伴多发转移诊断明确，经多学科会诊明确下一步治疗方案为明确肿瘤性质及对症放化疗治疗，但由于患者及家属个人原因主动要求出院，劝阻无效后签署自动出院，同意其出院，出院后慎防护，限制活动，定期复查。

九、出院诊断

1. **中医诊断**　癌症（气虚亏虚）。
2. **西医诊断**　①肺肿瘤伴多发转移；②颈椎病。

十、讨论

患者中年女性，既往体健，颈背部疼痛 3 年，起病缓慢，未予足够重视，未行系统检查及治疗，近日症状加重后来院就诊。入院后完善查体及各项辅助检查：颈、胸椎MRI、胸部CT、女性肿瘤全项、ECT、颅脑增强MRI。经多学科会诊及辅助检查确诊患者为肺肿瘤多发转移。本病例提醒我们要综合患者症状、体征，完善相关检查，避免漏诊误诊，更好地服务患者。

病例9 针刀治疗颈腰背疼痛

一、一般资料

患者，周某，男，80岁。

主诉：颈腰背痛1个月。

现病史：患者1个月前受凉后出现颈腰背部疼痛不适感，伴有肌肉痉挛，活动受限，伴憋喘、咳痰，无腰背部束带感，无大小便障碍，无站立困难，无腹痛、腹泻，自诉劳累活动后加重，休息后缓解不明显。于当地诊所行膏药等对症治疗，症状缓解不明显，此后上述疼痛症状逐渐加重，疼痛剧烈夜间逐渐影响睡眠，今为求进一步诊疗，来我院门诊就诊，门诊以颈腰背痛待查、慢性支气管炎急性发作收入我科。患者自发病以来，饮食差，睡眠差，大小便无异常，体重无明显减轻。

既往史：既往慢性支气管炎病史40余年，仍有憋喘不适感，慢性肺源性心脏病2年，未行治疗。否认高血压病、冠心病、糖尿病等慢性病史。否认肝炎病史及接触史，20年前外伤导致右侧肋骨骨折，保守治疗，痊愈。否认手术史及输血史，对新诺明过敏，未发现其他药物及食物过敏史，预防接种史不详。

个人史：生于原籍，否认疫区和地方病流行区长期居住史。吸烟史60年，每天7~10支，未戒烟，饮酒史60年，平均每天约4两白酒，未戒酒。

婚育史：适龄结婚，育有3女2子，配偶及子女体健。

家族史：父母去世，原因不详。否认家族性遗传病史。

二、体格检查

T：36.4℃，P：81次/分，R：19次/分，BP：129/50mmHg。患者男性，发育正常，营养中等，神志清楚，精神可，自主体位，检查合作。全身皮肤黏膜无黄染、无瘀点、无出血点。全身浅表淋巴结未触及肿大。头颅发育正常，毛发分布均匀，眼睑无水肿，结膜无充血，巩膜无黄染，角膜透明，双侧瞳孔等大等圆，对光反射及调节反射存在，耳、鼻无异常，口唇无发绀，咽部无充血，扁桃体无肿大。颈软，无抵抗，颈静脉无怒张，气管居中，甲状腺无肿大，无血管杂音。桶状胸，双侧乳房对称，未触及明显包块，呼吸动度均等，语颤对称，双肺叩诊清音。双肺呼吸音粗糙，双肺可闻及少量散在哮鸣音，双肺未闻及湿性啰音及胸膜摩擦音。心前区无隆起及凹陷，心界无扩大，心率81次/分，节律规整，各瓣膜听诊区无闻及病理性杂音。腹部平坦，腹软，剑突下轻压痛，无反跳痛，余腹部无压痛及反跳痛。肝、脾肋下未触及，Murphy's征阴性，肝、肾区无叩痛，肠鸣音无亢进，移动性浊音阴性。脊柱无畸形，四肢无畸形，双下肢无水肿。双下肢足背动脉搏动正常。肱二头肌反射正常，膝腱反射正常，腹壁反射正常。巴氏征阴性，布氏征阴性。

专科查体：颈胸腰椎活动受限，脊柱椎旁肌肉痉挛，脊柱椎旁广泛压痛，胸椎叩击痛，双侧秩边穴压痛（＋），双侧臀中肌压痛（＋），双侧臀上皮神经卡压点压痛（＋），双侧直腿抬高试验（－），双侧"4"字征（－），双侧梨状肌牵拉试验（－），双侧膝腱反射（＋），双侧跟腱反射（＋），双下肢肌力正常，拇趾背伸力正常，双侧下肢深浅感觉未触及异常。双足背动脉搏动可。

三、辅助检查

暂无。

四、入院诊断

1. 中医诊断　痹症（瘀血阻络）。

2. 西医诊断　①颈腰背部疼痛待查；②慢性支气管炎急性发作；③肺气肿；④慢性肺源性心脏病。

五、诊断依据

1. 中医辨证辨病依据　患者颈腰背痛1个月。饮食可，大小便正常，睡眠正常，舌质暗红，苔白，脉涩。综观脉症，四诊合参，该病属于祖国医学的"痹症"范畴，证属瘀血阻络。患者老年男性，有慢性疼痛病史，久痛入络，脊柱经络阻滞不通，气血运行不畅，加之风、寒、湿邪入侵，更易引起腰部气血运行不畅，不通则痛。舌脉也为瘀血阻络之象。总之，本病病位在脊柱，病属标实，考虑病程迁延日久，病情复杂，预后一般。

2. 西医诊断依据

（1）主诉：颈胸腰痛1个月。

（2）专科查体：颈胸腰椎活动受限，脊柱椎旁肌肉痉挛，脊柱椎旁广泛压痛，胸椎叩击痛，双侧秩边穴压痛（＋），双侧臀中肌压痛（＋），双侧臀上皮神经卡压点压痛（＋），双侧膝腱反射（＋），双侧跟腱反射（＋）。

（3）辅助检查：胸部DR示：右肺中野条片状高密度，考虑炎症。肝胆胰脾肾超声示：肝多发囊肿，胆囊炎声像图，脾内钙化灶，脾多发囊肿，右肾多发囊肿。

六、鉴别诊断

1. 腰椎后关节紊乱　相邻椎体的上下关节突构成腰椎后关节，为滑膜关节，有神经分布。当后关节上、下关节突的关系不正常时，急性期可因滑膜嵌顿产生疼痛，慢性病例可产生后关节创伤性关节炎，出现腰痛。此种疼痛多发生于棘突旁1.5cm处，可有向同侧臀部或大腿后的放射痛，易与腰椎间盘突出症相混。该病的放射痛一般不超过膝关节，且不伴有感觉、肌力减退及反射消失等神经根受损之体征。

2. 腰椎肿瘤　也产生腰痛，它刺激神经根后可出现放射痛。但是腰椎肿瘤疼痛的特点与腰椎间盘突出后者是白天重、晚上轻；疼痛是活动轻、休息重。腰椎肿瘤的X线平片或者CT，会发现有椎体的破坏。

七、诊疗计划

1. 中医科Ⅱ级护理。

2. 完善三大常规、胸片、心电图、肝功能、肾功能、凝血常规等各项辅助检查。复查胸腰椎 MRI 明确病情。

3. 给予胞磷胆碱钠、甲钴胺营养神经，择日行 C 形臂引导下复杂性针刀松解术 + 脊髓和神经根粘连松解术 + 普通臭氧注射术。

以上病情及治疗方案已向患者及家属讲明，均表示理解并配合治疗。

八、治疗经过

1. 住院第 2 日查房记录　患者自诉颈、胸、腰疼痛未见缓解，腰背部疼痛为主，颈部活动受限明显，憋喘明显，饮食睡眠一般，二便调。专科查体同前。辅助检查：腰椎 MR（2017 年 6 月 12 日，山东省 × × 医院）示：腰$_2$/腰$_3$、腰$_3$/腰$_4$、腰$_5$/骶$_1$ 椎间盘膨出并腰$_4$/腰$_5$、腰$_5$/骶$_1$ 水平椎管狭窄；腰椎退行性变。化验示（2018 年 11 月 3 日）：红细胞沉降率测定（ESR）（仪器法）：血沉 57mm/h↑。男性肿瘤全项：癌胚抗原 6.30ng/ml↑，铁蛋白 339.19ng/ml↑，C 反应蛋白测定（CRP）（免疫散射比浊法）：C 反应蛋白 103mg/L↑。综合患者的症状、体征和影像学检查患者目前诊断：中医诊断：痹症（瘀血阻络）；西医诊断：①腰椎间盘突出；②颈椎病；③压缩性骨折；④慢性支气管炎急性发作；⑤肺气肿；⑥慢性肺源性心脏病。腰椎间盘突出症属于腰痛病范畴，好发于腰$_4$/腰$_5$、腰$_5$/骶$_1$ 之间。本患者入院拟行脊神经粘连松解术为主配合臭氧等的综合疗法，直接针对突出和无菌性炎症组织，松解粘连，解除压迫，同时松解周围神经和组织的卡压。根据入院常规查体，患者无手术禁忌证，择日行脊神经粘连松解术 + 复杂性针刀松解术 + 臭氧注射，术前应和患者充分交流，并签署治疗知情同意书，密切观察病情变化，及时对症处理。

2. 住院第 2 日肿瘤科会诊记录　患者入院化验示癌胚抗原升高，胸腹 CT 示双肺空腔，肺气肿。肿瘤科刘晓琳主治医师看过患者，查体：颈部未触及明显肿大淋巴结，双肺可闻及干啰音，腹部平坦，右上腹压痛（ + - ），无反跳痛，肠鸣音活跃，双下肢无水肿。考虑：肿瘤标志物升高，建议积极控制感染，定期复查，肿瘤标志物。遵会诊意见，积极请呼吸科会诊，积极治疗。

3. 住院第 2 日术后首次病程记录　患者于介入治疗室由吴文庆主治医师行非血管 DSA 引导下复杂性针刀治疗 + 普通臭氧注射术 + 局部浸润麻醉 + 侧隐窝臭氧注射术，术前签署知情同意书。患者俯卧于治疗床上，腰腹下垫枕，开放静脉通道，常规监测生命体征。在 C 形臂引导下定位腰$_4$/腰$_5$、腰$_5$/骶$_1$ 进针点：椎间隙小关节内侧缘进针点；分别用记号笔标记。标记双侧腰$_3$ 横突体表投影点 2 个点，右侧臀上皮神经卡压点 3 个点、髂腰韧带压痛点 3 个点、右侧臀中肌压痛点 3 个点、右侧坐骨大切迹 3 个点、右侧梨状肌在股骨大转子指点的体表投影点 6 个点。用 0.75% 碘伏无菌棉球以标记点为中心进行常规消毒，铺无菌洞巾，抽取 1% 利多卡因 20ml 并于上述标记点局部麻醉。先行侧隐窝臭氧注射：在 C 形臂引导下，用 15cm 长，裸露端 0.5cm 射频穿刺针经标记点垂直皮肤向侧隐窝处穿刺，正位透视引导下缓缓进针至右侧小关节连线内缘，侧位显示针尖位于椎体后缘；抽取 60mg/L 的臭氧，分别注射 5ml 臭氧；侧隐窝臭氧注射完毕。后行复杂性针刀松解术为主的治疗，以上述标记点共 20 个点（射频进针点除外）为进针点，穿刺针垂直进针，依次到达骨面及小关节，分别注射 0.5% 利多卡因、消炎镇痛液和 45mg/L 臭氧，操作完毕后持Ⅰ型2号针刀，刀口线与人体纵轴平行，刀体垂直于皮肤，于上述标记点快速进针，松解神经根周围粘连及相关组织的粘连和瘢痕处，快速出针，迅速用无菌棉球按压针刀孔2分钟，针刀孔无出血渗液后，针刀松解术操作完毕，局部贴敷无菌敷贴。结果：患者在整个治疗过程中生命体征平稳，无心悸、头疼、恶心、呕吐等不适症状。治疗结束后，患者精神状态好，无其他不适症状，叮嘱患者术后注意事项后，以平车推回病房。术后注意事项：嘱患者适当活动，避免腰部不当受力动作，针口72小时内避免接触水，以防止针口局部感染。

4. 住院第4日呼吸科会诊记录　患者自诉近期咳嗽、咳痰，活动后憋气加重，无发热、胸痛、咯血，请呼吸科高敏主治医师会诊。查体：双肺呼吸音低，未闻及干湿性啰音，肺CT示双肺肺气肿，肺大疱，双肺异常密度增高影，既往对"磺胺类药物"过敏史。建议：①完善PCT、心脏彩超、痰培养检查，对症处理；②排除禁忌，给予左氧氟沙星、多索茶碱及化痰治疗，可加用雾化治疗，遵会诊意见，医嘱已执行。继观。

5. 住院第5日查房记录患者自诉腰背部疼明显缓解，颈部仍有疼痛不适感，经中药温肺化饮、西药抗感染治疗后，患者憋喘症状明显改善，饮食睡眠一般，二便调。术后第一天暂不查体。患者症状减轻，但72小时内不评价疗效。治疗继续给予营养神经，改善微循环等治疗，密切观察病情变化，及时对症处理。

6. 住院第10日术后首次病程记录　患者于介入治疗室由吴文庆主治医师行非DSA技术引导下复杂性针刀松解术＋臭氧注射术＋局部浸润麻醉，术前签署知情同意书。患者俯卧于治疗床上，充分暴露颈背部。以脑户穴、双脑空穴、大椎穴、双侧曲垣穴、双侧天宗穴、胸椎$_{1\sim6}$棘突旁开1.5cm膀胱经穴位共20个点为标记点，DSA准确定位，用0.75%碘伏无菌棉球以标记点为中心进行常规消毒，铺无菌洞巾。抽取0.5%利多卡因20ml并于上述标记点局部麻醉，后抽取由2%利多卡因2ml＋维生素B_6 200mg＋维生素B_{12} 1mg＋0.9%氯化钠注射液适量组成的消炎镇痛液，每处注射2ml，于上述标记点注射45μg/ml浓度臭氧，每穴各注射2ml，药物及臭氧注射操作完毕。再持Ⅰ型3号针刀，刀口线与人体纵轴平行，刀体垂直于皮肤，分别在上述标记点快速进针，行针刀松解后，快速出针，迅速无菌棉球按压针孔2分钟，针刀松解术操作完毕。结果：患者在整个治疗过程中生命体征平稳，无心悸、头疼、恶心、呕吐等不适。治疗结束后，以平车推回病房。术后注意事项：嘱患者肩部限制活动3天，刀口72小时内避免接触水，以防止针口局部感染。密切观察病情，及时对症处理。

7. 住院第11日查房记录　患者诉颈腰背部疼痛明显缓解，颈部仍有轻度不适感，憋喘明显改善，未诉其他不适，大便正常，纳可，眠差。查体：脊柱活动无明显受限。脊柱棘间压痛（－），叩击痛（＋－），双侧秩边穴压痛（－），双侧臀中肌压痛（－），双侧直腿抬高试验（－），双侧"4"字征（－），双侧梨状肌牵拉试验（－），双侧膝腱反射（＋），双侧跟腱反射（＋），双下肢肌张力可，肌力正常，双侧下肢深浅感觉未触及明显异常，病理征（－）。患者目前病情稳定，要求出院，批准今日出院，嘱出院后继续卧床休息，继续补钾治疗，半个月后门诊复查电解质。

九、出院诊断

1. 中医诊断　痹症（瘀血阻络）。

2. 西医诊断　①腰椎间盘突出；②颈椎病；③压缩性骨折；④慢性支气管炎急性发作。

十、讨论

本患者年事已高，入院后完善常规检查及、胸片、胸腰椎 MRI 等辅助检查排除其他病变，胸腹部 CT 显示双肺上叶肺气肿、肺大疱，双肺慢性炎症，积极请肿瘤科会诊建议治疗后复查，肝左叶异常密度，考虑为囊肿。胸腰椎 MRI 胸腰椎退行性变。明确诊断后给予改善微循环、营养神经、止痛等对症治疗，脊神经粘连松解术后、射频和臭氧为主的微创治疗腰椎管狭窄症除了能与传统手术达到相同的疗效外，还具有创伤小、术中出血较少及术后恢复较快等特点，其更能为患者所接受。其治疗通过针刀镜松解黄韧带、关节囊、椎间盘突出及粘连的周围软组织。本患者入院行脊神经粘连松解术为主配合臭氧等的综合疗法，直接针对突出和无菌性炎症组织，松解粘连，解除压迫，同时松解周围神经和组织的卡压。在颈椎周围选取穴位，通过松解颈周腧穴，松弛紧张肌肉，疏通经络，疏通电生理通路。改善颈椎活动度，通过针刀的切割、剥离达到调筋理筋的作用，恢复颈椎肌肉软组织的生物力学平衡，从而缓解症状达到治疗目的。术后给予偏振光理疗，患者颈腰背痛明显缓解，疗效确切。

恢复期嘱患者积极加强腰背肌锻炼，指导患者注意：不做有任务的活，不做无准备的动作。颈椎方面要遵循户外、休闲、远眺的康复原则。

病例 10　针刀治疗颈腰部僵硬

一、一般资料

患者，孙某，男，17 岁。

主诉：颈部僵硬 3 年，腰部僵硬 1 年。

现病史：患者 3 年前因劳累出现颈部僵硬不适，于当地医院行针刀治疗后，症状减轻。1 年前因久坐疲劳逐渐出现腰背部僵硬疼痛，腰部较明显，无下肢放射痛，腰背部僵硬疼痛呈持续性，疼痛时行走活动困难，休息后无明显减轻，晨僵不明显，与天气变化无明显相关。先后于天津××医院、济宁市××医院、济宁×中医院、济宁××附属医院行相关检查。性激素六项（2017 年 11 月 21 日，济宁×中医院）：孕酮 1.79ng/ml，雌二醇 221.52pmol/L，风湿系列、抗环瓜氨基肽抗体（2018 年 3 月 27 日，济宁市××医院）：未见明显异常。腰椎 CT（2017 年 7 月 22 日，济宁××附属医院）：腰$_{4/5}$ 及腰$_5$/骶$_1$ 椎间盘轻度膨出，建议结合 MR 检查。济宁××医院躯体化症状自评量表（2018 年 3 月 24 日）：31 分。给予针刀、拔罐、针灸、口服中药、物理治疗等对症治疗，效果不显。现因腰部僵硬疼痛持续存在，今为求进一步治疗，来我科就诊，门诊以"强直性脊柱炎待查"收住院。患者自发病以来，饮食、睡眠差，二便正常，体重未见明显变化。

既往史：既往体健；否认高血压、糖尿病、冠心病等慢性病史。否认肝炎、结核等传染病病史，无重大外伤手术史，无输血史，未发现食物、药物过敏史，预防接种史不详。

个人史：生于原籍，无长期外地居住史。无吸烟史，偶尔饮酒，无疫区疫水接触史，无工业毒物、粉尘及放射性物质接触史

婚育史：未婚未育。

家族史：父亲母亲体健，姥爷有类风湿关节炎病史，否认家族传染病及遗传病史。

二、体格检查

T：36.2℃，P：70 次/分，R：18 次/分，BP：134/77mmHg。患者少年男性，发育正常，营养中等，神志清楚，自主体位，检查合作。全身皮肤无黄染、无瘀点、无出血点。全身浅表淋巴结未触及肿大。头颅发育正常，毛发分布均匀，眼睑无水肿，结膜无充血，巩膜无黄染，双侧瞳孔等大等圆，对光反射及调节反射存在，耳、鼻无异常，口唇无发绀，咽部无充血，扁桃体无肿大。颈软，无抵抗，颈静脉无怒张，气管居中，甲状腺无肿大。胸廓对称无畸形，双侧乳房对称，未触及明显包块。双肺呼吸音清晰，未闻及干、湿性啰音。心前区无隆起及凹陷，心界无扩大，心率 70 次/分，节律规整，各瓣膜听诊区无闻及病理性杂音。腹部平坦，腹软，无压痛，无反跳痛。肝、脾肋下未触及，Murphy's 征

阴性,肝、肾区无叩痛,肠鸣音无亢进,移动性浊音阴性。脊柱无畸形,四肢无畸形,双下肢无水肿。双下肢足背动脉搏动正常。肱二头肌反射正常,膝腱反射正常,腹壁反射正常。巴氏征阴性,布氏征阴性。

专科查体:脊柱轻度侧弯,腰椎活动略受限,左侧腰背肌僵硬,椎旁压痛(-),双腰$_3$横突压痛(-),指地距5cm,枕墙距0cm,双侧直腿抬高试验(-),双侧"4"字征(-),双侧膝腱反射(+++),双侧跟腱反射(+++),双下肢肌力正常,拇趾背伸力正常,双侧下肢深浅感觉未触及异常。病理反射未引出。

三、辅助检查

患者与外院查性激素六项、风湿系列、抗环瓜氨基肽抗体、腰椎CT、孕酮1.79ng/ml,雌二醇221.52pmol/L,未见明显异常。腰$_{4/5}$及腰$_5$/骶$_1$椎间盘轻度膨出,建议结合MRI检查。

四、入院诊断

1. 中医诊断 大偻(寒湿阻络)。
2. 西医诊断 强直性脊柱炎待查。

五、诊断依据

1. 中医辨证辨病依据 患者颈部僵硬3年,腰部僵硬1年。饮食可,二便正常,睡眠差。舌淡,苔白,脉象沉滑。综观脉症,四诊合参,该病属于祖国医学的"大偻"范畴,证属寒湿阻络。患者少年男性,患者久坐,湿寒露重,或冒雨着凉,或暑夏贪凉,腰府失护,寒湿毒邪乘虚侵入,造成经脉受阻,气血运行不畅而发为腰部、髋部疼痛,腰部经络阻滞不通,气血运行不畅,加之寒、湿邪入侵,更易引起腰部气血运行不畅,不荣则痛,不通则痛。舌脉也为寒湿入侵之象。总之,本病病位在督脉,病属实证,考虑病程迁延日久,病情复杂,预后一般。

2. 西医诊断依据

(1)颈部僵硬3年,腰部僵硬1年。

(2)专科检查:脊柱轻度侧弯,腰椎活动略受限,左侧腰背肌僵硬,双侧膝腱反射(+++),双侧跟腱反射(+++)。

(3)腰$_4$/腰$_5$及腰$_5$/骶$_1$椎间盘轻度膨出。

六、鉴别诊断

1. 腰椎间盘突出症 是指腰椎间盘各个部分有不同程度的退行性改变后,在外力因素的作用下,椎间盘的纤维环破裂,髓核组织从破裂处突出于后方或椎管内,导致相邻脊神经根遭受刺激或压迫,从而产生腰腿部疼痛麻木等一系列临床症状。早期的强直性脊柱炎与腰椎间盘突出的临床表现极为相似,腰椎间盘突出症的疼痛则主要是通过休息来缓解,强直性脊柱炎腰骶部疼痛通过休息不能够缓解,但活动过后反而可使疼痛症状减轻,这是炎症性腰痛和机械性腰痛的鉴别要点之一。影像检查在诊断、区分强直性脊柱炎与腰椎间盘突出症具有准确度、敏感度高的优势,对早期骶髂关节病变的诊断具有较大的参考价值。

2. 躯体化障碍 该病是一种以持久的担心或相信各种躯体症状的优势观念为特征

的一组神经症。临床表现为多种多样，经常变化的躯体症状，可涉及身体的任何系统和气管，常为慢性波动性病程。常见症状为胃肠道感觉异常、疼痛、反酸、皮肤感觉异常、焦虑、抑郁。多伴有社会、人际或家庭行为方面的严重障碍。

七、诊疗计划

1. 中医科Ⅱ级护理。

2. 完善相关辅助检查，请多学科会诊，明确诊断。

3. 排除手术禁忌证，择日行 C 形臂引导下复杂性针刀松解术 + 脊髓和神经根粘连松解术 + 臭氧注射术治疗。

以上病情及治疗方案已向患者及家属讲明，均表示理解并配合治疗。

八、治疗经过

1. 住院第 2 日查房记录　患者入院第 2 天，自诉仍感腰部僵硬，深呼吸时胸部活动受限，饮食正常，大小便正常，睡眠正常。专科查体同前。实验室结果已回：肝功能、肾功能、血脂、电解质、葡萄糖测定（酶法）（2018 年 5 月 3 日）：无机磷 1.59mmol/L↑，三酰甘油 2.23mmol/L↑，同型半胱氨酸 30.30μmol/L↑。血细胞分析（五分类）（2018 年 5 月 3 日）：血小板计数 407×10^9/L↑，血小板压积 0.400%↑，余未见明显异常。目前诊断仍不明确。中医诊断：大偻（寒湿阻络）；西医诊断：强直性脊柱炎待查。强直性脊柱炎是以骶髂关节和脊柱附着点炎症为主要症状的疾病。与 HLA－B27 呈强关联。是以脊柱为主要病变部位的慢性病，累及骶髂关节，引起脊柱强直和纤维化。属于风湿免疫类疾病。患者目前诊断不明确，拟今日下午行多学科会诊，明确诊断，再行进一步治疗，密切观察病情变化，及时对症处理。

2. 住院第 2 日多学科会诊记录　患者自诉仍感腰部僵硬，深呼吸时胸部活动受限，查体及辅助检查未见明显异常，特请神经内科、神经外科、风湿免疫科、影像科多学科会诊，协助诊治。神经内科段瑞生主任医师会诊意见：建议行颅脑 MRI + DWI、脑电图检查，排除自发免疫性脑炎，若检查无明显异常，考虑躯体化障碍。神经外科张荣伟主任医师、影像科庞涛主任医师及风湿免疫科潘文萍主任医师会诊意见：查体及辅助检查皆未见明显异常，考虑患者焦虑、抑郁，躯体化障碍可能性大。已遵会诊意见执行，行颅脑 MRI + DWI、脑电图检查。

3. 住院第 3 日查房记录　患者自诉仍感腰部僵硬，深呼吸时胸部活动受限，饮食正常，大小便正常，睡眠正常。专科查体同前。昨日已行多学科会诊，考虑躯体化障碍可能性大，并行颅脑 MRI + DWI、脑电图检查。检查结果提示未见明显异常。目前诊断中医诊断：痹症（气滞血瘀）；西医诊断：躯体化障碍可能性大。各项指标未见明显禁忌证，可于后日行针刀治疗。患者由于个人原因不予行针刀微创治疗。要求出院，刘方铭主任医师批准明日出院。

九、出院诊断

1. 中医诊断　痹症（气滞血瘀）。

2. 西医诊断　躯体化障碍可能性大。

十、讨论

该患者虽有颈部和腰部僵硬,但晨僵不明显,颈腰部僵硬感活动后不能缓解,且既往风湿免疫系列等实验室检查无明显异常,并不支持该诊断。患者四肢腱反射(+++),伴有焦虑症状,需排除自身免疫性脑炎。自身免疫性脑炎泛指一类由于免疫系统对中枢神经系统抗原产生反应而导致的疾病。以癫痫发作、认知障碍及精神症状为主要临床表现。精神症状包括焦虑、激惹、抑郁、偏执等。该患者还需与躯体化障碍相鉴别。躯体化障碍是一种以持久的担心或相信各种躯体症状的优势观念为特征的一组神经症。该病表现为多种多样,经常变化的躯体症状,可涉及身体的任何系统和气管,常为慢性波动性病程。常见症状为胃肠道感觉异常、疼痛、反酸、皮肤感觉异常、焦虑、抑郁。多伴有社会、人际或家庭行为方面的严重障碍。

经疑难病例讨论及请神经内科、神经外科、风湿免疫科、影像科多学科会诊,协助诊治。神经内科建议行颅脑 MRI+DWI、脑电图检查,排除自发免疫性脑炎,检查无明显异常,考虑躯体化障碍。颅脑 MRI+DWI、脑电图检查,检查结果提示未见明显异常。神经外科、影像科及风湿免疫科会诊意见:考虑患者焦虑、抑郁,躯体化障碍可能性大。排除手术禁忌,可行针刀治疗,患者因个人原因未行治疗。

病例 11　针刀治疗胸背胁肋部疼痛

一、一般资料

患者，王某，女，68 岁。

主诉：左侧胸背胁肋部疼痛 10 个月余。

现病史：患者 10 个月前无明显诱因出现左侧胸背胁肋部轻微疼痛，无灼热感，无痛觉过敏，4 天后左侧胸部出现簇集样的丘疹、水疱，伴有疼痛加剧，疼痛性质为阵发性跳痛及针刺样疼痛，且痛觉过敏，触碰时有灼痛感，严重时会影响夜间睡眠。随后到当地医院诊治，诊断为带状疱疹神经痛，给予止痛药物（具体不详），水疱逐渐消退，但患处疼痛加重，疼痛范围沿左侧胸部自前正中线至后正中线，呈持续性、灼热痛，下午及夜间剧烈，活动及局部碰触诱发疼痛，晨起、休息后疼痛减轻，寒热刺激不明显，无发热、寒战，无肌肉酸痛、关节痛等其他特殊不适，未系统治疗。今为求进一步系统治疗，来我院就诊，门诊以带状疱疹后神经痛收入院。患者自发病以来，饮食可，睡眠一般，体重未见明显减轻，大小便正常。

既往史：既往高血压病史 20 余年，平素口服美托洛尔及氨氯地平 1 片/次，1 次/日，血压控制可。既往蛋白丢失性胃肠病 3 年余。否认冠心病、糖尿病等病史，否认肝炎、结核等传染病史，无其他重大手术、外伤史，无输血史，未发现药物及食物过敏史，预防接种随当地。

个人史：生于原籍，无外地久居史；无冶游史，无疫区、疫水接触史，无其他不良嗜好。

婚育史：20 岁结婚，育有 2 子，配偶及儿子均体健。

月经史：4~5/25~28 天，14 岁月经初潮，50 岁绝经，无痛经史。

家族史：父母去世（具体不详），1 弟弟 3 妹妹，弟弟妹妹均体健，否认家族遗传病及传染病病史。

二、体格检查

T：36.6℃，P：92 次/分，R：21 次/分，BP：169/96mmHg。患者老年女性，发育正常，营养中等，神志清楚，自主体位，检查合作。全身皮肤无黄染、无瘀点、无出血点。全身浅表淋巴结未触及肿大。头颅发育正常，毛发分布均匀，眼睑无水肿，结膜无充血，巩膜无黄染，双侧瞳孔等大等圆，对光反射及调节反射存在，耳、鼻无异常，口唇无发绀，咽部无充血，扁桃体无肿大。颈软，无抵抗，颈静脉无怒张，气管居中，甲状腺无肿大。胸廓对称无畸形，双侧乳房对称，未触及明显包块。双肺呼吸音清晰，未闻及干、湿性啰音。心前区无隆起及凹陷，心界无扩大，心率92次/分，节律规整，各瓣膜听诊区无闻及病理性杂音。腹部平坦，腹软，无压痛、无反跳痛。肝、脾肋下未触及，Murphy's征阴性，肝、肾区无叩痛，肠鸣音无亢进，移动性浊音阴性。脊柱无畸形，四肢无畸形，四肢肿胀。双下肢足背动脉搏动正常。肱二头肌反射正常，膝腱反射正常，腹壁反射正常。巴氏征阴性，布氏征阴性。

专科查体：双侧胸廓外形正常，左侧背部自胸$_{4\sim12}$水平向前腹部呈带状区域内有散在色素沉着，局部轻触痛，局部有痛觉过敏，呈椭圆形，局部皮肤无皮损、无糜烂、无渗出，局部皮肤感觉无减退，余未见明显异常。VAS评分为7分。

三、辅助检查

暂缺。

四、入院诊断

1. 中医诊断　蛇串疮（瘀血阻络）。
2. 西医诊断　①带状疱疹后神经痛；②蛋白丢失性胃肠病？③高血压病。

五、诊断依据

1. 中医辨证辨病依据　患者左侧胸背胁肋部疼痛10个月余，饮食可，睡眠一般，大小便正常，体重未见明显变化。舌质暗红，苔白，脉涩。综观脉症，四诊合参，该病属于祖国医学的蛇串疮范畴，证属瘀血阻络。患者老年女性，平素体健，外感湿热邪毒，内扰营血，迫血妄行，发为疱疹病毒，气滞血瘀，导致邪闭经络，阻滞不通，不通则痛。病属标实，考虑病情复杂，预后一般。

2. 西医诊断依据

（1）主诉：左侧胸背胁肋部疼痛10个月余。

（2）既往高血压病史20余年，平素口服美托洛尔及氨氯地平1片/次，1次/日，血压控制可。既往蛋白丢失性胃肠病3年余。

（3）查体：左侧背部自胸$_{4\sim12}$水平向前腹部呈带状区域内有散在色素沉着，局部轻触痛，局部有痛觉过敏，呈椭圆形，VAS评分为7分。

六、鉴别诊断

1. 单纯疱疹　是由单纯疱疹病毒感染所致的疱疹性皮肤病，常发生于年轻女性，急性单纯疱疹伴有轻微的症状，皮损部位较少，皮肤播散局限，不易发生疱疹后遗痛。本患者中老年男性，疼痛症状严重，带状疱疹急性期皮损部位较大，皮损愈后有带状疱疹后神经痛，故可排除单纯疱疹。

2. 接触性皮炎　是由于皮肤、黏膜接触刺激物或致敏物后，在接触部位发生的急性或慢性皮炎，皮疹为境界清楚的红斑、丘疹或水疱，自觉瘙痒，烧灼感或胀痛感，去除病因，经适当处理后皮疹很快消退。本患者发病前无可疑致敏物接触史，皮疹沿神经节段呈单侧分布，伴有神经痛症状，发病情况及皮疹特点符合带状疱疹、后遗神经痛，可与之鉴别。

七、诊疗计划

1. 中医科Ⅱ级护理。

2. 完善各项辅助检查,行入院五项、心电图、胸片、肝功能、肾功能、凝血常规四肢B超等排除治疗禁忌。

3. 根据化验结果及四肢B超请相关科室会诊,明确患者四肢肿胀病情。

4. 给予胞磷胆碱钠、甲钴胺营养神经,普瑞巴林、曲马多及丁卡因胶浆止痛,择日行非DSA引导下复杂性针刀松解术+普通臭氧注射术。

以上病情及治疗方案已向患者及家属讲明,均表示理解并配合治疗。

八、治疗经过

1. 住院第2日查房记录　患者自诉左侧胸背胁肋部疼痛不适无减轻,饮食睡眠可,二便调。查体:双侧胸廓外形正常,左侧背部自胸$_{4\sim12}$水平向前腹部呈带状区域内有散在色素沉着,局部轻触痛,局部有痛觉过敏,呈椭圆形,局部皮肤无皮损、无糜烂、无渗出,局部皮肤感觉无减退,余未见明显异常。VAS评分为7分。辅助检查:B超结果返回示:双下肢动脉硬化并多发斑块形成,双下肢浅静脉曲张,左上肢皮下软组织水肿,右侧前臂内侧尺动脉浅面偏强回声区,建议结合MR检查。化验结果返回显示:肝功能、肾功能、血脂、电解质、葡萄糖测定(酶法)(2019年7月23日):总蛋白51.00g/L↓,白蛋白34.40g/L↓,球蛋白16.60g/L↓,葡萄糖8.91mmol/L↑,脂蛋白相关磷脂酶A$_2$ 698.000U/L↑,肝功能、肾功能、血脂、电解质、葡萄糖测定(酶法)(2019年7月23日):钾2.97mmol/L↓。胸片及心电图未见明显异常。分析:综合患者症状、体征和辅助检查,患者目前诊断为:中医诊断:蛇串疮(瘀血阻络)。西医诊断:①带状疱疹后神经痛;②蛋白丢失性胃肠病?③高血压病。带状疱疹后遗神经痛是困扰中、老年患者的顽固性疼痛之一,目前其发病机制一般认为是正常神经冲动传入神经的改变,与粗神经纤维的中枢抑制作用丧失后,二级感觉神经元兴奋增高呈癫痫样放电相关。治疗该病较好的方法有药物或者选择神经阻滞、手术等方法。针刀、射频为主的微创治疗介于手术与非手术之间的有效治疗方法,具有定位准确、见效快等特点和优越性。患者的住院期间预计行2~3次微创治疗,第一次行局部复杂性行针刀为主的微创治疗。针刀局部微创松解术,直接针对皮下、浅筋膜的纤维结缔组织粘连、挛缩、瘢痕进行微创切割、疏通,横向切开纤维间隔,使之局部血液循环改善,血流通畅,恢复局部受损的神经末梢的微循环,从而缓解带状疱疹后遗痛。目前患者无明显手术禁忌证,于今日行复杂针刀松解术+普通臭氧注射术,另外,考虑患者左上肢水肿情况,请血管外科会诊,余治疗暂不改变,继观。

2. 住院第2日术前讨论结论及术前小结　手术指征:患者疼痛影响日常生活。拟施手术名称和方式:非DSA引导下复杂性针刀治疗+普通臭氧注射。拟施麻醉方式:局部麻醉+心电监护。术中术后可能出现的风险及应对措施:术中操作可能发生麻醉意外;术后可能并发感染。术后注意伤口清洁干燥,及时换药,预防感染。特殊的术前准备内容:术前和患者及家属积极沟通病情及治疗方案,签署知情同意书。注意事项:术中注意观察患者反应情况,关注生命体征,准确定位和充分松解。手术者术前查看患者情况:刘方铭主任医师术前查看患者,已将患者病情及介入的必要性、成功率以及并发症等向患者及家属进一步讲解,患者及家属表示理解并同意。

3. 住院第2日会诊记录　现患者左上肢肿胀,为进一步协助诊疗,特请血管外1科张涛医师会诊。会诊意见：①建议进一步完善乳腺＋腋窝淋巴结超声、胸部 CT 等检查，明确上肢肿胀原因，必要时多学科会诊；②患肢抬高，继续补充蛋白、利尿、消肿等药物治疗。患者自诉暂不行胸部 CT 检查，予以补充蛋白、利尿消肿治疗，继观。

4. 住院第 3 日术后首次病程记录　患者在介入室由刘方铭主任医师行非 DSA 技术引导下复杂性针刀松解术＋普通臭氧注射术，术前签署知情同意书。患者右侧卧于治疗床上，充分暴露左侧胸胁部。标记左侧胸胁部疼痛敏感区，范围为左第 2 肋至乳房下缘缘长约 15cm，向左侧划约 10cm，面积约 150cm^2 的范围，长宽每间隔 1cm 画一直线，以直线交叉处为标记点，用 0.75% 碘伏无菌棉球以标记点为中心进行常规消毒，铺无菌洞巾。抽取 1% 利多卡因 5ml 并于上述标记点局部麻醉，局部麻醉后抽取 1% 利多卡因 2ml＋维生素 B$_6$ 200mg＋维生素 B$_{12}$ 1mg＋曲安奈德 40mg＋醋酸泼尼龙注射液 125mg＋0.9% 氯化钠注射液适量，组成消炎镇痛液，垂直皮面快速进针，至皮下平行于皮肤表面逐次推注药物，每处注射约 3ml，抽取浓度为 45μg/ml 的臭氧，每处注射 3ml，后快速出针。持 I 型 4 号针刀，刀口线与人体横轴平行，刀体与皮肤垂直，加压刺入，至皮下平行于皮肤表面松解，针刀松解后，按压针孔，快速出针，并用无菌棉球按压针孔 2 分钟，针刀松解术操作完毕。待针刀孔无出血渗液后，无菌敷贴伤口。结果：患者在整个治疗过程中生命体征平稳，无心悸、无头疼、无恶心呕吐等不适症状。治疗结束后，患者精神状态好，除针刀孔处略有疼痛，腹部亦无其他不适症状，叮嘱患者术后注意事项后，以平车推回病房。术后注意事项：嘱患者针口 72 小时内不要接触水，以防止感染。

5. 住院第 5 日查房记录　今日查房，患者诉头痛较前减轻，饮食睡眠可，二便正常。专科查体：双侧胸廓外形正常，左侧背部自胸$_{4\sim12}$水平向前腹部呈带状区域内有散在色素沉着，局部轻触痛，局部有痛觉过敏，呈椭圆形，局部皮肤无皮损、无糜烂、无渗出，局部皮肤感觉无减退，余未见明显异常。VAS 评分为 5 分。分析：患者术后第 2 天，伤口愈合较好，今日暂不换药，减轻敷贴对皮肤的刺激。复查肝功能：总蛋白 58.20g/L↓，白蛋白 38.60g/L↓，球蛋白 19.60g/L↓，今日暂停白蛋白，余治疗暂不改变，继观。

6. 住院第 7 日术前讨论结论及术前小结　拟施手术名称和方式：非 DSA 引导下复杂性针刀治疗＋普通臭氧注射。拟施麻醉方式：局部麻醉＋心电监护。术中术后可能出现的风险及应对措施：术中操作可能发生神经、血管意外损伤；麻醉意外；术后可能并发感染。术后注意伤口清洁干燥，及时换药，预防感染。特殊的术前准备内容：术前和患者及家属积极沟通病情及治疗方案，签署知情同意书。注意事项：术中注意观察患者反应情况，关注生命体征，准确定位和充分松解。手术者术前查看患者情况：刘方铭主任医师术前查看患者，已将患者病情及介入的必要性、成功率以及并发症等向患者及家属进一步讲解，患者及家属表示理解并同意。

7. 住院第 8 日术后首次病程记录　患者在介入室由刘方铭主任医师行非 DSA 技术引导下复杂性针刀松解术＋普通臭氧注射术，术前签署知情同意书。患者右侧卧于治疗床上，充分暴露左侧胁肋部。标记左侧胸胁部疼痛敏感区，范围为腋窝下缘至肋弓处，向前至腋前线，后至腋后线，面积约 150cm^2 的范围，长宽每间隔 1cm 画一直线，以直线交叉处为标记点，用 0.75% 碘伏无菌棉球以标记点为中心进行常规消毒，铺无菌洞巾。抽取 1% 利多卡因 5ml 并于上述标记点局部麻醉，局部麻醉后抽取 1% 利多卡因 2ml＋维

生素 B_6 200mg + 维生素 B_{12} 1mg + 曲安奈德 40mg + 醋酸泼尼龙注射液 125mg + 0.9% 氯化钠注射液适量,组成消炎镇痛液,垂直皮面快速进针,至皮下平行于皮肤表面逐次推注药物,每处注射约 3ml,抽取浓度为 $45\mu g/ml$ 的臭氧,每处注射 3ml,后快速出针。持Ⅰ型 4 号针刀,刀口线与人体横轴平行,刀体与皮肤垂直,加压刺入,至皮下平行于皮肤表面松解,针刀松解后,按压针孔,快速出针,并用无菌棉球按压针孔 2 分钟,针刀松解术操作完毕。待针刀孔无出血渗液后,无菌敷贴伤口。结果:患者在整个治疗过程中生命体征平稳,无心悸、无头疼、无恶心呕吐等不适症状。治疗结束后,患者精神状态好,除针刀孔处略有疼痛,腹部亦无其他不适症状,叮嘱患者术后注意事项后,以平车推回病房。术后注意事项:嘱患者针口 72 小时内不要接触水,以防止感染。

8. 住院第 9 日查房记录 患者诉左侧胸胁肋部疼痛明显缓解,饮食可,二便调,睡眠可。术后第一天暂不查体。分析,带状疱疹后遗神经痛属神经病理性疼痛,发病机制复杂,其水痘-带状疱疹病毒不仅侵犯神经节,也同时侵犯外周神经和发病部位感受器,且皮损区内有许多结节瘢痕形成,针刀松解皮损处的结节,相当于解除了受累神经末梢的卡压,且有可能直接阻断末梢神经和皮肤痛觉感受器向中枢神经系统的传递。今日术后第一天,暂不评价治疗效果,患者左上肢仍有肿胀,今日请血液科、消化内科、免疫病科会诊,余治疗暂不改变,继观。

9. 住院第 9 日会诊记录 患者左上肢反复肿胀 2 年余,为进一步协助诊疗,特请血液科冯洒然副主任医师会诊。会诊意见:①颈部、腋窝、腹股沟浅表淋巴结彩超;②胸部 CT,患者暂不接受胸部 CT 检查,余医嘱已执行,继观。

10. 住院第 10 日术前讨论结论及术前小结 行左侧胸胁肋部复杂性针刀松解 + 普通臭氧注射后疼痛明显缓解。现患者仍有左侧背部疼痛。查体:双侧胸廓外形正常,左侧背部自胸$_{4\sim12}$水平向前腹部呈带状区域内有散在色素沉着,左侧背轻触痛,局部有痛觉过敏,呈椭圆形,局部皮肤无皮损、无糜烂、无渗出,局部皮肤感觉无减退,余未见明显异常。VAS 评分为 4 分。术前诊断:中医诊断:蛇串疮(瘀血阻络)。西医诊断:①带状疱疹后神经痛;②蛋白丢失性胃肠病?③高血压病。手术指征:患者疼痛影响日常生活。拟施手术名称和方式:非 DSA 引导下复杂性针刀治疗 + 普通臭氧注射。拟施麻醉方式:局部麻醉 + 心电监护术中术后可能出现的风险及应对措施:术中操作可能发生神经、血管、韧带的意外损伤;麻醉意外;术后可能并发感染。术后注意伤口清洁干燥,及时换药,预防感染。特殊的术前准备内容:术前和患者及家属积极沟通病情及治疗方案,签署知情同意书。注意事项:术中注意观察患者反应情况,关注生命体征,准确定位和充分松解。手术者术前查看患者情况:刘方铭主任医师术前查看患者,已将患者病情及介入的必要性、成功率以及并发症等向患者及家属说明情况。家属表示理解并同意。

11. 住院第 11 日查房记录 患者自诉左侧背部疼痛,饮食睡眠可,二便正常。专科查体:双侧胸廓外形正常,左侧背部自胸$_{4\sim12}$水平向前腹部呈带状区域内有散在色素沉着,左侧背轻触痛,局部有痛觉过敏,呈椭圆形,局部皮肤无皮损、无糜烂、无渗出,局部皮肤感觉无减退,余未见明显异常。VAS 评分为 4 分。刘方铭主任医师查房分析:已行左侧胸胁肋部复杂性针刀松解 + 普通臭氧注射,术后疼痛明显缓解。现患者仍有左侧背部疼痛,无任何手术禁忌证,定于今日上午左侧背部复杂性针刀松解 + 普通臭氧注射，术前已经签署知情同意书，积极做好术前准备，余治疗暂不改变，继观。

12. **住院第 11 日术后首次病程记录**　患者在介入室由刘方铭主任医师行非 DSA 技术引导下复杂性针刀松解术＋普通臭氧注射术，术前签署知情同意书。患者俯卧于治疗床上，充分暴露左侧背部。标记左侧背部疼痛敏感区，范围为左肩胛内侧缘至后正中线，左侧背部自胸$_{4\sim12}$水平，面积约 150cm^2 的范围，长宽每间隔 1cm 画一直线，以直线交叉处为标记点，用 0.75% 碘伏无菌棉球以标记点为中心进行常规消毒，铺无菌洞巾。抽取 1% 利多卡因 5ml 并于上述标记点局部麻醉，局部麻醉后抽取 1% 利多卡因 2ml ＋维生素 B$_6$ 200mg ＋维生素 B$_{12}$ 1mg ＋曲安奈德 40mg ＋醋酸泼尼龙注射液 125mg ＋0.9% 氯化钠注射液适量，组成消炎镇痛液，垂直皮面快速进针，至皮下平行于皮肤表面逐次推注药物，每处注射约 3ml，抽取浓度为 45μg/ml 的臭氧，每处注射 3ml，后快速出针。持 I 型 4 号针刀，刀口线与人体横轴平行，刀体与皮肤垂直，加压刺入，至皮下平行于皮肤表面松解，针刀松解后，按压针孔，快速出针，并用无菌棉球按压针孔 2 分钟，针刀松解术操作完毕。待针刀孔无出血渗液后，无菌敷贴伤口。结果：患者在整个治疗过程中生命体征平稳，无心悸、无头疼、无恶心呕吐等不适症状。治疗结束后，患者精神状态好，除针刀孔处略有疼痛，腹部亦无其他不适症状，叮嘱患者术后注意事项后，以平车推回病房。术后注意事项：嘱患者针口 72 小时内不要接触水，以防止感染。

13. **住院第 12 日查房记录**　今日查房，患者诉左侧背部疼痛较昨日减轻，饮食睡眠可，二便调。术后第一天暂不查体。分析，患者昨日行 C 臂引导下复杂性针刀松解＋普通臭氧注射术、针刀局部微创松解术，直接针对皮下、浅筋膜的纤维结缔组织粘连、挛缩、瘢痕进行微创切割、疏通，横向切开纤维间隔，使之局部血液循环改善，血流通畅，恢复局部受损的神经末梢的微循环，从而缓解带状疱疹后遗痛。患者症状明显缓解，余治疗暂不变，继观。

14. **住院第 14 日查房记录**　患者诉左侧胸胁肋背部疼痛较前明显缓解，饮食睡眠可，二便调。专科查体：双侧胸廓外形正常，左侧背部自胸$_{4\sim12}$水平向前腹部呈带状区域内有散在色素沉着，局部轻触痛，局部有无痛觉过敏，呈椭圆形，局部皮肤无皮损、无糜烂、无渗出，局部皮肤感觉无减退，余未见明显异常。VAS 评分为 2 分。分析：患者已行三次针刀皮内松解，症状较前明显缓解，余治疗暂不改变，继观。

15. **住院第 17 日查房记录**　患者诉左侧胸胁肋背部疼痛较前明显缓解，饮食睡眠可，二便调。专科查体：双侧胸廓外形正常，左侧背部自胸$_{4\sim12}$水平向前腹部呈带状区域内有散在色素沉着，局部轻触痛，局部有无痛觉过敏，呈椭圆形，局部皮肤无皮损、无糜烂、无渗出，局部皮肤感觉无减退，余未见明显异常。VAS 评分为 1 分。胃镜示：①慢性非萎缩性胃炎；②十二指肠淋巴管扩张。肠镜示：结肠多发息肉内镜下切除。病理结果回示：（十二指肠）黏膜水肿，中度慢性发炎，个别淋巴管轻度扩张。免疫组化：D2-40（淋巴管＋）、CD34（血管＋）；（降结肠、乙状结肠）低级别线管状腺瘤（2 个）。分析：患者目前症状明显好转，左上肢肿胀明显减轻，请消化科会诊，余治疗暂不改变，继观。

16. **住院第 17 日会诊记录**　患者因左侧胸背胁肋部疼痛 10 个月余入院。诊断为：带状疱疹后遗神经痛、四肢水肿原因待排，蛋白丢失性胃肠病？患者四肢尤其左上肢反复肿胀 2 年余，行肠镜示：①慢性非萎缩性胃炎；②十二指肠淋巴管扩张。肠镜示：结肠多发息肉内镜下切除。病理结果回示：（十二指肠）黏膜水肿，中度慢性发炎，个别淋巴管轻度扩张。免疫组化：D2－40（淋巴管＋）、CD34（血管＋）；（降结肠、乙状结肠）低级别线管状腺瘤（2个）。为进一步协助明确诊断，特请消化内科杨宏丽主任医师会诊，杨主任考虑目前胃肠镜检查无法解释患者四肢尤其左上肢反复肿胀，建议胸外科会诊协助诊治，余治疗暂不变，继观。

17. 住院第18日查房记录　患者诉左侧胸背胁肋部疼痛较前明显缓解，左上肢肿胀较前减轻，饮食睡眠可，二便正常。专科查体：双侧胸廓外形正常，左侧背部自胸$_{4\sim12}$水平向前腹部呈带状区域内有散在色素沉着，局部轻触痛，局部有无痛觉过敏，呈椭圆形，局部皮肤无皮损、无糜烂、无渗出，局部皮肤感觉无减退，余未见明显异常。VAS评分为1分。患者及家属对治疗效果满意，主动要求今日出院。刘方铭主任医师查房后分析：患者局部已多行复杂性针刀松解术，现疼痛范围和疼痛程度较入院前减轻，此次入院的目的已达到，同意患者今日出院，患者后继续口服止痛药物，避免受凉，避免劳累，2周后复查，不适随诊。

九、出院诊断

1. 中医诊断　蛇串疮（瘀血阻络）。
2. 西医诊断　①带状疱疹后神经痛；②蛋白丢失性胃肠病？③高血压病。

十、讨论

带状疱疹后神经痛发生于带状疱疹病毒感染后，10%的患者疼痛时间超过一个月，如得不到及时治疗或治疗不当，疼痛可在疱疹消失后仍然存在，有的病例疼痛甚至超过数十年。与发病年龄有关，<40岁患者很少发生，60岁以上患者发生率为50%，70岁以上患者发生率为75%，有10%～25%的后遗神经痛患者疼痛可持续超过一年。可于皮疹出现前或伴随皮疹出现。

带状疱疹由水痘－带状疱疹病毒引起。病毒通过呼吸道黏膜进入人体，经过血行传播，在皮肤上出现水痘，但大多数人感染后不出现水痘，是为隐性感染，成为带病毒者。此种病毒为嗜神经性，在侵入皮肤感觉神经末梢后可沿着神经移动到脊髓后根的神经节中，并潜伏在该处，当宿主的细胞免疫功能低下时，如患感冒、发热、系统性红斑狼疮以及恶性肿瘤时，病毒又被激发，致使神经节发炎、坏死，同时再次激活的病毒可以沿着周围神经纤维再移动到皮肤发生疱疹。在少数情况下，疱疹病毒可散布到脊髓前角细胞及内脏神经纤维，引起运动性神经麻痹，如眼、面神经麻痹以及胃肠道和泌尿道的症状。带状疱疹，中医称为缠腰火丹，民间俗称蛇丹疮等，西医认为属于病毒性感染，至今尚无特效疗法。初次感染病毒可长期潜伏在脊髓后根神经节，免疫功能减弱可诱发水痘带状疱疹病毒再度活动，生长繁殖，沿周围神经波及皮肤，发生带状疱疹。其临床会表现为簇集水泡，沿一侧周围神经作群集带状分布，伴有剧烈的神经痛。带状疱疹一旦误治、失治、和患者自身免疫力下降就会产生临床治疗颇为棘手的后遗症——带状疱疹后遗神经痛。

这种疼痛性疾病是医学界极其难治的顽症之一，有不死的癌症之恶名。疼痛诊疗通过综合治疗手段，能取得较为满意的治疗效果。目前常用的治疗方法包括：①局部治疗：

可用粉状阿司匹林或辣椒素局部贴敷；②药物治疗：现在有种生物制剂神经妥乐平，该药是运用牛痘疫苗接种家兔的皮肤组织的提纯精致液，具有神经系统和免疫系统的细胞功能修复作用，且有止痛作用，是一种较新且疗效较好的治疗疱疹后神经痛的药物。还可配合镇痛药如奇曼丁等；抗抑郁药如阿米替林等复合应用；③疼痛治疗仪治疗：随着疼痛学的发展，在疼痛学理论指导下已研制出许多专门用于治疗疼痛的仪器，如经皮电刺激、激光、超激光疼痛治疗仪等，已成为治疗该病的有效手段之一；④神经毁损治疗：根据疼痛部位选择性地毁损传导疼痛的神经，如椎旁体神经和交感神经，可达到长期缓解疼痛的目的。还可应用镇痛起搏器、微量镇痛泵等中枢镇痛治疗，有效控制带状疱疹后顽固性疼痛；⑤中医治疗：可拔毒化瘀，迅速阻截病毒蔓延，改善局部血液循环，促使阻滞的神经畅通，患处膏药外敷将侵蚀神经上的疱疹病毒拔出，内服驱毒败火胶囊帮助体内向外驱毒排毒，内服外贴以及刺络拔罐、灸法等各种外治方法等里外同治，修复疏通被破坏的神经，逐步减轻解除疼痛，使患者彻底康复。我科主要应用针刀松解，同时可应用针灸、穴位注射及其他理疗仪器治疗本部，基本取得良好的疗效。

　　该患者入院后完善各项化验检查排除其他疾病，给予止痛、护胃、营养神经、消肿、利尿药物治疗。患者有蛋白丢失性胃肠病病史，且左上肢反复肿胀，故请血液科、血管外科、免疫科、消化内科及会诊，会诊后遵医嘱给予对症治疗。排除禁忌证后，2 次在介入室行 C 臂引导下复杂性针刀松解术 + 普通臭氧注射术，患者左侧胸背胁肋部疼痛明显缓解。

病例 12　射频热凝术治疗胸背部疼痛

一、一般资料

患者，惠某，女，63 岁。

主诉：右侧胸背部疼痛 1 个月。

现病史：患者 1 个月前无明显诱因出现右侧胸背部疼痛，深吸气、咳嗽、翻身、久行、改变体位等均出现疼痛加剧，剧烈疼痛发作时按压右侧胸部 5 ~ 6 分钟可缓解。疼痛影响夜间睡眠。在当地医院行胸部 CT 提示：双肺慢性炎症；胸椎 MRI：未见明显异常。曾考虑带状疱疹性疼痛，给予抗感染、抗病毒等治疗，疼痛无明显减轻。口服复方对乙酰氨基酚片（散列通）可暂时减轻。现为行系统诊疗，来我院就诊，门诊以疼痛待查、肋间神经痛收住院。患者自发病以来，饮食可，睡眠差，大小便同前，体重无明显变化。

既往史：既往 25 年前曾因左肾错构瘤行左肾摘除术，高血压病史 2 年，现口服非洛地平、坎地沙坦，血压控制可。否认糖尿病、冠心病病史，否认肝炎、结核等传染病病史，无输血史，有阿莫西林皮试阳性，未发现其他药物及食物过敏史，预防接种史随当地。

个人史：生于原籍，无外地久居史；无冶游史，无疫区、疫水接触史，无其他不良嗜好。

婚育史：25 岁结婚，育有 2 女，配偶及女儿均体健。

月经史：4 ~ 5/28 ~ 30 天，15 岁月经初潮，38 岁绝经，25 年前左肾错构瘤术后月经停止，无绝经后阴道不规则流血。

家族史：父亲因肝硬化腹水去世，母亲因肺癌去世。有 2 弟弟，均体健。否认有家族遗传病及传染病史。

二、体格检查

T：36.5℃，P：92 次/分，R：23 次/分，BP：143/87mmHg。患者老年女性，发育正常，营养中等，神志清楚，自主体位，检查合作。全身皮肤无黄染、无瘀点、无出血点。全身浅表淋巴结未触及肿大。头颅发育正常，毛发分布均匀，眼睑无水肿，结膜无充血，巩膜无黄染，双侧瞳孔等大等圆，对光反射及调节反射存在，耳、鼻无异常，口唇无发绀，咽部无充血，扁桃体无肿大。颈软，无抵抗，颈静脉无怒张，气管居中，甲状腺无肿大。胸廓对称无畸形，双侧乳房对称，未触及明显包块。双肺呼吸音清晰，未闻及干、湿性啰音。心前区无隆起及凹陷，心界无扩大，心率92 次/分，节律规整，各瓣膜听诊区无闻及病理性杂音。腹部平坦，腹软，无压痛，无反跳痛。肝、脾肋下未触及，Murphy's 征阴性，肝、肾区无叩痛，肠鸣音无亢进，移动性浊音阴性。脊柱无畸形，四肢无畸形，双下肢无水肿。双下肢足背动脉搏动正常。肱二头肌反射正常,膝腱反射正常,腹壁反射正常。巴氏征阴性,布氏征阴性。

专科查体:双侧胸廓外形正常,胸$_{4\sim6}$棘突、棘间、双侧椎旁压痛(＋),叩击痛(＋),右侧胸$_{4\sim5}$肋骨疼痛区域压痛(＋),局部皮肤无皮损、无糜烂、无渗出,无局部皮肤感觉减退及皮肤敏感。

三、辅助检查

1. 胸部 CT　双肺慢性炎症改变(2019 年 4 月 22 日,曹县×× 医院)。

2. 胸椎 MRI　胸椎 MRI 平扫未见明显异常(2019 年 4 月 29 日,曹县人民医院)。

3. B 超肝胆胰脾右肾未见异常(2019 年 4 月 25 日,曹县人民医院)。

四、入院诊断

1. 中医诊断　痹症(气滞血瘀)。

2. 西医诊断　①疼痛待查;②肋间神经痛;③慢性肺炎;④高血压病;⑤左肾切除术后状态。

五、诊断依据

1. 中医辨病辨证依据　患者左侧胸背部疼痛,深吸气、咳嗽、翻身、久行、改变体位等均出现疼痛加剧,剧烈疼痛发作时按压右侧胸部 5～6 分钟可缓解,饮食可,睡眠差,小便正常,舌淡,苔白,脉弦。综观脉症,四诊合参,该病属于祖国医学的“痹证”范畴,证属气滞血瘀。患者老年女性,扭伤、闪挫及用力不当,气血运行不畅,瘀血阻络,不通则痛。总之,本病病属标本,病位在胸背,预后尚可。

2. 西医诊断依据

(1)患者女,63 岁,因右侧胸背部疼痛 1 个月入院。

(2)既往 25 年前曾因左肾错构瘤行左肾摘除术,高血压病史 2 年,现口服非洛地平、坎地沙坦,血压控制可。

(3)专科查体:胸$_{4\sim6}$棘突、棘间、双侧椎旁压痛(＋),叩击痛(＋),右侧胸$_{4\sim5}$肋骨疼痛区域压痛(＋)。

(4)辅助检查:胸部 CT 显示双肺慢性炎症改变。

六、鉴别诊断

1. 带状疱疹性疼痛　带状疱疹是一种由水痘带状疱疹病毒引起的急性炎症性皮肤病,疱疹常呈带状分布,会引起疼痛。其疼痛多为受累神经周围区域出现的疼痛、烧灼感、瘙痒、刺痛,伴有局部皮肤痛觉敏感现象。本患者曾以带状疱疹性神经痛治疗,给予抗病毒药物,疼痛无明显减轻。且疼痛特点为深部疼痛,无疱疹、无痛敏情况,暂不考虑该病。

2. 脊柱肿瘤　脊柱区域占位性病变,压迫、刺激神经,引起病变平面支配区域的疼痛。本患者沿右侧第 4、第 5 肋间神经疼痛,不能排除本病。入院前胸椎 MRI 未见明显异常。可进一步复查,以排除本病。

七、诊疗计划

1. 中医科Ⅱ级护理。

2. 完善相关辅助检查，复查胸椎 MRI、肺部 CT、肿瘤全项等进一步明确诊断。

3. 组织院内多学科综合会诊，以进一步明确诊断及治疗方案。

以上病情及诊疗方案已同患者及家属沟通，表示理解并积极配合。

八、治疗经过

1. 住院第 2 日查房记录　今日查房，患者仍有右侧胸背部疼痛，深吸气、咳嗽、翻身、久行、改变体位等均出现疼痛加剧。专科查体同前。辅助检查：心电图：大致正常范围心电图。胸部 CT 示：双肺慢性炎症、纤维灶，所见双侧肾上腺结节，建议进一步检查。胸椎 MRI 示：胸椎退行性变，上胸段部分椎体右侧缘异常信号，请结合临床。胸椎 CT 示：胸椎退行性变。根据患者症状、体征及影像结果分析：患者左侧胸背部疼痛，发作性加剧，胸椎 MRI 见异常信号，本病需与带状疱疹性神经痛、脊柱占位相鉴别。今日组织院内多学科综合会诊，以进一步明确诊疗方案。同时积极和患者及家属沟通病情。

2. 住院第 2 日院内多学科会诊记录　为进一步明确诊疗，组织院内综合会诊。刘维菊主治医师汇报病历。骨科任延军副主任医师：考虑胸椎肿瘤可能性大，建议 MRI 定位，必要时强化。必要时在科室行活检或手术治疗。呼吸内科宋英华副主任医师：患者右侧季肋部疼痛，与深呼吸相关，无咳嗽、咳痰，有活动后胸闷。胸部 CT 显示肩多发间质性炎症、小结节改变，考虑免疫系统疾病。建议风湿免疫病系列检查，对症治疗。影像科盛华强主任医师：阅外院 MRI 及本院 CT、MRI：①胸$_{6\sim7}$椎体终板及相应小关节炎症并小关节及滑膜增生，风湿免疫病待排除；②双肺慢性炎症、纤维灶。神经外科张希炎主任医师：患者一般情况可，胸$_{6\sim7}$棘突压痛、叩击痛，肢体感觉、运动、反射未见明显异常。考虑右胸$_7$根性痛，原因不清。建议骨科处理。刘方铭主任医师：综合多学科会诊意见，与患者及家属沟通，行风湿免疫病检查，根据结果请风湿免疫科会诊，以进一步明确有无风湿免疫疾病。

3. 住院第 3 日查房记录　今日查房，患者入院第 3 天，症状体征同前，仍有右侧胸背部疼痛，阵发性加剧，于深呼吸、上肢活动相关。饮食可，夜间间断睡眠。查体同前。嘱进一步完善免疫治疗检查，请风湿科会诊，以进一步明确诊断，继观病情。

4. 住院第 5 日会诊记录　风湿免疫病系列（2019 年 5 月 18 日）：C 反应蛋白 14.2mg/L↑，抗核抗体测定 1∶100 弱阳性，抗核抗体核型核致密颗粒型 + 胞质颗粒型，红细胞沉降率测定（ESR）（仪器法）（2019 年 5 月 17 日）：血沉 46mm/h↑，风湿免疫科王占奎主任会诊，考虑不支持风湿病。

5. 住院第 5 日查房记录　今日查房，患者一般情况可，仍有右侧胸背部疼痛，查体同前。患者家属周末自行带影像学检查去医学影像研究会会诊，胸椎 MRI 异常信号，排除占位性疾病，考虑非特异性炎症。结合风湿免疫科王占奎主任会诊意见，目前患者诊断排除占位性疾病，排除带状疱疹性疼痛，考虑非特异性炎症引起的肋间神经痛。于患者及家属充分沟通病情后，准备明日行脊神经节射频热凝 + 肋椎关节靶点射频热凝，余治疗暂不改变，继观。

6. 住院第 5 日术前讨论记录　刘垒副主任医师：患者入院后组织院内多学科会诊，排除占位性疾病，考虑非特异性炎症引起的肋间神经痛。曾在当地药物治疗，效果不佳。肋间神经痛是从胸背部沿肋间向斜向前下至胸腹前壁成线带状区疼痛。治疗可以应用止痛药物或神经阻滞。对于顽固性肋间神经痛，往往需要射频、神经毁损等治疗。手术情况已向家属交代清楚。应向家属交代患者病情及手术的必要性和危险性。充分做好术前准备，术后预防感染，注意防止并发症，术后指导功能锻炼。钱俊英护士长：术前应注意患者的生命体征，注意患者情绪疏导，术后保持伤口清洁干燥，指导患者床上功能锻炼。其他医师无异议。刘垒副主任医师：患者肋间神经痛诊断明确，无治疗禁忌证，拟于明日上午于非血管 DSA 引导下行感觉根射频热凝术。

7. 住院第 5 日术前小结　根据患者病史、专科查体、辅助检查，术前诊断：中医诊断：痹症（气滞血瘀）；西医诊断：①肋间神经痛；②慢性肺炎；③高血压病；④左肾切除术后状态。手术指征：患者右侧胸背部疼痛剧烈，影响日常生活。拟施手术名称和方式：非血管 DSA 引导下感觉根射频热凝术。拟施麻醉方式：局部麻醉＋心电注意事项：介入治疗的难点是准确定位和充分松解，已将术中及术后可能出现的危险和并发症向患者及家属讲明，其表示理解，同意介入治疗，并在协议书上签字。手术者术前查看患者情况：刘垒副主任医师术前查看患者，已将患者病情及介入的必要性、成功率以及并发症等向患者及家属进一步讲解，患者及家属表示理解并同意。

8. 住院第 6 日术后首次病程记录　患者于介入治疗室由刘垒副主任医师行非血管 DSA 引导下胸$_5$椎脊神经后支感觉根射频热凝术＋胸$_6$小关节靶点射频热凝术，术前签署知情同意书。患者俯卧于治疗床上，充分暴露胸背部。C 臂机正位确定胸$_{5～6}$关节水平，旋转 C 臂机至患者侧位，使用 15cm 探针穿刺并于 C 臂下精确定位，穿刺针分别置于胸$_5$下关节突的前下部，以及胸$_6$肋椎关节。测阻抗在正常范围内，分别以 42℃脉冲 8 分钟，术中诱发处胸背部疼痛，注入消炎镇痛液每部位 5ml，将射频针拔出，无菌棉球按压 2 分钟，无渗出后用一次性无菌敷贴贴敷，感觉根射频消融术操作完毕，平车推回病房。结果：患者在整个治疗过程中生命体征平稳，无心悸、无头疼、无恶心呕吐等不适。治疗结束后，以平车推回病房。术后嘱患者针口 72 小时内保持清洁干燥，以防止针口局部感染。密切观察病情，及时对症处理。

9. 住院第 6 日查房记录　患者术后第一天，自述右侧胸背部疼痛明显减轻，饮食可，睡眠一般，二便正常，术后第一天暂不查体。刘垒副主任医师查房分析：患者于昨日行 C 臂引导下感觉根射频热凝术，术后第一天，不做效果评估。射频热凝术是通过精确定位在感觉神经的位置，通过局部加热，同时还可灭活部分神经末梢，使疼痛减轻。患者术后症状明显好转，治疗暂不改变，继观。

10. 住院第 8 日查房记录　今日查房，患者右侧胸背部疼痛明显减轻，仍有右侧背部不不适，程度较轻，无发作性剧痛，饮食睡眠可。专科查体：双侧胸廓外形正常，胸$_{4～6}$棘突、棘间及双侧椎旁压痛（－），叩击痛（－），右侧胸$_{4～5}$肋骨疼痛区域压痛（－），局部皮肤无皮损、无糜烂、无渗出，无局部皮肤感觉减退及皮肤敏感。患者及家属主动要求出院。查房后分析：患者术后第二天，目前症状明显缓解，继续观察病情，明日办理出院手续。

九、出院诊断

1. 中医诊断　痹症（气滞血瘀）
2. 西医诊断　①肋间神经痛；②慢性肺炎；③高血压病；④左肾切除术后状态。

十、讨论

肋间神经是由胸脊髓向两侧发出，经肋间到胸前壁，支配相应胸椎旁背部和胸壁肌肉的分支及沿肋间走行的感觉分支，也叫胸神经根。肋间神经痛也就是在胸椎退变、肿瘤、强直性脊柱炎等疾病或肋骨、纵隔、胸膜等病变出现时，肋间神经被压迫、刺激而致。所表现出来的疼痛是从胸背部沿肋间向斜向前下至胸腹前壁中线的带状区疼痛，这也只是患者的主观症状。肋间神经痛是从胸背部沿肋间向斜向前下至胸腹前壁中线带状区疼痛。其最主要的症状特点就是疼痛。疼痛部位：从后背部胸椎开始，沿被侵及的肋间部位放射至前胸腹部。疼痛范围：大多数局限于一侧单支肋间部位神经，当然也有多支肋间神经同时受损。疼痛性质：多为持续性或阵发性，像针扎似的刺痛或像火烧似的灼痛，呈半环形局限性放射性疼痛。疼痛程度：在深呼吸、咳嗽、喷嚏或躯体活动时，可使疼痛加重。关于肋间神经痛的诊断，一般来说，根据患者病史及症状即可确诊，X线平片等手段，只对鉴别诊断有用；查体可有胸椎棘突，棘突间或椎旁压痛和叩痛，少数患者沿肋间有压痛，受累神经支配区可有感觉异常。另外，带状疱疹性肋间神经痛在查体时亦可见疱疹。

就肋间神经痛的病因来说，很少有说直接原发而致，大部分都是由其他损害继发而来。常见原因有感染、外伤、风湿类疾病、胸椎椎间盘退变性突出等，另外，还有肾炎、糖尿病、中毒性末梢神经损害所致的末梢神经炎、肋间软组织炎症、肿瘤、脓肿及转移性癌等的压迫、刺激胸肌神经。

关于肋间神经痛的治疗，首先需要了解其发病原因和机制，抓住病因来寻求治疗，可谓是治本。其次，对症治疗缓解症状也是不容忽视的，这个和患者治疗期间的生活质量有关系。病因治疗：积极治疗原发病，比如切除肿瘤、抗感染治疗上呼吸道感染或炎症、抗病毒治疗带状疱疹等，以及营养神经等药物来增加机体免疫力。对症治疗：本着安全、有效、经济的原则，一般首选药物镇痛治疗，适时进行微创治疗或神经调控治疗。

本例依据症状、体征、辅助检查，经多学科会诊排除其他疾病，首先考虑为肋间神经痛，行胸5背根神经节及靶点感觉根射频热凝，术后患者右侧胸背部疼痛明显减轻。针刀治疗及靶点感觉根射频热凝是我科常用且成熟的治疗肋间神经痛方法，而粘连卡压引起的疼痛、功能受限尤其适应针刀松解治疗。

病例 13 针刀治疗背部疼痛

一、一般资料

患者，孔某，男，70 岁。

主诉：背部疼痛 1 年，加重 3 个月。

现病史：患者 1 年前因"食管癌术后"于当地医院行放疗治疗，之后感背部酸痛不适，无活动受限。未行特殊处理。2019 年 5 月因急性心肌梗死于 ×× 人民医院行心脏支架手术，术后恢复可。3 个月前出现背部疼痛症状加重，背部疼痛性质呈灼痛，双侧肩部偶有刺痛。疼痛严重影响日常生活，行全身骨扫描未见明显异常。现背部贴敷芬太尼透皮贴可缓解疼痛。现为求进一步系统治疗，门诊以背部疼痛待查收住院。患者自发病来，神志清醒，精神欠佳，饮食差，睡眠可，大小便无异常，体重无明显变化。

既往史：食管癌术后 7 年。2019 年 5 月因急性心肌梗死行心脏支架手术。否认有高血压病、糖尿病等其他慢性病史。否认有结核、乙肝等传染病史、否认有重大外伤史及手术史，否认有输血史。未发现食物及药物过敏史。预防接种史不详。

个人史：生于原籍，无长期外地居住史。无冶游史，有吸烟饮酒史，吸烟 30 年，30 支/天，已戒烟 7 年；间断饮酒。无疫区疫水接触史，无工业毒物、粉尘及放射性物质接触史。

婚育史：适龄婚育，育 3 女 2 子，配偶及孩子均健康。

家族史：父亲健在，母亲已故，死因不详。有 1 姐 1 弟，否认有家族遗传病史。

二、体格检查

T：36.5℃，P：76 次/分，R：16 次/分，BP：106/75mmHg。患者老年男性，发育正常，营养不良，神志清楚，自主体位，检查不合作。全身皮肤无苍白、无瘀点、无出血点。全身浅表淋巴结未触及肿大。头颅发育正常，毛发分布均匀，眼睑无水肿，结膜无充血，巩膜无黄染，双侧瞳孔等大等圆，对光反射及调节反射存在，耳聋，鼻无异常，口唇无发绀，咽部无充血，扁桃体无肿大。颈软，无抵抗，颈静脉无怒张，气管居中，甲状腺无肿大。胸廓对称无畸形，双侧乳房对称，未触及明显包块。双肺呼吸音清晰，未闻及干、湿性啰音。心前区无隆起及凹陷，心界无扩大，心率 76 次/分，节律规整，各瓣膜听诊区无闻及病理性杂音。腹部平坦，腹软，无压痛，无反跳痛。肝、脾肋下未触及，Murphy's 征阴性，肝、肾区无叩痛，肠鸣音无亢进，移动性浊音阴性。脊柱无畸形，四肢无畸形，双下肢无水肿。双下肢足背动脉搏动正常。肱二头肌反射正常，膝腱反射正常，腹壁反射正常。巴氏征阴性，布氏征阴性。

神经科查体：平车推入病房，脊柱侧弯，患者因耳聋双侧肩胛区压痛、胸椎棘间、椎旁压痛、相应椎体叩击痛查体欠合作，背部浅感觉检查欠合作，四肢腱反射（++），四肢肢肌力、肌张力正常，双下肢无水肿，足背动脉搏动正常。

三、辅助检查

暂无。

四、入院诊断

1. 中医诊断　痹症（肝肾亏虚）。

2. 西医诊断　①背痛原因待查；②神经病理性疼痛；③食管癌术后；④心肌梗死、心脏支架术后。

五、诊断依据

1. 中医辨证辨病依据　患者背部疼痛 1 年，加重 3 个月，饮食睡眠可，二便调，舌质淡，苔白，脉细数。综观脉症，四诊合参，该病属于祖国医学的痹症范畴，证属肝肾亏虚。患者老年男性，内伤劳倦，致气血阴阳失衡，致肝血暗耗，肝肾阴虚，血虚不能载气，气虚不能行血，出现气血运行不畅，不能濡养经脉，不通则通、不荣则痛，致背部疼痛。舌脉也为肝肾亏虚之象。总之，本病病位在背部，病属虚证，考虑病程迁延日久，病情复杂，预后一般。

2. 西医诊断依据

（1）背部疼痛 1 年，加重 3 个月。

（2）既往有食管癌术后，心肌梗死、心脏支架术后病史。

（3）查体：平车推入病房，脊柱侧弯，患者因耳聋双侧肩胛区压痛、胸椎棘间、椎旁压痛、相应椎体叩击痛查体欠合作，背部浅感觉检查欠合作，四肢腱反射（++）。

六、鉴别诊断

1. 棘间韧带劳损　是腰背痛常见原因之一，一般表现为弯腰时下腰部酸疼无力，弯腰后伸直困难及局部疼痛等。

2. 脊柱肿瘤　脊柱是原发或转移肿瘤的常见部位，大部分肿瘤是溶骨性的，其首先破坏椎体，导致椎体的压缩骨折、肿瘤突破椎体后壁，侵入椎管，导致脊髓、神经根受压产生临床症状，通过影像学检查可发现椎体破坏和椎管内占位等影像。

七、诊疗计划

1. 中医科Ⅱ级护理。

2. 完善入院常规化验、心电图等辅助检查，排除手术禁忌。

3. 给予芬太尼贴敷止痛、胞磷胆碱钠营养神经治疗。

4. 拟分次行非血管 DSA 引导下复杂性针刀松解术＋周围神经嵌压松解术＋臭氧注射术。

以上病情及治疗方案已向患者及家属讲明，均表示理解并配合治疗。

八、治疗经过

1. 住院第 2 日查房记录　患者诉入院后一直贴敷芬太尼，背部无明显疼痛，纳眠可，二便调。查体同前。部分实验室检查结果已回（2019 年 8 月 2 日）：红细胞沉降率测定（ESR）（仪器法）：血沉 78mm/h↑，血细胞分析（五分类）：红细胞计数 $2.86×10^{12}/L↓$，血红蛋白 80.0g/L↓，肝功能、肾功能、血脂、电解质、葡萄糖测定（酶法）：总胆汁酸 15.10μmol/L↑，直接胆红素 9.60μmol/L↑，白蛋白 38.80g/L↓，前白蛋白 57.30mg/L↓，肌酐 55.00μmol/L↓，钠 133.00mmol/L↓，氯 91.10mmol/L↓，钙 2.16mmol/L↓；凝血常规：凝血酶原时间 14.30 秒↑，凝血酶原活动度 68.80%↓，凝血酶原比率 1.23↑，国际标准化比值 1.25↑，活化部分凝血活酶时间 43.90 秒↑，活化部分凝血活酶比率 1.66↑，凝血酶时间 17.20 秒，凝血酶比率 0.98，纤维蛋白原 3.87g/L↑，D－二聚体 1.27mg/L↑，纤维蛋白（原）降解产物 8.02mg/L↑；甲功五项：游离三碘甲状腺素 1.53pmol/L↓，血清游离甲状腺素 4.11pmol/L↓，促甲状腺激素 >100.00μIU/ml↑，抗甲状腺过氧化物酶抗体 34.78U/ml↑，C 反应蛋白测定（CRP）（免疫散射比浊）：C 反应蛋白 98.6mg/L↑。初步诊断：中医诊断：痹症（肝肾亏虚）。西医诊断：①放疗后疼痛；②神经病理性疼痛；③食管癌术后；④心肌梗死、心脏支架术后；⑤贫血；⑥甲状腺功能减退。目前患者排除各项手术禁忌，拟今日上午行背部针刀松解术。嘱请消化科会诊，明确贫血原因，及时对症处理，继观，

2. 住院第 2 日术前讨论结论及术前小结　根据患者的一般资料、体格检查等相关内容，西医诊断：①放疗后疼痛；②神经病理性疼痛；③食管癌术后；④心肌梗死、心脏支架术后；⑤贫血；⑥甲状腺功能减退；⑦消化道出血。手术指征：患者背部疼痛严重影响日常生活。拟施手术名称和方式：非血管 DSA 引导下复杂性针刀松解术 + 普通臭氧注射术 + 局部浸润麻醉 + 周围神经嵌压松解术。拟施麻醉方式：局部麻醉 + 心电监护。术中术后可能出现的风险及应对措施：麻醉意外；术后可能并发感染。术中风险在于该患者疼痛耐受情况，已与患者及其家属交代并签署知情同意书，术前应积极准备，与患者充分沟通；术中要密切观察患者生命体征，防止意外的产生；围术期内注意监测生命体征，术后密切观察病情变化，术后注意伤口清洁干燥，及时换药，预防感染。特殊的术前准备内容：术前和患者及家属积极沟通病情及治疗方案，签署知情同意书。注意事项：介入治疗的难点是充分松解，已将术中及术后可能出现的危险和并发症向患者及家属讲明，其表示理解，同意介入治疗，并在协议书上签字。手术者术前查看患者情况：刘方铭主任医师术前查看患者，已将患者病情及介入的必要性、成功率以及并发症等向患者及家属进一步讲解，患者及家属表示理解并同意。

3. 住院第 2 日会诊记录　患者既往有食管癌术后病史 7 年。2019 年 5 月因急性心肌梗死于曹县××医院行心脏支架手术。目前口服波立维抗血小板聚集。患者入院查红细胞沉降率测定（ESR）（仪器法，2019 年 8 月 2 日）：血沉 78mm/h↑，血细胞分析（五分类）（2019 年 8 月 2 日）：红细胞计数 $2.86×10^{12}/L↓$，血红蛋白 80.0g/L↓，患者自诉有消化道出血病史，请消化科会诊，协助诊治。消化科会诊建议：口服 PPI 加量至 2 次/日；加强营养支持治疗，必要时可输注人血白蛋白；随访血常规和大便分析，必要时可输注红细胞纠正贫血。消化科随访。已遵会诊意见执行。

4. 住院第 2 日术后首次病程记录　患者在介入治疗室，由刘方铭主任医师行周围神经嵌压松解术 + 复杂性针刀松解 + 普通臭氧注射术，术前签署知情同意书。患者俯卧位

于治疗床上，充分暴露左侧背部，自脊柱正中线第 4～第 10 胸椎向左至腋中线画 7 条平行线，与腋中线平行，间距为 1cm 做 7 条纵线，以上述线的交点为标记点，用 0.75% 碘伏无菌棉球以标记点为中心进行常规消毒，铺无菌洞巾。用无痛泵在腋中线之前的上述标记点局部麻醉后，抽取 1% 利多卡因 2ml + 维生素 B_6 200mg + 维生素 B_{12} 1mg + 曲安奈德注射液 40mg + 醋酸泼尼龙注射液 125mg + 0.9% 氯化钠注射液适量，组成消炎镇痛液，皮下注射各 2ml，每点注射 45% 臭氧 2～3ml，双手持 I 型 4 号针刀，皮下浅筋膜层松解后，进针刀至深筋膜层行针刀减压，然后出针刀，针刀施术完毕。针孔无出血渗液后，用一次性敷贴贴敷。结果：治疗期间患者未出现心悸、头晕、恶心、呕吐等不适。生命体征均正常。术后注意事项：术后嘱患者针口 72 小时内避免接触水，以防止针口局部感染。

5. 住院第 3 日查房记录　患者诉背部疼痛较昨日未见减轻，大小便正常，饮食可，睡眠可。术后第一天暂不查体。嘱继续改善微循环、抑制神经痛等治疗，密切观察患者病情变化，及时对症治疗，继观。

6. 住院第 3 日病程记录　患者术后第二天，患者诉今日出现发热，大便次数增多，大便不成形，贴敷芬太尼，背部无明显疼痛，纳眠可，小便正常。查体：T：37.7℃，脊柱侧弯，患者因耳聋双侧肩胛区压痛、胸椎棘间、椎旁压痛、相应椎体叩击痛查体欠合作，背部浅感觉检查欠合作，四肢腱反射（＋＋），四肢肢肌力、肌张力正常，双下肢无水肿，足背动脉搏动正常。嘱急查血常规、C 反应蛋白测定、大便分析，给予蒙脱石散（思密达）、双歧杆菌乳杆菌三联活菌片（金双歧）口服，密切关注体温变化，余治疗方案不变，继观。

7. 住院第 5 日查房记录　患者今晨仍有发热，大便不成形，贴敷芬太尼，背部无明显疼痛，纳眠可，小便正常。查体：T：37.6℃，脊柱侧弯，患者因耳聋双侧肩胛区压痛、胸椎棘间、椎旁压痛、相应椎体叩击痛查体欠合作，背部浅感觉检查欠合作，四肢腱反射（＋＋），四肢肢肌力、肌张力正常，双下肢无水肿，足背动脉搏动正常。急查 C 反应蛋白测定末梢血（免疫散射比浊法，2019 年 8 月 4 日）：70.5mg/L↑，血细胞分析（五分类，2019 年 8 月 4 日）：红细胞计数 3.02×10^{12}/L↓，血红蛋白 82.0g/L↓，继续服用金双歧口服，密切关注体温变化，嘱请呼吸内科、消化内科、胸外科会诊，协助诊治。余治疗方案不变，继观。

8. 住院第 6 日会诊记录　患者于 3 天前出现发热，大便次数增多，急查尿常规未见明显异常。急查大便分析（2019 年 8 月 5 日）：潜血弱阳性。胸部 CT 示：食管肿瘤术后改变，双肺炎症，建议治疗后复查，右主支气管内异常密度，考虑痰栓可能，建议复查，双侧胸腔积液并双下肺膨胀不全；心包积液，左侧胸廓入口结构紊乱并异常密度，建议结合临床。左侧第一肋骨质密度异常，建议复查。请多科会诊，协助诊治。消化科会诊意见：①患者目前食道穿孔不能排除，建议胃肠外科会诊，能否行胃造瘘治疗；②禁食，加强静脉营养；请肿瘤科或放疗科会诊；患者家属拒绝禁食禁水，已与患者家属交代清楚病情及拒绝风险，并签署拒绝治疗告知书。呼吸内科会诊意见：舒普深（注射用头孢哌酮钠舒巴坦钠）3.0 静脉注射，1 次/8 小时；加强支持营养；化验：真菌血清学检测，排除真菌。动态 PCT 监测。泌尿外科建议：①B 超测双肾输尿管膀胱残余尿检查、化验前列腺肿瘤系列；②口服盐酸坦索罗辛缓释胶囊（哈乐）0.2mg 1 次/日、宁泌泰 4 粒 3 次/日口服；③泌尿外科随诊。胸外科会诊意见：①复查肿瘤指标及胸部强化 CT，排除肿瘤局部复发及转移；②建议行右侧胸腔闭式引流术，向患者家属讲明，患者家属要求先行保守治疗，建议给予抗感染、化痰治疗，补充白蛋白，加强营养支持，主动排痰，复查胸部 CT，如胸腔积液增多，建议进一步治疗。已遵会诊意见执行。

9. 住院第 7 日查房记录　患者今晨仍有发热，饮水偶有呛咳，大便不成形，贴敷芬太尼，背部无明显疼痛，有烧灼感，纳眠可，小便正常。查体：T：37.6℃，脊柱侧弯，患者因耳聋双侧肩胛区压痛、胸椎棘间、椎旁压痛、相应椎体叩击痛查体欠合作，背部浅感觉检查欠合作，四肢腱反射（＋＋），四肢肌力、肌张力正常，双下肢无水肿，足背动脉搏动正常。胸部 CT 示：食管肿瘤术后改变，双肺炎症，建议治疗后复查，右主支气管内异常密度，考虑痰栓可能，建议复查，双侧胸腔积液并双下肺膨胀不全；心包积液，左侧胸廓入口结构紊乱并有异常密度，建议结合临床。左侧第一肋骨质密度异常，建议复查。刘方铭主任医师详查患者并结合会诊意见指出：目前诊断：中医诊断：痹症（肝肾亏虚）；西医诊断：①放疗后疼痛；②神经病理性疼痛；③肺炎；④胸腔积液；⑤心包积液；⑥食管癌术后；⑦消化道出血；⑧贫血；⑨甲状腺功能减退；⑩心肌梗死、心脏支架术后。目前给予舒普深静脉滴注抗感染治疗，人血白蛋白静脉滴注提高机体免疫力，查真菌＋药敏，痰热清静脉滴注清热解毒。嘱密切观察患者生命体征，及时对症处理。继观。

10. 住院第 9 日术后首次病程记录　患者在介入治疗室，由刘方铭主任医师行周围神经嵌压松解术＋复杂性针刀松解＋普通臭氧注射术，术前签署知情同意书。患者俯卧位于治疗床上，充分暴露右侧背部，自脊柱正中线第 4 ～第 10 胸椎向左至腋中线画 7 条平行线，与腋中线平行，间距为 1cm 做 7 条纵线，以上述线的交点为标记点，用 0.75% 碘伏无菌棉球以标记点为中心进行常规消毒，铺无菌洞巾。用无痛泵在腋中线之前的上述标记点局部麻醉后，抽取 1% 利多卡因 2ml ＋维生素 B_6 200mg ＋维生素 B_{12} 1mg ＋曲安奈德注射液 40mg ＋醋酸泼尼龙注射液 125mg ＋0.9% 氯化钠注射液适量，组成消炎镇痛液，皮下注射各 2ml，每点注射 45% 臭氧 2 ～ 3ml，双手持 I 型 4 号针刀，皮下浅筋膜层松解后，进针刀至深筋膜层行针刀减压，然后出针刀，针刀施术完毕。针孔无出血渗液后，用一次性敷贴贴敷。结果：治疗期间患者未出现心悸、头晕、恶心、呕吐等不适。生命体征均正常。术后注意事项：术后嘱患者针口 72 小时内避免接触水，以防止针口局部感染。

11. 住院第 10 日查房记录　患者术后第一天，患者诉背部疼痛有所缓解，纳眠可，小便正常。查体：脊柱侧弯，患者因耳聋双侧肩胛区压痛、胸椎棘间、椎旁压痛、相应椎体叩击痛查体欠合作，背部浅感觉检查欠合作，四肢腱反射（＋＋），四肢肌力、肌张力正常，双下肢无水肿，足背动脉搏动正常。患者家属感患者目前病情稳定，要求出院，嘱患者目前肺部感染较重，需继续抗生素治疗，嘱签署自动出院告知书，出院后继续抗感染治疗。不适随诊。

九、出院诊断

1. 中医诊断　痹症（肝肾亏虚）。

2. 西医诊断　①放疗后疼痛；②神经病理性疼痛；③肺炎；④胸腔积液；⑤心包积

液；⑥食管癌术后；⑦消化道出血；⑧贫血；⑨甲状腺功能减退；⑩心肌梗死，心脏支架术后。

十、讨论

根据患者目前症状及检查结果，背痛原因考虑放疗后疼痛，放射治疗本身可产生组织损伤，带来各种急慢性疼痛，患者既往有"食管癌放疗"病史，故考虑放疗后引起的慢性疼痛。该病需与筋膜炎相鉴别，筋膜炎受累部位多发生于活动多的部位，如颈背腰骶部，多是由于外伤、慢性劳损等因素，导致某部位肌肉及筋膜等软组织发生水肿、渗出及纤维性变，而出现的一系列症状。大多数可经休息、热敷等保守治疗即可缓解，部分患者较为顽固，需行针刀或射频等治疗对肌肉进行松解。

行复杂性针刀松解＋臭氧注射术，针刀局部微创松解术，直接针对皮下、浅筋膜的纤维结缔组织粘连、挛缩、瘢痕进行微创切割，疏通，横向切开纤维间隔，使之局部血液循环改善，血流通畅，恢复局部受损的神经末梢的微循环，从而缓解神经病理性疼痛。

该患者入院后完善各项辅助检查，请多科会诊，协助诊治。于介入室 C 形臂引导下 2 次行复杂性针刀松解术＋周围神经嵌压松解术＋臭氧注射术，住院期间出现发热，胸部 CT 示：食管肿瘤术后改变，双肺炎症，建议治疗后复查，右主支气管内异常密度，考虑痰栓可能，建议复查，双侧胸腔积液并双下肺膨胀不全；心包积液，左侧胸廓入口结构紊乱并有异常密度，建议结合临床。左侧第一肋骨质密度异常，建议复查。请多科会诊，给予舒普深抗感染、雾化吸入、芬太尼透皮贴止痛等对症治疗。后患者目前病情稳定主动要求出院，考虑患者目前肺部感染较重，需继续抗生素治疗，嘱出院后继续抗感染治疗。

病例 14 针刀治疗胸胁背部交替痛

一、一般资料

患者，刘某，女，54 岁。

主诉：胸胁背部交替性疼痛半个月余。

现病史：患者半个月前无明显诱因出现右侧胸胁背部轻微疼痛，无疱疹、无灼热感，无痛觉过敏，疼痛性质为阵发性跳痛及针刺样疼痛，严重时会影响夜间睡眠。随后到××医院、山东省××医院就诊诊治，诊断为隐性带状疱疹，给予药物治疗（具体不详），疼痛无缓解，两周前出现左侧胸胁背部疼痛，疼痛为烧灼样疼痛，自述 1~2 点时疼痛加重，严重影响睡眠，口服药物加巴喷丁、中药治疗，效果改善不明显。今为求进一步系统治疗，来我院就诊，门诊以带状疱疹收入院。患者自发病以来，饮食可，睡眠一般，体重未见明显减轻，大小便正常。

既往史：既往有腰椎间盘突出症病史 10 年余，有颈椎病病史 8 年余，2005 年于济南肛肠医院行痔疮切除术（具体不详）。否认冠心病、高血压等病史，否认肝炎、结核等传染病史，无其他重大手术、外伤史，无输血史，未发现药物及食物过敏史，预防接种随当地。

个人史：生于原籍，无外地久居史；无冶游史，无疫区、疫水接触史，无其他不良嗜好。

婚育史：适龄结婚，育有 1 女，配偶及女儿均体健。

月经史：14 岁月经初潮，3~5/28 天，50 岁绝经，既往月经规律。

家族史：父母已故，2 弟弟均体健，否认家族遗传病史。

二、体格检查

T：36.4℃，P：92 次/分，R：21 次/分，BP：133/86mmHg。患者中年女性，发育正常，营养中等，神志清楚，自主体位，检查合作。全身皮肤无黄染、无瘀点、无出血点。全身浅表淋巴结未触及肿大。头颅发育正常，毛发分布均匀，眼睑无水肿，结膜无充血，巩膜无黄染，双侧瞳孔等大等圆，对光反射及调节反射存在，耳、鼻无异常，口唇无发绀，咽部无充血，扁桃体无肿大。颈软，无抵抗，颈静脉无怒张，气管居中，甲状腺无肿大。胸廓对称无畸形，双侧乳房对称，未触及明显包块。双肺呼吸音清晰，未闻及干、湿性啰音。心前区无隆起及凹陷，心界无扩大，心率 92 次/分，节律规整，各瓣膜听诊区无闻及病理性杂音。腹部平坦，腹软，无压痛，无反跳痛。肝、脾肋下未触及，Murphy's 征阴性，肝、肾区无叩痛，肠鸣音无亢进，移动性浊音阴性。脊柱无畸形，四肢无畸形，双下肢无水肿。双下肢足背动脉搏动正常。肱二头肌反射正常,膝腱反射正常,腹壁反射正常。巴氏征阴性,布氏征阴性。

专科查体:双侧胸廓外形正常,左侧背部自胸$_{8\sim12}$水平向前腹部呈带状区域疼痛,局部轻触痛,无皮损无色素沉着,背部较重,腹部及胁肋部较轻,局部皮肤无皮损、无糜烂、无渗出,左侧腹部胸$_{10\sim12}$局部皮肤感觉减退,余未见明显异常。

三、辅助检查

暂缺。

四、入院诊断

1. 中医诊断　蛇串疮(气滞血瘀)。
2. 西医诊断　①带状疱疹;②腰椎间盘突出症;③颈椎病;④痔疮。

五、诊断依据

1. 中医辨证辨病依据　患者胸胁背部交替性疼痛半个月余,饮食睡眠差,小便可,便秘,舌淡,苔薄白,脉涩。综观脉症,四诊合参,该病属于祖国医学的祖国医学的"蛇串疮"范畴,证属"气滞血瘀"。患者中年女性,素体气虚,常有自汗、乏力、少气等症,带状疱疹病毒湿温邪毒侵袭,损伤带脉经络,邪滞毒留,气血瘀滞,经脉运行不畅,络脉阻滞,营卫不和,血行不畅,不通则痛,舌脉也为气虚血瘀之象。总之,本病病位在胸胁背部,病属标实,考虑病程迁延日久,病情复杂,预后一般。

2. 西医诊断依据

(1)胸胁背部交替性疼痛半个月余。

(2)既往"腰椎间盘突出症"病史10年余,"颈椎病"病史8年余,2005年行"痔疮切除术"。

(3)专科检查:左侧背部自胸$_{8\sim12}$水平向前腹部呈带状区域疼痛,局部轻触痛,背部较重,腹部及胁肋部较轻,左侧腹部胸$_{10\sim12}$局部皮肤感觉减退。

六、鉴别诊断

1. 单纯疱疹　是由单纯疱疹病毒感染所致的疱疹性皮肤病,常发生于年轻女性,多侵犯皮肤黏膜交界处,急性单纯疱疹伴有轻微的症状,皮疹为限局性簇集性小水疱,皮损部位较少,皮肤播散局限,不易发生疱疹后遗痛,病毒长期潜伏和反复发作为其临床特征。本患者中老年男性,疼痛症状严重,且为首次发作,带状疱疹急性期皮损部位较大,皮损愈后有带状疱疹后神经痛,故可排除单纯疱疹。

2. 接触性皮炎　皮肤或黏膜单次或多次接触外源性物质后,在接触部位甚至以外的部位发生急性或慢性的炎症性反应。表现为红斑、肿胀、丘疹、水疱甚至大疱,去除病因,经适当处理后皮疹很快消退。本患者发病前无可疑致敏物接触史,皮疹沿神经节段呈单侧分布,伴有神经痛症状,发病情况及皮疹特点更符合带状疱疹、后遗神经痛,可与之鉴别。

七、诊疗计划

1. 中医科Ⅱ级护理。

2. 完善三大常规、胸片、心电图、肝功能、肾功能、凝血常规、胸腰段 MRI 等各项辅助检查。

3. 给予胞磷胆碱钠、甲钴胺营养神经，普瑞巴林胶囊抑制神经痛治疗，择期行复杂性针刀松解术＋普通臭氧注射术。

以上病情及诊疗计划向患者及家属讲明，其表示理解并积极配合诊治。

八、治疗经过

1. 住院第 2 日查房记录　患者自诉自述患处疼痛明显，夜间睡眠改善，无发热，大便三日未解，未诉其他特殊不适。辅助检查返回显示（2018 年 10 月 2 日）：血细胞分析（五分类）：淋巴细胞百分比 0.158↓，单核细胞百分比 0.123↑，淋巴细胞计数 0.59 × 10^9/L↓，红细胞宽度－CV 值 11.80%↓，红细胞宽度－SD 值 39.70fl↓，尿常规检查加沉渣：尿比重 1.039↑，粒细胞 +2，尿蛋白 +－，尿潜血 +－，白细胞 318/μl↑，鳞状上皮细胞 47/μl↑，红细胞沉降率测定（ESR，仪器法）：血沉 22mm/h↑，肝功能、肾功能、血脂、葡萄糖测定（酶法）、电解质：总蛋白 63.30g/L↓，前白蛋白 179.80mg/L↓，高密度脂蛋白 CH 0.91mmol/L↓，载脂蛋白 A1 0.87g/L↓，ApoA1：ApoB RATIO 1.1↓。专科查体同前。结合患者症状体征后分析：患者中医诊断：蛇串疮（气滞血瘀）；西医诊断：①带状疱疹；②腰椎间盘突出症；③颈椎病；④痔疮诊断明确，根据患者目前症状给予地佐辛缓解疼痛，同时给予四磨汤、复方聚乙二醇（福松）促进排便，必要时灌肠，余治疗暂不改变，密切观察患者病情变化，继观。

2. 住院第 3 日查房记录　患者入院第三天，自述患处疼痛明显，夜间睡眠改善，大便昨日已解，今晨开始出现发热咳嗽，体温最高 38.9℃，急查 C 反应蛋白、血常规示：血细胞分析（五分类）（2018 年 1 月 3 日）：中性粒细胞百分比 0.825↑，淋巴细胞% 0.101↓，嗜酸性粒细胞% 0.002↓，淋巴细胞# 0.58×10^9/L↓，嗜酸性粒细胞# 0.01×10^9/L↓，红细胞宽度－CV 值 11.80%↓，红细胞宽度－SD 值 39.20fl↓，C 反应蛋白测定（末梢血，免疫散射比浊法）：C 反应蛋白 15.9mg/L↑，未诉其他特殊不适。专科查体同前。分析病情患者发热咳嗽可能与感冒相关，给予连花清瘟胶囊、头孢曲松消除炎症、吲哚美辛消炎退热，拟于明日行非 DSA 引导下复杂针刀松解术＋普通臭氧注射术＋感觉根射频温控热凝＋局部浸润麻醉治疗，根据患者疼痛区域行针刀松解治疗，同时选择相应神经阶段行感觉根射频热凝术，术前与患者充分沟通，签署知情同意书。

3. 住院第 4 日术前讨论记录　于慧主治医师：患者主诉与专科查体已明确，辅助检查：胸腰段 MRI 示：下胸段、腰段退行性变，腰$_4$/腰$_5$、腰$_5$/骶$_1$ 椎间盘突出并腰$_5$/骶$_1$ 双侧侧隐窝狭窄。目前"带状疱疹"治疗方法较多，如针灸、理疗、药物等，但存在疗程长、见效慢等的不足，以针刀、射频、臭氧注射为主的综合疗法是介于手术与非手术之间的有效治疗方法，具有定位准确、见效快等特点和优越性，患者及家属同意以上综合疗法。钱俊英护士长：该患者"带状疱疹"诊断明确，针对患者病情，做好术前术后护理工作很重要，术前应积极评估患者，检测心律、血压、体温等，患者手术部位较大，术后应密切观察患者皮损手术部位有无红肿热痛等感染情况，并积极做好床旁护理，心理疏导，防止术后患者焦虑紧张。刘方铭主任医师：同意以上意见。综合患者病例特点，患者诊断明确，今日可行非 DSA 引导下复杂针刀松解术＋普通臭氧注射术＋感觉根射频温控热凝＋局部浸润麻醉，缓解患者局部疼痛症状。目前患者术前检查无明显手术禁忌，手术风险在于该患者疼痛耐受情况，已与患者及其家属交代并签署知情同意书，术前应积极准备，与患者充分沟通，术中注意观察患者生命体征，防止意外的产生；围术期内注意监测生命体征，术后密切观察病情变化，加强康复训练，避免并发症的产生。将手术的必要性、成功率、风险性及可能的并发症向患者及家属讲明，取得患者及家属同意及理解。患者诊断明确，介入禁忌证明确，无介入禁忌证，准备非 DSA 引导下复杂针刀松解术＋普通臭氧注射术＋感觉根射频温控热凝＋局部浸润麻醉。

4. 住院第 4 日术前小结　手术指征：手术指征明确，已无手术禁忌证。拟施手术名称和方式：非 DSA 引导下复杂针刀松解术＋普通臭氧注射术＋感觉根射频温控热凝＋局部浸润麻醉。拟施麻醉方式：局部麻醉＋心电监护。注意事项：介入治疗的难点是准确定位和充分松解，已将术中及术后可能出现的危险和并发症向患者及家属讲明，其表示理解，同意介入治疗，并在协议书上签字。手术者术前查看患者情况：刘方铭主任医师术前查看患者，已将患者病情及介入的必要性、成功率以及并发症等向患者及家属进一步讲解，患者及家属表示理解并同意。

5. 住院第 4 日查房记录　患者今日在介入室由刘方铭主任医师非 DSA 引导下复杂针刀松解术＋普通臭氧注射术＋感觉根射频温控热凝＋局部浸润麻醉，术前签署知情同意书。患者俯卧于治疗床上，充分暴露腰背部。标记腰部疼痛敏感区，范围为胸$_{10\sim12}$肋间，长约 20cm，宽约 8cm，长宽每间隔 3cm 画一直线，以直线交叉处为标记点，用 0.75% 碘伏无菌棉球以标记点为中心进行常规消毒，铺无菌洞巾。抽取 1% 利多卡因 5ml 并于上述标记点麻醉枪局部麻醉，局部麻醉后抽取 1% 利多卡因 2ml ＋维生素 B$_6$ 200mg ＋维生素 B$_{12}$ 1mg ＋曲安奈德 40mg ＋醋酸泼尼龙注射液 125mg ＋0.9% 氯化钠注射液适量，组成消炎镇痛液，垂直皮面快速进针，至皮下平行于皮肤表面逐次推注药物，每处注射约 3ml，抽取浓度为 45μg/ml 的臭氧 20ml，每处注射 3ml，后快速出针。持 I 型 4 号针刀，刀口线与人体横轴平行，刀体与皮肤垂直，加压刺入，至皮下平行于皮肤表面松解，针刀松解后，按压针孔，快速出针，并用无菌棉球按压针孔 2 分钟，针刀松解术＋普通臭氧注射术操作完毕。于 C 臂下确定胸$_{11}$、胸$_{12}$肋骨下，用 15cm 穿刺针穿刺，并于 C 臂下定位，确定穿刺到胸$_{11}$、胸$_{12}$肋间神经，分别测阻抗在正常范围，感觉和运动神经电刺激（50Hz 和 2Hz 0.1～2.0V）无异常反应，开始进行感觉根射频温控热凝治疗，分别以 60℃、70℃、75℃、80℃行射频热凝，时间各 1 分钟，在热凝过程中患者无异常疼痛、灼热及麻木反应，热凝结束。无菌敷贴伤口，术后平车推回病房。术后患者一般情况可，伤口处微渗血，密切观察患者病情变化，及时对症处理。

6. 住院第 4 日术后首次病程记录　背部疼痛症状明显改善。

7. 住院第 5 日查房记录　患者诉背部疼痛明显减轻，腹部疼痛仍明显，饮食可，二便调，睡眠可。术后第一天暂不查体。分析：带状疱疹疼痛属神经病理性疼痛，发病机制复杂，其水痘－带状疱疹病毒不仅侵犯神经节，也同时侵犯外周神经和发病部位感受器，针刀松解疼痛部位，相当于解除了受累神经末梢的卡压，同时射频热凝可直接阻断末梢神经和皮肤痛觉感受器向中枢神经系统的传递，今日术后第一天，暂不评价治疗效果。患者目前感冒症状明显好转，今日复查血常规余治疗暂不改变，密切观察病情变化，及时对症治疗。

8. 住院第 6 日查房记录　患者诉背部疼痛症状明缓解，腹部疼痛无明显减轻，饮食可，睡眠可，大小便正常。2018 年 10 月 6 日辅助检查返回显示：血细胞分析（五分类）：白细胞计数 $3.11 \times 10^9/L \downarrow$，嗜酸细胞百分比 $0.000 \downarrow$，淋巴细胞计数 $0.69 \times 10^9/L \downarrow$，嗜酸细胞计数 $0.00 \times 10^9/L \downarrow$，红细胞宽度 – CV 值 $11.90\% \downarrow$，红细胞宽度 – SD 值 $40.20fl \downarrow$，红细胞沉降率测定（仪器法）：血沉 $27mm/h \uparrow$，C 反应蛋白测定（免疫散射比浊法）：C 反应蛋白 $8.25mg/L \uparrow$。专科查体：双侧胸廓外形正常，左侧背部自胸$_{8 \sim 12}$水平向前腹部呈带状区域疼痛，局部轻触痛，无皮损无色素沉着，腹部及胁肋部疼痛明显，局部皮肤无皮损、无糜烂、无渗出，左侧腹部胸$_{10 \sim 12}$局部皮肤感觉减退，余未见明显异常。分析：患者术后第 2 天，伤口愈合较好，患者白细胞较低，明日复查，余治疗暂不改变，继观。

9. 住院第 7 日查房记录　患者诉背部疼痛症状明缓解，腹部疼痛无明显减轻，饮食可，睡眠可，大小便正常。辅助检查返回显示：血细胞分析（五分类）（2018 年 10 月 7 日）：白细胞计数 $2.90 \times 10^9/L \downarrow$，嗜酸细胞百分比 $0.000 \downarrow$，单核细胞百分比 $0.114 \uparrow$，中性粒细胞计数 $1.57 \times 10^9/L \downarrow$，淋巴细胞计数 $0.99 \times 10^9/L \downarrow$，嗜酸细胞计数 $0.00 \times 10^9/L \downarrow$，红细胞宽度 – CV 值 $11.90\% \downarrow$，红细胞宽度 – SD 值 $40.90fl \downarrow$，患者诉背部疼痛症状明缓解，腹部疼痛无明显减轻，饮食可，睡眠可，大小便正常。专科查体：双侧胸廓外形正常，左侧背部自胸$_{8 \sim 12}$水平向前腹部呈带状区域疼痛，局部轻触痛，无皮损无色素沉着，腹部及胁肋部疼痛明显，局部皮肤无皮损、无糜烂、无渗出，左侧腹部胸$_{10 \sim 12}$局部皮肤感觉减退，余未见明显异常。分析：患者白细胞持续降低，考虑可能与药物及感冒相关，今日停用普瑞巴林及头孢药物治疗，给予地榆升白片增加白细胞，密切关注患者病情变化，择日行第 2 次治疗，余治疗暂不改变，继观。

10. 住院第 9 日血液内科会诊记录　患者入院后查体示白细胞减低，请血液内科黄主任会诊。查体：神志清，精神好，皮肤无出血点，未见皮疹，胸骨无压痛。初步诊断：白细胞减少症，病因可能为病毒感染、药物。建议：①动态观察血细胞分析 + 异常白细胞形态；②必要时骨髓检查；③升白细胞：地榆升白片 2 ~ 4 片，3 次/日；利可君 20mg，3 次/日。遵会诊意见，积极复查血常规，并给予升白细胞药物治疗，继观。

11. 住院第 10 日查房记录　患者经针刀、射频治疗后，背部疼痛明显改善，双胁部仍有阵发性剧痛，查体同前。患者症状较前有所改善，双胁肋部仍有剧烈阵发疼痛，疼痛特点与带状疱疹神经痛有所差别，患者疼痛原因不明，暂不能排除肿瘤、结核、风湿系统疾病，建议密切关注患者病情变化，必要时请相关科室会诊，完善相关辅助检查。

12. 住院第 11 日疑难病例讨论记录　于慧主治医师：住院诊断考虑带状疱疹神经痛，入院后化验显示白细胞较低，请血液内科会诊后结合患者检查结果，未发现介入手术禁忌证后，于 2018 年 1 月 4 日介入下行局部皮内针刀松解 + 臭氧注射术治疗，术后患者背部症状明显改善，胸胁腹部疼痛无明显改善，昨日夜间患者突发腹部剧烈疼痛，行腹部 CT 未见明显异常，目前患者疼痛剧烈，表现为局部的酸痛、灼热痛，查体无明显阳性体征，皮肤无皮疹，目前患者症状有所变化，不完全支持带状疱疹神经痛诊断，考虑为不明原因疼痛。吴文庆主治医师：同意上述意见，患者病情与目前带状疱疹神经痛诊断不完全吻合，建议积极请相关科室会诊，积极行相关检查，下一步治疗方案以积极明确诊断为主。钱俊英护士长：该患者疼痛较为剧烈，情绪差，建议积极做好床旁护理，心理疏导，患者患者焦虑紧张。刘方铭主任医师：同意上述意见，患者考虑不明原因疼痛，不明原因疼痛主要考虑的疾病有：癌痛、骨质疏松、抑郁症、免疫疾病、慢性炎症。①癌痛：询问病史，患者近期有消瘦史，行胸腰段 MRI、腹部 CT 检查暂不支持上述诊断，建议行女性肿瘤全项、胸部 CT 检查，进一步明确病情；②骨质疏松：患者主要表现为腰背痛，疼痛部位多为骨骼支持部位，患者疼痛部位暂不符合；③抑郁症：部分抑郁症患者表现为躯体疼痛，但经系统检查无器质性病变，部分女性患者与绝经等因素有关，与该患者较为符合，需积极排除器质性病变后确诊；④免疫病：免疫系统疾病患者出现疼痛多表现为结缔组织疼痛，但仍有部分疾病表现为肌肉痛，同时多伴有多系统病变，询问病史，患者既往有口腔溃疡病史，暂不能排除免疫疾病；⑤慢性炎症：患者发病前有发热病史，已请呼吸科会诊，查体未发现肺部明显疾病，仍需行胸部 CT 检查进一步排除。综合上述讨论意见，患者下一步诊疗方案以积极请相关科室会诊，以明确病情为主，同时积极与患者及家属沟通，缓解患者紧张焦虑情绪。

13. 住院第 11 日呼吸内科会诊记录　患者双胸胁部疼痛，查体：双侧胸胁部叩击痛（＋），化验示：红细胞沉降率测定（ESR，仪器法）：血沉 28mm/h↑，急查 C 反应蛋白测定（末梢血，免疫散射比浊法）：C 反应蛋白（末梢血）15.9mg/L↑。请呼吸科周主任会诊，询问病史，患者胸痛 1 个月，伴发热 1 天，目前发热减轻，无咳痰。查体：中年女性，皮肤黏膜（－），咽充血，扁桃体无肿大，双肺呼吸音粗，心前区无隆起及凹陷，心界无扩大，心率 92 次/分，节律规整，各瓣膜听诊区无闻及病理性杂音。考虑胸部疼痛待查。建议：行肺 CT、痰培养＋药敏、复查血沉、查病毒，对症处理。遵会诊意见，积极行胸部 CT 检查，排除肺部病变，继观。

14. 住院第 11 日消化内科会诊记录　患者昨夜一过性剧烈腹痛，腹部 CT 平扫未见异常。今日请消化内科张主任会诊。查体：腹平软，剑突下无压痛，无反跳痛，肝脾未及，墨菲征（－）。诊断：①腹痛原因待查；②焦虑症。建议：①急查血常规、肝功能、胰腺炎指标；②黛力新 0.5mg 2 次/日。遵会诊意见，积极完善上述检查，考虑患者病情特殊，与患者家属商议后，拟排除实质病变后，再给予黛力新治疗。继观。

15. 住院第 13 日查房记录　患者双胁肋部阵发性剧烈疼痛无明显改善，饮食、睡眠可，二便正常，查体：双侧胸廓外形正常，双侧背部自胸$_{8\sim12}$水平向前腹部呈带状区域疼痛，局部轻触痛，无皮损无色素沉着，背部减轻，局部皮肤无皮损、无糜烂、无渗出，左侧腹部胸$_{3\sim6}$局部皮肤感觉减退，余未见明显异常。患者经消化、呼吸等相关科室会诊，完善相关检查结果返回显示胸部 CT 示：双肺下叶纤维灶，左侧胸腔异常密度，考虑包裹性积液可能性大，建议必要时增强扫描除外其他，双侧胸膜肥厚。甲状腺、颈部淋巴结超声示：①甲状腺实质回声增粗，请结合甲功五项检查；②甲状腺多发结节，考虑结甲；③双侧颈部淋巴结显示。心脏超声示：主动脉瓣退行性变并反流（轻度），左室舒张功能减低。化验检查未见明显异常。目前可排除肿瘤、结核，暂不能排除免疫疾病，建议积极请免疫科会诊、神经内科会诊，明确诊断，综合目前检查结果，患者不排除抑郁焦虑状态，必要时给予黛力新治疗，继观。

16. 住院第 15 日免疫病科会诊记录　患者化验结果返回显示：风湿免疫病系列：抗PM－Sc 腰抗体弱阳性，询问病史，既往有口腔溃疡病史，今日请免疫病科会诊，王占奎主任仔细询问病史并查体后，考虑排除系统性红斑狼疮，建议查骨密度，排除骨质疏松，遵会诊意见，积极行骨密度检查，继观。

17. 住院第 15 日神经内科会诊记录　患者双胸胁部疼痛，请神经内科会诊，神经内科张秀清主任看过患者，查体：颅神经(－)、颈部(－)、前胸(胸$_{3\sim6}$)左侧浅感觉减退，四肢肌力正常，腱反射(＋)对称，病理征(－)。建议胸椎 MR 检查，遵会诊意见，积极与家属和患者沟通，行胸椎 MR 检查，积极治疗。

18. 住院第 15 日查房记录　患者诉双侧胸胁部疼痛部明显，大小便未见明显异常，饮食可，睡眠可。胸部增强 CT 示：双肺下叶少许纤维灶，左侧胸腔异常密度，考虑左肺叶间裂包裹性积液，建议随诊，纵隔多发稍大淋巴结，双侧胸膜肥厚，甲状腺异常改变，建议结合超声检查。查体：双侧胸廓外形正常，双侧背部自胸$_{8\sim12}$水平向前腹部呈带状区域疼痛，局部轻触痛，无皮损无色素沉着，背部减轻，局部皮肤无皮损、无糜烂、无渗出，左侧腹部胸$_{3\sim6}$局部皮肤感觉减退，余未见明显异常。患者因个人原因，考虑暂不行进一步检查治疗，主动要求今日出院。分析，患者经系统检查及多学科会诊，暂排除器质性病变，考虑患者抑郁焦虑状态，同意会诊意见，给予氟哌噻吨美利曲辛(黛力新)治疗，同意其今日出院。嘱出院后注意休息、调节情绪，如症状加重，积极复查，必要时请心理科、神经内科诊治，2 周后复诊，不适随诊。

九、出院诊断

1. 中医诊断　胁痛(气滞血瘀)。
2. 西医诊断　①抑郁焦虑状态；②腰椎间盘突出症；③颈椎病；④痔疮。

十、讨论

根据患者发病情况、病情进展及目前皮疹特点，带状疱疹神经痛诊断明确，需与"单纯疱疹"及"接触性皮炎"进行鉴别：单纯疱疹是由单纯疱疹病毒感染所致的疱疹性皮肤病，常表现为好发在皮肤黏膜交界处的红斑基础上的群集性小水疱，易破溃成浅糜烂，自觉灼热或刺痒感，疼痛较轻，面积小，易复发。本患者皮疹沿神经节段呈单侧分布，伴有神经痛症状，发病情况及皮疹特点符合带状疱疹，可与之鉴别。接触性皮炎是由于皮肤、黏膜接触刺激物或致敏物后，在接触部位发生的急性或慢性皮炎，皮疹为境界清楚的红斑，丘疹或水疱，自觉瘙痒，烧灼感或胀痛感，去除病因，经适当处理后皮疹很快消退。本患者发病前无可疑致敏物接触史，皮疹沿神经节段呈单侧分布，伴有神经痛症状，发病情况及皮疹特点符合带状疱疹，可与之鉴别。

患者考虑不明原因疼痛，不明原因疼痛主要考虑的疾病有：癌痛、骨质疏松、抑郁症、免疫疾病、慢性炎症。经过行胸腰段 MR、腹部 CT 检查、女性肿瘤全项、胸部 CT 检查，未诊断肿瘤。患者疼痛部位暂不符合骨质疏松诊断，请风湿免疫科会诊及综合辅助检查未诊断免疫病；请呼吸科会诊，查体及辅助检查未发现肺部明显疾病。临床上，部分抑郁症患者表现为躯体疼痛，但经系统检查无器质性病变，部分女性患者与绝经等因素有关，与该患者较为符合，积极排除器质性病变后可确诊。经疑难病例讨论及多学科会诊排除其他病变后，给予甲钴胺、胞磷胆碱钠营养神经，并行非 DSA 引导下复杂针刀松解术 + 普通臭氧注射术 + 感觉根射频温控热凝 + 局部浸润麻醉，术后患者背痛缓解，双胁肋部疼痛无明显改善，疗效不甚理想。

病例 15　针刀治疗神经卡压性肋间神经痛

一、一般资料

患者，李某，男，34 岁，左侧胸$_{11}$肋腹部疼痛 16 年余。

主诉：左侧肋腹部疼痛 16 年余。

现病史：患者 16 年前无明显诱因出现左侧肋腹部疼痛，症状时轻时重，与天气变化、受凉、劳累无关，坐立及右侧卧压迫时加重，左侧卧位时症状可减轻，因此夜间多行左侧卧位睡眠。症状明显时行推拿、拔罐等理疗，可减轻，但严重时效果不佳，口服布洛芬片效果不佳。2017 年 2 月 5 日在临沂市××医院查双肺 CT 示：左肺下叶下良性微小结节、动脉粥样化?。2017 年 2 月 7 日在莒南县××医院查胸椎 MR 示：胸椎生理曲度改变，余未见明显异常。患者多处咨询后于 2017 年 2 月来我院中医院疼痛科，欲行射频治疗。查体：体型偏胖，站立时形态正常，胸背部肤色正常；胸椎$_{11}$、$_{12}$左侧椎旁略有压痛，且向左前部，即平时疼痛部位放射。结合症状、体征、检查考虑为"神经卡压性肋间神经痛"。建议放弃射频治疗，先试行针刀松解治疗。因为之前没遇见此种病例，告知患者效果不确切，所以患者也有顾虑。患者回家后有几次电话咨询疗效，于 2017 年 2 月 26 日以"肋间神经痛"收入住院，试行针刀松解治疗。入院症状：左侧肋腹部疼痛，坐立及右侧卧压迫时加重，左侧卧位时症状可减轻，VAS 评分 4～7 分；纳可眠可，二便调，体重无明显变化。

既往史：否认冠心病、高血压病等重大疾病病史，否认肝炎、肺结核等传染病史，否认重大外伤、手术及输血史，否认药物及食物过敏史，预防接种史不详。

个人史，婚育史、家族史：出生于当地、无外地久居史，无不良嗜好，饮食无特殊嗜好。适龄结婚，育一子，配偶及子体健，否认家族遗传病史。

二、体格检查

T：36.4℃，P：100 次/分，R：17 次/分，BP：130/90mmHg。患者中年男性，发育正常，营养中等，形体偏胖，神志清，精神可，查体台作。全身皮肤、黏膜无黄染，无出血点，皮肤色泽正常、弹性好、无蜘蛛痣、皮疹及皮下结节，浅表淋巴结未触及肿大。双眼睑无水肿、下垂，眼结膜无充血水肿及出血点，眼球无突出震颤，巩膜无黄染，双瞳孔等大等圆，对光反射正常存在。耳郭无畸形，各鼻窦无压痛各。唇无发绀，口腔黏膜无溃疡，牙龈无出血，腭垂居中，咽无充血。颈两侧对称，无抵抗，无颈静脉怒张及颈动脉搏动，气管居中，甲状腺无肿大，胸廓对称无畸形，胸骨无压痛。两侧呼吸动度正常，语颤一致，无胸膜摩擦感，双肺叩音清。肺下界大致相同、呼吸音清，未闻及干、湿性啰音及胸膜摩擦音。心前区无局限性隆起，心尖搏动不明显，无抬举性波动，未触及震颤及心包摩擦感，心浊音界无扩大，心率 100 次/分，律齐，各瓣膜听诊区未闻及病理性杂音。腹平软，无腹壁静脉曲张及胃肠型，无压痛及反跳痛。未触及包块，肝脾肋下未及，肝脾区无叩击痛，肝浊音界无扩大，无移动性浊音，肠鸣音正常，双肾区无叩痛，二阴未查。

专科情况：体型偏胖，站立时形态正常，左侧胁腹部皮肤暗红，局部肤温偏高；胸$_{11\sim12}$棘突间无压痛，左侧椎旁有压痛，且向左前部，即平时疼痛部位放射。四肢浅深觉正常，四肢肌腱反射正常，四肢肌力、张力正常，病理征未引出。

三、辅助检查

1. 双肺 CT　左肺下叶下良性微小结节、动脉粥样化？

2. 胸椎 MRI　胸椎生理曲度改变，余未见明显异常（2017 年 2 月 7 日，外院）（病例 15 图 1）。

3. 其他　心电图、化验检查均无明显异常。

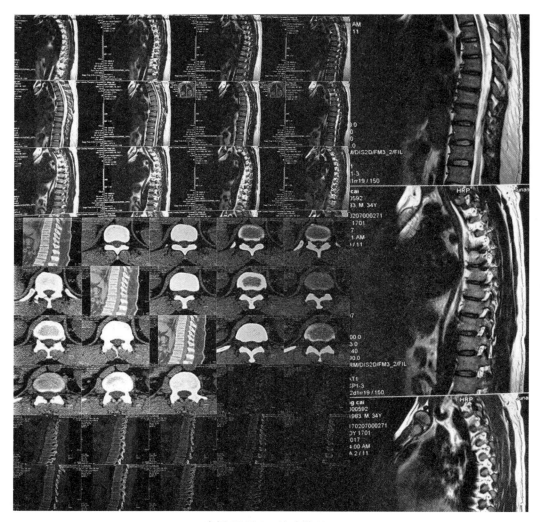

病例 15 图 1　治疗前 MRI

四、初步诊断

1. 中医诊断　胁痛病(血瘀气滞证)。
2. 西医诊断　肋间神经痛。

五、诊断依据

1. 中医辨病辨证依据　综观患者症舌脉,四诊合参,本病属祖国医学的胁痛范畴,证属血瘀气滞。患者因感受外邪导致胁部气血运行,以致气滞血瘀,壅滞经脉,凝涩血脉,不通则痛,发为胁痛。舌暗,苔白,脉弦,乃血瘀气滞之象。

2. 西医诊断依据

(1)中年男性,16 年前无明显诱因出现左侧胁腹部痛,疼痛拒按。

(2)左侧胁腹部皮肤暗红,患处痛在坐、立及右侧卧压迫时加重,左侧卧位时症状可减轻,VAS 评分 4 ~ 7 分。

(3)专科情况:左侧胁腹部皮肤暗红,局部肤温偏高,左侧胁腹部痛、坐立及右侧卧压迫时加重,左侧卧位时症状可减轻,患处疼痛拒按,胸椎$_{11 ~ 12}$处左侧压痛且向左胁腹部放射。

(4)辅助检查:双肺 CT 显示左肺下叶下良性微小结节、动脉粥样化? 胸椎 MRI 显示胸椎生理曲度改变。

六、鉴别诊断

1. 中医鉴别诊断　寒湿痹阻证:表现为疼痛部位冷痛重着,转侧不利,痛有定处,虽静亦不减或反而重、昼轻夜重,遇寒痛增,得热则减。舌质胖淡,苔白腻,脉弦紧,故相鉴别。

2. 西医鉴别诊断

(1)胸椎间盘突出症:背部无疼痛,胸椎 MRI 未见椎间盘突出。

(2)肋骨骨折:无明确外伤史,局部压痛明显,胸廓挤压征阳性,影像学检查可明确鉴别。

(3)带状疱疹后疼痛:患者无带状疱疹病史。

七、诊疗计划

1. 中医科 Ⅱ 级护理。

2. 完善三大常规、胸片、心电图、肝功能、肾功能、凝血常规、颈胸腰 MRI 等各项辅助检查。

3. 给予胞磷胆碱钠、甲钴胺营养神经,择日行 CT 引导下复杂性针刀松解术。以上病情及治疗方案已向患者及家属讲明,均表示理解并配合治疗。

八、治疗经过

完善入院检查后,C 形臂下拟行胸$_{11}$/胸$_{12}$左侧椎旁神经卡压针刀松解治疗。

手术经过、术中发现的情况及处理:今日上午 8:45 时,在介入治疗室,C 形臂下患者俯卧位,暴露腰背部,C 臂定位胸$_{11}$/胸$_{12}$棘突间隙左旁开约 3cm 为进针点。心电监护,P: 90 次/分,BP: 126/76mmHg。常规消毒铺巾,抽取 1% 利多卡因 2ml 于定位处局部麻醉后，用 7 号穿刺针于定点处，针体略向外倾斜约 20°角向内直刺，C 臂定位针尖于胸$_{11}$/胸$_{12}$椎间孔后下外侧，胸$_{12}$横突根部上缘。回抽，无血无气无脑积液，指征符合，缓慢注入 0.9% 氯化钠注射液 3ml + 甲钴胺注射液 1mg + 复方倍他米松注射液 3mg 混合液。注射完毕，拔出穿刺针。用 3 号针刀沿此路径进刀，刀口线与脊柱纵轴平行，C 臂定位针刀直达横突骨面，调整刀锋至横突根部，紧贴根部骨面切开筋膜 2 ~ 3 刀，行纵行疏通，横行剥离 2 ~ 3 下。患者左侧胁腹部有酸胀痛感。退针刀再向上，刀口线与脊柱纵轴平行，C 臂定位于胸$_{11}$/胸$_{12}$椎间孔后下缘，贴胸$_{12}$横突根部上缘进刀，当有落空感时，即达椎间孔外口，用提插法切割外口处的粘连 2 刀，深度不超过 0.5cm。患者左侧胁腹部亦有酸胀痛感。退针刀至皮下，C 臂定位胸$_{12}$左侧横突，刀口线与脊柱纵轴平行进刀，C 臂定位针刀直达横突中段骨面，调整刀口线与横突平行，于其上下缘用提插法分别切割 2 刀，深度不超过 0.5cm，范围不超过肋骨腹侧面（病例 15 图 2）。松解完毕，退出针刀。用无菌创可贴粘贴针眼。观察 30 分钟后，患者呼吸正常，无不适感。P：89 次/分，BP：127/80mmHg，平板车送回病房。

1. 术后首次病程记录　患者李某，男，34 岁，因"左侧胁腹部疼痛 16 年余"门诊以"肋间神经痛"收入院。中医诊断：胁痛病（血瘀气滞证），西医诊断：肋间神经痛。C 臂下行胸$_{11}$/胸$_{12}$左侧椎旁神经卡压针刀松解治疗后，患者左侧胁腹部无疼痛不适，视觉模拟评分法（VAS）评分 3 ~ 4 分，其他无明显不适。嘱卧床休息 5 小时，并给予一次 0.9% 氯化钠注射液 250ml + 克林霉素 0.9g 静脉滴注防感染，复方甘露醇 250ml 静脉滴注减轻局部水肿，观察治疗。

2. 术后第 2 日病程记录　患者李某昨日 C 臂下行胸$_{11}$/胸$_{12}$左侧椎旁神经卡压针刀松解治疗后，患者自述术后至现在未再出现左侧胁腹部疼痛，略有不适感，VAS 评分 0 ~ 1 分，左侧胁腹部较前明显舒服，站立俯仰转侧也没出现疼痛，常疼痛的上部约胸$_9$肋处感觉不适，但不疼痛，其他无明显不适。嘱继续观察。

患者住院观察 10 天后未再出现疼痛出院。患者出院后半年随访，述说左侧胁腹部未再出现疼痛。患者出院后 1 年随访，述说左侧胁腹部未再出现疼痛。2019 年 9 月随访，左侧胁腹部未再出现疼痛不适，左侧肩胛骨下缘局部有时感觉不适。

九、出院诊断

1. 中医诊断　胁痛病（血瘀气滞证）。

2. 西医诊断　肋间神经痛。

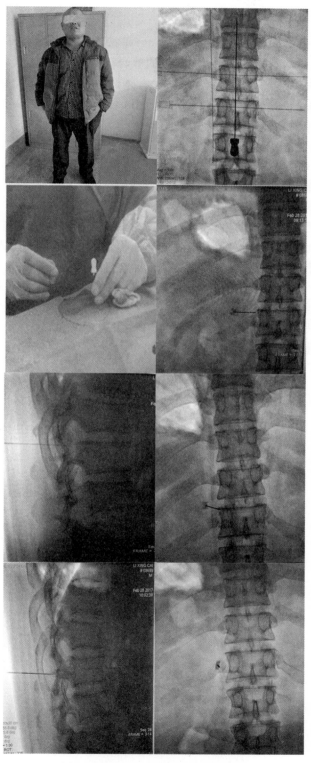

病例 15 图 2　治疗过程中针刀所到处

十、讨论

肋间神经痛（peripheral intercostal neuralgias）是指胸神经根或肋间神经由于不同原因的损害而发生的一种胸部肋间呈带状区疼痛的综合征。多为单侧受累，也可以双侧同时受累。咳嗽、深呼吸或打喷嚏往往使疼痛加重。查体可有胸椎棘突、棘突间或椎旁压痛和叩痛，少数患者沿肋间有压痛，受累神经支配区可有感觉异常。其疼痛性质多为刺痛或灼痛，有沿肋间神经放射的特点，带状疱疹可见局部病变。

常见的病因：胸椎椎间盘退变性突出、关节囊和韧带增厚和骨化常导致神经通道狭窄变形，可引起肋间神经炎症，产生疼痛。同样累及肋间神经的病变还有胸椎结核、胸椎骨折或脱位、脊椎或脊髓肿瘤、强直性脊柱炎以及肋骨、纵隔、胸膜病变。带状疱疹性肋间神经痛常疼痛剧烈。

本例依据症状、体征、辅助检查，首先考虑为"神经卡压性肋间神经痛"，即由于胸椎及椎旁组织物理形变，卡压、刺激神经，导致神经水肿变性，而引起受支配区疼痛不适症状。通常，临床常见的是腰部神经因腰椎间盘突出、腰椎增生退变、椎体滑脱等因素出现腰及下肢痛。常行腰椎间孔内外孔针刀松解治疗，并取得了良好效果，而胸椎则少见。本例借鉴其治疗方式，行椎间外孔、横突根部、横突上下缘可能引起粘连卡压的部位针刀松解，取得了显著效果。针刀治疗已是疼痛科常用的治疗方法，而粘连卡压引起的疼痛、功能受限尤其适应针刀松解治疗。

病例 16 保守治疗腰背部麻木疼痛

一、一般资料

患者袁某，男，38 岁。

主诉：右侧腰背部麻木疼痛 1 个月余。

现病史：患者 1 个月前无明显诱因出现右侧腰背部麻木疼痛，麻木疼痛范围可自胸$_9$至腰$_3$脊柱正中牵涉至腋后线，无胸腹部束带感，无大小便障碍，无双下肢感觉运动障碍，疼痛呈反复性，站立时加重，卧床麻木疼痛消失，与情绪变化不相关，与天气变化无关，曾于当地医院多次行推拿、拔罐、理疗、贴敷膏药等治疗，效果一般，患者症状逐渐加重，今为求系统治疗，特来我院就诊，门诊以腰背部疼痛原因待查，腰背脊神经后支卡压综合征可能性大收入院。患者自发病以来，纳眠差，二便调，体重无明显减轻。

既往史：既往体健，否认高血压病、冠心病、糖尿病等病史，否认结核等传染病史，因胆结石行胆囊切除病史 10 余年；无其他重大外伤手术史，无输血史，未发现食物、药物过敏史，预防接种史不详。

个人史：生于原籍，无长期外地居住史。无冶游史，偶有吸烟饮酒史，无疫区疫水接触史，无工业毒物、粉尘及放射性物质接触史。

婚育史：适龄结婚，育有 1 子 1 女，配偶及子女均体健。

家族史：父母体健，系家中独子，否认家族传染病及遗传病史。

二、体格检查

T：36.6℃，P：78 次/分，R：19 次/分，BP：125/78mmHg。患者青年男性，发育正常，营养中等，神志清楚，自主体位，检查合作。全身皮肤无黄染、无瘀点、无出血点。全身浅表淋巴结未触及肿大。头颅发育正常，毛发分布均匀，眼睑无水肿，结膜无充血，巩膜无黄染，双侧瞳孔等大等圆，对光反射及调节反射存在，耳、鼻无异常，口唇无发绀，咽部无充血，扁桃体无肿大。颈软，无抵抗，颈静脉无怒张，气管居中，甲状腺无肿大。胸廓对称无畸形，双侧乳房对称，未触及明显包块。双肺呼吸音清晰，未闻及干、湿性啰音。心前区无隆起及凹陷，心界无扩大，心率78 次/分，节律规整，各瓣膜听诊区无闻及病理性杂音。腹部平坦，腹软，无压痛，无反跳痛。肝、脾肋下未触及，Murphy's 征阴性，肝、肾区无叩痛，肠鸣音无亢进，移动性浊音阴性。脊柱无畸形，四肢无畸形，双下肢无水肿。双下肢足背动脉搏动正常。肱二头肌反射正常，膝腱反射正常，腹壁反射正常。巴氏征阴性，布氏征阴性。

专科查体：胸腰椎活动幅度可，胸腰椎生理曲度可，胸$_5$、胸$_6$、胸$_9$、胸$_{10}$、腰$_2$、腰$_3$

椎旁压痛（＋），叩击痛（－），双侧巴氏征（－），双侧霍夫曼征（－）。膝腱反射、跟腱反射（＋＋），双侧足背动脉搏动正常。

三、辅助检查

暂无。

四、入院诊断

1. 中医诊断　痹症（瘀血阻络）。

2. 西医诊断　①腰背部疼痛原因待查，腰背脊神经后支卡压综合征可能性大；②胆囊切除术后。

五、诊断依据

1. 中医辨证辨病依据　患者右侧腰背部麻木疼痛 1 个月余，饮食可，大小便正常，睡眠正常，舌质暗红，苔白，脉沉缓。综观脉症，四诊合参，该病属于祖国医学的痹症范畴，证属瘀血阻络。患者青年男性，有慢性腰背部劳损病史，久痛入络，腰背部经络阻滞不通，气血运行不畅，加之风、寒、湿邪入侵，更易引起腰背部气血运行不畅，不通则痛。舌脉也为瘀血阻络之象。总之，本病病位在腰背部，病属标实，考虑病程迁延日久，病情复杂，预后一般。

2. 西医诊断依据

(1) 右侧腰背部麻木疼痛 1 个月余。

(2) 既往胆结石行胆囊切除病史 10 余年。

(3) 专科查体：胸$_5$、胸$_6$、胸$_9$、胸$_{10}$、腰$_2$、腰$_3$ 椎旁压痛（＋），膝腱反射、跟腱反射（＋＋）。

六、鉴别诊断

神经鞘瘤：又名许旺细胞瘤，是由周围神经的 Schwann 鞘所形成的肿瘤，为良性肿瘤，患者多为 30～40 岁的中年人，无明显性别差异。常生长于脊神经后根，累及神经组织时可发生感觉障碍，特别是相应的部位的疼痛和麻木，此患者不能排除此病，行胸腰部 MR 明确诊断。

七、诊疗计划

1. 中医科 Ⅱ 级护理。

2. 完善各项辅助检查，如血常规、血沉、C 反应蛋白测定、肝功能、肾功能、甲功五项、心电图、胸片等，行胸腰部 MRI 明确病情。

3. 给予胞磷胆碱钠营养神经。

以上病情及治疗方案已向患者及家属讲明，均表示理解并配合治疗。

八、治疗经过

1. 住院第 2 日查房记录　患者自诉右侧腰背部麻木疼痛较前无明显改善，无左下肢疼痛，大小便未见明显异常，饮食可，睡眠可，专科查体同前。心电图示：窦性心律不齐，大致正常心电图。胸腰 MRI 示：胸腰椎轻度退行性变，腰$_3$/腰$_4$、腰$_4$/腰$_5$ 椎间盘轻度膨出。综合患者目前症状、体征及辅助检查，排除神经鞘瘤。下胸椎 MRI 示：胸$_9$ 黄韧带肥厚。目前诊断为：中医诊断：痹症(瘀血阻络)；西医诊断：腰背脊神经后支卡压综合征，胸$_9$、胸$_{11}$黄韧带肥厚，胆囊切除术后。腰背脊神经后支卡压综合征是多种因素引起腰背部脊神经后支卡压导致神经功能障碍；易与胸腰椎间盘突出症相混，今日可行脊柱推拿理筋整复止痛，每日 2 次，上午下午各 1 次，积极联系神经外科会诊，协助诊治。患者目前症状缓解不明显，请相关科室会诊，治疗方案暂不改变，密切观察患者的病情变化，及时对症处理。

2. 住院第 2 日会诊记录　患者"右侧腰背部麻痛 40 余天"，经针灸理疗治疗效果不明显，行胸腰 MRI 示：胸腰椎轻度退行性变；腰$_3$/腰$_4$、腰$_4$/腰$_5$ 椎间盘轻度膨出。为进一步诊治特请神经外科会诊，神经外科刘仍利副主任医师会诊建议：查体，一般情况可，右侧胸腰背部椎旁麻木，轻压痛，双下肢无放射痛，肌力、感觉正常，病理征(－)。胸腰椎 MRI 示：胸$_{11}$右侧黄韧带增生，硬膜囊受压。建议：神经外科无特殊治疗；同意贵科诊治；建议脊柱外科会诊，请示上级医师暂不特殊处理。

3. 住院第 3 日查房记录　患者自诉腰背部疼痛稍减轻，平卧右侧翻身时肋间疼痛，余未诉明显不适。专科查体同前。分析：患者腰背部疼痛减轻，嘱患者继续卧床休息，配合腰背部功能锻炼，采用飞燕式、五点支撑和空蹬自行车三个动作为主，以加强腰背肌力，稳固和恢复腰背部功能，请神经外科、影像科会诊指导治疗，余治疗方案暂不改变，密切观察病情变化，及时对症处理。

4. 住院第 4 日会诊记录　根据患者主诉、现病史、入院后行胸腰段 MRI 结果，目前诊断为：中医诊断：痹症(瘀血阻络)；西医诊断：腰背脊神经后支卡压综合征，胸$_9$、胸$_{11}$黄韧带肥厚，胆囊切除术后。为进一步诊治再次请神经外科会诊，神经外科孟祥靖主任医师会诊建议：行胸段 MRI 检查；对症处理，可口服卡马西平、弥可保，可行局部理疗，请示上级医师，暂先行胸段 MRI 明确局部情况。

5. 住院第 4 日会诊记录　为进一步诊治请影像科史浩主任医师会诊，史浩主任医师会诊建议：阅本院腰椎 MRI 平扫，腰椎曲度变直，腰$_5$/骶$_1$ 椎间盘 T$_2$ 信号略降低，腰$_3$/腰$_4$、腰$_4$/腰$_5$ 椎间盘略后膨出，局部硬膜囊略受压，胸$_{10}$/胸$_{11}$椎间盘水平左侧黄韧带明显增厚，脊髓受压。结论：腰椎轻度退行变，腰$_3$/腰$_4$、腰$_4$/腰$_5$ 椎间盘轻度膨出，胸$_{10}$/胸$_{11}$椎间盘水平左侧黄韧带肥厚。请示上级医师修正诊断为：中医诊断：痹症(瘀血阻络)；西医诊断：腰背脊神经后支卡压综合征，胸$_{10}$/胸$_{11}$椎间盘水平左侧黄韧带肥厚，胆囊切除术后，治疗继续脊柱推拿为主。

6. 住院第 9 日查房记录　患者自诉腰背部疼痛缓解，翻身转侧时偶有右侧肋肋部疼痛，疼痛尚能忍受，饮食睡眠一般，二便调。专科查体：胸腰椎活动幅度可，胸腰椎生理曲度可，胸$_{10}$、腰$_2$、腰$_3$ 椎旁压痛(－)，叩击痛(－)，双侧巴氏征(－)，双侧霍夫曼征(－)。膝腱反射、跟腱反射(＋＋)，双侧足背动脉搏动正常。患者及家属对治疗效果满意要求今日出院。分析：患者入院行脊柱推拿和理疗为主的保守疗法，通过缓解腰背部肌肉痉挛和紧张，疏通经络，通畅气血，促进炎症递质和炎症细胞的吸收，同时纠正了小关节紊乱，调整神经通道，松解神经根粘连，解除肌肉痉挛，从而缓解症状，鉴于患者症状改善同意患者今日出院，出院后继续腰背部康复锻炼，不适随诊。

九、出院诊断

1. 中医诊断　痹症(瘀血阻络)。

2. 西医诊断　①腰背脊神经后支卡压综合征;②胸$_{10}$/胸$_{11}$椎间盘水平左侧黄韧带肥厚;③胆囊切除术后。

十、讨论

脊神经后支卡压综合征又称为脊神经后支炎,是脊神经后支及其分出的内、外侧支走行于骨纤维孔、骨纤维管或穿胸腰筋膜裂隙等细小、周围结构坚韧缺乏弹性的孔道时,因腰部活动度大,易被拉伤;或因骨质增生、韧带骨化,使孔道变形变窄而压迫血管神经,而引起的不过膝关节的腰腿痛,有部分患者的症状可达小腿,但直腿抬高试验阴性,可与腰椎间盘突出症鉴别。脊神经后支较细,于椎间孔外口处脊神经节的外侧发出,向后行经骨纤维孔,在下位上关节突与横突根部上缘交界处,至横突间肌内缘分为内侧支和外侧支,各脊神经后支间有吻合。①后内侧支:位于下位腰椎上关节突根部的后侧,横突的后面斜向后下,经骨纤维管至椎弓板后面转向下行,跨越 1~3 个椎体,重叠分布于关节连线内侧的关节囊、韧带及背伸肌。腰$_{4~5}$的内侧支向下跨越 2~3 个椎体,抵达骶骨背面,还分布于骶髂关节。后内侧支在腰背肌肉内与上下平面的分支相连,紧与椎板相贴,一直到棘突下缘,棘上韧带受上一平面后内侧支支配;②后外侧支:与血管伴行,沿着横突背面向外下斜行,经骶棘肌,穿胸腰筋膜至皮下,支配椎间关节连线以外的组织结构。腰$_{1~3}$的外侧支较长,形成臀上皮神经;③脊膜支:多为脊神经后支或腰神经总干的分支,经椎间孔返回椎管内(返神经),分布于纤维环、后纵韧带、硬膜结缔组织、血管和脊髓被膜(脊膜支),其与交感神经纤维汇合组成窦椎神经。窦椎神经在相邻节段间有广泛吻合,因而刺激可能会跨节段跨侧别传入中枢,引起腰腿痛;④骨纤维孔:位于椎间孔外口的后外方,开口向后,与椎间孔垂直。其上界是横突间韧带的镰状缘,下界为下位椎体的横突上缘,内界为下位椎体上关节突的外缘,外界为横突间韧带的内侧缘;⑤骨纤维管:位于腰椎乳突与副突间的骨沟处。前壁为乳突副突间沟,后壁为上关节突副突韧带,上壁为乳突,下壁为副突。

患者入院后完善相关检查并请神经外科及影像科会诊确诊为脊神经后支卡压综合征,本病属针刀治疗适应证,因患者个人原因选择保守治疗,给予营养神经对症治疗,并给予脊柱推拿和理疗为主的保守疗法,患者腰背部疼痛缓解。

病例 17 针刀治疗腰背部疼痛伴脊柱僵直

一、一般资料

患者，王某，女，49 岁。

主诉：腰背部疼痛 15 年，加重伴脊柱僵直 8 年。

现病史：患者 15 年前无明显原因出现腰部疼痛，呈间断性，无下肢放射痛，疼痛时行走及活动困难，休息时减轻，偶有晨僵乏力，与天气变化无明显相关。到当地医院行骶髂关节片查 HLB27 阳性，确诊为强直性脊柱炎，未服药治疗，未予重视。8 年前开始出现脊柱僵直，活动受限，于省中医院长期服用中药治疗，疼痛明显减轻，僵直感逐渐加重至转头、转身不能，耸肩困难，休息后疼痛症状无明显缓解，无发热。今为求进一步治疗，来我科就诊，门诊以强直性脊柱炎收住院。患者自发病以来，饮食、睡眠欠佳，二便正常，体重未见明显变化。

既往史：既往高血压病病史 10 年，血压最高可达 180/110mmHg 规律口服"替米沙坦片"，血压控制在 130/80mmHg；既往糖尿病病史 1 年余，空腹血糖最高可达 8mmol/L，规律口服二甲双胍，自诉血糖控制平稳；8 年前曾行子宫肌瘤切除术。否认肝炎、结核等传染病病史，无重大外伤手术史，无输血史，对喹诺酮类药物过敏，未发现其他食物、药物过敏史，预防接种史不详。

个人史：生于原籍，无长期外地居住史。无吸烟史，偶尔饮酒，无疫区疫水接触史，无工业毒物、粉尘及放射性物质接触史。

婚育史：适龄结婚，育有 1 女，配偶及女儿均体健。

月经史：13 岁月经初潮，3 ~ 5/28 ~ 32 天，末次月经时间为 2018 年 5 月 8 日，既往月经规律，无痛经史。

家族史：父亲肺癌去世，母亲患有"高血压病"及"糖尿病"，1 哥 3 姐 1 弟。否认家族传染病及遗传病史。

二、体格检查

T：36.5℃，P：70 次/分，R：17 次/分，BP：139/85mmHg。患者中年女性，发育正常，营养中等，神志清楚，自主体位，检查合作。全身皮肤无黄染、无瘀点、无出血点。全身浅表淋巴结未触及肿大。头颅发育正常，毛发分布均匀，眼睑无水肿，结膜无充血，巩膜无黄染，双侧瞳孔等大等圆，对光反射及调节反射存在，耳、鼻无异常，口唇无发绀，咽部无充血，扁桃体无肿大。颈软，无抵抗，颈静脉无怒张，气管居中，甲状腺无肿大。胸廓对称无畸形，双侧乳房对称，未触及明显包块。双肺呼吸音清晰，未闻及干、湿性啰音。心前区无隆起及凹陷，心界无扩大，心率70次/分，节律规整，各瓣膜听诊区无闻及病理性杂音。腹部平坦，腹软，无压痛，无反跳痛。肝、脾肋下未触及，Murphy's征阴性，肝、肾区无叩痛，肠鸣音无亢进，移动性浊音阴性。脊柱无畸形，四肢无畸形，双下肢无水肿。双下肢足背动脉搏动正常。肱二头肌反射正常，膝腱反射正常，腹壁反射正常。巴氏征阴性，布氏征阴性。

专科查体：脊柱生理曲度变直，活动度明显受限，颈椎旋转度0度，枕墙距3cm，颌柄距16cm，指地距离25cm，胸廓活动度1cm。骶髂关节无压痛，双侧"4"字征（＋），双侧膝腱反射（＋＋），双侧跟腱反射（＋＋），四肢肌力正常，双侧下肢深浅感觉未触及异常。病理反射未引出。

三、辅助检查

1. 腰椎正侧位片　强直性脊柱炎累及腰椎及骶髂关节改变（未见报告单）（2016年11月26日，东营市××医院）。

2. 颈椎正侧位片　强直性脊柱炎累及颈椎改变（2017年11月9日，山东省××医院）。

四、入院诊断

1. 中医诊断　大偻（寒湿阻络）。

2. 西医诊断　①强直性脊柱炎；②高血压病（3级很高危）；③2型糖尿病。

五、诊断依据

1. 中医辨证辨病依据　患者腰背部疼痛15年，加重伴脊柱僵直8年。饮食可，二便正常，睡眠欠佳。舌淡，苔白，脉象弦滑。综观脉症，四诊合参，该病属于祖国医学的"大偻"范畴，证属寒湿阻络。患者中年女性，患者生活环境，湿寒露重，或冒雨着凉，或暑夏贪凉，腰府失护，寒湿毒邪乘虚侵入，造成经脉受阻，气血运行不畅而发为腰部、髋部疼痛，腰部经络阻滞不通，气血运行不畅，加之寒、湿邪入侵，更容易造成腰部气血运行不畅，不荣则痛，不通则痛。舌脉也为寒湿入侵之象。总之，本病病位在督脉，病属实证，考虑病程迁延日久，病情复杂，预后一般。

2. 西医诊断依据

（1）腰背部疼痛15年，加重伴脊柱僵直8年。

（2）既往高血压病、糖尿病病史。

（3）专科查体：脊柱生理曲度变直，活动度明显受限，颈椎旋转度5°，枕墙距3cm，颌柄距8cm，指地距离25cm，胸廓活动度3cm。骶髂关节无压痛，双侧"4"字征（＋）。

六、鉴别诊断

1. 风湿性关节炎　风湿热的临床表现之一，多见于青少年。其关节炎的特点为四肢大关节游走性肿痛，但很少出现关节畸形。关节外症状包括发热、咽痛、皮下结节等，血清抗链球菌溶血素O度升高，RF（－）。该患者无上述症状，基本排除。

2. 腰椎骨质增生　是椎体边缘及关节软骨的退行性变，患者年龄多在50岁以上，慢性发作逐渐加剧，腰腿酸痛，劳累或阴雨天加重，晨起腰板硬，活动后稍减轻，腰部活动受限，有时伴有坐骨神经痛，腰部压痛点不集中，直腿抬高试验阴性，腱反射无变化，X线可见椎间隙变窄，椎体前后缘有增生。

七、诊疗计划

1. 中医科Ⅱ级护理。

2. 完善三大常规、胸片、心电图、肝功能、肾功能、凝血常规等各项辅助检查。

3. 给予胞磷胆碱钠改善微循环。

4. 排除手术禁忌证，择日分次行非血管 DSA 引导下复杂性针刀松解术 + 周围神经嵌压松解术 + 臭氧注射术治疗。

以上病情及治疗方案已向患者及家属讲明，均表示理解并配合治疗。

八、治疗经过

1. 住院第 2 日查房记录　今日查房，患者诉脊柱僵直严重，头部及胸腰部无法转侧，无疼痛，饮食、睡眠可，二便正常。专科查体：脊柱生理曲度变直，活动度明显受限，颈椎旋转度 5°，枕墙距 3cm，颌柄距 8cm，指地距离 25cm，胸廓活动度 3cm。骶髂关节无压痛，双侧"4"字征（+）。辅助检查：腰椎正侧位片（2016 年 11 月 26 日，东营市××医院）：强直性脊柱炎累及腰椎及骶髂关节改变（未见报告单）；颈椎正侧位片（2017 年 11 月 9 日，山东省××医院）：强直性脊柱炎累及颈椎改变。化验结果返回显示，未见明显异常。心电图未做。刘方铭主任医师查房后分析，根据患者病史、体征及辅助检查，目前诊断："中医诊断：大偻（寒湿阻络），西医诊断：强直性脊柱炎、高血压病（3 级很高危）、2 型糖尿病"诊断明确。患者无手术禁忌证拟定于今日行非血管 DSA 引导下复杂性针刀 + 周围神经嵌压松解术 + 臭氧注射术治疗。术前应和患者充分交流，并签署治疗知情同意书，密切观察病情变化，及时对症处理。同时给予中药内服滋补肝肾，温阳祛湿治疗，组方如下：金银花 24g、葛根 30g、槲寄生 30g、大血藤 30g、牛膝 30g、独活 30g、狗脊 15g、麸炒薏苡仁 30g、防风 10g、制附子 6g、白芍 30g、天麻 15g、当归 12g、砂仁 6g、甘草 6g，免煎颗粒，日一剂冲服，早晚分服。

2. 住院第 3 日术后首次病程记录　患者今日 14：15 在介入室行非血管 DSA 下复杂性针刀松解术 + 周围神经嵌压松解术 + 普通臭氧注射术，以颈$_3$～胸$_1$ 棘下，颈$_3$～胸$_1$ 双侧夹脊穴，双侧肩胛内角为标记点，于非血管 DSA 引导下进行调整后，用碘伏无菌棉球以标记点为中心进行常规消毒，铺无菌洞巾，铺无菌单。用无痛泵局部麻醉，抽取 1% 利多卡因 20ml 并于上述标记点局部麻醉，后抽取由维生素 B$_6$ 200mg + 维生素 B$_{12}$ 1mg + 曲安奈德注射液 40mg + 醋酸泼尼龙注射液 125mg + 0.9% 氯化钠注射液适量组成的消炎镇痛液，每处注射 3～5ml，并于以上述标记点注射 45% 浓度臭氧，每穴各注射 5ml 臭氧。于上述标记点进行针刀松解，并于非血管 DSA 调整下精确定位，确定针尖到达各颈胸椎小关节、棘上韧带、棘间韧带，松解后迅速出针，用无菌纱布按压针眼 2 分钟后用敷贴覆盖伤口。术中穿刺部位压迫止血充分，足背动脉搏动良好。术中顺利，患者无异常改变，于 15：15 安返病房。术后给予改善循环、活血化瘀等治疗，并嘱患者针口 72 小时不要接触水，注意观察足背动脉搏动及生命体征的情况。

3. 住院第 5 日查房记录　患者术后第二天，诉头颈部症状较前明显减轻，未诉不适，纳眠可，二便调。专科查体：脊柱生理曲度变直，活动度明显受限，颈椎旋转度 5°，枕墙距 3cm，颌柄距 8cm，指地距离 25cm，胸廓活动度 3cm。尹聪主治医师查房后建议：

嘱患者适当活动锻炼头颈部，继续给予胞磷胆碱钠改善微循环。余治疗计划暂不变，密切观察病情变化，及时对症处理。

4. 住院第7日术后首次病程记录　患者中年女性，因"腰背部疼痛15年，加重伴脊柱僵直8年"，今日09:40在介入室行非血管DSA下复杂性针刀松解术+周围神经嵌压松解术+普通臭氧注射术，以胸$_2$～腰$_5$棘间韧带，胸$_2$～腰$_5$双侧小关节囊，双侧腰$_3$横突、髂腰韧带、骶髂关节下1/3处为标记点，于非血管DSA引导下进行调整后，用碘伏无菌棉球以标记点为中心进行常规消毒，铺无菌洞巾，铺无菌单。用无痛泵局部麻醉，抽取1%利多卡因20ml并于上述标记点局部麻醉，后抽取由维生素B$_6$ 200mg+维生素B$_{12}$ 1mg+曲安奈德注射液40mg+醋酸泼尼龙注射液125mg+0.9%氯化钠注射液适量组成的消炎镇痛液，每处注射3～5ml，并于以上述标记点注射45%浓度臭氧，每穴各注射5ml臭氧。于上述标记点进行针刀松解，并于非血管DSA调整下精确定位，确定针尖到达各颈胸腰椎小关节、棘上韧带、棘间韧带，松解后迅速出针，用无菌纱布按压针眼2分钟后用敷贴覆盖伤口。术中穿刺部位压迫止血充分，足背动脉搏动良好。术中顺利，患者无异常改变，于10:30安返病房，术后给予改善循环、活血化瘀等治疗，并嘱患者针口72小时不要接触水，注意观察足背动脉搏动及生命体征的情况。

5. 住院第8日查房记录　患者术后第一天，胸腰部活动较前明显减轻，无明显疼痛，施术部位无明显渗出，无红肿热痛，饮食、睡眠可，二便正常。术后第一天暂不予以查体。ESR及血常规未见异常。尹聪主治医师查房后分析：患者昨日行第二次针刀松解，以胸腰部脊柱小关节松解为主，口处避免接触水，防止感染，余治疗暂不变，密切观察患者病情变化，及时对症处理。

6. 住院第10日术后首次病程记录　患者中年女性，因"腰背部疼痛15年，加重伴脊柱僵直8年"，今日8:45在介入室行非血管DSA下复杂性针刀松解术+周围神经嵌压松解术+普通臭氧注射术，以双侧喙突、肩峰下、结节间沟、大结节、小结节、胸肋关节、胸锁关节为标记点，于非血管DSA引导下进行调整后，用碘伏无菌棉球以标记点为中心进行常规消毒，铺无菌洞巾，铺无菌单。用无痛泵局部麻醉，抽取1%利多卡因20ml并于上述标记点局部麻醉，后抽取由维生素B$_6$ 200mg+维生素B$_{12}$ 1mg+曲安奈德注射液40mg+醋酸泼尼龙注射液125mg+0.9%氯化钠注射液适量组成的消炎镇痛液，每处注射3～5ml，并于以上述标记点注射45%浓度臭氧，每穴各注射5ml臭氧。于上述标记点进行针刀松解，并于非血管DSA调整下精确定位，确定针尖到达各韧带起止点及关节囊，松解后迅速出针，用无菌纱布按压针眼2分钟后用敷贴覆盖伤口，术后平车推回病房。术中穿刺部位压迫止血充分，足背动脉搏动良好。术中顺利，患者无异常改变，于9:30安返病房，术后给予改善循环、活血化瘀等治疗，并嘱患者针口72小时不要接触水，注意观察足背动脉搏动及生命体征的情况。

7. 第一次住院诊疗经过及出院情况　诊疗经过：入院后完善三大常规、血生化、凝血常规、入院五项、心电图等辅助检查。治疗上给予改善微循环治疗，分三次于介入治疗室行颈部、胸腰部、前胸部复杂性针刀松解术+臭氧注射术，患者脊柱活动度明显改善。出院情况：患者未诉明显不适，活动受限较前改善，二便正常，纳眠可。查体：脊柱生理曲度变直，活动度严重受限，颈椎旋转度10°，枕墙距2cm，颌柄距16cm，指地距离

10cm，胸廓活动度 2cm。骶髂关节无压痛，双侧"4"字征(＋)。

8. 6 个月后第二次住院情况　专科检查：脊柱生理曲度变直，活动度明显受限，颈椎旋转度 5°，枕墙距 3cm，颌柄距 8cm，指地距离 25cm，胸廓活动度 3cm。骶髂关节无压痛，双侧"4"字征(＋)，双侧膝腱反射(＋＋)，双侧跟腱反射(＋＋)，四肢肌力正常，双侧下肢深浅感觉未触及异常。病理反射未引出。

9. 第二次住院术后首次病程　患者今日 14：15 在介入室行非血管 DSA 下复杂性针刀松解术＋周围神经嵌压松解术＋普通臭氧注射术，以颈$_3$～胸$_7$ 棘下，颈$_3$～胸$_7$ 双侧夹脊穴，双侧肩胛内角为标记点，于非血管 DSA 引导下进行调整后，用碘伏无菌棉球以标记点为中心进行常规消毒，铺无菌洞巾，铺无菌单。用无痛泵局部麻醉，抽取 1% 利多卡因 20ml 并于上述标记点局部麻醉，后抽取由维生素 B$_6$ 200mg＋维生素 B$_{12}$ 1mg＋曲安奈德注射液 40mg＋醋酸泼尼龙注射液 125mg＋0.9% 氯化钠注射液适量组成的消炎镇痛液，每处注射 3～5ml，并于以上述标记点注射 45% 浓度臭氧，每穴各注射 5ml 臭氧。于上述标记点进行针刀松解，并于非血管 DSA 调整下精确定位，确定针尖到达各颈胸椎小关节、棘上韧带、棘间韧带，松解后迅速出针，用无菌纱布按压针眼 2 分钟后用敷贴覆盖伤口。术中穿刺部位压迫止血充分，足背动脉搏动良好。术中顺利，患者无异常改变，于 15：15 安返病房，术后给予改善循环、活血化瘀等治疗，并嘱患者针口 72 小时不要接触水，注意观察足背动脉搏动及生命体征的情况。

10. 第二次住院术后第 2 日病程　患者术后第二天，诉头颈部症状较前明显减轻，未诉不适，纳眠可，二便调。专科查体：脊柱生理曲度变直，活动度明显受限，颈椎旋转度 5°，枕墙距 3cm，颌柄距 8cm，指地距离 25cm，胸廓活动度 3cm。吴文庆主治医师查房后建议：嘱患者适当活动锻炼头颈部，继续给予胞磷胆碱钠改善微循环。余治疗计划暂不变，密切观察病情变化，及时对症处理。

11. 第二次住院第 6 日术后首次病程记录　患者中年女性，因"腰背部疼痛 15 年，加重伴脊柱僵直 8 年"，今日 9：40 在介入室行非血管 DSA 下复杂性针刀松解术＋周围神经嵌压松解术＋普通臭氧注射术，以胸$_2$～腰$_5$ 棘间韧带，胸$_2$～腰$_5$ 双侧小关节囊，双侧腰$_3$ 横突、髂腰韧带、骶髂关节下 1/3 处为标记点，于非血管 DSA 引导下进行调整后，用碘伏无菌棉球以标记点为中心进行常规消毒，铺无菌洞巾，铺无菌单。用无痛泵局部麻醉，抽取 1% 利多卡因 20ml 并于上述标记点局部麻醉，后抽取由维生素 B$_6$ 200mg＋维生素 B$_{12}$ 1mg＋曲安奈德注射液 40mg＋醋酸泼尼龙注射液 125mg＋0.9% 氯化钠注射液适量组成的消炎镇痛液，每处注射 3～5ml，并于以上述标记点注射 45% 浓度臭氧，每穴各注射 5ml 臭氧。于上述标记点进行针刀松解，并于非血管 DSA 调整下精确定位，确定针尖到达各颈胸腰椎小关节、棘上韧带、棘间韧带，松解后迅速出针，用无菌纱布按压针眼 2 分钟后用敷贴覆盖伤口。术中穿刺部位压迫止血充分，足背动脉搏动良好。术中顺利，患者无异常改变，于 10：30 安返病房，术后给予改善循环、活血化瘀等治疗，并嘱患者针口 72 小时不要接触水，注意观察足背动脉搏动及生命体征的情况。

12. 第二次住院第 8 日查房记录　患者术后第二天，诉颈至腰部较前明显轻松，活动度改善尚不明显，饮食、睡眠可，二便正常。专科查体：脊柱生理曲度变直，活动度明显受限，颈椎旋转度 10°，枕墙距 2cm，颌柄距 8cm，指地距离 10cm，胸廓活动度 2cm。

骶髂关节无压痛，双侧"4"字征（＋）。刘方铭主任医师查房后分析：患者目前疼痛症状减轻，根据诊疗计划，今日可行第三次以腰骶部、骶髂关节针刀松解的治疗，三次治疗综合调整患者脊柱生物力学平衡，重建畅通经络，余治疗暂不变，密切观察患者病情变化，及时对症处理。

13. 第二次住院第 10 日术后首次病程记录　患者中年女性，因"腰背部疼痛 15 年，加重伴脊柱僵直 8 年"，今日 10：45 在介入室行非血管 DSA 下复杂性针刀松解术 + 周围神经嵌压松解术 + 普通臭氧注射术，以腰$_1$/腰$_2$、腰$_2$/腰$_3$、腰$_3$/腰$_4$、腰$_4$/腰$_5$、腰$_5$/骶$_1$ 双侧夹脊穴，双侧骶髂关节、双侧腰$_3$、腰$_4$、腰$_5$ 双侧横突为标记点，于非血管 DSA 引导下进行调整后，用碘伏无菌棉球以标记点为中心进行常规消毒，铺无菌洞巾，铺无菌单。用无痛泵局部麻醉，抽取 1% 利多卡因 20ml 并于上述标记点局部麻醉，后抽取由维生素 B$_6$ 200mg + 维生素 B$_{12}$ 1mg + 曲安奈德注射液 40mg + 醋酸泼尼龙注射液 125mg + 0.9% 氯化钠注射液适量组成的消炎镇痛液，每处注射 3～5ml，并于以上述标记点注射 45% 浓度臭氧，每穴各注射 5ml 臭氧。于上述标记点进行针刀松解，并于非血管 DSA 调整下精确定位，确定针尖到达各夹脊穴、横突尖及关节囊，松解后迅速出针，用无菌纱布按压针眼 2 分钟后用敷贴覆盖伤口，术后平车推回病房。术中穿刺部位压迫止血充分，足背动脉搏动良好。术中顺利，患者无异常改变，于 11：55 安返病房，术后给予改善循环、活血化瘀等治疗，并嘱患者针口 72 小时不要接触水，注意观察足背动脉搏动及生命体征的情况。

14. 第二次住院第 11 日查房记录　今日查房，患者未诉明显不适，活动受限较前改善，二便正常，纳眠可。查体：脊柱生理曲度变直，活动度严重受限，颈椎旋转度 10°，枕墙距 2cm，颌柄距 16cm，指地距离 10cm，胸廓活动度 2cm。骶髂关节无压痛，双侧"4"字征（＋）。双侧膝腱反射（＋＋），双侧跟腱反射（＋＋）。患者对治疗效果满意，主动要求今日出院。刘方铭主任医师查房后分析：患者目前脊柱活动度明显缓解，继续锻炼及中药汤剂治疗。同意今日出院，嘱患者出院后避风寒、畅情志、适劳逸，1 个月后复诊，不适随诊。

15. 第二次住院出院情况　患者诉腰骶部、颈背部疼痛较前明显减轻，饮食、睡眠可，二便正常。专科查体：脊柱侧弯畸形，腰椎活动可，腰$_2$/腰$_3$、腰$_3$/腰$_4$、腰$_4$/腰$_5$、腰$_5$/骶$_1$ 棘间压痛（－），腰$_{2～5}$夹脊穴压痛（＋－），双腰$_3$横突压痛（＋－）、双侧秩边穴、环跳穴（＋－）。

16. 2 个月后第三次住院情况　专科检查：脊柱生理曲度变直，活动度明显受限，颈椎旋转度 5°，枕墙距 3cm，颌柄距 8cm，指地距离 25cm，胸廓活动度 3cm。骶髂关节无压痛，双侧"4"字征（＋），双侧膝腱反射（＋＋），双侧跟腱反射（＋＋），四肢肌力正常，双侧下肢深浅感觉未触及异常。病理反射未引出。

17. 第三次住院第 2 日术后首次病程记录　患者今日 8：00 在介入室行非血管 DSA 下复杂性针刀松解术 + 脊髓和神经根粘连松解术 + 侧隐窝臭氧注射术 + 普通臭氧注射术，以颈$_3$～胸$_1$ 棘下、颈$_3$～胸$_1$ 双侧夹脊穴，双侧肩胛内角为标记点，于非血管 DSA 引导下进行调整后，用碘伏无菌棉球以标记点为中心进行常规消毒，铺无菌洞巾，铺无菌单。用无痛泵局部麻醉，抽取 1% 利多卡因 20ml 并于上述标记点局部麻醉，后抽取由维

生素 B_6 200mg + 维生素 B_{12} 1mg + 曲安奈德注射液 40mg + 醋酸泼尼龙注射液 125mg + 0.9% 氯化钠注射液适量组成的消炎镇痛液,每处注射 3～5ml,并于以上述标记点注射 45% 浓度臭氧,每穴各注射 5ml 臭氧。于上述标记点进行针刀松解,并于非血管 DSA 调整下精确定位,确定针尖到达各颈胸椎小关节、棘上韧带、棘间韧带,松解后迅速出针,用无菌纱布按压针眼 2 分钟后用敷贴覆盖伤口。术中穿刺部位压迫止血充分,足背动脉搏动良好。术中顺利,患者无异常改变,于 08:55 安返病房,嘱患者针口 72 小时不要接触水,注意观察足背动脉搏动及生命体征的情况。

18. 第三次住院第 2 日首次查房记录 今日查房,患者诉脊柱关节僵硬明显,夜间加重,无下肢放射痛,饮食可,睡眠差,二便正常。专科查体:脊柱生理曲度变直,活动度明显受限,颈椎旋转度 5°,枕墙距 3cm,颌柄距 8cm,指地距离 25cm,胸廓活动度 3cm。骶髂关节无压痛,双侧"4"字征(+),双侧膝腱反射(++),双侧跟腱反射(++),四肢肌力正常,双侧下肢深浅感觉未触及异常。病理反射未引出。辅助检查化验结果已回未见明显异常。心电图未见明显异常。今日已行脊柱周围软组织进行针刀松解,术后病情稳定,今日行胸部 CT 明确局部情况,余治疗不变,继观。

19. 第三次住院第 3 日查房记录 患者术后第一天,诉头颈部及肩部活动度较前改善,手术针眼处无红肿渗出,饮食睡眠可,二便正常。术后第一天暂不查体。胸部 CT 示:胸部 CT 平扫未见明显异常;符合双侧肩锁关节退行性变,请结合临床。刘方铭主任医师仔细分析病情后指出:患者术后时间较短,注意针眼处有无红肿热痛。患者血糖控制可,嘱患者继续糖尿病饮食,按医嘱准时吃药。余治疗计划暂不变,密切观察病情变化,及时对症处理。

20. 第三次住院第 6 日查房记录 患者术后第二天,诉头颈部症状较前明显减轻,未诉不适,纳眠可,二便调。专科查体:脊柱生理曲度变直,活动度明显受限,颈椎旋转度 5°,枕墙距 3cm,颌柄距 8cm,指地距离 25cm,胸廓活动度 3cm。崔晓鲁主治医师查房后建议:嘱患者适当活动锻炼头颈部,继续给予胞磷胆碱钠改善微循环,加用替米沙坦片控制血压,余治疗计划暂不变,密切观察病情变化,及时对症处理。

21. 第三次住院第 8 日查房记录 今日查房,患者诉症状明显减轻,饮食睡眠可,大小便正常。专科查体同前。刘方铭主任医师查房后建议:强直性脊柱炎类似于中医学之"大偻",明日计划给予第二次针刀臭氧为主的治疗,以胸背部为主。治疗加用硝苯地平缓释片(Ⅱ)(伲福达)控制血压,余治疗计划暂不变,密切观察病情变化,及时对症处理。

22. 第三次住院第 8 日术后首次病程记录 患者今日 14:15 在介入室行非血管 DSA 下复杂性针刀松解术 + 脊髓和神经根粘连松解术 + 侧隐窝臭氧注射术 + 普通臭氧注射术,以胸$_{1～12}$双侧夹脊穴,双侧肩胛内角为标记点,于非血管 DSA 引导下进行调整后,用碘伏无菌棉球以标记点为中心进行常规消毒,铺无菌洞巾,铺无菌单。用无痛泵局部麻醉,抽取 1% 利多卡因 20ml 并于上述标记点局部麻醉,后抽取由维生素 B_6 200mg + 维生素 B_{12} 1mg + 曲安奈德注射液 40mg + 醋酸泼尼龙注射液 125mg + 0.9% 氯化钠注射液适量组成的消炎镇痛液,每处注射 3～5ml,并于以上述标记点注射 45% 浓度臭氧,每穴各注射 5ml 臭氧。于上述标记点进行针刀松解,并于非血管 DSA 调整下精确定位,确定针尖到达各胸椎小关节、棘上韧带、棘间韧带，松解后迅速出针，用无菌纱布按压针眼2分钟后用敷贴覆盖伤口。术中穿刺部位压迫止血充分，足背动脉搏动良好。术中顺利，患者无异常改变，于15∶15安返病房，术后给予改善循环、活血化瘀等治疗，并嘱患者针口72小时不要接触水，注意观察足背动脉搏动及生命体征的情况。

23. 第三次住院第10日查房记录　患者术后第二天，诉胸背部较前明显轻松，活动度改善尚不明显，饮食、睡眠可，二便正常。专科查体：脊柱生理曲度变直，活动度明显受限，颈椎旋转度10°，枕墙距2cm，颌柄距8cm，指地距离10cm，胸廓活动度2cm。骶髂关节无压痛，双侧"4"字征（＋）。崔晓鲁主治医师查房后分析：患者目前疼痛症状减轻，根据诊疗计划，今日可行第三次以腰骶部、骶髂关节针刀松解的治疗，3次治疗综合调整患者脊柱生物力学平衡，重建畅通经络，余治疗暂不变，密切观察患者病情变化，及时对症处理。

24. 第三次住院第11日术后首次病程记录　患者今日14∶15在介入室行非血管DSA下复杂性针刀松解术＋脊髓和神经根粘连松解术＋侧隐窝臭氧注射＋普通臭氧注射术，以腰$_{1-5}$双侧夹脊穴，双侧骶髂关节为标记点，于非血管DSA引导下进行调整后，用碘伏无菌棉球以标记点为中心进行常规消毒，铺无菌洞巾，铺无菌单。用无痛泵局部麻醉，抽取1%利多卡因20ml并于上述标记点局部麻醉，后抽取由维生素B_6 200mg＋维生素B_{12} 1mg＋曲安奈德注射液40mg＋醋酸泼尼龙注射液125mg＋0.9%氯化钠注射液适量组成的消炎镇痛液，每处注射3~5ml，并于以上述标记点注射45%浓度臭氧，每穴各注射5ml臭氧。于上述标记点进行针刀松解，并于非血管DSA调整下精确定位，确定针尖到达各腰椎小关节、棘上韧带、棘间韧带及骶髂关节面，松解后迅速出针，用无菌纱布按压针眼2分钟后用敷贴覆盖伤口。术中穿刺部位压迫止血充分，足背动脉搏动良好。术中顺利，患者无异常改变，于15∶15安返病房，嘱患者针口72小时不要接触水，注意观察足背动脉搏动及生命体征的情况。

25. 第三次住院第13日查房记录　今日查房，患者未诉明显不适，活动受限较前改善，二便正常，纳眠可。查体：脊柱生理曲度变直，活动度严重受限，颈椎旋转度10°，枕墙距2cm，颌柄距16cm，指地距离10cm，胸廓活动度2cm。骶髂关节无压痛，双侧"4"字征（＋）。双侧膝腱反射（＋＋），双侧跟腱反射（＋＋）。患者对治疗效果满意，主动要求今日出院。刘方铭主任医师查房后分析：患者目前脊柱活动度明显缓解，继续锻炼及中药汤剂治疗。同意今日出院，嘱患者出院后避风寒、畅情志、适劳逸，1个月后复诊，不适随诊。

26. 第三次住院出院情况　患者未诉明显不适，活动受限较前改善，二便正常，纳眠可。查体：脊柱生理曲度变直，活动度严重受限，颈椎旋转度10°，枕墙距2cm，颌柄距16cm，指地距离10cm，胸廓活动度2cm。骶髂关节无压痛，双侧"4"字征（＋）。双侧膝腱反射（＋＋），双侧跟腱反射（＋＋）。

27. 出院2个月后第四次住院情况　专科查体：脊柱生理曲度变直，活动度明显受限，颈椎旋转度5°，枕墙距3cm，颌柄距8cm，指地距离25cm，胸廓活动度3cm。骶髂关节无压痛，双侧"4"字征（＋）。

28. 第四次住院第3日术后首次病程记录　患者今日在介入室行非血管DSA下复杂

性针刀松解术 + 脊髓和神经根粘连松解术 + 普通臭氧注射术，以颈$_3$～胸$_1$棘下、颈$_3$～胸$_1$双侧夹脊穴，双侧肩胛内角为标记点，于非血管 DSA 引导下进行调整后，用碘伏无菌棉球以标记点为中心进行常规消毒，铺无菌洞巾，铺无菌单。用无痛泵局部麻醉，抽取 1% 利多卡因 20ml 并于上述标记点局部麻醉，后抽取由维生素 B$_6$ 200mg + 维生素 B$_{12}$ 1mg + 曲安奈德注射液 40mg + 醋酸泼尼龙注射液 125mg + 0.9% 氯化钠注射液适量组成的消炎镇痛液，每处注射 3～5ml，并于以上述标记点注射 45% 浓度臭氧，每穴各注射 5ml 臭氧。于上述标记点进行针刀松解，并于非血管 DSA 调整下精确定位，确定针尖到达各颈胸椎小关节、棘上韧带、棘间韧带，松解后迅速出针，用无菌纱布按压针眼 2 分钟后用敷贴覆盖伤口。术中穿刺部位压迫止血充分，足背动脉搏动良好。术中顺利，患者无异常改变，于 16：25 安返病房，术后给予改善循环、活血化瘀等治疗，并嘱患者针口 72 小时不要接触水，注意观察足背动脉搏动及生命体征的情况。

29. 第四次住院第 4 日查房记录　患者术后第二天，诉头颈部症状较前明显减轻，未诉不适，纳眠可，二便调。专科查体：脊柱生理曲度变直，活动度明显受限，颈椎旋转度 5°，枕墙距 3cm，颌柄距 8cm，指地距离 25cm，胸廓活动度 3cm。崔晓鲁主治医师查房后建议：嘱患者适当活动锻炼头颈部，继续给予胞磷胆碱钠改善微循环。治疗计划暂不变，密切观察病情变化，及时对症处理。

30. 第四次住院第 5 日查房记录　患者术后第三天，诉症状明显减轻，血压升高，达 170/106mmHg，饮食睡眠一般，大小便正常。专科查体同前。刘方铭主任医师查房后建议：AS 类似于中医学之大偻。治疗多以祛风除湿、活血通络为主。今日复查空腹血糖及血常规。明日计划给予第二次针刀臭氧为主的治疗，以胸背部为主。明日加用阿普唑仑片（佳乐定）改善睡眠，请心内科会诊协助降压，余治疗计划暂不变，密切观察病情变化，及时对症处理。

31. 第四次住院第 6 日会诊记录　患者以强直性脊柱炎入院，有高血压病史，目前血压 158/98mmHg，血压控制差，为进步诊治请心内科会诊，心内科徐振兴主治医师会诊建议，继续目前降压策略，避免血压过低；调节情绪，遵医嘱执行。

32. 第四次住院第 6 日术后首次病程记录　患者今日在介入室行非血管 DSA 下复杂性针刀松解术 + 脊髓和神经根粘连松解术 + 普通臭氧注射术，以胸$_{1～12}$棘下、胸$_{1～12}$双侧夹脊穴为标记点，于非血管 DSA 引导下进行调整后，用碘伏无菌棉球以标记点为中心进行常规消毒，铺无菌洞巾，铺无菌单。用无痛泵局部麻醉，抽取 1% 利多卡因 20ml 并于上述标记点局部麻醉，后抽取由维生素 B$_6$ 200mg + 维生素 B$_{12}$ 1mg + 曲安奈德注射液 40mg + 醋酸泼尼龙注射液 125mg + 0.9% 氯化钠注射液适量组成的消炎镇痛液，每处注射 3～5ml，并于以上述标记点注射 45% 浓度臭氧，每穴各注射 5ml 臭氧。于上述标记点进行针刀松解，并于非血管 DSA 调整下精确定位，确定针尖到达各胸椎小关节、棘上韧带、棘间韧带，松解后迅速出针，用无菌纱布按压针眼 2 分钟后用敷贴覆盖伤口。术中穿刺部位压迫止血充分，足背动脉搏动良好。术中顺利，患者无异常改变，于 12：15 安返病房，术后给予改善循环、活血化瘀等治疗，并嘱患者针口 72 小时不要接触水，注意观察足背动脉搏动及生命体征的情况。

33. 第四次住院第 8 日会诊记录　患者以强直性脊柱炎入院，有高血压病史，目前血压 170/98mmHg，血压控制差，为进一步诊治请心内科会诊，心内科徐穆伟副主任医师会诊建议，奥美沙坦 20mg 1 次／日；卡维地洛 12.5mg 1 次／日，遵医嘱执行。

34. 第四次住院第 9 日查房记录　患者术后第二天，诉颈至背部较前明显轻松，活动度改善尚不明显，饮食、睡眠可，二便正常。专科查体：脊柱生理曲度变直，活动度明显受限，颈椎旋转度 10°，枕墙距 2cm，颌柄距 8cm，指地距离 10cm，胸廓活动度 2cm。骶髂关节无压痛，双侧"4"字征（＋）。崔晓鲁主治医师查房后分析：患者目前疼痛症状减轻，根据诊疗计划，择日可行第三次以腰骶部、骶髂关节针刀松解的治疗，三次治疗综合调整患者脊柱生物力学平衡，重建畅通经络，行 24 小时动态血压明确病情，余治疗暂不变，密切观察患者病情变化，及时对症处理。

35. 第四次住院第 12 日术后首次病程记录　患者今日在介入室行非血管 DSA 下复杂性针刀松解术＋脊髓和神经根粘连松解术＋普通臭氧注射术，以腰$_{1~5}$棘下，腰$_1$双侧夹脊穴、骶髂关节体表投影点为标记点，于非血管 DSA 引导下进行调整后，用碘伏无菌棉球以标记点为中心进行常规消毒，铺无菌洞巾，铺无菌单。用无痛泵局部麻醉，抽取 1% 利多卡因 20ml 并于上述标记点局部麻醉，后抽取由维生素 B$_6$ 200mg ＋维生素 B$_{12}$ 1mg ＋曲安奈德注射液 40mg ＋醋酸泼尼龙注射液 125mg ＋0.9% 氯化钠注射液适量组成的消炎镇痛液，每处注射 3～5ml，并于以上述标记点注射 45% 浓度臭氧，每穴各注射 5ml 臭氧。于上述标记点进行针刀松解，并于非血管 DSA 调整下精确定位，确定针尖到达各腰椎小关节、棘上韧带、棘间韧带，松解后迅速出针，用无菌纱布按压针眼 2 分钟后用敷贴覆盖伤口。术中穿刺部位压迫止血充分，足背动脉搏动良好。术中顺利，患者无异常改变，于 12：15 安返病房，术后给予改善循环、活血化瘀等治疗，并嘱患者针口 72 小时不要接触水，注意观察足背动脉搏动及生命体征的情况。

36. 第四次住院第 14 日查房记录　今日查房，患者未诉明显不适，活动受限较前改善，二便正常，纳眠可。查体：脊柱生理曲度变直，活动度严重受限，颈椎旋转度 10°，枕墙距 2cm，颌柄距 16cm，指地距离 10cm，胸廓活动度 2cm。骶髂关节无压痛，双侧"4"字征（＋）。双侧膝腱反射（＋＋），双侧跟腱反射（＋＋）。患者对治疗效果满意，主动要求今日出院。刘方铭主任医师查房后分析：患者目前脊柱活动度明显缓解，继续锻炼及中药汤剂治疗。同意今日出院，嘱患者出院后避风寒、畅情志、适劳逸，1 个月后复诊，不适随诊。

37. 第四次住院出院情况　专科查体：脊柱生理曲度变直，活动度严重受限，颈椎旋转度 10°，枕墙距 2cm，颌柄距 16cm，指地距离 10cm，胸廓活动度 2cm。骶髂关节无压痛，双侧"4"字征（＋）。双侧膝腱反射（＋＋），双侧跟腱反射（＋＋）。

38. 出院 6 个月后第五次住院情况　专科检查：脊柱生理曲度变直，活动度明显受限，颈椎旋转度 10°，枕墙距 2cm，颌柄距 16cm，指地距离 10cm，胸廓活动度 2cm。骶髂关节无压痛，双侧"4"字征（＋），双侧膝腱反射（＋＋），双侧跟腱反射（＋＋），四肢肌力正常，双侧下肢深浅感觉未触及异常。病理反射未引出。

39. 第五次住院第 3 日术后首次病程记录　患者今日在介入室行非血管 DSA 下复杂性针刀松解术＋脊髓和神经根粘连松解术＋普通臭氧注射术，以颈$_3$～胸$_1$棘下，颈$_3$～胸$_1$双侧夹脊穴，双侧肩胛内角为标记点，于非血管 DSA 引导下进行调整后，用碘伏无菌棉球以标记点为中心进行常规消毒,铺无菌洞巾,铺无菌单。用无痛泵局部麻醉,抽取 1% 利多卡因 20ml 并于上述标记点局部麻醉,后抽取由维生素 B_6 200mg + 维生素 B_{12} 1mg + 曲安奈德注射液 40mg + 醋酸泼尼龙注射液 125mg + 0.9% 氯化钠注射液适量组成的消炎镇痛液,每处注射 3~5ml,并于以上述标记点注射 45% 浓度臭氧,每穴各注射 5ml 臭氧。于上述标记点进行针刀松解,并于非血管 DSA 调整下精确定位,确定针尖到达各颈胸椎小关节、棘上韧带、棘间韧带,松解后迅速出针,用无菌纱布按压针眼 2 分钟后用敷贴覆盖伤口。术中穿刺部位压迫止血充分,足背动脉搏动良好。术中顺利,患者无异常改变,术后安返病房,术后给予改善循环、活血化瘀等治疗,并嘱患者针口 72 小时不要接触水,注意观察足背动脉搏动及生命体征的情况。

40. 第五次住院第 4 日查房记录　患者术后第二天,诉头颈部症状较前明显减轻,未诉不适,纳眠可,二便调。专科查体:脊柱生理曲度变直,活动度明显受限,颈椎旋转度 12°,枕墙距 1cm,颌柄距 16cm,指地距离 10cm,胸廓活动度 2cm。孙钦然主治医师查房后建议:嘱患者适当活动锻炼头颈部,继续给予胞磷胆碱钠改善微循环。准备明日行第二次介入治疗,以胸腰段督脉及夹脊穴松解为主。余治疗计划暂不变,密切观察病情变化,及时对症处理。

41. 第五次住院第 5 日术后首次病程记录　患者今日在介入室行非血管 DSA 下复杂性针刀松解术 + 脊髓和神经根粘连松解术 + 普通臭氧注射术,以胸$_8$~腰$_2$ 棘突下及双侧夹脊穴为标记点,于非血管 DSA 引导下进行调整后,用碘伏无菌棉球以标记点为中心进行常规消毒,铺无菌洞巾,铺无菌单。用无痛泵局部麻醉,抽取 0.5% 利多卡因并于上述标记点局部麻醉,后抽取由维生素 B_{12} 1mg + 曲安奈德注射液 40mg + 0.9% 氯化钠注射液适量组成的消炎镇痛液,每处注射 3~5ml,并于以上述标记点注射 45% 浓度臭氧,每穴各注射 3~5ml 臭氧。于上述标记点进行针刀松解,并于非血管 DSA 调整下精确定位,确定针尖到达各小关节、棘上韧带、棘间韧带,松解后迅速出针,用无菌纱布按压针眼 2 分钟后用敷贴覆盖伤口。背部操作结束,患者翻身平卧位,以双侧肩锁关节为标记点,常规消毒,铺无菌洞巾,用无痛泵局部麻醉,0.5% 利多卡因局部麻醉,注射消炎镇痛液,每处注射 3~5ml,45% 浓度臭氧各注射 3~5ml 臭氧。进行针刀松解,并于非血管 DSA 调整下精确定位,确定针尖到达肩锁关节,松解后迅速出针,用无菌纱布按压针眼 2 分钟后用敷贴覆盖伤口。术中顺利,患者无异常改变,术后安返病房,嘱患者针口 72 小时保持清洁干燥。

42. 第五次住院第 7 日查房记录　今日查房,患者一般情况可,病情较前稳定好转,脊背部僵硬感较前减轻,余未诉特殊不适。查体:脊柱生理曲度变直,活动度明显受限,枕墙距 1cm,颌柄距 16cm,指地距离 9cm,双侧“4”字征(+)。刘方铭主任医师仔细分析病情后指出:患者病情较前稳定好转,准备明日行第三次介入治疗,以腰骶部督脉 + 夹脊穴以及腹直肌松解为主。继观。

43. 第五次住院第 8 日术后首次病程记录　患者今日在介入室行非血管 DSA 下复杂性针刀松解术 + 脊髓和神经根粘连松解术 + 普通臭氧注射术,以腰$_3$~骶$_1$ 棘突下及双侧夹脊穴、双侧腰$_3$ 横突尖、双侧臀中肌为标记点,于非血管 DSA 引导下进行调整后,用碘伏无菌棉球以标记点为中心进行常规消毒,铺无菌洞巾,铺无菌单。用无痛泵局部麻醉,抽取 0.5% 利多卡因并于上述标记点局部麻醉,后抽取由维生素 B_{12} 1mg + 曲安奈德注射液 40mg + 0.9% 氯化钠注射液适量组成的消炎镇痛液, 每处注射 3 ~ 5ml, 并于以上述标记点注射 45% 浓度臭氧, 每穴各注射 3 ~ 5ml 臭氧。于上述标记点进行针刀松解, 并于非血管 DSA 调整下精确定位, 确定针尖到达各小关节、棘上韧带、棘间韧带, 松解后迅速出针, 用无菌纱布按压针眼 2 分钟后用敷贴覆盖伤口。背部操作结束, 患者翻身平卧位, 以双侧肩锁关节为标记点, 常规消毒, 铺无菌洞巾, 用无痛泵局部麻醉, 0.5% 利多卡因局部麻醉, 注射消炎镇痛液, 每处注射 3 ~ 5ml, 45% 浓度臭氧各注射 3 ~ 5ml 臭氧。进行针刀松解, 并于非血管 DSA 调整下精确定位, 确定针尖到达肩锁关节, 松解后迅速出针, 用无菌纱布按压针眼 2 分钟后用敷贴覆盖伤口。术中顺利, 患者无异常改变, 术后安返病房, 嘱患者针口 72 小时保持清洁干燥。

44. 第五次住院出院情况 患者病情稳定好转, 腰背部疼痛及脊柱僵硬感明显减轻, 未诉特殊不适。查体: 颈椎旋转度 12°, 枕墙距 1cm, 颌柄距 16cm, 指地距离 9cm, 胸廓活动度 2cm, 双侧 "4" 字征 (+)。

九、出院诊断

1. 中医诊断 大偻 (寒湿阻络)。
2. 西医诊断 ①强直性脊柱炎; ②高血压病 (3 级很高危); ③2 型糖尿病。

十、讨论

强直性脊柱炎是以中轴关节慢性炎症为主, 也可累及内脏及其他组织的慢性进展性风湿性疾病, 病变主要累及骶髂关节, 常发生椎间盘纤维化及其附近韧带钙化和骨性强直, 其特征性病理性变化是肌腱、韧带、骨附着点病变。目前患者主要累及骶髂关节, 此次入院计划通过分步针刀松解脊柱小关节关节囊及周围肌腱、韧带的附着点, 调整病变关节的生物力学状态, 改善其活动度。考虑到强直性脊柱炎的病理特点, 为预防患者脊柱中轴关节慢性炎症反应, 分步针对脊柱周围软组织进行针刀松解, 通过破坏脊柱周围软组织区钙化中心, 综合调整患者脊柱生物力学平衡, 重建畅通经络, 中医针刀治疗主要以调理督脉、夹脊穴、膀胱经为主, 疏通经络, 调节气血, 扶正祛邪。

入院后完善化验及辅助检查明确诊断。治疗上给予改善微循环治疗, 请心内科会诊协助诊疗兼病, 于介入治疗室行颈部、胸腰部、前胸部、腰骶部督脉 + 夹脊穴、骶髂关节以及腹直肌松解复杂性针刀松解术 + 臭氧注射术, 患者脊柱活动度明显改善。活动受限较前改善, 脊柱活动度严重较前好转, 颈椎旋转度较前增加, 枕墙距缩小, 颌柄距、指地距离、胸廓活动度增加。骶髂关节压痛好转。疗效明显, 患者满意度高, 这与医生的不懈努力及患者的信任及配合都有密切的关系。

病例 18　保守治疗腰椎间盘突出症

例1：

一、一般资料

患者，韩某，男，43岁。

主诉：腰部僵硬疼痛伴右下肢放射性疼痛10年，加重1个月余。

现病史：患者10年前因劳累出现腰部僵硬疼痛，疼痛剧烈，伴右臀部及右下肢放射性疼痛，久站或久坐时疼痛加重。曾到山东省××医院门诊就诊，行腰椎CT示：腰$_3$/腰$_4$、腰$_5$/骶$_1$椎间盘突出并椎管狭窄；腰$_4$/腰$_5$椎间盘膨出；腰$_3$/腰$_4$、腰$_5$/骶$_1$后纵韧带钙化。给予活血化瘀药物及贴膏药治疗，卧床休息后症状缓解。此后每因劳累和受凉及反复发作，贴敷膏药或卧床休息可缓解。1个月前因劳累后出现腰部僵硬板滞，行走时右下肢放射性疼痛明显。蹲下起立困难，翻身转侧不灵，夜间尤甚，无法睡眠。无间歇性跛行，无大小便失禁。为求系统治疗，遂来我院就诊。门诊以腰椎间盘突出症收住入院。

既往史：既往体健。无药物食物过敏史，无外伤及输血史，预防接种史随当地。

个人史：生于本地，无外地久居及疫区居住史。无吸烟、酗酒等不良嗜好。25岁结婚，育有1女，妻与女均体健。

家族史：父母体健。否认家族中有重大遗传病及传染病史。

中医望闻切诊：患者自发病以来神志清，精神差，腰部僵硬疼痛，伴右下肢疼痛。有受凉史，活动不利，面色发黄，纳可，眠差，二便调。舌淡苔白，脉弦。

二、体格检查

T：36.2℃，P：87次/分，R：20次/分，BP：132/81mmHg。中年男性，发育正常，营养中等，神志清，精神差，自主体位，查体合作。全身皮肤、黏膜无黄染、皮疹及出血点，浅表淋巴结未触及肿大。头颅无畸形，眼睑无水肿，双侧瞳孔等大等圆，对光反射存在。耳鼻外形无异常，无异常分泌物。乳突及鼻窦区无压痛。口腔黏膜无溃疡，伸舌居中，无震颤，舌淡苔白。口唇无发绀，咽部无充血，扁桃体无肿大。颈硬，气管居中，甲状腺无肿大。胸廓对称无畸形，双侧呼吸动度均等，触觉语颤一致，叩诊清音，听诊双肺呼吸音清，未闻及干湿性啰音。心前区无隆起，心浊音界无扩大，心尖波动正常存在，心率87次/分，律齐，各瓣膜听诊区未闻及病理性杂音。腹软，全腹无压痛及反跳痛，肝脾肋下未触及，肝肾区无叩痛，Murphy's征(-)，移动性浊音阴性。肠鸣音正常。肛门及外生殖器未查。

专科检查：脊柱无侧弯。腰部肌肉僵硬板滞，活动受限，双腰$_3$横突压痛（－），腰$_5$/骶$_1$棘突旁压痛（＋），右侧臀点、腘点、腓点压痛（＋），膝腱反射（＋＋），跟腱反射（＋）。拇趾背屈试验（＋）。直腿抬高试验右侧50°（＋）、左侧（－），双侧直腿抬高加强试验（－）。踝阵挛（－）。"4"字试验（－）。腰背伸试验（－），巴宾斯基征（－），克尼格征（－）。

三、辅助检查

腰椎CT：腰$_3$/腰$_4$、腰$_5$/骶$_1$椎间盘突出并椎管狭窄；腰$_4$/腰$_5$椎间盘膨出；腰$_3$/腰$_4$、腰$_5$/骶$_1$后纵韧带钙化（2016年1月16日，山东省××医院）。

四、初步诊断

1. 中医诊断　腰痛－寒湿证。
2. 西医诊断　腰椎间盘突出。

五、诊断依据

1. 中医辨病辨证依据　患者为中年男性，受凉即引起腰部僵硬疼痛，伴右下肢疼痛。病机为有受凉史，致使寒、湿之邪乘虚侵入，阻滞经脉，气血运行不畅而发腰痛，综合脉证，四诊合参，本病当属祖国医学腰痛范畴，证见腰腿部疼痛，转侧不利，每遇腰部感寒后或阴雨天加剧，痛处喜暖；二便调，纳可，眠差；舌舌淡苔白，脉弦，证属寒湿证。

2. 西医诊断依据
(1) 患者中年男性，腰部僵硬疼痛伴右下肢放射性疼痛10年，加重1个月余。
(2) 专科检查：腰部肌肉僵硬板滞，活动受限，腰$_5$/骶$_1$棘突旁压痛（＋），右侧臀点、腘点、腓点压痛（＋），膝腱反射（＋＋），跟腱反射（＋）。拇趾背屈试验（＋）。直腿抬高试验右侧50°（＋）。
(3) 腰椎CT示：腰$_3$/腰$_4$、腰$_5$/骶$_1$椎间盘突出并椎管狭窄，腰$_4$/腰$_5$椎间盘膨出，腰$_3$/腰$_4$、腰$_5$/骶$_1$后纵韧带钙化。

六、鉴别诊断

1. 中医应与肾着相鉴别　虽肾着有腰部沉重冷痛，与腰痛相似，但多有身体沉重、腰以下冷、腹重下坠等症状，为一个独立的疾病。需与腰痛相鉴别。

2. 西医应与第三腰椎横突综合征相鉴别　第三腰椎横突较第2、第4腰椎横突长，又居腰椎中部故成为腰部活动的力学杠杆支点，容易受到损伤，可见骶棘肌痉挛，第三腰椎横突尖压痛，无坐骨神经损害征象。

七、诊疗计划

目前存在问题：①腰部僵硬疼痛，站立位下右下肢疼痛，行走及上下台阶疼痛明显；②蹲下起立困难，翻身转侧不灵，影响睡眠。

近期目标：减轻腰部及下肢疼痛，提高腰背肌力量，提高腰部活动度。

远期目标：提高日常生活能力。

1. 针灸科护理常规，二级护理，低盐低脂普食，测血压1次/日。
2. 给予针刺1次/日，以疏通经络，行气活血。磁热疗法1次/日，以促进血液循环，缓解疼痛。针刺运动疗法 1 次／日，以增强针感，减轻疼痛。

3. 维生素 B_{12} 注射液 0.5mg + 维生素 B_1 注射液 0.1g 穴位注射，以营养周围神经。氯化钠注射液 250ml + 丹参注射液 20ml 静脉滴注 1 次／日，以活血止痛；以氯化钠注射液 50ml 冲管；甘露醇注射液 250ml 静脉滴注 1 次／日，以脱水，减轻神经根水肿。

4. 中药以祛湿散寒，活血化瘀为主，处方如下：鸡血藤 15g、丁香 12g、姜黄 12g、厚朴 15g、附子 15g、猪苓 15g、泽泻 12g、当归 20g、鱼腥草 30g、龙骨 15g、蝉蜕 15g、山萸肉 20g、桂枝 15g、薏苡仁 20g，日一剂，水煎 400ml 早晚饭后温服。

5. 进一步完善相关检查。

6. 向患者及家属说明病情，患者腰腿部僵硬疼痛，活动受限。嘱患者注意安全，调畅情志，避风寒。患者及家属表示理解，并积极配合治疗。

八、治疗方案

以祛湿散寒、活血化瘀为主。

针刺取穴：肾俞（双）、大肠俞、腰阳关（双）、腰夹脊（双）；配穴取环跳、委中、承山、太溪、阿是穴。

温针：肾俞（双）。

配合康复训练指导，经过 1 周的治疗，腰腿部疼痛明显减轻，日常生活能力提高。

九、出院诊断

1. 中医诊断　腰痛 – 寒湿证。

2. 西医诊断　腰椎间盘突出。

十、讨论

温针灸具有良好的温经舒筋、活络止痛之效。取主穴肾俞（双），本腧穴是肾气在腰背部流转输注之所，腰围肾府，针刺之可调益肾气，壮腰固本，且可温养督脉，濡养脏腑筋脉；腰夹脊紧靠督脉，毗邻膀胱经，针刺腰夹脊可调动督脉和膀胱经气血，加速两经气血运行，有助于改善腰部局部微循环；腰阳关为督脉穴，脉气通于大肠俞，为督阳与大肠交会所，且督脉起于胞中，贯脊属肾，针刺之可以起到益肾通督、通络止痛之效；大肠俞可通肠道、利腰膝，且该腧穴与肾俞共为足太阳经背俞穴，可激发脏腑之气，以达通阳化滞，调气血运行，通利经络之效。在针刺上述诸主穴基础上施以艾灸，利用艾火热效应，通过针体传导至肌肤，可以起到温阳补肾、温经行气、活血化瘀、祛湿散寒之效。现代中医研究证实，温针灸上述诸腧穴可以促进局部血液循环和组织新陈代谢，调节周围神经系统，并可以提高神经兴奋性，使其支配的肌肉收缩增强，且还可促进损伤脊髓神经轴突再生，以恢复脊髓功能。同时，艾叶挥发油具有显著抗感染、抗过敏、镇痛等作用，可促进炎症代谢产物吸收，减轻神经根炎症反应程度，加快致痛物质代谢产物的清除，以缓解疼痛症状。

例 2：

一、一般资料

患者，杨某，女，68 岁。

主诉：腰部僵硬疼痛反复发作 16 年，加重 4 天。

现病史：患者 16 年前无明显诱因出现腰部僵硬疼痛，疼痛剧烈，久站或久坐时疼痛加重，自行贴敷膏药及热敷后疼痛缓解。此后每因劳累和受凉后反复发作，贴敷膏药或卧床休息可缓解。4 天前因阴雨天受凉后出现腰部僵硬疼痛剧烈，痛处拒按，上下台阶困难，坐位下起立困难，翻身转侧不灵，夜间尤甚，无法睡眠。常有心悸、胸闷，偶有头晕，无头痛，无恶心、呕吐。无间歇性跛行，无大小便失禁。为求系统治疗，遂来我院就诊。门诊以腰椎间盘突出症收住入院。患者入院后，神志清，精神欠佳，饮食可，睡眠差，大小便调，体重未见明显减轻。中医望闻切诊：患者自发病以来神志清，精神差，腰部僵硬疼痛，转侧不利，每遇阴雨天或腰部感寒后加剧，痛处拒按，痛处喜温，得热则减。纳可，眠差。大小便调。舌淡苔黄，脉弦。

既往史：左侧面神经损伤 58 年，现左侧面部肌肉及眼睑下垂，伸舌左偏。高血压病 12 年，血压最高时达 186/100mmHg，自服缬沙坦分散片，平时血压控制在 140/100mmHg 左右。慢性胃炎、慢性胃溃疡 10 余年，间断服用胃复安片，偶有恶心、反酸，无腹部疼痛。冠心病、稳定性心绞痛病史 10 年，自服心可舒片、硝酸异山梨酯片、速效救心丸，病情控制欠佳，时有心悸、胸闷。胆囊切除术后 10 年，术后恢复良好，腹部遗留有一 25cm 左右手术瘢痕。否认肝炎、结核等急慢性传染病史及其接触史。否认重大外伤、输血史。青霉素药物过敏。否认食物过敏史。预防接种史随当地。

个人史：生长于本地，未到过疫区，无长期外地居住史，无吸烟史，无嗜酒史。月经史：19 岁月经初潮，2/50 天，47 岁绝经，绝经后无阴道异常流血史。婚育史：23 岁结婚，婚后育有 1 子 1 女，配偶已故（故于肺癌），子女均体健。

家族史：父母已故，母故于脑梗死，父死因不详。否认家族性遗传病史，否认家族传染病史。

二、体格检查

T：36.1℃，P：67 次/分，R：17 次/分，BP：168/67mmHg。老年女性，微胖体型，营养良好，神志清，精神差，自主体位，查体合作。全身皮肤、黏膜无黄染、皮疹及出血点，浅表淋巴结未触及肿大。头颅无畸形，面部肌肉及眼睑下垂，眼睑无水肿，双侧瞳孔等大等圆，对光反射及调节反射存在。耳鼻外形无异常，无异常分泌物。乳突及鼻窦区无压痛。口腔无异味，牙齿有缺损，口腔黏膜无溃疡，伸舌左偏，无震颤，舌淡。口唇无发绀，咽部无充血，扁桃体无肿大。颈软，气管居中，甲状腺无肿大，胸廓对称无畸形，双侧呼吸动度均等，触觉语颤一致，叩诊清音，听诊：双肺呼吸音清，未闻及干湿性啰音。心前区无隆起，心浊音界无扩大，心尖波动正常存在，心率 67 次/分，律齐，各瓣膜听诊区未闻及病理性杂音。腹软，腹部遗留有一 25cm 左右手术瘢痕，全腹无压痛及反跳痛，肝脾肋下未触及，肝肾区无叩痛，Murphy's 征（－），移动性浊音阴性。肠鸣音正常。肛门及外生殖器未查。

专科检查：脊柱无侧弯。腰部肌肉僵硬板滞，活动受限，双腰$_3$横突压痛（－），腰$_4$/腰$_5$/骶$_1$棘突旁压痛（＋），双侧臀点、腘点、腓点压痛（＋），膝腱反射（＋＋），跟腱反射（＋）。拇趾背屈试验（＋）。直腿抬高试验 50°（＋），双侧直腿抬高加强试验（－）。踝阵挛（－）。"4"字试验（－）。腰背伸试验（－），巴宾斯基征（－），克尼格征（－）。

三、辅助检查

1. 腰椎 X 线片　显示腰椎侧弯，腰椎$_{4/5}$及腰骶椎间盘病变，腰椎$_4$椎体滑脱（2016年 5 月 7 日，我院）。

2. 心电图　窦性心律，偶发异位性期前收缩，长 QTc 间期（2016 年 5 月 7 日，我院）。

四、初步诊断

1. 中医诊断　腰痛 – 寒湿证。

2. 西医诊断　①腰椎间盘突出症；②原发性高血压（3 级，极高危）；③冠状动脉粥样硬化性心脏病稳定性心绞痛心功能 Ⅲ 级；④慢性胃炎；⑤慢性胃溃疡；⑥胆囊切除术后；⑦面神经损伤。

五、诊断依据

1. 中医诊断依据　患者为老年女性，因受凉引起腰府筋脉气血受损，气血运行不畅，致腰部气机壅滞，血脉寒凝而生腰痛。综合脉证，四诊合参，本病当属祖国医学腰痛范畴，证见腰腿部疼痛，受凉加重，得温痛减，大小便可，纳可，眠差；舌淡苔薄黄，脉弦，证属寒湿证。

2. 西医诊断依据

（1）患者老年女性，腰部僵硬疼痛反复发作 16 年，加重 4 天。

（2）专科检查：腰部肌肉僵硬板滞，活动受限，腰$_4$/腰$_5$/骶$_1$ 棘突旁压痛（＋），双侧臀点、腘点、腓点压痛（＋），膝腱反射（＋＋），跟腱反射（＋）。拇趾背屈试验（＋）。直腿抬高试验 50°（＋）。

（3）腰椎 X 线片显示腰椎侧弯，腰椎$_4$/腰椎$_5$及腰骶椎间盘病变，腰椎$_4$椎体滑脱。心电图显示窦性心律，偶发异位性期前收缩，长 QTc 间期。

六、鉴别诊断

腰椎肿瘤：脊柱肿瘤主要表现为背部疼痛、局部肿块、脊柱畸形以及神经功能障碍等。疼痛是脊柱肿瘤患者最常见、最主要的症状。主要包括肿瘤所致疼痛及机械性疼痛。腰椎肿瘤也产生腰痛，它刺激神经根以后也产生放射痛。一般夜间疼痛较明显，白天因活动则可减轻。这与腰椎间盘突出症的白天重、晚上轻正好相反；疼痛是活动轻、休息重。

七、诊疗计划

目前存在问题：①腰部僵硬疼痛剧烈，痛处拒按；②上下台阶困难，坐位下起立困难，翻身转侧不灵；③夜间痛剧，无法睡眠，常有心悸、胸闷，偶有头晕。

近期目标：减轻腰部疼痛，提高腰背肌力量，提高腰部活动度，改善睡眠状况。

远期目标：提高日常生活能力。

1. 针灸科护理常规，二级护理，低盐低脂普食，卧硬板床，留陪床人，测血压 1 次/日。

2. 针刺、电针 2 次/日，以疏通经络，行气活血。中药硬膏热贴敷治疗 1 次/日，以行气活血，缓解疼痛。隔物灸法 1 次/日，以散寒除湿，活血止痛。

3. 给予维生素 B$_1$ 注射液 0.1g ＋ 甲钴胺注射液（弥可保）0.5mg 穴位注射 1 次/日，

以营养周围神经。氯化钠注射液 250ml + 丹参酮注射液（诺新康）50mg 静脉滴注 1 次／日，以增加冠脉流量，改善心肌代谢。缬沙坦分散片 80mg 口服 1 次／日，以控制血压。心可舒片 1.2g 口服 3 次／日，以活血化瘀，行气止痛。硝酸异山梨酯片（消心痛）10mg 口服 3 次／日，以预防心绞痛发作。大活络丸 3.6g 口服 2 次／日，以除湿止痛，舒筋活络。速效救心丸 400mg 必要时含化，以行气活血，祛瘀止痛，缓解心绞痛。

4. 中药以活血化瘀，祛风散寒为主，处方如下：黄芪 45g、桂枝 15g、熟地黄 15g、生地黄 18g、当归 15g、白芍 15g、泽泻 15g、益母草 15g、泽兰 15g、丹皮 12g、香附 12g、甘草 6g，400ml 水煎服，日一剂，分早晚两次温服。暂不服。

5. 进一步完善相关检查。

6. 向患者及家属说明病情，患者腰痛症状反复发作，且患者病程较长，病情较重，治疗时需要患者积极的配合，患者患有高血压、冠心病、心绞痛，嘱患者按时服药，积极控制基础疾病。嘱患者调畅情志，避风寒，尽量卧床休息。观察病情变化，给予相应治疗措施。患者及家属表示理解，并积极配合治疗。

八、治疗方案

针刺取穴：肾俞（双）、大肠俞、腰阳关（双）、腰夹脊（双）；配穴取环跳、委中、承山、太溪、阿是穴，温针。

配合中药熏洗，康复训练指导，经过 1 周的治疗，腰部、髋部疼痛明显减轻，日常生活能力提高。

九、出院诊断

1. 中医诊断　腰痛－寒湿证。

2. 西医诊断　①腰椎间盘突出症；②原发性高血压（3 级，极高危）；③冠状动脉粥样硬化性心脏病稳定性心绞痛心功能Ⅲ级；④慢性胃炎；⑤慢性胃溃疡；⑥胆囊切除术后；⑦面神经损伤。

十、讨论

患者因劳累引起腰府筋脉气血受损，气血运行不畅，致腰部气机壅滞，血脉寒凝而生腰痛。综合脉证，四诊合参，本病当属祖国医学腰痛范畴，证见腰腿部疼痛，劳累加重，舌质紫暗少苔，脉弦涩，证属瘀血证。

温经舒筋、活络止痛是温针灸主要的特点。病例治疗中选取肾俞（双）作为主穴，不仅可以调益肾气、壮腰固本，而且也可以温养督脉，濡养脏腑筋脉。针刺腰夹脊不仅可以调动督脉和膀胱经气血，加速两经气血运行，而且有助于改善腰部局部微循环，之所以有此作用是由于腰夹脊紧靠督脉，毗邻膀胱经；腰阳关可益肾通督、通络止痛，主要是由于本穴为督脉穴，脉气通于大肠俞，为督阳与大肠交会所，且督脉起于胞中，贯脊属肾；大肠俞可通阳化滞、调气血运行、通利经络，主要是由于本穴可通肠道、利腰膝，且该腧穴与肾俞共为足太阳经背俞穴，可激发脏腑之气。在针刺上述诸主穴基础上施以艾灸，可温阳补肾、温经行气、活血化瘀、祛湿散寒。现代中医研究证实，温针灸可以通过促进局部血液循环，从而促进组织新陈代谢，调节周围神经系统，并可以提高神经兴奋性，使其支配的肌肉收缩增强，且还可促进损伤脊髓神经轴突再生，以恢复脊髓功能。

同时，艾叶挥发油还可以起到抗感染、抗过敏、镇痛的作用，不仅能促进炎症代谢产物吸收，减轻神经根炎症反应的程度，而且对于加快致痛物质代谢产物的清除也有很大的作用，从而可以减轻疼痛的症状。

病例 19　针刀治疗腰部伴髋部疼痛

一、一般资料

患者，张某，男，80岁。

主诉：腰痛伴右髋部酸胀疼痛 1 年余，左髋关节疼痛 3 个月。

现病史：患者 1 年前无明显诱因出现腰部阵发性酸痛及右下肢放射痛，疼痛范围由腰部沿右髋、右臀部至右下肢外侧放射至外侧小腿，弯腰提物、行走活动及劳累后腰部疼痛加重，休息后减轻，疼痛与天气变化无明显相关，曾于山东多家医院就诊，给予针灸、推拿、针刀等治疗，效果一般。此症状反复发作，多次于我科住院行脊神经粘连松解术 + 复杂针刀松解术 + 普通臭氧注射术等为主的治疗后，患者腰及髋关节酸痛明显好转出院。患者出院后一般情况可。3 个月前患者无明显诱因出现左髋关节疼痛，坐位时不明显，站立及行走时疼痛明显，无下肢放射痛，无下肢麻木不适感，疼痛症状逐渐加重，今为求进一步治疗，来我院就诊，门诊查看患者后，以髋关节痛、腰椎间盘突出收入院。患者发病以来，饮食可，睡眠一般，二便正常。体重未见明显变化。

既往史：既往高血压病史 60 余年，最高时达 210/116mmHg，平时口服苯磺酸氨氯地平片(络活喜)1 片/次、代文(缬沙坦胶囊)1 片/次治疗，血压控制可；尿蛋白升高 2 年，未明确诊断，曾服用西药及中药治疗(具体不详)，效果不详；7 年前摔伤后出现胸$_{12}$椎体压缩性骨折；冠心病病史 10 年，冠脉支架置入术后 4 年，目前口服阿司匹林肠溶片、单硝酸异山梨酯缓释片(依姆多)、阿托伐他汀钙片(阿乐)、倍他乐克缓释片治疗，症状控制可；查体发现室性期前收缩、完全性右束支传导阻滞半年余，平素口服胺碘酮治疗，心律控制不详。否认糖尿病等慢性病史。否认有肝炎、结核病史及密切接触史。12 年前于我院行冠状动脉旁路移植术，9 年前行腹主动脉支架术，分别于 9 年前、4 年前行腹股沟疝修补术，输血史不详；未发现药物及食物过敏史。预防接种史随当地。

个人史：生于原籍，50 年前因工作迁至济南至今，否认疫区、疫水接触史，无冶游史。吸烟 40 余年，约 40 支/天，已戒烟 20 余年。偶尔饮酒。

婚育史：29 岁结婚，育有 2 子，配偶患有高血压、冠心病，儿子体健。

家族史：父母已故，死因不详，有 1 姐，体健，否认其他家族遗传病病史。

二、体格检查

T：36.4℃，P：68 次/分，R：17 次/分，BP：160/87mmHg。患者老年男性，发育正常，营养中等，神志清楚，自动体位，检查合作。全身皮肤无黄染、无瘀点、无出血点。全身浅表淋巴结未触及肿大。头颅发育正常，毛发分布均匀，眼睑无水肿，结膜无充血，巩膜无黄染，双侧瞳孔等大等圆，对光反射及调节反射存在，耳、鼻无异常，口唇无发绀，咽部无充血，扁桃体无肿大。颈软，无抵抗，颈静脉无怒张，气管居中，甲状腺无肿大。胸廓对称无畸形，双侧乳房对称，未触及明显包块。双肺呼吸音清晰，未闻及干、湿性啰音。心前区无隆起及凹陷，心界无扩大，心率68次/分，节律规整，各瓣膜听诊区无闻及病理性杂音。腹部平坦，腹软，无压痛，无反跳痛。肝、脾肋下未触及，Murphy's 征阴性，肝、肾区无叩痛，肠鸣音无亢进，移动性浊音阴性。脊柱无畸形，四肢无畸形，双下肢无水肿。双下肢足背动脉搏动正常。肱二头肌反射正常，膝腱反射正常，腹壁反射正常。巴氏征阴性，布氏征阴性。

专科查体：脊柱侧弯，腰椎活动轻度受限。各腰椎棘间及椎旁无明显压痛，右侧臀上皮神经卡压点压痛（+），左侧臀上皮神经卡压点压痛（-），双侧梨状肌牵拉试验（-），双侧直腿抬高试验（-），双侧"4"字征（-），双侧跟膝腱反射未引出，双下肢肌张力可，双下肢各肌肌力可，双侧下肢深浅感觉未触及明显异常，病理征（-）。

三、辅助检查

1. 腰椎 CT　腰椎骨质疏松，胸$_{12}$椎体压缩性骨折；腰椎退行性变；胸$_{11}$/胸$_{12}$、胸$_{12}$/腰$_1$黄韧带增厚骨化并椎管狭窄；腰$_{2\sim5}$/骶$_1$椎间盘突出并椎管狭窄；腹动脉及髂总动脉术后改变，请结合临床（2017年8月11日，山东省××医院）。

2. 腰椎 MRI　腰椎退行性变，腰$_3$/腰$_4$、腰$_4$/腰$_5$、腰$_5$/骶$_1$椎间盘突出；胸$_{12}$椎体陈旧性压缩骨折（2017年8月24日，山东省××研究所）。

3. 髋关节 MR　双髋关节少量积液（2018年10月18日，山东省××医院）。

四、入院诊断

1. 中医诊断　痹症（瘀血阻络）。

2. 西医诊断　①腰椎间盘突出症；②髋关节痛；③臀上皮神经卡压综合征；④胸$_{12}$椎体压缩骨折（陈旧性）；⑤冠状动脉粥样硬化性心脏病；⑥不稳定型心绞痛；⑦高血压病（3级，很高危）；⑧冠状动脉搭桥术后；⑨PCI 术后；⑩心律失常；⑪室性期前收缩；⑫完全性右束支传导阻滞；⑬腹主动脉支架术后；⑭疝修补术后。

五、诊断依据

1. 中医辨证辨病依据　患者腰部伴双髋疼痛，饮食可，大小便正常，睡眠正常，舌质暗红，苔白，脉涩。综观脉症，四诊合参，该病属于祖国医学的"腰痛病"范畴，证属瘀血阻络。患者中年女性，有慢性腰痛病史，久痛入络，腰部经络阻滞不通，气血运行不畅，加之风、寒、湿邪入侵，更容易引起腰部气血运行不畅，不通则痛。舌脉也为瘀血阻络之象。总之，本病病位在腰部，病属标实，考虑病程迁延日久，病情复杂，预后一般。

2. 西医诊断依据

（1）主诉：腰痛伴右髋部酸胀疼痛1年余，左髋关节疼痛3个月。

（2）既往高血压病史60余年；尿蛋白升高2年，未明确诊断；7年前摔伤后出现胸$_{12}$椎体压缩性骨折；冠心病病史10年，冠脉支架置入术后4年；查体发现室性期前收缩、完全性右束支传导阻滞半年余。12年前于我院行冠状动脉旁路移植术，9年前行腹主动脉支架术，分别于9年前、4年前行腹股沟疝修补术。

（3）专科查体：脊柱侧弯，腰椎活动轻度受限。各腰椎棘间及椎旁无明显压痛，右侧臀上皮神经卡压点压痛（+）。

（4）辅助检查：见前文。

六、鉴别诊断

1. 腰椎管狭窄症　患者有典型的间歇性跛行，卧床休息后症状可明显减轻或完全消失，后伸时腰腿痛加重，如为原发性腰椎管狭窄症，X 线检查有助于鉴别。

2. 梨状肌受损综合征　主要为梨状肌损伤致该肌痉挛、充血、水肿，压迫坐骨神经，或由于坐骨神经在解剖学上的变异引起，疼痛一般由臀部开始，梨状肌体表投影范围有压痛，梨状肌紧张实验有明显阳性体征。

七、诊疗计划

1. 中医科 Ⅱ 级护理。

2. 完善三大常规、胸片、心电图、肝功能、肾功能、凝血常规等各项辅助检查，嘱患者行腰骶部及双下肢肌电图以检测相应神经的功能。

3. 给予胞磷胆碱钠、甲钴胺营养神经，择日行非血管 DSA 引导下复杂性针刀松解术＋侧隐窝臭氧注射术＋普通臭氧注射术。

八、治疗经过

1. 住院第 2 日查房记录　患者自诉腰痛伴左髋部疼痛症状无变化，饮食睡眠一般，二便调。专科查体同前。心肌酶（2019 年 4 月 12 日）：乳酸脱氢酶 271.00U/L↑，肌酸激酶 200.00U/L↑，羟丁酸脱氢酶 205.00U/L↑，C 反应蛋白测定（CRP）（免疫散射比浊法，2019 年 4 月 9 日）：C 反应蛋白 <3.12mg/L。刘方铭主任医师查房分析：综合患者的症状、体征和影像学检查，中医诊断：腰痛病（瘀血阻络）；西医诊断：①臀上皮神经卡压综合征；②腰椎间盘突出症；③胸$_{12}$椎体陈旧性压缩骨折；④冠状动脉粥样硬化性心脏病不稳定型心绞痛冠状动脉搭桥术后 PCI 术后；⑤心律失常室性期前收缩完全性右束支传导阻滞；⑥高血压病（3 级，很高危）；⑦腹主动脉支架术后；⑧疝修补术后诊断明确。根据入院常规查体，定于明日行复杂性针刀松解术＋脊髓和神经粘连松解术＋侧隐窝臭氧注射术，患者 D-二聚体高，并右腹主动脉支架术后，嘱术前请心血管内科会诊，排除禁忌证，应和患者充分交流，并签署治疗知情同意书，密切观察病情变化，及时对症处理。

2. 住院第 3 日术后首次病程记录　患者于介入治疗室由刘方铭主任医师行非血管 DSA 引导下复杂性针刀松解术＋脊髓和神经根粘连松解术＋侧隐窝臭氧注射＋普通臭氧注射术，术前签署知情同意书。患者俯卧于治疗床上，腰腹下垫枕，开放静脉通道，常规监测生命体征。在 C 形臂引导下定位双侧腰$_3$横突体表投影点、左侧臀上皮神经卡压点、髂腰韧带压痛点 3 个点、左侧臀中肌压痛点、左侧坐骨大切迹 3 个点、左侧梨状肌在股骨大转子指点的体表投影点共 10 个点。用 0.75% 碘伏无菌棉球以标记点为中心进行常规消毒，铺无菌洞巾，抽取 1% 利多卡因 20ml 并于上述标记点局部麻醉。C 形臂引导下定位在侧隐窝和椎间孔位置，注射由 2% 利多卡因 5ml 2 支＋维生素 B$_6$ 200mg＋维生素 B$_{12}$ 1mg＋曲安奈德注射液 40mg＋醋酸泼尼龙注射液 125mg＋0.9% 氯化钠注射液适量组成的消炎镇痛液 3ml，后注射 45mg/L 的臭氧 5ml，侧隐窝臭氧注射操作完毕。以上述标记点共 20 个点为进针点，穿刺针垂直进针，依次到达骨面及小关节，分别注射 0.5% 利多卡因、消炎镇痛液和 45mg/L 臭氧，操作完毕后持 I 型 2 号针刀，刀口线与人体纵轴平行，刀体垂直于皮肤，于上述标记点快速进针，松解神经根周围粘连及相关组织的粘连和瘢痕处，快速出针，迅速用无菌棉球按压针刀孔 2 分钟，针刀孔无出血渗液后，针刀松解术操作完毕，局部贴敷无菌敷贴。结果：患者在整个治疗过程中生命体征平稳，无心悸、头疼、恶心、呕吐等不适症状。治疗结束后，患者精神状态好，无其他不适症状，叮嘱患者术后注意事项后，以平车推回病房。术后注意事项：嘱患者适当活动，避免腰部不当受力动作，针口 72 小时内避免接触水，以防止针口局部感染。

3. 住院第 4 日查房记录　术后第一天，患者诉腰部已无明显疼痛不适，左下肢稍有不适感，饮食可，睡眠一般，大小便正常。术后第一天暂不查体。术后加用七叶皂苷钠神经根脱水，余治疗不变。此患者术后第一天暂不做效果评价，治疗方案暂不改变，密切观察患者症状，不适症状及时对症处理。

4. 住院第 4 日会诊记录　患者因腰痛伴左髋部酸胀疼痛 1 年余入院，入院行 B 型钠尿肽（BNP）测定（荧光法）（2019 年 4 月 9 日）：B 型钠尿肽（急）446.0pg/ml↑，凝血常规（2019 年 4 月 9 日）：D - 二聚体 22.33mg/L↑，纤维蛋白（原）降解产物 56.53mg/L↑，心梗三联（2019 年 4 月 9 日）：肌红蛋白定量 277.00ng/ml↑，今为求进一步诊治，特请心内科赵玉杰主任医师会诊，建议进一步检查心肌酶 + 肌钙蛋白、心脏超声心动图、动态心电图，和患者家属沟通后，患者只愿意行心肌酶检查，已执行上述方案。

5. 住院第 6 日查房记录　患者自诉症状较前明显减轻，未下床活动，饮食睡眠一般，二便正常。专科查体：各腰椎棘间及椎旁无明显压痛，右侧臀上皮神经卡压点压痛（+），左侧臀上皮神经卡压点压痛（-），双侧梨状肌牵拉试验（-），双侧直腿抬高试验（-），双侧"4"字征（-）。查房分析：患者术后三天，今日可行腰背部主动锻炼，针对腰背肌锻炼方法有三种，五点支撑、空蹬自行车、飞燕点水，因患者年龄较大，飞燕式可暂不做，要求保证锻炼的质量，勿追求数量。患者症状缓解可，嘱积极加强腰背肌锻炼，认为腰椎间突出症术后系统康复训练可促进局部血液循环，减轻炎症反应，预防及减轻术后继发性神经根及硬膜外粘连，有助于恢复腰背肌肌力，增强腰椎的稳定性，并可有效预防并发症的发生，是提高术后疗效的有效治疗方法，治疗不变，继观。

6. 住院第 9 日查房记录　患者自诉腰腿部疼痛减轻，左髋局部仍有疼痛及胀感，左下肢外侧下床后轻微疼痛不适，余未诉明显不适。专科查体：腰椎生理曲度变直，腰椎活动可。腰$_4$/腰$_5$ 棘间压痛（-），左侧"4"字征（-），左侧梨状肌牵拉试验（-），左臀上皮神经卡压点压痛（+）。刘方铭主任医师查房分析，患者腰及下肢症状较前减轻，但症状仍较明显，今日可再次行复杂性针刀松解术 + 臭氧注射术，针对椎间盘突出及卡压的臀上皮神经进行充分松解，术前应和患者充分交流，并签署治疗知情同意书。余治疗不变，密切观察病情变化，及时对症处理。

7. 住院第 10 日术后首次查房记录　患者于介入治疗室由刘方铭主任医师行非血管 DSA 引导下复杂性针刀松解术 + 脊髓和神经根粘连松解术 + 侧隐窝臭氧注射 + 普通臭氧注射术，术前签署知情同意书。患者俯卧于治疗床上，腰腹下垫枕，开放静脉通道，常规监测生命体征。在 C 形臂引导下定位双侧腰₃横突体表投影点、左侧臀上皮神经卡压点、髂腰韧带压痛点 3 个点、左侧臀中肌压痛点、左侧坐骨大切迹 3 个点、左侧梨状肌在股骨大转子指点的体表投影点共 10 个点。用 0.75% 碘伏无菌棉球以标记点为中心进行常规消毒，铺无菌洞巾，抽取 1% 利多卡因 20ml 并于上述标记点局部麻醉。C 形臂引导下定位在侧隐窝和椎间孔位置，注射由 2% 利多卡因 5ml 2 支 + 维生素 B_6 200mg + 维生素 B_{12} 1mg + 曲安奈德注射液 40mg + 醋酸泼尼龙注射液 125mg + 0.9% 氯化钠注射液适量组成的消炎镇痛液 3ml，后注射 45mg/L 的臭氧 5ml，侧隐窝臭氧注射操作完毕。以上述标记点共 20 个点为进针点，穿刺针垂直进针，依次到达骨面及小关节，分别注射 0.5% 利多卡因、消炎镇痛液和 45mg/L 臭氧，操作完毕后持 I 型 2 号针刀，刀口线与人体纵轴平行，刀体垂直于皮肤，于上述标记点快速进针，松解神经根周围粘连及相关组织的粘连和瘢痕处，快速出针，迅速用无菌棉球按压针刀孔 2 分钟，针刀孔无出血渗液后，针刀松解术操作完毕，局部贴敷无菌敷贴。结果：患者在整个治疗过程中生命体征平稳，无心悸、头疼、恶心、呕吐等不适症状。治疗结束后，患者精神状态好，无其他不适症状，叮嘱患者术后注意事项后，以平车推回病房。术后注意事项：嘱患者适当活动，避免腰部不当受力动作，针口 72 小时内避免接触水，以防止针口局部感染。

8. 住院第 11 日查房记录　患者诉腰髋部疼痛伴右下肢麻痛消失，卧床时症状不明显，未下床，饮食睡眠可，二便正常。术后第一天暂不查体。孙钦然主治医师查房分析，患者腰椎间盘突出伴臀上皮神经卡压、右髋部滑囊炎，症状产生的原因之一是腰椎间盘退变致后部结构继发变化，使神经根通道的形态和容积发生变化，神经根遭到嵌压而产生与此相关的临床症状和体征，昨日已行周围神经粘连松解，今术后第一天暂不评价效果，嘱患者平卧，腰部勿负重，辅助治疗方案暂不变，继观。

9. 住院第 13 日查房记录　患者未诉明显不适，腰部疼痛不明显，左髋部轻微不适，饮食睡眠可，二便正常。专科查体：腰椎活动无明显受限。腰臀部无明显压痛点，右臀上皮神经卡压点（+ -），双侧直腿抬高试验（-），双侧"4"字征（-），双侧梨状肌牵拉试验（-），双侧膝腱反射（+ +），双侧跟腱反射（+ +），双下肢肌力正常，拇趾背伸力正常，双侧下肢深浅感觉未触及明显异常。患者对治疗效果满意，主动要求明日出院。刘方铭主任医师查房分析，患者腰髋部及左下肢症状基本缓解，同意其明日出院，嘱出院后加强腰背肌锻炼，勿受凉，勿劳累，2 周后复诊，不适随诊。

九、出院诊断

1. 中医诊断　腰痛（瘀血阻络）。

2. 西医诊断　①髋关节痛；②腰椎间盘突出症；③臀上皮神经卡压综合征；④胸₁₂椎体压缩骨折（陈旧性）；⑤冠状动脉粥样硬化性心脏病；⑥不稳定型心绞痛；⑦高血压病（3 级，很高危）；⑧冠状动脉搭桥术后；⑨PCI 术后；⑩心律失常；⑪室性期前收缩；⑫完全性右束支传导阻滞；⑬腹主动脉支架术后；⑭疝修补术后。

十、讨论

本患者发病年龄高，兼病多，需防误诊及漏诊。患者入院后完善三大常规、心电图等辅助检查，明确诊断。腰椎间盘突出症指由于腰椎间盘变性，纤维环破裂，髓核刺激或压迫神经根、马尾神经所表现出腰痛伴下肢放射性疼痛的临床综合征,俗称"腰突症",属于祖国医学腰痛、痹证、痿证的范畴,好发于腰$_4$/腰$_5$、腰$_5$/骶$_1$之间。临床 16 大临床症状:①腰背痛;②坐骨神经痛;③下腹部或大腿前侧痛;④间歇性跛行;⑤麻木;⑥肌肉痉挛;⑦肌肉瘫痪;⑧双侧下肢症状;⑨马尾综合征;⑩脊髓圆锥综合征;⑪外周圆锥综合征;⑫颈腰综合征;⑬患肢发凉;⑭尾部疼痛;⑮小腿水肿;⑯症状与神经损伤严重度的分级。其发病机制是破裂的纤维环脱落组织刺激产生无菌性炎症,脱落组织刺激释放出具有致痛特性化学递质,引起根性神经痛、无菌性炎症刺激或者突出的髓核直接压迫神经根或硬膜囊直接压迫所致周围组织及神经根水肿,均可使神经根损伤,形成继发性神经根损害。治疗本病关键:一是解除突出物对神经根机械压迫,二是消除脊神经根周围的炎性水肿、血肿、粘连等无菌性炎症。患者腰$_4$/腰$_5$、腰$_5$/骶$_1$突出压迫腰$_5$神经根,伴有髋关节滑膜炎,本患者入院拟行针刀臭氧为主的综合疗法。射通过针刀松解黄韧带、关节囊、椎间盘突出及粘连的周围软组织来松解神经根和周围神经的卡压。

患者无手术禁忌证,给予活血化瘀、改善微循环及营养神经对症治疗,第一次于介入室行非 DSA 引导下复杂性针刀松解术 + 左髋关节关节松解术 + 关节腔减压术 + 关节腔灌洗术 + 臭氧注射术,通过针刀松解能够有效的对患者臀上皮神经卡压及髓核突出后形成的病变软组织粘连予以剥离,进而有效控制了病理因素,促进了脊柱结构形成新的力学平衡状态;此外,当针刀松懈术作用于患处粘连关节囊,进而有效控制了软组织无菌性炎症进一步发展,逐渐恢复了局部血液循环,术后症状较前减轻。第二次在介入室行非 DSA 引导下腰椎椎管内针刀松解 + 复杂性针刀松解术 + 左下肢关节松解术 + 关节腔减压术 + 关节腔灌洗术 + 臭氧注射术,患者腰痛及双髋关节疼痛明显缓解。并于术后根据患者情况指导患者行腰背部主动锻炼包括五点支撑、空蹬自行车。患者症状缓解可,嘱积极加强腰背肌锻炼,腰椎间突出症术后系统康复训练可促进局部血液循环,减轻炎症反应,预防及减轻术后继发性神经根及硬膜外粘连,有助于恢复腰背肌肌力,增强腰椎的稳定性,并可有效预防并发症的发生,是提高术后疗效的有效治疗方法。且指导患者注意:不做有任务的活,不做无准备的动作。

病例 20 针刀治疗腰臀疼痛

一、一般资料

患者，王某，男，70 岁。

主诉：左侧腰臀部疼痛 3 年，加重 1 个月余。

现病史：患者 3 年前无明显诱因出现腰部及左下肢放射痛，弯腰提物、行走活动及劳累后腰部疼痛加重，休息后稍有减轻，疼痛与天气变化无明显相关，到××医院就诊，考虑梨状肌综合征，给予针灸、针刀及理疗治疗，效果不佳。遂至山东省××医院就诊，给予局部阻滞治疗，住院治疗 20 余天，症状稍有减轻，但腰及下肢的疼痛仍重，严重影响日常生活。出院后自行口服舒筋健腰丸约 1 年，症状有所减轻。后于私人诊所行多次局部治疗，下肢症状消失，但腰部症状仍重，不敢转侧。1 个月余前患者推电动车上山后出现腰部疼痛加重，不敢直腰行走，翻身及转侧疼痛加重，活动受限。疼痛部位以左侧腰部为主，咳嗽及排便时疼痛加重。无下肢放射痛。今为求进一步治疗，来我院就诊，门诊以腰椎间盘突出症、脊神经后支综合征收入院。入院后于 2019 年 3 月 15 日行脊神经后支感觉根射频温控热凝术 + 复杂性针刀 + 侧隐窝臭氧注射术，术后给予七叶皂苷钠脱水，活血化瘀及电针温针治疗、神经阻滞治疗，患者腰痛及左臀部疼痛明显减轻，住院 13 天后好转出院。出院后患者仍感腰部疼痛，不敢直腰，翻身及坐卧位转换时出现左侧腰部疼痛，有时牵及左侧侧腹及小腹部疼痛，几日前行走不慎时扭伤左踝，腰部疼痛随之加重，性质同前。患者发病以来，饮食可，睡眠欠佳，二便正常。体重未见明显变化。

既往史：既往糖尿病病史 30 年，长期注射胰岛素及口服二甲双胍、拜糖平等药物治疗，未规律监测血糖，血糖控制不详；冠心病病史 20 余年，长期口服单硝酸异山梨酯缓释片(依姆多)、富马酸比索洛尔(康忻)、阿司匹林治疗，平素无胸闷症状；5 年前曾患右下肢深静脉血栓形成，已愈；1 年前因心律失常于我院行射频消融术，术后恢复好，否认高血压病史；否认肝炎、结核、伤寒等传染病病史；无重大外伤及输血史；对头孢类药物过敏，余未发现药物及食物过敏史；预防接种史不详。

个人史：生于原籍，无外地久居史；无疫区、疫水接触史，吸烟 40 余年，约 1 包/天，无酗酒史，无其他不良嗜好。

婚育史：适龄结婚，育有 1 女，配偶及女儿均体健。

家族史：父亲母亲已故，否认家族遗传病史。

二、体格检查

T：36.5℃，P：82 次/分，R：18 次/分，BP：102/63mmHg。患者老年男性，发育正

常，营养中等，神志清楚，自主体位，检查合作。全身皮肤无黄染、无瘀点、无出血点。全身浅表淋巴结未触及肿大。头颅发育正常，毛发分布均匀，眼睑无水肿，结膜无充血，巩膜无黄染，双侧瞳孔等大等圆，对光反射及调节反射存在，耳、鼻无异常，口唇无发绀，咽部无充血，扁桃体无肿大。颈软，无抵抗，颈静脉无怒张，气管居中，甲状腺无肿大。胸廓对称无畸形，双侧乳房对称，未触及明显包块。双肺呼吸音清晰，未闻及干、湿性啰音。心前区无隆起及凹陷，心界无扩大，心率 82 次/分，节律规整，各瓣膜听诊区无闻及病理性杂音。腹部平坦，腹软，无压痛，无反跳痛。肝、脾肋下未触及，Murphy's 征阴性，肝、肾区无叩痛，肠鸣音无亢进，移动性浊音阴性。脊柱后凸，四肢无畸形，双下肢无水肿。双下肢足背动脉搏动正常。肱二头肌反射正常，腹壁反射正常。

专科查体：腰椎后凸畸形，腰椎活动轻度受限。腰$_3$、腰$_4$椎旁及横突压痛（＋），左侧臀上皮神经卡压点压痛（＋），左侧肋弓下缘及髂嵴上缘压痛（＋），左侧臀中肌压痛（－），双侧直腿抬高试验（－），双侧"4"字征（－），双侧梨状肌牵拉试验（－），双侧膝腱反射（＋＋），双侧跟腱反射（＋＋），双下肢肌张力可，双下肢肌力Ⅴ$^-$，双侧下肢深浅感觉未触及明显异常，病理征（－）。

三、辅助检查

暂无。

四、入院诊断

1. 中医诊断　腰痛病（瘀血阻络）。
2. 西医诊断　①脊神经后支综合征；②腰椎间盘突出症；③臀上皮神经卡压综合征；④左踝扭伤；⑤冠心病；⑥2 型糖尿病；⑦心律失常射频消融术后。

五、诊断依据

1. 中医辨证辨病依据　患者左侧腰臀部疼痛 3 年，加重 1 个月余。饮食可，大小便正常，睡眠正常，舌质暗红，苔白，脉沉缓。综观脉症，四诊合参，该病属于祖国医学的腰痛病范畴，证属瘀血阻络。患者青年女性，常久坐、缺乏运动，有腰部扭伤和受凉史，致腰部经络阻滞不通，气血运行不畅，加之风、寒、湿邪入侵，更易造成腰部气血运行不畅，不通则痛。舌脉也为瘀血阻络之象。总之，本病病位在腰部，病属标实，考虑病程迁延日久，病情复杂，预后一般。

2. 西医诊断依据

（1）主诉：左侧腰臀部疼痛 3 年，加重 1 个月余。

（2）既往史：既往糖尿病病史 30 年，长期注射胰岛素及口服二甲双胍、拜糖平等药物治疗，未规律监测血糖，血糖控制不详；冠心病病史 20 余年，长期口服单硝酸异山梨酯缓释片、富马酸比索洛尔、阿司匹林治疗，平素无胸闷症状；5 年前曾患右下肢深静脉血栓形成，已愈；1 年前因心律失常于我院行射频消融术，术后恢复好。

（3）专科查体：腰椎后凸畸形，腰椎活动轻度受限。腰$_3$、腰$_4$椎旁及横突压痛（＋），左侧臀上皮神经卡压点压痛（＋），左侧肋弓下缘及髂嵴上缘压痛（＋）。

六、鉴别诊断

泌尿系统结石：是泌尿系统常见的疾病，根据结石所在部位不同，分为肾结石、输尿管结石、膀胱结石、尿道结石。本病的形成与环境因素、全身性疾病及泌尿系统疾病有密切关系。其典型的临床表现可见腰腹绞痛、血尿，或伴有尿频、尿急、尿痛等泌尿系统梗阻和感染的症状，患者虽腰痛明显，但无泌尿系统伴随症状和体征，暂不考虑此疾病，患者家属对此疑虑重重，为排除不典型的此类疾病引起的症状，可行泌尿系统 B 超明确病情。

七、诊疗计划

1. 中医科Ⅱ级护理。

2. 完善各项辅助检查，如血常规、血沉、C 反应蛋白测定、肝功能、肾功能、心电图，行左踝 MRI。

3. 给予胞磷胆碱钠、甲钴胺营养神经，先给予电针及温针治疗方案，必要时可给予微创针刀等治疗方案。

八、治疗经过

1. 住院第 2 日查房记录　患者自诉左侧腰痛伴左臀部疼痛，翻身及躺下接近床面时加重，饮食睡眠一般，二便调。专科查体：腰椎后凸畸形，腰椎活动轻度受限。腰$_3$、腰$_4$椎旁及横突压痛（＋），左侧臀上皮神经卡压点压痛（＋），左侧肋弓下缘及髂嵴上缘压痛（＋），左侧臀中肌压痛（－），双侧直腿抬高试验（－），双侧"4"字征（－），双侧梨状肌牵拉试验（－），双侧膝腱反射（＋＋），双侧跟腱反射（＋＋），双下肢肌张力可，双下肢肌力Ⅴ$^-$，双侧下肢深浅感觉未触及明显异常，病理征（－）。腰椎 CT：腰椎退行性变：腰$_3$/腰$_4$、腰$_4$/腰$_5$、腰$_5$/骶$_1$椎间盘膨出并相应水平双侧隐窝狭窄，胸腰椎轻度后凸。患者目前诊断明确：中医诊断：腰痛病（瘀血阻络）；西医诊断：①脊神经后支综合征；②腰椎间盘突出症；③臀上皮神经卡压综合征；④左踝扭伤；⑤冠心病；⑥2 型糖尿病；⑦心律失常射频消融术后。患者上次入院时已行腰$_2$/腰$_3$、腰$_3$/腰$_4$脊神经后支射频，本次患者入院拟行电针、温针及理疗为主的保守治疗，减轻肌肉痉挛，疏通腰背部经络，来缓解症状。昨日已门诊行左髂后上棘附近电针及温针治疗，患者目前症状较前轻微缓解，治疗方案暂不改变，今日再次行左肋骨下缘的银质针治疗，从腹内斜肌止于肋骨的附着点着手。

2. 住院第 3 日查房记录　患者自诉症状腰部症状较前有所缓解，后背左侧肋骨下缘疼痛明显减轻，左踝扭伤后感右膝关节疼痛，饮食睡眠一般，二便调。专科查体：胸$_{10}$～腰$_3$椎体叩痛。血常规、CRP 未见明显异常。左踝 MRI 示：左足距骨内异常信号，考虑骨软骨炎，符合左足退行性变 MRI 表现，左足周围软组织多发渗出改变、肿胀，左踝关节腔及足底肌腱腱鞘内、肌间隙少量积液。孙钦然主治医师查房分析，患者胸椎叩痛，伴左侧小腹部疼痛，嘱行胸腰椎 MRI 及右膝关节 MRI，进一步明确诊断。左踝给予硫酸镁湿敷，加用七叶皂苷钠消肿及局部理疗治疗。继观。

3. 住院第 6 日查房记录　患者自诉左侧腰部仍感疼痛，症状仍明显，饮食睡眠一般，二便调。专科查体：左侧腰$_3$、腰$_4$横突压痛。胸腰椎及膝关节 MRI：胸、腰椎退行性变，腰$_3$/腰$_4$、腰$_4$/腰$_5$椎间盘膨出，腰$_5$/骶$_1$椎间盘右后突并右侧侧隐窝狭窄，右侧膝关节退行性变：右膝股骨滑车剥脱性骨软骨炎，右膝髌骨软化症，右膝内、外侧半月板退变。根据入院常规查体，患者无手术禁忌证，明日行针刀、神经射频为主的微创治疗，治疗继续给予营养神经，加用盐酸乙哌立松（妙钠）缓解骨骼肌痉挛，密切观察病情变化，及时对症处理。

4. 住院第 7 日术后首次病程记录　患者于介入治疗室由刘垒副主任医师行非血管 DSA 引导下腰$_{2\sim4}$左侧脊神经后支感觉根温控热凝术，术前签署知情同意书。患者俯卧于治疗床上，腰腹下垫枕，开放静脉通道，常规监测生命体征。在 DSA 引导下定位前后位左侧的腰$_{2\sim4}$横突根部与上关节突外侧缘交界处、及腰$_2$/腰$_3$左侧关节囊的体表投影点，做好标志。常规消毒铺巾，局部皮下 1% 的利多卡因麻醉，在 X 线定位下穿刺，沿横突根部轻轻下滑有落空感，X 片正位针尖紧贴横突根部，斜位片针在"狗耳"根部，"狗眼"上缘，针尖不超过"狗耳"根部前方，侧位在椎间孔后下方，上关节突外侧缘，针尖不要超过椎间孔后缘，回抽无液体。进行刺激测试：50Hz 0.5V 电刺激能复制出相应部位的疼痛、麻木。2Hz 1.0V 电刺激能诱发局部竖脊肌收缩，提示针尖位置良好。射频治疗：60℃、70℃、80℃、85℃各 1 分钟，射频操作完毕。复杂性针刀松解术：再以双侧腰$_{3\sim5}$横突，左侧侧腰$_2$/腰$_3$神经根内口、腰$_3$/腰$_4$神经根内口、左侧坐骨大切迹、左侧股骨粗隆 1 个点共 10 个点为标记点，用 0.75% 碘伏无菌棉球以标记点为中心进行常规消毒，铺无菌洞巾。抽取 1% 利多卡因 5ml 并于上述标记点局部麻醉，局部麻醉后抽取 1% 利多卡因 2ml + 维生素 B$_6$ 200mg + 维生素 B$_{12}$ 1mg + 曲安奈德注射液 40mg + 醋酸泼尼龙注射液 125mg + 0.9% 氯化钠注射液适量，组成消炎镇痛液，以上述标记点为进针点，垂直皮面快速进针，每点注射消炎镇痛液 2ml，注射 45% 臭氧 2ml，注射完毕后，后持 I 型 2 号针刀，刀口线与人体纵轴平行，刀体垂直于皮肤，于上述标记点快速进针，松解神经根周围粘连及相关组织的粘连和瘢痕处，快速出针，迅速用无菌棉球按压针刀孔 2 分钟，针刀孔无出血渗液后，再用敷贴加压固定，针刀松解术操作完毕。以平车推回病房。最后行复杂性针刀松解术为主的治疗，以上述标记点共 20 个点（射频进针点除外）为进针点，穿刺针垂直进针，依次到达骨面及小关节，分别注射 0.5% 利多卡因、消炎镇痛液和 45mg/L 臭氧，操作完毕后持 I 型 2 号针刀，刀口线与人体纵轴平行，刀体垂直于皮肤，于上述标记点快速进针，松解神经根周围粘连及相关组织的粘连和瘢痕处，快速出针，迅速用无菌棉球按压针刀孔 2 分钟，针刀孔无出血渗液后，针刀松解术操作完毕，局部贴敷无菌敷贴。患者在整个治疗过程中生命体征平稳，无心悸、头疼、恶心、呕吐等不适症状。治疗结束后，患者精神状态好，无其他不适症状，叮嘱患者术后注意事项后，以平车推回病房。嘱患者适当活动，避免腰部不当受力动作，针口 72 小时内避免接触水，以防止针口局部感染。

5. 住院第 8 日查房记录　术后第一天，今日查房，患者诉腰部疼痛明显减轻，左臀部及右侧腰部稍有不适感，饮食可，睡眠一般，大小便正常。术后第一天暂不查体。此患者术后第一天暂不做效果评价，给予腰围带固定并支撑腰部，治疗方案暂不改变，密切观察患者症状，不适症状及时对症处理。

6. 住院第 9 日查房记录　患者诉左侧腰痛伴左臀部疼痛较前明显减轻，饮食睡眠一般，二便正常。专科查体：腰椎后凸畸形，腰椎活动未明显受限。腰$_2$/腰$_3$、腰$_3$/腰$_4$ 间及椎旁压痛（−），腰三横突压痛（＋−），臀上皮神经卡压点压痛（−），秩边穴压痛（−），双侧直腿抬高试验（−），双侧"4"字征（−），双侧梨状肌牵拉试验（−），双侧膝腱反射

（＋＋），双侧跟腱反射（＋＋），双下肢肌力肌张力可，双侧下肢深浅感觉未触及明显异常，病理征（－）。刘垒副主任医师查房分析，患者术后第二天，腰痛伴臀部疼痛症状明显缓解，左侧踝关节扭伤局部肿胀已明显减轻，遗留轻微疼痛，可给予理疗局部消炎止痛，嘱卧床休息72小时，必要时腰部剩余症状可加用电针及温针灸方案，余治疗暂不改变，继观。

7. 住院第10日查房记录　患者自诉症状明显改善，翻身时腰痛伴臀部疼痛明显减轻，右侧腰部仍有酸胀不适感，饮食睡眠一般，二便正常。专科查体：右侧腰$_4$横突压痛，（＋）。吴文庆主治医师查房分析，患者术后三天，今日可行腰背部主动锻炼，针对腰背肌锻炼方法有三种，五点支撑、空蹬自行车、下肢单飞燕（左右交替进行），要求保证锻炼的质量，勿追求数量。右侧腰部症状给予右侧腰$_4$横突B超引导下神经阻滞治疗，继观。

8. 住院第13日查房记录　患者诉腰部臀部无明显疼痛，腰部已能摆脱拐杖完全直立行走，饮食睡眠可，二便正常。专科查体：腰椎活动后伸受限。腰部无明显压痛点，双侧直腿抬高试验（－），双侧"4"字征（－），双侧梨状肌牵拉试验（－），双侧膝腱反射（＋＋），双侧跟腱反射（＋＋），双下肢肌力正常，拇趾背伸力正常，双侧下肢深浅感觉未触及明显异常。昨日左侧腰$_{3\sim4}$横突周围软组织银质针松解术及电针治疗，患者对治疗效果满意，主动要求今日出院。刘垒副主任医师查房分析，患者腰部及左下肢症状基本缓解，同意其今日出院，嘱出院后加强腰背肌锻炼，勿受凉，勿劳累，2周后复诊，不适随诊。

九、出院诊断

1. 中医诊断　腰痛病（瘀血阻络）
2. 西医诊断　①脊神经后支综合征；②腰椎间盘突出症；③臀上皮神经卡压综合征；④左踝扭伤；⑤冠心病；⑥2型糖尿病；⑦心律失常射频消融术后。

十、讨论

脊神经后支综合征是由于其受到卡压等机械刺激造成的以腰痛、臀部及大腿后外侧痛、腰部肌肉痉挛等为主的综合征。患者左侧腰部疼痛，仍考虑脊神经后支综合征相关，可伴有继发的肌肉痉挛等，本患者可能的原因为腰椎小关节增生卡压或刺激从旁通过的脊神经后支，从而出现腰部及臀部翻身痛，针刀、射频和臭氧为主的微创治疗可以通过射频热凝脊神经后支的感觉纤维，减轻分布在关节周围的神经感觉及后支分布区域的疼痛，也可以通过针刀松解关节囊及粘连的周围软组织、肌肉起止点，通过射频消融使脊神经后支灭活，减低其敏感性，从而起到消除和缓解临床症状目的，同时热能可以破坏椎间盘内痛觉感受器，灭活分布在纤维环外层的痛觉神经末梢，使之失去接受和传递痛觉信号的能力。另外局部温度在短时间内的增高，还可以改善局部循环，使因疼痛而引起的肌肉痉挛得到缓解和改善。

入院后完善辅助检查，给予营养神经、消肿、活血化瘀等对症治疗，并给予脊神经后支感觉根射频温控热凝术＋复杂性针刀＋臭氧注射术＋侧隐窝臭氧注射术。通过针刀松解粘连挛缩的腰椎周围组织，并纠正腰椎力学平衡失调，通过射频热凝调制脊神经后支，减弱因增生及小关节紊乱刺激后支神经引起的疼痛，术后给予七叶皂苷钠脱水、活血化瘀及电针温针治疗及神经阻滞治疗，患者腰痛伴左臀部疼痛缓解。重视指导患者后期自身功能锻炼，增强肌肉力量，保护脊柱及关节，巩固手术效果。做到：①不做有任务的活；②不做无准备的动作。

病例 21　针刀治疗腰腿部疼痛

例1：

一、一般资料

患者，贾某，女，81 岁。

主诉：腰痛 30 年伴双下肢疼痛 4 年余。

现病史：患者 30 年前无明显诱因出现腰部酸痛，无下肢放射痛，弯腰提物、行走活动及劳累后腰部疼痛加重，休息后减轻，疼痛与天气变化无明显相关，就诊于济南市多家医院，给予中药、膏药治疗，多年来疼痛反复发作，未行系统治疗。4 年前无明显诱因出现腰痛伴双下肢放射痛，疼痛范围由腰部沿双下肢后外侧放射至足底，严重时出现胸、腰及双下肢沉坠感，随后出现走路不稳，双足底异样感，曾于××医院疼痛科住院治疗。给予输液治疗，上述症状未见缓解，今为求进一步治疗，来我院就诊，门诊以"腰椎间盘突出症伴椎管狭窄"收入院。患者发病以来，饮食可，睡眠欠佳，二便正常。体重未见明显变化。

既往史：既往"高血压"病史 40 年，规律性服用倍他乐克，控制尚可；"冠心病"病史40 年余，规律服用辅酶 Q_{10}，控制尚可；否认糖尿病等病史；否认肝炎、结核、伤寒等传染病病史；无重大外伤及输血史；未发现药物及食物过敏史；预防接种史不详。

个人史：生于原籍，无外地久居史；无冶游史，无疫区、疫水接触史，无其他不良嗜好。

婚育史：适龄婚育，育有 1 子 2 女，配偶及子女均体健。

月经史：6 ~ 7/28 ~ 30 天，13 岁月经初潮，50 岁绝经，月经规律，无痛经史。

家族史：否认家族遗传病史及传染病病史。

二、体格检查

T：36.3℃，P：82 次/分，R：21 次/分，BP：156/88mmHg。患者老年女性，发育正常，营养中等，神志清楚，自主体位，检查合作。全身皮肤无黄染、无瘀点、无出血点。全身浅表淋巴结未触及肿大。头颅发育正常，毛发分布均匀，眼睑无水肿，结膜无充血，巩膜无黄染，双侧瞳孔等大等圆，对光反射及调节反射存在，耳、鼻无异常，口唇无发绀，咽部无充血，扁桃体无肿大。颈软，无抵抗，颈静脉无怒张，气管居中，甲状腺无肿大。胸廓对称无畸形，双侧乳房对称，未触及明显包块。双肺呼吸音清晰，未闻及干、湿性啰音。心前区无隆起及凹陷，心界无扩大，心率 82 次/分，节律规整，各瓣膜听诊区无闻及病理性杂音。腹部平坦，腹软，无压痛，无反跳痛。肝、脾肋下未触及，Murphy's 征阴性,肝、肾区无叩痛,肠鸣音无亢进,移动性浊音阴性。脊柱无畸形,四肢无畸形,双下肢无水肿。双下肢足背动脉搏动正常。肱二头肌反射正常,腹壁反射正常。

专科查体:腰椎生理曲度变直,腰椎活动未明显受限。腰$_{3\sim5}$棘间压痛(+),叩击痛(+),腰$_{4/5}$双侧夹脊穴压痛(+),双侧秩边穴压痛(+),双侧臀中肌压痛(+),双侧臀上皮神经卡压点压痛(+),双侧秩边穴压痛(+),双侧臀中肌压痛(+),双侧直腿抬高试验(−),双侧"4"字征(−),双侧梨状肌牵拉试验(−),双侧膝腱反射(++),双侧跟腱反射(++),双下肢肌张力可,双侧下肢深浅感觉未触及明显异常,病理征(−)。

三、辅助检查

暂无。

四、入院诊断

1. 中医诊断　腰痛病(瘀血阻络)。
2. 西医诊断　①腰椎间盘突出症伴椎管狭窄;②臀上皮神经卡压综合征;③冠心病;④高血压 2 级。

五、诊断依据

1. 中医辨病辨证依据　患者腰痛伴双下肢疼痛,饮食可,大小便正常,睡眠正常,舌质暗红,苔白,脉涩。综观脉症,四诊合参,该病属于祖国医学的"腰痛病"范畴,证属瘀血阻络。患者老年女性,有慢性腰痛病史,久痛入络,腰部经络阻滞不通,气血运行不畅,加之风、寒、湿邪入侵,更容易造成腰部气血运行不畅,不通则痛。舌脉也为瘀血阻络之象。总之,本病病位在腰部,病属标实,考虑病程迁延日久,病情复杂,预后一般。

2. 西医诊断依据

(1)腰痛 30 年伴双下肢疼痛 4 年余。

(2)既往"高血压"和"冠心病"病史 40 年,规律性服用倍他乐克和辅酶 Q_{10},控制尚可。

(3)查体:腰椎生理曲度变直,腰椎活动未明显受限。腰$_{3\sim5}$棘间压痛(+),叩击痛(+),腰$_4$/腰$_5$双侧夹脊穴压痛(+),双侧秩边穴压痛(+),双侧臀中肌压痛(+),双侧臀上皮神经卡压点压痛(+),双侧秩边穴压痛(+),双侧臀中肌压痛(+),双侧膝腱反射(++),双侧跟腱反射(++)。

六、鉴别诊断

1. 腰椎结核　早期局限性腰椎结核可刺激邻近的神经根,造成腰痛及下肢放射痛。腰椎结核有结核病的全身反应,低热乏力、盗汗、腰痛较剧、脊柱畸形、活动受限。X 线片上可见椎体或椎弓根的破坏,椎间隙狭窄或消失,脊椎变形和脊柱畸形。CT 扫描主要的征象是骨质破坏区可见砂砾状死骨,椎体碎裂后呈不规则碎骨片,椎体前缘浅凹形骨质破坏及椎旁和腰大肌脓肿。可根据患者病史与腰椎影像学检查予以鉴别。

2. 腰椎后关节紊乱　相邻椎体的上下关节突构成腰椎后关节,为滑膜关节,有神经分布。当后关节上、下关节突的关系不正常时,急性期可因滑膜嵌顿产生疼痛,慢性病例可产生后关节创伤性关节炎,出现腰痛。此种疼痛多发生于棘突旁 1.5cm 处,可有向同侧臀部或大腿后的放射痛,易与腰椎间盘突出症相混。该病的放射痛一般不超过膝关节，且不伴有感觉、肌力减退及反射消失等神经根受损之体征。

七、诊疗计划

1. 中医科Ⅱ级护理。

2. 完善三大常规、胸片、心电图、肝功能、肾功能、凝血常规、颈胸腰 MRI 等各项辅助检查。

3. 给予胞磷胆碱钠、甲钴胺营养神经，择日行非血管 DSA 引导下复杂性针刀松解术 + 侧隐窝臭氧注射术 + 普通臭氧注射术。以上病情及治疗方案已向患者及家属讲明，均表示理解并配合治疗。

八、治疗经过

1. 住院第 2 日主治医师查房记录　首次主治查房，患者自诉腰痛伴双下肢疼痛未见缓解，下床后活动困难，饮食睡眠一般，二便调。给予专科查体（见上述内容）。化验结果返回显示：甲功五项（2019 年 2 月 11 日）：游离三碘甲状腺素 3.56pmol/L，血清游离甲状腺素 10.99pmol/L↓，促甲状腺激素 8.920μIU/ml↑，抗甲状腺过氧化物酶抗体 291.20U/ml↑，抗甲状腺球蛋白抗体 29.29U/ml，颈胸腰 MRI 回示：颈椎退行性变：颈$_3$/颈$_4$、颈$_4$/颈$_5$、颈$_5$/颈$_6$ 椎间盘突出伴颈$_4$/颈$_5$、颈$_5$/颈$_6$ 水平双侧黄韧带肥厚、相应椎管狭窄，胸椎退行性变；腰椎退行性变：腰$_2$/腰$_3$、腰$_3$/腰$_4$、腰$_4$/腰$_5$、腰$_5$/骶$_1$ 椎间盘膨出并腰$_3$/腰$_4$ 水平双侧隐窝狭窄；提示骶管囊肿，腰背部皮下脂肪层渗出性改变。入院计划拟先行复杂性针刀松解普通臭氧注射术为主的微创治疗，通过针刀治疗直接针对突出和无菌性炎症组织，松解粘连，解除压迫，同时松解周围神经和组织的卡压，来缓解症状。但患者家属拒绝微创治疗，先给予电针治疗，请神经内科、内分泌科、心血管内科会诊，待会诊结果后，再考虑进一步治疗方案，密切观察病情变化，及时对症处理。

2. 住院第 3 日主任医生查房记录　今日查房，患者自诉症状未见缓解，饮食睡眠一般，二便调。专科查体同前。主任医师查房分析，本患者入院拟行复杂性针刀松解术和侧隐窝臭氧注射术等的综合疗法。通过针刀松解黄韧带、关节囊、椎间盘突出及粘连的周围软组织来松解神经根和周围神经的卡压；通过在盘内及侧隐窝处注射臭氧即可氧化胶原蛋白，又可消除神经根周围的炎性物质缓解症状，但患者及家属不同意微创治疗，给予银质针及电针治疗，密切观察病情变化，及时对症处理。

3. 住院第 3 日会诊记录　患者因腰椎间盘突出症伴椎管狭窄入院，颈胸腰下坠感，双足异常感觉，既往冠心病病史、高血压病史，现频发心悸胸闷，肝功能、肾功能、血脂、电解质、葡萄糖测定（酶法，2019 年 2 月 11 日）：谷丙转氨酶 48.60U/L↑，谷草转氨酶 40.20U/L↑，γ - 谷氨酰转肽酶 54.00U/L↑，总胆汁酸 44.10μmol/L↑，唾液酸 88.00mg/dl↑，间接胆红素 2.70μmol/L↓，白蛋白 37.60g/L↓，前白蛋白 177.60mg/L↓，尿酸 361.0μmol/L↑；甲功五项（2019 年 2 月 11 日）：血清游离甲状腺素 10.99pmol/L↓，促甲状腺激素 8.920μIU/ml↑，抗甲状腺过氧化物酶抗体 291.20U/ml↑。

请心血管内科李建主任医师会诊后示：建议行动态心电图检查，和患者及家属沟通后已执行上述方案。

请内分泌科张军副主任医师会诊示：行甲状腺超声；定期复查甲功；和患者及家属

沟通后,已执行上述方案。

请神经内科杨冰主治医师会诊示:查风湿免疫指标,和患者家属沟通暂不执行上述方案。

4. 住院第6日主任医师查房记录 今日查房,患者诉腰痛伴双下肢疼痛较前明显减轻,饮食睡眠一般,二便正常。专科查体:腰椎后凸畸形,腰椎活动未明显受限。腰$_4$/腰$_5$、腰$_5$/骶$_1$棘间及椎旁压痛(−),腰三横突压痛(+−),臀上皮神经卡压点压痛(−),秩边穴压痛(−),双侧直腿抬高试验(−),双侧"4"字征(−),双侧梨状肌牵拉试验(−),双侧膝腱反射(++),双侧跟腱反射(++),双下肢肌力肌张力可,双侧下肢深浅感觉未触及明显异常,病理征(−)。主任医师查房分析,患者行银质针后,腰痛伴双下肢症状明显缓解,继续行银质针治疗,治疗暂不改变,继观。

5. 住院第8日主治医师查房记录 患者腰部伴双下肢疼痛症状较前明显减轻,饮食、睡眠可,二便正常。专科查体同前。取足太阳膀胱经的秩边、委中、承筋穴位。患者目前腰部伴左下肢麻木症状明显减轻,继续给予银质针、药物营养神经,偏振光理疗,余治疗暂不变,密切观察患者病情变化,及时对症处理。

6. 住院第11日主任医师查房记录 今日查房,患者腰部伴双下肢疼痛明显缓解,饮食睡眠可,二便正常。专科查体:腰椎活动无明显受限。腰部无明显压痛点,双侧腹股沟压痛(+−),双侧直腿抬高试验(−),双侧"4"字征(−),双侧梨状肌牵拉试验(−),双侧膝腱反射(++),双侧跟腱反射(++),双下肢肌力正常,拇趾背伸力正常,双侧下肢深浅感觉未触及明显异常。患者对治疗效果满意,主动要求取药后明日出院。主任医师查房分析,患者腰部伴双下肢症状基本缓解,同意其明日出院,嘱出院后加强腰背肌锻炼,勿受凉,勿劳累,2周后复诊,不适随诊。

九、出院诊断

1. 中医诊断 腰痛病(瘀血阻络)。

2. 西医诊断 ①腰椎间盘突出症伴椎管狭窄;②臀上皮神经卡压综合征;③冠心病;④高血压2级。

十、讨论

本患者病情复杂,年龄较大,请神经内科、内分泌科、心血管内科会诊排除及解决其他相关基础疾病,并明确诊断:①腰椎间盘突出症伴椎管狭窄;②臀上皮神经卡压综合征。腰椎间盘突出症后,髓核易压迫硬膜囊和侧隐窝的神经根,导致充血水肿、无菌性炎症、组胺、5−羟色胺等炎性致痛物质释放等一系列临床表现。腰椎间盘突出症后,引起腰椎周围肌肉、韧带、筋膜的牵拉和拉伤,导致粘连、瘢痕挛缩和局部血液循环紊乱。因此,本病的治疗有两个重点:一是缓解椎间盘突出引起的神经根压迫;二是消除脊髓神经根周围水肿、血肿、粘连等无菌性炎症。患者适合行复杂性针刀松解普通臭氧注射术为主的微创治疗,通过针刀治疗直接针对突出和无菌性炎症组织,松解粘连,解除压迫,同时松解周围神经和组织的卡压,来缓解症状并达到生物力学立体平衡,但患者家属拒绝微创治疗。从中医上讲,腰部劳伤、肝肾亏虚、筋脉失养是腰痛病病理基础,中医认为"风寒湿三气杂至,合而为痹",邪气闭阻经脉,导致经络气血瘀阻,不通则痛或邪气留于关节肌肉，损及气血，筋脉失养，导致疼痛、麻木发生。华佗夹脊穴分布于背部，在督脉两侧，而背为阳，督脉为"阳脉之海"，总督一身之阳气，中医学认为，华佗夹脊穴具有驱除深邪远痹之功效，本病属于中医学"痹病"范畴，邪气留于关节肌肉，闭阻经脉，损及气血，筋脉失养，导致疼痛、麻木发生。银质针刺激夹脊穴治疗腰椎间盘突出症，符合中医经络学"经脉所过，病症所在，主治所及"的治疗原则。足太阳膀胱经主一身之表，为足三阳经中阳气最旺之经，且为"多血少气之经"。取足太阳膀胱经的秩边、委中、承筋穴位，符合中医经络学的"循经取穴"治疗原则，给予电针、银质针治疗，同时予药物营养神经，偏振光理疗，患者症状改善明显。本病病程长，经治疗症状缓解后，注重后期的康复巩固是非常重要的，我们提出两点注意：一是不做有任务的活，二是不做无准备的动作。

例2：

一、一般资料

患者，李某，女，48岁。

主诉：腰痛半年，加重伴右下肢疼痛20余天。

现病史：患者半年前无明显诱因出现腰部阵发性刺痛，无下肢放射痛，弯腰提物、行走活动及劳累后腰部疼痛加重，休息后减轻，疼痛与天气变化无明显相关。2018年8月3日就诊于德州××医院，行腰椎MRI示：腰$_4$/腰$_5$、腰$_5$/骶$_1$椎间盘突出（未见报告单），诊断为腰椎间盘突出症予以药物（具体不详），腰痛可暂时缓解。20天前无明显诱因腰痛加重，伴右下肢放射痛，疼痛范围腰部沿右侧臀部、右下肢前外侧放射至外踝，予以针灸理疗，疗效一般。2019年1月15日就诊于××医院，行腰椎MRI示：①腰$_4$/腰$_5$椎间盘膨出并腰$_4$/腰$_5$水平双侧椎间孔狭窄；②腰$_5$/骶$_1$椎间盘膨出并腰$_5$/骶$_1$右侧椎间孔狭窄；③腰$_3$/腰$_4$椎间盘膨出；④腰椎退行性变，诊断为腰椎间盘突出症，予以依托考昔止痛、甲钴胺营养神经、盐酸乙哌立松片（妙钠）缓解肌肉痉挛、五环三萜糖苷（迈之灵）改善微循环。今为求进一步治疗，来我院就诊，行腰椎CT示：腰椎退行性变，腰$_4$/腰$_5$、腰$_5$/骶$_1$椎间盘突出。髋关节MRI示：①右侧股骨头异常信号，考虑感染性病变并周围软组织渗出改变可能性大；②双髋关节腔积液，右侧为著。门诊以右侧股骨近端感染？腰椎间盘突出症收入院。患者发病以来，饮食可，睡眠欠佳，二便正常。体重未见明显变化。

既往史：否认高血压、糖尿病、冠心病等病史；否认肝炎、结核、伤寒等传染病病史；无重大外伤及输血史；未发现药物及食物过敏史；预防接种史不详。

个人史：生于原籍，无外地久居史；无冶游史，无疫区、疫水接触史，无其他不良嗜好。

婚育史：27岁结婚，育有3女，配偶及女儿均体健。

月经史：6~7/28~30天，14岁月经初潮，40岁绝经，无痛经史。

家族史：父母体健，否认家族遗传病史及传染病病史。

二、体格检查

T：36.5℃，P：80次/分，R：20次/分，BP：107/70mmHg。患者中年女性，发育正

常，营养中等，神志清楚，自主体位，检查合作。全身皮肤无黄染、无瘀点、无出血点。全身浅表淋巴结未触及肿大。头颅发育正常，毛发分布均匀。眼睑无水肿，结膜无充血，巩膜无黄染，双侧瞳孔等大等圆，对光反射及调节反射存在。耳、鼻无异常，口唇无发绀，咽部无充血，扁桃体无肿大。颈软，无抵抗，颈静脉无怒张，气管居中，甲状腺无肿大。胸廓对称无畸形，双侧乳房对称，未触及明显包块。双肺呼吸音清晰，未闻及干、湿性啰音。心前区无隆起及凹陷，心界无扩大，心率 80 次/分，节律规整，各瓣膜听诊区无闻及病理性杂音。腹部平坦，腹软，无压痛，无反跳痛。肝、脾肋下未触及，Murphy's 征阴性，肝、肾区无叩痛，肠鸣音无亢进，移动性浊音阴性。脊柱无畸形，四肢无畸形，双下肢无水肿，左下肢前外侧散在片状紫红色淤斑。双下肢足背动脉搏动正常。肱二头肌反射正常，腹壁反射正常。

专科查体：腰椎生理曲度可，腰$_{3\sim5}$棘间压痛（＋），叩击痛（＋），腰$_4$/腰$_5$右侧夹脊穴压痛（＋），左侧秩边穴压痛（＋），左侧臀中肌压痛（＋），左侧臀上皮神经卡压点压痛（＋），左侧秩边穴压痛（＋），左侧臀中肌压痛（＋），直腿抬高试验：左侧 30°（＋），左侧梨状肌牵拉试验（＋），右侧（－），右侧"4"字征（＋），双侧膝腱反射（＋＋），双侧跟腱反射（＋＋），双下肢肌力、肌张力可，双拇趾背伸肌力正常，双侧下肢深浅感觉未触及明显异常，病理征（－）。

三、辅助检查

1. 腰部 MR　腰$_3$/腰$_4$、腰$_4$/腰$_5$、腰$_5$/骶$_1$椎间盘突出。腰$_4$/腰$_5$、腰$_5$/骶$_1$椎间盘突出（未见报告单）（2018 年 8 月 3 日，德州××医院）。

2. 腰椎 MR　①腰$_4$/腰$_5$椎间盘膨出并腰$_{4/5}$水平双侧椎间孔狭窄；②腰$_5$/骶$_1$椎间盘膨出并腰$_5$/骶$_1$右侧椎间孔狭窄；③腰$_3$/腰$_4$椎间盘膨出；④腰椎退行性变（2019 年 1 月 15 日，××医院）。

3. 腰椎 CT　腰椎退行性变，腰$_4$/腰$_5$、腰$_5$/骶$_1$椎间盘突出（2019 年 1 月 15 日，我院）。

4. 髋关节 MR　①右侧股骨头异常信号，考虑感染性病变并周围软组织渗出改变可能性大；②双髋关节腔积液，右侧为著（2019 年 1 月 15 日，我院）。

四、入院诊断

1. 中医诊断　痹症（瘀血阻络）。

2. 西医诊断　①右侧股骨近端感染；②腰椎间盘突出症。

五、诊断依据

1. 中医辨病辨证依据　患者腰痛半年，加重伴右下肢疼痛 20 余天，饮食可，睡眠一般，大小便正常，舌质暗红，苔白，脉沉缓。综观脉症，四诊合参，该病属于祖国医学的"痹症"范畴，证属瘀血阻络。患者中年女性，有慢性腰痛病史，久痛入络，腰部及左下肢经络阻滞不通，气血运行不畅，加之风、寒、湿邪入侵，更容易引起气血运行不畅，不通则痛。舌脉也为瘀血阻络之象。总之，本病病位在腰部，病属标实，考虑病程迁延日久，病情复杂，预后一般。

2. 西医诊断依据　（1）腰痛半年，加重伴右下肢疼痛 20 余天。（2）专科查体：腰$_{3\sim5}$棘间压痛（＋），叩击痛（＋），腰$_4$/腰$_5$右侧夹脊穴压痛（＋），左侧秩边穴压痛（＋），左侧臀中肌压痛（＋），左侧臀上皮神经卡压点压痛（＋），左侧秩边穴压痛（＋），左侧臀中肌压痛（＋），直腿抬高试验：左侧 30°（＋），左侧梨状肌牵拉试验（＋），右侧"4"字征（＋），双侧膝腱反射（＋＋），双侧跟腱反射（＋＋）。

六、鉴别诊断

梨状肌综合征：患者的主要症状是臀部痛或臀腿痛，患髋关节内收内旋活动时疼痛加重，严重者可有跛行。梨状肌肌腹体表投影处可有明显的压痛，并可向下肢放射，部分患者可触及深部的条索状结节或痉挛的肌块。梨状肌紧张试验阳性，即患髋关节内收内旋活动时疼痛加重，直腿抬高试验在腰 < 60°时疼痛加重，而 > 60°时疼痛反而减轻，梨状肌局部封闭后疼痛会消失。

七、诊疗计划

1. 中医科 II 级护理。

2. 完善各项辅助检查如血常规、血沉、C 反应蛋白测定（CRP）、肝功能、肾功能、心电图、胸片、结核菌感染 T 细胞检查等，行明确病情。

3. 给予胞磷胆碱钠营养神经，头孢曲松钠、左氧氟沙星抗感染，择日于介入室行非 DSA 引导下关节腔减压及关节腔灌注等治疗，行关节腔穿刺液检测及细菌培养，以明确诊断。

八、治疗经过

1. 住院第 1 日术前小结　患者诊断明确，头胀、头晕严重影响日常生活，已无手术禁忌证。拟施手术名称和方式：行非血管 DSA 引导下行右髋关节腔持续灌洗＋关节腔灌注术＋关节腔减压术＋普通臭氧注射。拟施麻醉方式：局部麻醉＋心电监护注意事项：治疗难点是准确定位，已将术中及术后可能出现的危险和并发症向患者及家属讲明，其表示理解，同意介入治疗，并在微创施术知情同意书上签字。手术者术前查看患者情况：术前查看患者，已将患者病情及介入的必要性、风险性以及并发症等向患者及家属进一步讲解，患者及家属表示理解并同意。

2. 住院第 1 日副主任医师查房记录　患者下午夜间低热，平卧时右髋关节疼痛不明显，查体：腰椎生理曲度可，腰$_{3\sim5}$棘间压痛（＋），叩击痛（＋），腰$_4$/腰$_5$右侧夹脊穴压痛（＋），左侧秩边穴压痛（＋），左侧臀中肌压痛（＋），左侧臀上皮神经卡压点压痛（＋），左侧秩边穴压痛（＋），左侧臀中肌压痛（＋），直腿抬高试验：左侧 30°（＋），左侧梨状肌牵拉试验（＋），右侧（－），双侧"4"字征（－），双侧膝腱反射（＋＋），双侧跟腱反射（＋＋），双下肢肌力、肌张力可，双拇趾背伸肌力正常，双侧下肢深浅感觉未触及明显异常，病理征（－）。化验示：红细胞沉降率测定（ESR）（仪器法）：血沉 43mm/h↑，今日副主任医师查房，患者发热伴关节痛，需与肺炎、结核、风湿病相鉴别，目前综合患者曾有羊肉接触史，结合患者症状体征，考虑布氏杆菌、结核可能性较大。布氏杆菌病是一种全身感染性疾病，临床表现多样，可累及多系统。关节痛是布氏杆菌病临床表现之一，其中有学者统计约 1/3 患者出现肘、膝、骶髂、髋等关节肿痛。关节受累可分为 3 种类型，即周围关节、髋关节和脊柱关节受累，其中以周围大关节多见，而累及中轴者少见，且早期症状不典型，极易误诊为血清阴性脊柱关节病。对布氏杆菌病的实验室诊断方法以血清学为主,但布氏杆菌与其他细菌之间易产生血清学交叉反应,仅靠此诊断容易误诊。血或骨髓培养病原学检查是最可靠的诊断方法,但阳性率不高。患者曾就诊于多家医院,目前暂不明确病因,血常规不高,嘱定于今日行关节穿刺活检、关节灌注治疗,同时积极排查结核、布氏杆菌,积极请相关科室会诊,继观。

3. 住院第 1 日术后首次病程记录 患者青年女性,因腰髋部及右下肢疼痛,于介入治疗室行非血管 DSA 技术引导下下肢关节松解术+普通臭氧注射术+关节腔灌注治疗+关节腔减压术,术前签署知情同意书。患者俯卧于治疗床上,开放静脉通道,常规监测生命体征。在 C 形臂引导下定位右髋关节松解术+普通臭氧注射+关节腔灌注治疗+关节腔减压术,抽取 0.5% 利多卡因 20ml。在 C 形臂引导下,用注射用剥离子经标记点穿刺向髋关节内,正位透视引导下缓缓进针至突破髋关节内,抽出积液约 20ml,留取化验,抽取 45μg/ml 的臭氧,分别注射 5ml 臭氧反复灌注;操作完毕,再局部贴敷无菌敷贴。患者在整个治疗过程中生命体征平稳,无其他不适症状,叮嘱患者术后注意事项后,以平车推回病房。嘱患者卧床休息为主,针口 72 小时内避免接触水,以防止针口局部感染。

4. 住院第 2 日骨关节科会诊记录 患者右髋关节疼痛活动后加重,查体:患者一般情况良好,体温 37.3℃,下午低热、出汗、右髋部叩痛,"4"字征(+)、髋屈伸、旋转痛,活动度良好,局部无红肿破溃。磁共振检查:①右侧股骨头异常信号,考虑感染性病变并周围软组织渗出改变可能性大;②双髋关节腔积液,右侧为著。穿刺液检查未见脓细胞。诊断:右髋痛待查。建议:①穿刺液未见脓,已送培养,等待结果,结果结核杆菌、布氏杆菌(患者有生肉接触);②查双髋正位 X 线片,必要时核素扫描;③检查化验结果完成后再会诊。遵会诊意见,积极治疗。

5. 住院第 2 日主治医师查房记录 患者昨日夜间仍有低热,平卧时右髋关节疼痛不明显,站立时疼痛明显。查体同前。今日主治医师查房,患者已行关节穿刺检查,关节液化验示:未见脓细胞。综合患者症状体征及血沉结果,目前仍考虑感染,请示上级医师,嘱积极请骨关节科等相关科室会诊,协助诊治。

6. 住院第 5 日主治医师查房记录 患者昨日下午及夜间仍有低热,右髋关节疼痛较入院前有所缓解。饮食、睡眠可,二便正常。查体:右髋部叩痛,"4"字征(+)、髋屈伸、旋转痛,活动度良好,局部无红肿破溃,余查体同前。今日主治医师查房,患者右髋关节疼痛,伴有低热,仍考虑感染,目前结核菌检测为阴性,嘱积极排查布氏杆菌感染,同时积极请相关科室会诊,明确病情,继观。

7. 住院第 6 日骨关节科会诊记录 患者髋关节活动后疼痛明显,请骨关节科张虎主任会诊,张主任阅 MRI 检查右侧髋关节病变,考虑:①髋关节感染?②股骨头无菌性坏死?建议转科治疗。与患者及家属商量后,目前科室仍倾向于感染,暂不能明确原因,暂不转科治疗。

8. 住院第 6 日 CT/MRI 会诊记录 患者髋关节疼痛,MRI 检查考虑感染,请影像科史浩主任阅片后,患者右侧股骨头颈部骨质内见异常信号,压脂像呈明显高信号改变,周围软组织亦见斑片状压脂高信号,双侧髋关节内见液体影,以右侧为著。结论:右侧股骨头颈骨质内周围软组织异常信号灶,首先考虑发性病变。建议:CT 检查及骨密度检查排除骨折及骨质含钙情况。

9. 住院第 13 日副主任医师查房记录　今日查房，患者诉右髋关节仍有疼痛不适感，仍有明显下午及夜间低热，食欲差，睡眠可，二便正常。专科查体：右髋部叩痛，"4"字征（＋），髋屈伸、旋转痛，活动度良好，局部无红肿破溃，双侧膝腱反射（＋＋），双侧跟腱反射（＋＋），双下肢肌力、肌张力可，双拇趾背伸肌力正常，双侧下肢深浅感觉未触及明显异常，病理征（－）。积极联系省肿瘤医院及本院骨关节科张明主任会诊，考虑骨结核，建议积极抗结核治疗，患者右下肢症状有所缓解，同意其转省肿瘤医院积极抗结核治疗，勿受凉，勿劳累，2 周后复诊，不适随诊。

九、出院诊断

1. 中医诊断　骨痨（气阴两虚）。
2. 西医诊断　①髋关节结核；②腰椎间盘突出症。

十、讨论

髋关节结核在全身骨关节结核中约占 7.20％，仅次于脊椎结核而居第二位。多见于儿童和青壮年，男性多于女性。7％～10％病例可见同时患骶髂关节结核或下段腰椎结核。症状可表现为有全身中毒症状，患者常有食欲缺乏、消瘦、全身无力、脾气变坏以及低热、盗汗、全身无力；患侧肢体肌肉萎缩是髋关节结核的另一特征。由于肌肉营养不良和失用性萎缩，使髋关节周围及该侧肢体肌肉的张力减低，逐渐转为肌肉的体积缩小。早期通过测量可以发现，较晚的病例肉眼也能看出整个肢体消瘦，尤其是股四头肌。这时臀肌的萎缩也较明显，患侧臀部消瘦，臀沟展平和下垂。患肢皮下组织增厚，皮肤皱纹增厚的症状，也具有一定的意义。髋关节结核后期，下肢各部位大腿、小腿及踝均发生显著的肌萎缩和营养障碍；患者最早出现的髋部疼痛比较轻微，活动加重，休息后减轻，往往伴有患侧下肢的无力或沉重感。偶有少数患者发病急骤，髋部疼痛比较剧烈。儿童对疼痛的定位能力较差，往往陈诉疼痛在膝关节，较少在髋关节。有时夜间啼哭不绝，甚至不敢平卧睡觉；轻微跛行多与疼痛同时发生。疲劳之后即开始跛行，尤其在傍晚。经过短时间的休息之后或在第 2 天晨起后可以消失。这时往往被误认为"扭伤"而不大引起重视。在成人，最早的症状大多是感到下肢酸困关节之肿胀，但由于髋部肌肉肥厚不易被察觉。如果髋部出现了较为明显的肿胀时，则证明结核性炎症的变化显著加剧；最早表现为某种活动稍受限，因此在检查时要与健侧比较。常见的是外展和过伸活动受限，这只有在临床检查时被发现；后期由于炎症变化（血液供给增多）刺激骨生长儿童会有畸形出现。结核杆菌可污染空气，造成呼吸道感染。胃肠道感染较少见。饮食物经低温灭菌法处理，可防止胃肠道感染。结核菌不能通过健康皮肤，当有破裂方可导致感染。

本例依据症状、体征、辅助检查，患者发热伴关节痛，需与肺炎、风湿病相鉴别，且综合患者曾有羊肉接触史，结合患者症状体征，考虑布氏杆菌、结核可能性较大，经临床化验排除羊布氏杆菌，最终诊断髋关节结核；其次为腰椎间盘突出症，髋关节周围局部软组织慢性损伤加之由于胸椎及椎旁组织物理形变、卡压、刺激神经，导致神经水肿变性，而引起受支配区疼痛不适症状共同造成腰痛伴右下肢疼痛。本例行右髋关节松解

术 + 普通臭氧注射 + 关节腔灌注治疗 + 关节腔减压术，可能引起粘连卡压的部位针刀松解，取得了一定效果。针刀治疗已是疼痛科常用的治疗方法，而粘连卡压引起的疼痛、功能受限尤其适应针刀松解治疗。本病例提示我们需完善查体及各项检查，避免误诊漏诊而贻误病情给患者造成不必要的痛苦。

例 3：

一、一般资料

患者，周某，男，51 岁。

主诉：腰痛伴左下肢疼痛麻木 2 个月。

现病史：患者 2 个月前无明显诱因出现腰痛，活动时疼痛明显，休息后缓解，伴有左大腿乏力不适感，左小腿外侧至足背、左足拇趾麻木不适感，步行活动时麻木感难以忍受，无大小便障碍，无鞍区麻木，因 2018 年 3 月 7 日夜间伴发双眼上翻，四肢抽搐约 3 分钟，前往当地医院就诊，行腰椎 CT（2018 年 3 月 9 日，临沭县 × × 医院）示：①腰$_4$/腰$_5$ 椎间盘突出（右侧后型）；②腰椎退行性变；③腰$_4$ 双侧椎弓峡部裂。腰椎 MRI（2018 年 3 月 15 日，临沭县 × × 医院）示：①腰$_4$/腰$_5$ 椎间盘突出（右侧后型）；②腰椎退行性变；③腰$_4$ 双侧椎弓峡部裂。头颅 MRI 检查（2018 年 3 月 9 日，临沭县 × × 医院）：①双侧上颌窦、筛窦、蝶窦炎症；②左侧乳突炎；③符合轻度脑动脉硬化 MRA 表现。住院经理疗、针灸等治疗约 9 天，症状未见好转，今为求进一步治疗，来我院就诊，门诊以腰椎间盘突出症收入院。患者发病以来，饮食可，睡眠欠佳，二便正常。体重未见明显变化。

既往史：既往 2006 年曾因腰痛，出现癫痫一次，未系统治疗；2009 年曾因腰椎间盘突出在太原 × × 医院行手术治疗（具体不详），腰部遗留约 10cm 手术瘢痕；否认高血压、糖尿病、冠心病等病史；否认肝炎、结核、伤寒等传染病病史；无重大外伤及输血史；未发现药物及食物过敏史；预防接种史不详。

个人史：生于原籍，无外地久居史；无疫区、疫水接触史，不吸烟、不饮酒，无其他不良嗜好。

婚育史：适龄婚育，育有 1 子，配偶及儿子均体健。

家族史：否认家族遗传病及传染病史。

二、体格检查

T：36.2℃，P：72 次／分，R：14 次／分，BP：146／91mmHg。患者中年男性，发育正常，营养中等，神志清楚，自主体位，检查合作。全身皮肤无黄染、无瘀点、无出血点。全身浅表淋巴结未触及肿大。头颅发育正常，毛发分布均匀，眼睑无水肿，结膜无充血，巩膜无黄染，双侧瞳孔等大等圆，对光反射及调节反射存在，耳、鼻无异常，口唇无发绀，咽部无充血，扁桃体无肿大。颈软，无抵抗，颈静脉无怒张，气管居中，甲状腺无肿大。胸廓对称无畸形，双侧乳房对称，未触及明显包块。双肺呼吸音清晰，未闻及干、湿性啰音。心前区无隆起及凹陷，心界无扩大，心率 72 次／分，节律规整，各瓣膜听诊区无闻及病理性杂音。腹部平坦，腹软，无压痛，无反跳痛。肝、脾肋下未触及，Murphy's 征阴性，肝、肾区无叩痛，肠鸣音无亢进，移动性浊音阴性。脊柱后凸，四肢无畸形，双下肢无水肿。双下肢足背动脉搏动正常。肱二头肌反射正常，腹壁反射正常。

专科查体：跛行步态，腰椎生理曲度变直，腰椎可见一长约 10cm 手术瘢痕，腰椎活动未明显受限。腰$_4$/腰$_5$、腰$_5$/骶$_1$ 棘间及椎旁压痛（＋），左腰三横突压痛（＋），左侧臀上皮神经卡压点压痛（－），左侧秩边穴压痛（－），左侧臀中肌压痛（－），直腿抬高试验：左 45°（＋），右（－），双侧"4"字征（－），双侧梨状肌牵拉试验（－），左侧膝腱反射（＋），左侧跟腱反射（＋），双下肢肌张力可，左下肢肌力 V$^-$，左拇趾背伸肌力 I 级，右下肢肌力可，左侧小腿外侧至拇趾背侧浅感觉轻度减退，病理征（－）。

三、辅助检查

辅助检查见现病史中腰椎 CT、腰椎 MRI、头颅 MRI 检查结果。

四、入院诊断

1. 中医诊断　腰痛病（瘀血阻络）。
2. 西医诊断　①腰椎间盘突出症伴椎管狭窄；②癫痫。

五、诊断依据

1. 中医辨证辨病依据　患者腰痛伴左下肢疼痛，饮食可，大小便正常，睡眠正常，舌质暗红，苔白，脉涩。综观脉症，四诊合参，该病属于祖国医学的"腰痛病"范畴，证属瘀血阻络。患者中年男性，有慢性腰痛病史，久痛入络，腰部经络阻滞不通，气血运行不畅，加之风、寒、湿邪入侵，更容易引起腰部气血运行不畅，不通则痛。舌脉也为瘀血阻络之象。总之，本病病位在腰部，病属标实，考虑病程迁延日久，病情复杂，预后一般。

2. 西医诊断依据

（1）腰痛伴左下肢疼痛 2 个月。

（2）专科查体：跛行步态，腰椎生理曲度变直，腰椎可见一长约 10cm 手术瘢痕，腰椎活动未明显受限。腰$_4$/腰$_5$、腰$_5$/骶$_1$ 棘间及椎旁压痛（＋），左腰三横突压痛（＋），直腿抬高试验：左 45°（＋），左侧膝腱反射（＋），左侧跟腱反射（＋），左下肢肌力 V$^-$，左拇趾背伸肌力 I 级，左侧小腿外侧至拇趾背侧浅感觉轻度减退。

（3）辅助检查：见上文内容。

六、鉴别诊断

臀上皮神经卡压综合征：臀上皮神经来源于腰$_{1\sim3}$脊神经后支的外侧支，下行越过髂嵴进入臀部时，经过腰背筋膜在髂嵴上缘附着处形成的骨纤维管，穿出到皮下，分布于臀部及股后外侧皮肤。臀上皮神经在经过深筋膜孔处受到刺激或卡压可产生一系列症状。临床表现为腰痛及臀部疼痛，可扩散到大腿及腘窝，但极少涉及小腿；在髂后上棘外上方髂嵴缘下有明显压痛点，有时可扪及条索节结或小脂肪瘤；可伴有臀肌痉挛。局部封闭可立即消除疼痛。腰部无体征，直腿抬高及加强试验阴性，可除外腰椎间盘突出症。

七、诊疗计划

1. 中医科 II 级护理。
2. 完善三大常规、胸片、心电图、肝功能、肾功能、凝血常规等各项辅助检查，嘱患者行颈椎 MRI 及双下肢肌电图、脑电图以检测相应神经的功能。

3. 给予胞磷胆碱钠、甲钴胺营养神经，择日行 C 形臂引导下复杂性针刀松解术＋脊髓和神经根粘连松解术＋周围神经卡压松解术＋侧隐窝臭氧注射术＋普通臭氧注射术。

以上病情及治疗方案已向患者及家属讲明，均表示理解并配合治疗。

八、治疗经过

1. **住院第 2 日查房记录**　患者自诉腰痛伴左下肢疼痛麻木未见缓解，饮食睡眠一般，二便调。专科查体及辅助检查同前。肌电图示：左侧腓总神经运动支损害电生理表现（腓骨小头以下）。脑电图示：大致正常范围脑电图。心电图示大致正常心电图。综合患者的症状、体征和影像学检查患者目前诊断：中医诊断：腰痛病（瘀血阻络）；西医诊断：①腰椎间盘突出症伴椎管狭窄；②癫痫。腰椎间盘突出症属于腰痛病范畴，好发于腰$_{4/5}$、腰$_5$/骶$_1$ 之间。根据入院常规查体，患者无手术禁忌证，择日行脊神经粘连松解术＋射频消融术＋复杂性针刀松解术＋臭氧注射，术前应和患者充分交流，并签署治疗知情同意书，密切观察病情变化，及时对症处理。

2. **住院第 3 日查房记录**　患者自诉腰部疼痛伴左下肢疼痛麻木未见减轻，余未诉明显不适。颈椎 MRI（2018 年 4 月 12 日本院）：颈椎退行性变；颈$_4$/颈$_5$、颈$_5$/颈$_6$、颈$_6$/颈$_7$ 椎间盘轻度突出。胸片未见异常。专科查体：跛行步态，腰椎生理曲度变直，腰椎可见一长约 10cm 手术瘢痕，腰椎活动未明显受限。腰$_4$/腰$_5$、腰$_5$/骶$_1$ 棘间及椎旁压痛（＋），左腰三横突压痛（＋），左侧臀上皮神经卡压点压痛（－），左侧秩边穴压痛（－），左侧臀中肌压痛（－），直腿抬高试验：左 45°（＋），右（－），双侧"4"字征（－），双侧梨状肌牵拉试验（－），左侧膝腱反射（＋），左侧跟腱反射（＋），双下肢肌张力可，左下肢肌力 V$^-$，左拇趾背伸肌力 I 级，右下肢肌力可，左侧小腿外侧至拇趾背侧浅感觉未触及明显异常，病理征（－）。分析：患者腰及左下肢症状未见缓解，按计划明日行脊神经粘连松解术＋射频消融术＋复杂性针刀松解术＋臭氧注射，针对椎间盘突出及粘连的周围软组织进行充分松解，术前应和患者充分交流，并签署治疗知情同意书。余治疗不变，密切观察病情变化，及时对症处理。

3. **住院第 4 日术前讨论记录**　孙钦然主治医师：该病例的特点通过主诉、专科查体和辅助检查等结果已明确。目前腰椎间盘突出症治疗方法较多，如针灸、理疗、药物等，但存在疗程长，见效慢等的不足，以射频、臭氧注射为主的综合疗法是介于手术与非手术之间的有效治疗方法，具有定位准确、见效快等特点和优越性，患者及家属同意以上综合疗法。崔晓鲁主治医师：该患者目前诊断明确，目前针对腰椎间盘的治疗方法很多，以射频、臭氧注射为主的微创疗法因创伤小、恢复快、疗效好被广泛应用于临床，但应严格掌握其介入手术的适应证和禁忌证，根据患者的症状体征和辅助检查，目前已无手术禁忌证，可在 C 臂引导下行针刀松解术＋脊髓和神经根粘连松解术＋腰椎间盘微创消融术＋臭氧注射术。刘方铭主任医师：同意以上意见。综合患者病例特点，腰椎间盘突出症诊断明确。

4. **住院第 4 日术前小结**　手术指征：患者目前腰痛伴左下肢疼痛麻木症状已严重影响日常生活。拟施手术名称和方式：非 DSA 引导下复杂针刀松解术＋脊髓和神经根粘连松解术＋椎间盘射频消融术＋侧隐窝臭氧注射术。拟施麻醉方式：局部麻醉＋心电监护。注意事项：介入治疗的难点是准确定位和充分松解，已将术中及术后可能出现的危险和并发症向患者及家属讲明，其表示理解，同意介入治疗，并在协议书上签字。手术者术前查看患者情况：刘方铭主任医师术前查看患者，已将患者病情及介入的必要性、成功率以及并发症等向患者及家属进一步讲解，患者及家属表示理解并同意。

5. 住院第 4 日术后首次病程记录　患者于介入治疗室由刘方铭主任医师行非 DSA 引导下腰$_{4/5}$射频椎间盘微创消融术 + 脊髓和神经根粘连松解术 + 复杂性针刀松解术 + 侧隐窝臭氧注射术。术前签署知情同意书。患者取俯卧位，开放静脉通道，常规监测生命体征。脊神经粘连松解术：患者俯卧位，腹下垫薄枕，张开腰部，记号笔标记病变椎间隙。常规皮肤消毒铺无菌单后，在 C 臂 X 线影像透视下定位皮肤穿刺点，2% 利多卡因局部皮肤麻醉有效后，影像引导下使用带工作套管的钝性神经剥离器垂直皮肤穿刺，锐性剥离器确认到达腰椎小关节处，2% 利多卡因 5ml 行腰椎小关节局部阻滞麻醉后，将钝性神经剥离器头端向小关节内缘方向调整，确认剥离子头端至小关节内缘后，继续推进缓慢加压用力纵行分离黄韧带的两层结构，手下有落空感，并行负压试验，证实针端位于硬膜外腔，正侧位 C 臂透视确认剥离器头端位于硬膜束与神经根附近后，拔出钝性剥离器，沿工作套管置入 3mm 硬膜外镜。镜下可见神经根充血水肿，与周围脂肪、系膜外组织有轻度粘连，撬拨工作套管，松解包绕固定神经根的致密纤维结缔组织 2~3 下，以相应脊神经分布区出现下肢放射性麻胀感为度，松解粘连神经根，回抽无血及脑脊液后，注入消炎镇痛液（消炎镇痛液配方：2% 利多卡因 2ml + 维生素 B$_6$ 200mg + 维生素 B$_{12}$ 1mg + 曲安奈德注射液 40mg + 醋酸泼尼龙注射液 125mg + 0.9% 氯化钠注射液适量）10ml，注入浓度为 30μg/ml 3ml 臭氧，起到局部消除炎症，减轻水肿作用。术毕，拔除工作套管及镜子，加压止血后，贴无菌手术贴，脊神经粘连松解术操作完毕。然后行椎间盘消融术：椎间盘微创消融术操作如下：在 C 形臂引导下定位前后位的腰$_4$/腰$_5$ 间隙平行线，腰部正中矢状位线，距离正中线左侧旁开 12cm 做一腰部正中矢状位平行线，与间隙平行线交点即为穿刺点。另定位腰$_4$/腰$_5$ 间隙平行线左侧旁开 0.5cm 为穿刺点。常规碘伏消毒术区皮肤，铺无菌巾单，抽取由 0.5% 利多卡因穿刺点局部浸润麻醉后，注入维生素 B$_6$ 200mg + 维生素 B$_{12}$ 1mg + 曲安奈德注射液 40mg + 醋酸泼尼龙注射液 125mg + 0.9% 氯化钠注射液适量组成的消炎镇痛液，在 C 形臂引导下，用 15cm 长，裸露端 0.5cm 射频穿刺针经棘突旁开 12cm 标记点呈 35°向突出椎间盘处穿刺，正位透视引导下缓缓进针至左侧椎弓根连线内缘与棘突连线之间，侧位显示针尖位于椎体后缘 1/5 处，再用 10cm 长，裸露端 0.5cm 射频穿刺针经棘突旁开 0.5cm 处穿刺点进针，正位透视引导下缓缓进针至关节突内缘，侧位显示针尖平关节突，到达黄韧带后方，即诱发出双下肢前侧的麻痛感觉，后测量阻抗，阻抗值均符合针尖到达处组织参数范围，行感觉及运动刺激，无异常感觉和运动后，行腰$_4$/腰$_5$ 双极射频热凝，依次以 60℃、70℃、80℃、90℃ 1 分钟，94℃ 3 分钟分别进行热凝。患者没有出现麻胀热感、触电感，射频热凝术操作完毕，在盘内注射 60μg/ml 臭氧 3ml，注射消炎镇痛药物 5ml，后快速拔针。椎间盘射频消融术操作完毕。继行左侧腰$_3$ 横突、左侧臀上皮神经卡压点、左侧坐骨大切迹局部麻醉，2% 利多卡因局部麻醉后，抽取 5ml 消炎镇痛液，22G 穿刺针先局部垂直皮面进针直达骨面，每点注射 5ml 消炎镇痛液，注射浓度 30% 臭氧 5ml，持一次性 I 型 2 号针刀，刀口线与人体纵轴平行，刀体垂直于皮肤，快速进针，直达骨面，行针刀松解 2~3 下，松解卡压的局部周围神经的骨性纤维管道、筋膜，松解结束后，快速出针，迅速用无菌棉球按压针孔 2 分钟。周围神经嵌压松解术及针刀松解术操作完毕，患者平车推回病房。结果：患者在整个治疗过程中生命体征平稳，无心悸、头疼、恶心呕吐等不适。术后注意事项：去枕平卧 6 小时，卧床休息 3 天，针口 72 小时内不要接触水。

6. 住院第 5 日查房记录　患者自诉腰痛伴左下肢麻痛症状较前无明显变化，饮食睡眠一般，二便调。专科查体：术后第一天暂不查体。患者症状减轻，但 72 小时内不评价疗效。治疗继续给予营养神经，改善微循环等治疗，密切观察病情变化，及时对症处理。

7. 住院第 6 日查房记录　患者腰痛伴左下肢麻痛明显缓解，一般情况可，睡眠改善，大小便正常。专科查体：跛行步态，腰椎生理曲度变直，腰椎可见一长约 10cm 手术瘢痕，腰椎活动未明显受限。腰$_4$/腰$_5$、腰$_5$/骶$_1$ 棘间及椎旁压痛（＋），左腰三横突压痛（＋），左侧臀上皮神经卡压点压痛（－），左侧秩边穴压痛（－），左侧臀中肌压痛（－），直腿抬高试验：左 45°（＋），右（－），双侧"4"字征（－），双侧梨状肌牵拉试验（－），左侧膝腱反射（＋），左侧跟腱反射（＋），双下肢肌张力可，左下肢肌力 V$^-$，左拇趾背伸肌力 I 级，右下肢肌力可，左侧小腿外侧至拇趾背侧浅感觉未触及明显异常，病理征（－）。分析：患者腰椎间盘突出伴侧隐窝狭窄，术后症状未见明显缓解，嘱行腰椎薄层 CT 检查，继续观察病情对症处理。

8. 住院第 7 日查房记录　患者腰痛伴左下肢麻痛未见改善，饮食睡眠一般，二便正常。腰椎 MRI（2018 年 4 月 17 日，我院）：腰椎退行性变；腰$_3$/腰$_4$、腰$_4$/腰$_5$、腰$_5$/骶$_1$ 椎间盘膨出并腰$_4$/腰$_5$ 水平双侧隐窝狭窄。专科查体：跛行步态，腰椎生理曲度变直，腰椎可见一长约 10cm 手术瘢痕，腰椎活动未明显受限。腰$_4$/腰$_5$、腰$_5$/骶$_1$ 棘间及椎旁压痛（＋），左腰三横突压痛（＋），左侧臀上皮神经卡压点压痛（－），左侧秩边穴压痛（－），左侧臀中肌压痛（－），直腿抬高试验：左 45°（＋），右（－），双侧"4"字征（－），双侧梨状肌牵拉试验（－），左侧膝腱反射（＋），左侧跟腱反射（＋），双下肢肌张力可，左下肢肌力 V$^-$，左拇趾背伸肌力 I 级，右下肢肌力可，左侧小腿外侧至拇趾背侧浅感觉未触及明显异常，病理征（－）。分析：患者薄层 CT 检查示腰$_4$ 椎弓根左侧侧隐窝处较大突出，考虑手术或椎间孔镜治疗，积极与患者及家属沟通，继观。

9. 住院第 7 日疑难病例讨论记录　孙钦然主治医师：该病例的主诉、专科查体、辅助检查等特点已明确。崔晓鲁主治医师：该患者曾因腰椎间盘突出行手术治疗，2 个月前左下肢进行性麻木疼痛症状加重，肌力较差。行腰椎 CT 检查示腰椎间盘突出，入院后检查示肌电图和脑电图，排除颈椎病变、排除神经性疾病，仍考虑腰椎病变引起症状，经第一次腰椎治疗后，症状改善不明显。建议患者行腰椎薄层 CT 检查，检查结果返回显示：腰椎退行性变；腰$_3$/腰$_4$、腰$_4$/腰$_5$、腰$_5$/骶$_1$ 椎间盘膨出并腰$_4$/腰$_5$ 水平双侧隐窝狭窄。刘垒副主任医师：患者经治疗后症状未见明显改善，行腰椎薄层 CT 检查示腰$_4$ 椎体左侧椎弓根内缘侧隐窝处较大突出压迫腰$_5$ 神经根，该患者症状与此检查相符，目前可考虑行手术治疗或椎间孔镜治疗。摘除游离髓核。刘方铭主任医师：同意以上意见。综合患者病例特点，腰椎间盘突出症诊断明确，阅腰椎 CT 显示该突出物游离突出，且处于椎弓根内缘，同时患者曾行手术治疗，局部存在粘连，椎间孔镜手术创伤小、风险小，但置管到突出物存在难点，建议患者行手术治疗，但也要充分考虑患者及家属意见，积极与患者及家属沟通后，再行治疗。钱俊英护士长：术前应注意患者的生命体征，注意患者情绪疏导，术后保持伤口清洁干燥，指导患者床上功能锻炼。主持人小结意见：同意以上意见，患者腰椎间盘突出诊断明确，椎间孔镜治疗或骨科开刀治疗均存在难点，需充分与患者及家属沟通，充分考虑患者及家属意见。积极治疗。

10. 住院第10日查房记录　患者腰部伴左下肢麻痛稍有缓解，饮食睡眠可，二便正常。专科查体：跛行步态，腰椎生理曲度变直，腰椎可见一长约10cm手术瘢痕，腰椎活动未明显受限。腰$_4$/腰$_5$、腰$_5$/骶$_1$棘间及椎旁压痛（＋），左腰三横突压痛（＋），左侧臀上皮神经卡压点压痛（－），左侧秩边穴压痛（－），左侧臀中肌压痛（－），直腿抬高试验：左45°（＋），右（－），双侧"4"字征（－），双侧梨状肌牵拉试验（－），左侧膝腱反射（＋），左侧跟腱反射（＋），双下肢肌张力可，左下肢肌力Ⅴ$^-$，左拇趾背伸肌力Ⅰ级，右下肢肌力可，左侧小腿外侧至拇趾背侧浅感觉未触及明显异常，病理征（－）。患者要继续考虑下一步治疗方案，主动要求今日出院。分析：同意其今日出院，患者腰部及左下肢症状仍明显，嘱患者出院休息半月后，根据症状，如需进一步行孔镜治疗，再行治疗，嘱出院后加强腰背肌锻炼，勿受凉，勿劳累，2周后复诊，不适随诊。

九、出院诊断

1. 中医诊断　腰痛病（瘀血阻络）。
2. 西医诊断　①腰椎间盘突出症伴椎管狭窄；②癫痫。

十、讨论

患者发病年龄不高，但腰痛病程长，且有腰部手术史，近来症状加重，完善患者各常规检查、胸片、颈椎MRI、腰椎CT、腰椎MRI等辅助检查，综合患者病例特点，腰椎间盘突出症诊断明确，腰椎间盘突出后髓核容易压迫硬膜囊和侧隐窝处的神经根，治本病的关键有两点：一是缓解椎间盘突出物对神经根的压迫；二是消除脊神经根周围水肿、血肿、粘连等无菌性炎症。脊神经粘连松解术后、射频和臭氧为主的微创治疗腰椎管狭窄症除了能与传统手术达到相同的疗效外，还具有创伤小、术中出血较少及术后恢复较快等特点，其更能为患者所接受。其治疗通过针刀松解黄韧带、关节囊、椎间盘突出及粘连的周围软组织。给予改善微循环、营养神经、止痛等对症治疗，行非DSA引导下复杂性针刀松解术＋脊髓和神经根粘连松解术＋侧隐窝臭氧注射术＋普通臭氧注射术＋椎间盘微创消融术，术后给予甘露醇利水消炎，患者腰痛伴左下肢麻痛未见明显缓解。分析病情，阅腰椎CT显示该突出物游离突出，且处于椎弓根内缘，同时患者曾行手术治疗，局部存在粘连，椎间孔镜手术创伤小，风险小，但置管到突出物存在难点，且保守治疗效果差，建议患者行手术治疗。且注意后期长期康复加强对腰椎的保护。

例4：

一、一般资料

患者，朱某，男，80岁。

主诉：左下肢疼痛20余天，腰痛1周。

现病史：患者20余天前无明显诱因出现左下肢阵发性放射痛，弯腰提物、站立行走时疼痛加重，休息后减轻，疼痛与天气变化无明显相关。1周前出现腰部疼痛，左下肢疼痛加重，伴有麻木，疼痛麻木范围由腰部沿左下肢外侧放射至外踝，腰椎活动受限，翻身站立困难，咳嗽、喷嚏等腹压增加时疼痛加重，呈间歇性跛行 20m，今为求进一步治疗，来我院就诊，门诊以"腰痛原因待查"收入院。患者发病以来，饮食可，睡眠欠佳，二便正常。体重未见明显变化。

既往史：既往有风湿病病史 2 年余，口服药物治疗（具体不详）；心肌梗死病史 2 年余，先后于山东省××医院、××医院"行冠状动脉支架植入手术，现恢复可；否认高血压、糖尿病等其他慢性病史；否认肝炎、结核、伤寒等传染病病史；无重大外伤及输血史；对青霉素过敏，未发现其他药物及食物过敏史；预防接种史不详。

个人史：生于原籍，无外地久居史；无疫区、疫水接触史，吸烟 50 余年，约 5 根/天，无饮酒史，无其他不良嗜好。

婚育史：适龄婚育，育有 3 子 1 女，配偶及子女均体健。

家族史：父母已故，死因不详，否认家族遗传病及传染病史。

二、体格检查

T：36.5℃，P：96 次/分，R：18 次/分，BP：109/74mmHg。患者老年男性，发育正常，营养中等，神志清楚，自主体位，检查合作。全身皮肤无黄染、无瘀点、无出血点。全身浅表淋巴结未触及肿大。头颅发育正常，毛发分布均匀，眼睑无水肿，结膜无充血，巩膜无黄染，双侧瞳孔等大等圆，对光反射及调节反射存在，耳、鼻无异常，口唇无发绀，咽部无充血，扁桃体无肿大。颈软，无抵抗，颈静脉无怒张，气管居中，甲状腺无肿大。胸廓对称无畸形，双侧乳房对称，未触及明显包块。双肺呼吸音清晰，未闻及干、湿性啰音。心前区无隆起及凹陷，心界无扩大，心率 96 次/分，节律规整，各瓣膜听诊区无闻及病理性杂音。腹部平坦，腹软，无压痛，无反跳痛。肝、脾肋下未触及，Murphy's 征阴性，肝、肾区无叩痛，肠鸣音无亢进，移动性浊音阴性。脊柱后凸，四肢无畸形，双下肢无水肿。双下肢足背动脉搏动正常。肱二头肌反射正常，腹壁反射正常。

专科查体：腰椎生理曲度可，腰椎活动明显受限。胸$_6$～腰$_4$棘间叩击痛（＋），压痛（＋），椎旁压痛（－），直腿抬高试验左 45°（＋）、右（－），双侧"4"字征（－），双侧梨状肌牵拉试验（－），双膝腱反射（＋＋），双侧跟腱反射（＋＋），双下肢肌张力可，左下肢肌力 V$^-$，左拇趾背伸肌力Ⅳ$^+$，右下肢肌力可，左下肢浅感觉减退，右下肢深浅感觉未触及明显异常，病理征（－）。

三、辅助检查

暂无。

四、入院诊断

1. 中医诊断　腰痛病（瘀血阻络）。
2. 西医诊断　①腰痛待查；②风湿病；③冠状动脉支架植入后状态。

五、诊断依据

1. 中医辨证辨病依据　患者左下肢疼痛 20 余天，腰痛 1 周。饮食可，大小便正常，睡眠正常，舌质暗红，苔白，脉涩。综观脉症，四诊合参，该病属于祖国医学的"腰痛病"范畴，证属瘀血阻络。患者老年男性，有慢性腰痛病史，久痛入络，腰部经络阻滞不通，气血运行不畅,加之风、寒、湿邪入侵,更易引发腰部气血运行不畅,不通则痛。舌脉也为瘀血阻络之象。总之,本病病位在腰部,病属标实,考虑病程迁延日久,病情复杂,预后一般。

2. 西医诊断依据

(1)左下肢疼痛20余天,腰痛1周。

(2)既往有"风湿病""心肌梗死"病史,曾行"冠状动脉支架植入"手术。

(3)专科检查:腰椎活动明显受限。胸$_6$~腰$_4$棘间叩击痛(+),压痛(+),直腿抬高试验左45°(+),双膝腱反射(++),双侧跟腱反射(++),左下肢肌力Ⅴ$^-$,左拇趾背伸肌力Ⅳ$^+$,左下肢浅感觉减退。

六、鉴别诊断

1. 腰椎管狭窄症患者有典型的间歇性跛行,卧床休息后症状可明显减轻或完全消失,后伸时腰腿痛加重,如为原发性腰椎管狭窄症,X线检查有助于鉴别。

2. 腰椎肿瘤腰痛也可出现,刺激神经根后有放射痛的发生。但是腰椎肿瘤疼痛的特点是夜间痛,白天较轻、晚上较重,这与腰椎间盘突出症的白天重、晚上轻正好相反;疼痛是活动后减轻、休息后加重。腰椎肿瘤影像学检查(平片或者CT)可发现有椎体的破坏。不能排除此病。

七、诊疗计划

1. 中医科Ⅱ级护理。

2. 完善各项辅助检查,行腰椎薄层CT排除占位。

3. 给予胞磷胆碱钠营养神经,待明确诊断后再行进一步治疗。

以上病情及治疗方案已向患者及家属讲明,均表示理解并配合治疗。

八、治疗经过

1. 住院第2日查房记录 患者仍感腰部及左下肢疼痛,活动受限,不能翻身站立,大小便正常,饮食正常,睡眠欠佳。查体同前。辅助检查已回(2018年5月29日):肝功能、肾功能、血脂、电解质、葡萄糖测定(酶法):γ-谷氨酰转肽酶71.60U/L↑,白蛋白30.60g/L↓,白球比0.83RATIO↓,视黄醇结合蛋白237.00mg/L↑,葡萄糖3.63mmol/L↓。凝血常规:血浆凝血酶原时间测定13.30秒↑,血浆凝血酶原时间活动度69.00%↓,纤维蛋白原含量5.16g/L↑,血浆D-二聚体测定2.25mg/L↑,纤维蛋白(原)降解产物7.84mg/L↑。红细胞沉降率测定(ESR)(仪器法):血沉120mm/h↑,C反应蛋白测定(CRP)(免疫散射比浊法):C反应蛋白39.6mg/L↑。血细胞分析(五分类):白细胞计数$10.40×10^9$/L↑,红细胞计数$4.16×10^{12}$/L↓,血红蛋120.0g/L↓。胸部正侧位片:双肺间质性改变,双肺陈旧纤维及钙化灶,请结合临床;右下肺炎症可能性大,请临床进一步检查除外其他。胸椎正侧位片:胸$_4$椎体压缩性改变,胸椎退行性改变,腰椎薄层CT:腰$_5$椎体后缘局部骨质呈类圆形缺损,CT值约69HU,内见少许气体密度,周围见骨质硬化。腰椎退行性变:腰$_2$/腰$_3$、腰$_3$/腰$_4$、腰$_4$/腰$_5$、腰$_5$/骶$_1$椎间盘膨出并腰$_3$/腰$_4$、腰$_4$/腰$_5$水平双侧隐窝狭窄,腰$_4$/腰$_5$左侧隐窝显著狭窄。目前诊断:中医诊断:腰痛病(瘀血阻络);西医诊断:①腰椎间盘突出症;②胸椎压缩性骨折;③腰椎骨转移? ④肺炎；⑤风湿病；⑥冠状动脉支架植入后状态。查体时发现患者胸$_6$～腰$_4$棘间叩击痛（＋），压痛（＋），翻身活动困难，由于患者年龄较大，有吸烟史，实验室结果显示炎症及高消耗状态，考虑腰椎占位为恶性病变，嘱行男性肿瘤全项检查。同时针对患者骨质疏松及压缩性骨折症状给予患者补钙治疗，余治疗方案不变，密切观察患者病情变化，及时对症处理。

2. 住院第 3 日查房记录　患者仍感腰部及左下肢疼痛，活动受限，不能翻身站立，大小便正常，饮食正常，睡眠欠佳。查体：腰椎生理曲度可，腰椎活动明显受限。胸$_6$～腰$_4$棘间叩击痛（＋），压痛（＋），椎旁压痛（－），直腿抬高试验左 45°（＋）、右（－），双侧"4"字征（－），双侧梨状肌牵拉试验（－），双膝腱反射（＋＋），双侧跟腱反射（＋＋），双下肢肌张力可，左下肢肌力 V$^-$，左拇趾背伸肌力 IV$^+$，右下肢肌力可，左下肢浅感觉减退，右下肢深浅感觉未触及明显异常，病理征（－）。男性肿瘤全项（2018 年 5 月 30 日）：癌胚抗原 10.07ng/ml↑，糖类抗原 CA－199 59.22U/ml↑，细胞角蛋白 19 片段 6.79ng/ml↑，鳞状上皮细胞癌抗原 6.6ng/ml↑。胸椎正侧位片：胸$_4$椎体压缩性改变；胸椎退行性改变。嘱请肿瘤放疗科会诊，明确诊断。

3. 住院第 3 日会诊记录　根据患者入院后行腰椎薄层 CT 检查、男性肿瘤全项、胸椎正侧位片结果，肿瘤放疗科张建东主任医师会诊意见：行盆腔、胸腹部 CT 排查，行骨显像检查。肿瘤科随诊，已遵会诊意见执行。

4. 住院第 6 日查房记录　患者腰部及左下肢疼痛未见明显改善，饮食睡眠可，二便正常。专科查体同前。胸腹部、盆腔 CT 示：双肺间质性炎症；双肺多发钙化灶；纵隔淋巴结肿大，请结合临床；右肺下叶空洞性改变，建议进一步检查；腹部 CT 平扫未见明显异常；前列腺点状钙化；直肠下段见线样高密度影，请结合临床；右侧第 2 后肋及右侧髋臼异常密度，建议复查。结合患者症状及影像表现分析：患者肺癌伴全身骨转移可能性大，嘱患者行全身骨扫描进一步排查，余治疗方案暂不改变，密切观察患者病情变化，及时对症处理。

5. 住院第 8 日查房记录　患者腰部及左下肢疼痛未见明显改善，饮食睡眠差，大便正常。查体结果同前。全身骨显像示：①腰$_3$、腰$_5$椎体部位线型放射性增高，考虑压缩骨折可能性大；②颅骨、胸骨、两侧胸锁关节、右侧第 2 后肋、胸$_4$、腰$_{3~5}$椎体、两侧髋臼、右侧膝关节部位放射性增高，骨转移待排，建议进一步检查；③两侧肩关节、肘关节、腕关节、掌指关节及左侧膝关节部位放射性增高，考虑良性病变可能性大。患者及家属因个人原因主动要求放弃治疗，要求出院，根据患者症状及影像学表现，患者肺癌伴全身多发骨转移可能性大，与患者签署自动出院知情告知书后批准今日出院，嘱出院后继续卧床休息定期复查，半个月后门诊复查。

九、出院诊断

1. 中医诊断　腰痛病（瘀血阻络）。

2. 西医诊断　①腰椎间盘突出症；②胸椎压缩性骨折；③肺癌伴全身多发骨转移可能性大；④肺炎；⑤风湿病；⑥冠状动脉支架植入后状态。

十、讨论

患者年事已高，患有风湿病，有吸烟史，实验室结果显示炎症及高消耗状态，根据症状及实验室检查结果考虑腰椎占位为恶性病变，完善辅助检查，综合患者化验及辅助检查分析患者恶性肿瘤可能性大，明确诊断，治疗上给予营养神经、补钙、止痛等对症治疗。本病例提示我们完善各项检查以免漏诊误诊，保证患者的医疗安全。

例 5：

一、一般资料

患者，张某，男，62 岁。

主诉：腰部及左下肢疼痛反复发作 5 年余。

现病史：患者 5 年余前无明显诱因出现腰部疼痛不适，伴左下肢灼痛、麻木，弯腰提物、行走活动及劳累后腰部疼痛加重，休息后减轻，疼痛与天气变化无明显相关，疼痛严重时曾就诊于当地医院，给予药物（具体不详）及理疗等可稍有缓解，多年来疼痛反复发作，未行系统治疗。3 个月余前无明显诱因上述症状加重，曾就诊于济南市××医院，行腰椎 CT 检查示：脊柱侧弯畸形；腰$_4$/腰$_5$ 椎间盘轻度膨出；腰椎退行性变。给予药物（具体不详）治疗后症状缓解不明显。于 2018 年 10 月 28 日、2018 年 11 月 12 日、2018 年 12 月 5 日、2019 年 2 月 12 日分别在我院我科住院治疗，给予骶$_1$脊神经后支射频热凝 + 臭氧注射术及骶管滴注 + 椎管内置管术 + 复杂性针刀治疗 + 普通臭氧注射 + 局部浸润麻醉及电针等理疗治疗，疼痛减轻后出院。出院后患者疼痛减轻，半个月前因劳累后上述症状加重，左下肢呈持续性疼痛，以足底、足背为重。今为行进一步系统治疗，门诊再次以腰椎间盘突出症伴椎管狭窄、神经病理性疼痛收入院。患者发病以来，饮食可，睡眠欠佳，二便可。体重未见明显变化。

既往史：患者先天性脊柱畸形、佝偻病，现患者胸腔及脊柱严重畸形；既往带状疱疹后神经痛 1 年余；左下肢静脉曲张病史 10 余年，微创治疗术后 3 年余，现仍有左下肢静脉曲张处疼痛；3 年余前突发脑梗死，肢体瘫痪，行走、言语不能，面瘫（具体不详），入外院积极治疗后，现患者四肢活动尚可，言语清晰，自述偶有流涎。否认高血压病、糖尿病、冠心病等慢性病史。否认肝炎、结核、伤寒等传染病史及密切接触史。否认重大外伤史及其他手术史，否认输血史。未发现药物及食物过敏史。预防接种史不详。

个人史：生于原籍，无外地久居史；无疫区、疫水接触史。吸烟史 40 余年，约 1.5 包/天；饮酒史 40 余年，约 50g/天；否认其他不良嗜好。

婚育史：23 岁结婚，育有 1 女，女儿因车祸去世，配偶体健。

家族史：父母已故（具体不详），兄妹 7 人，1 姐 2 妹 3 哥，姐妹及哥哥均体健。否认家族遗传病史、传染病史及精神病病史。

二、体格检查

T：36.7℃，P：68 次/分，R：17 次/分，BP：133/93mmHg。患者老年男性，发育异常，营养中等，神志清楚，自主体位，检查合作。全身皮肤无黄染、无瘀点、无出血点。全身浅表淋巴结未触及肿大。头颅发育正常，毛发分布均匀，眼睑无水肿，结膜无充血，巩膜无黄染，双侧瞳孔等大等圆，对光反射及调节反射存在，耳、鼻无异常，口唇无发绀，咽部无充血，扁桃体无肿大。颈软，无抵抗，颈静脉无怒张，气管居中，甲状腺无肿大。胸廓对称无畸形，双侧乳房对称，未触及明显包块。双肺呼吸音清晰，未闻及干、湿性啰音。心前区无隆起及凹陷，心界无扩大，心率 68 次/分，节律规整，各瓣膜听诊区无闻及病理性杂音。腹部平坦，腹软，无压痛，无反跳痛。肝、脾肋下未触及，Murphy's 征阴性，肝、肾区无叩痛，肠鸣音无亢进，移动性浊音阴性。脊柱侧弯，四肢无畸形，双下肢无水肿。双下肢足背动脉搏动正常。肱二头肌反射正常，腹壁反射正常。

专科查体：跛行步态，脊柱"S"弯畸形，胸腰椎活动明显受限。腰$_3$/腰$_4$、腰$_4$/腰$_5$、腰$_5$/骶$_1$ 棘间及左侧椎旁压痛(＋)，双腰$_3$ 横突压痛(＋－)，左侧秩边穴压痛(＋)，左侧臀中肌压痛(＋)，双侧直腿抬高试验(－)，"4"字征：左(＋)、右(－)，左侧梨状肌牵拉实验(＋)，臀上皮神经卡压点压痛(－)，双侧膝腱反射(＋＋)，跟腱反射(＋＋)，双下肢肌力、肌张力可，左下肢浅感觉减退，左下肢深感觉正常，右下肢深浅感觉未触及明显异常，巴氏征(－)。

三、辅助检查

腰椎 CT：脊柱侧弯畸形；腰$_4$/腰$_5$ 椎间盘轻度膨出；腰椎退行性变(2018 年 7 月 5 日，历城区××医院)。

四、入院诊断

1. 中医诊断 腰痛病(瘀血阻络)。

2. 西医诊断 ①腰椎间盘突出症伴椎管狭窄；②神经病理性疼痛；③先天性脊柱畸形；④带状疱疹后神经痛；⑤佝偻病；⑥脑梗死后遗症；⑦左下肢静脉曲张术后。

五、诊断依据

1. 中医辨证辨病依据 患者腰部及左下肢疼痛反复发作 5 年余，饮食可，大小便正常，睡眠正常，舌质暗红，苔白，脉沉缓。综观脉症，四诊合参，该病属于祖国医学的"腰痛病"范畴，证属瘀血阻络。患者老年女性，有慢性腰痛病史，久痛入络，腰部经络阻滞不通，气血运行不畅，加之风、寒、湿邪入侵，更易引发腰部气血运行不畅，不通则痛。舌脉也为瘀血阻络之象。总之，本病病位在腰部，病属标实，考虑病程迁延日久，病情复杂，预后一般。

2. 西医诊断依据

(1)主诉：腰部及左下肢疼痛反复发作 5 年余。

(2)患者先天性脊柱畸形、佝偻病，现胸腔及脊柱严重畸形；既往带状疱疹后神经痛 1 年余；左下肢静脉曲张病史 10 余年，微创治疗术后 3 年余，现仍有左下肢静脉曲张处疼痛；3 年余前突发脑梗死，肢体瘫痪，行走、言语不能，面瘫(具体不详)，入外院积极治疗后，现患者四肢活动尚可，言语清晰，自述偶有流涎。

(3)专科查体：跛行步态，脊柱"S"弯畸形，胸腰椎活动明显受限。腰$_3$/腰$_4$、腰$_4$/腰$_5$、腰$_5$/骶$_1$ 棘间及左侧椎旁压痛(＋)，双腰$_3$ 横突压痛(＋－)，左侧秩边穴压痛(＋)，左侧臀中肌压痛(＋)，"4"字征：左(＋)，左侧梨状肌牵拉试验(＋)，双侧膝腱反射(＋＋)，跟腱反射(＋＋)，左下肢浅感觉减退。

(4)腰椎 CT 显示脊柱侧弯畸形；腰$_4$/腰$_5$ 椎间盘轻度膨出；腰椎退行性变。

六、鉴别诊断

1. 腰椎肿瘤 也产生腰痛，它刺激神经根以后可出现放射痛。但是腰椎肿瘤疼痛的特点是夜间痛(白天轻、晚上重),这与腰椎间盘突出症疼痛特点正好相反(白天重、晚上轻);疼痛是活动轻、休息重。腰椎肿瘤的平片或者 CT,会有椎体的破坏。

2. 梨状肌综合征　患者的主要临床表现是臀部痛或臀腿痛,患髋关节内收内旋活动时疼痛可加重,严重者可出现跛行。梨状肌腹表投影可有明显压痛,并可向下肢放射,部分患者可触及深部索状结节或痉挛性肌块。梨状肌张力试验阳性,即髋关节内收和内旋时疼痛加重。直腿抬高试验 < 60°时,疼痛加重, > 60°时疼痛减轻。梨状肌局部封闭后疼痛消失。

七、诊疗计划

1. 中医科 Ⅱ 级护理。

2. 完善各项辅助检查,如血常规、血沉、C 反应蛋白测定、肝功能、肾功能、心电图、胸片等,行腰部 MRI 明确病情。

3. 给予胞磷胆碱钠营养神经,择日行非 DSA 引导下腰$_5$/骶$_1$ 椎间盘微创消融 + 复杂性针刀 + 侧隐窝臭氧注射治疗。

以上病情及治疗方案已向患者及家属讲明,均表示理解并配合治疗。

八、治疗经过

1. 住院第 2 日查房记录　患者自诉腰部及左下肢灼痛,饮食睡眠一般,二便调。专科查体与腰椎 CT 检查结果见上文。化验结果返回显示未见明显异常,心电图及胸片未见明显异常。吴文庆主治医师查房分析:该病诊断明确:中医诊断:腰痛病(瘀血阻络);西医诊断:①腰椎间盘突出症伴椎管狭窄;②神经病理性疼痛;③先天性脊柱畸形;④带状疱疹后神经痛;⑤佝偻病;⑥脑梗死后遗症;⑦左下肢静脉曲张术后。该病应与腰椎结核相鉴别。根据入院常规查体,患者无手术禁忌证,今日上午行非 DSA 引导下行腰$_5$/骶$_1$ 椎间盘射频热凝术 + 侧隐窝臭氧注射术 + 复杂性针刀松解术,术前应和患者充分交流,并签署治疗知情同意书,余治疗暂不变,继观。

2. 住院第 2 日术后首次病程记录　患者于介入治疗室由吴文庆主治医师行非 DSA 引导下椎间盘微创消融术 + 复杂性针刀治疗 + 侧隐窝臭氧注射术,术前签署知情同意书。患者俯卧于治疗床上,腰腹下垫枕,开放静脉通道,常规监测生命体征。在 C 形臂引导下定位腰$_5$/骶$_1$ 进针点:左侧腰$_5$/骶$_1$ 进针点:椎间隙小关节内侧缘进针点;左侧腰$_5$/骶$_1$ 进针点:在 C 形臂透视辅助下定位两条线:一为正位显像时腰$_5$/骶$_1$ 椎间隙突出靶点与骶骨上关节突顶点连线;二为侧位显像下腰$_5$/骶$_1$ 椎间隙椎体后缘突出靶点与骶骨上关节突顶点连线。上述两条连线的延长线交点为穿刺点,分别用记号笔标记。标记双侧腰$_3$ 横突体表投影点 2 个点,左侧臀上皮神经卡压点 3 个点、髂腰韧带压痛点 3 个点、左侧臀中肌压痛点 3 个点、左侧坐骨大切迹 3 个点、左侧梨状肌在股骨大转子指点的体表投影点 6 个点。用 0.75% 碘伏无菌棉球以标记点为中心进行常规消毒,铺无菌洞巾,抽取 1% 利多卡因 20ml 并于上述标记点局部麻醉。先行椎板间隙穿刺,在 C 形臂引导下,用 15cm 长,裸露端 0.5cm 射频穿刺针经标记点垂直皮肤向突出椎间盘处穿刺,正位透视引导下缓缓进针至左侧小关节连线内缘,侧位显示针尖位于椎体后缘;再行做后外侧入路穿刺:在 C 形臂引导下,用 15cm 长,裸露端 0.5cm 射频穿刺针经标记点与皮肤呈

30°向突出椎间盘处穿刺，正位透视引导下缓缓进针至左侧椎弓根内缘，侧位显示针尖位于椎体后缘；再行左侧腰$_5$/骶$_1$穿刺定位，抽取 0.5% 利多卡因 20ml。在 C 形臂引导下，用 15cm 长，裸露端 0.5cm 射频穿刺针经标记点与皮肤呈 90°向突出椎间盘处穿刺，穿刺过程中逐步麻醉，正位透视引导下缓缓进针至右侧小关节内缘，侧位显示针尖位于突出椎间盘靶点处，腰$_5$/骶$_1$穿刺完毕穿刺完毕后分别连接射频仪，测量阻抗，阻抗值均符合椎间盘组织参数范围，测量阻抗完毕后，行感觉及运动刺激，无异常感觉和运动后，分别行腰$_4$/腰$_5$、腰$_5$/骶$_1$椎间盘微创消融术，依次以 60℃、70℃、80℃、90℃ 1 分钟，94℃ 3 分钟分别进行热凝，患者没有出现麻胀热感、触电感，射频热凝术操作完毕，拔出电极，抽取 60mg/L 的臭氧，分别注射 5ml 臭氧；臭氧注射完毕。拔出射频针少许，在 C 形臂引导下定位在侧隐窝和椎间孔位置，注射由 2% 利多卡因 5ml 2 支 + 维生素 B$_6$ 200mg + 维生素 B$_{12}$ 1mg + 曲安奈德注射液 40mg + 醋酸泼尼龙注射液 125mg + 0.9% 氯化钠注射液适量组成的消炎镇痛液 3ml，后注射 60mg/L 的臭氧 5ml，侧隐窝臭氧注射操作完毕。最后行复杂性针刀松解术为主的治疗，以上述标记点共 20 个点（射频进针点除外）为进针点，穿刺针垂直进针，依次到达骨面及小关节，分别注射 0.5% 利多卡因、消炎镇痛液和 45mg/L 臭氧，操作完毕后持 I 型 2 号针刀，刀口线与人体纵轴平行，刀体垂直于皮肤，于上述标记点快速进针，松解神经根周围粘连及相关组织的粘连和瘢痕处，快速出针，迅速用无菌棉球按压针刀孔 2 分钟，针刀孔无出血渗液后，针刀松解术操作完毕，局部贴敷无菌敷贴。结果：患者在整个治疗过程中生命体征平稳，无心悸、头疼、恶心、呕吐等不适症状。治疗结束后，患者精神状态好，无其他不适症状，叮嘱患者术后注意事项后，以平车推回病房。术后注意事项：嘱患者适当活动，避免腰部不当受力动作，针口 72 小时内避免接触水，以防止针口局部感染。

3. 住院第 3 日查房记录　术后第一天，今日查房，患者诉腰部及左下肢疼痛明显缓解，饮食睡眠可，大小便正常。术后第一天暂不查体。此患者术后第一天暂不做效果评价，予以磁疗腰腹宁护腰，余治疗暂不变，继观。

4. 住院第 5 日查房记录　患者自诉腰痛伴左下肢灼痛感较前缓解，饮食睡眠可，二便正常。专科查体：跛行步态，脊柱"S"弯畸形，胸腰椎活动明显受限。腰$_3$/腰$_4$、腰$_4$/腰$_5$、腰$_5$/骶$_1$棘间及左侧椎旁压痛（＋－），双侧腰$_3$横突压痛（－），左侧秩边穴压痛（－），左侧臀中肌压痛（＋－），双侧直腿抬高试验（－），"4"字征：左（＋）、右（－），左侧梨状肌牵拉试验（＋－），臀上皮神经卡压点压痛（－），双侧膝腱反射（＋＋），跟腱反射（＋＋），双下肢肌力、肌张力可，左下肢浅感觉减退，左下肢深感觉正常，右下肢深浅感觉未触及明显异常，巴氏征（－）。患者及家属对治疗效果满意，要求今日出院，刘方铭主任医师查房分析，患者术后三天，今日可行腰背部主动锻炼，针对腰背肌锻炼方法有三种，五点支撑、空蹬自行车、飞燕点水，要求保证锻炼的质量，勿追求数量。现患者症状明显缓解，准予今日出院，出院后继续卧床腰腹肌锻炼，2 周复诊，不适随诊。

九、出院诊断

1. 中医诊断　腰痛病（瘀血阻络）。

2. 西医诊断　①腰椎间盘突出症伴椎管狭窄；②神经病理性疼痛；③先天性脊柱畸形；④带状疱疹后神经痛；⑤佝偻病；⑥脑梗死后遗症；⑦左下肢静脉曲张术后。

十、讨论

本患者兼病较多，需完善各项检查明确诊断，避免误诊、漏诊。患者最显著的症状是腰椎间盘突出症引起的，是中老年人的常见病，影响患者的日常生活及工作，手术治疗腰椎间盘突出症的理想目的是在彻底减压的同时恢复或保持脊椎的稳定性。但其创伤相对较大，对周围肌肉破坏较多，且传统手术需要切除棘突、椎板等附件，从而破坏脊柱后柱结构的稳定性，术后患者可能恢复缓慢或存在潜在性慢性腰痛等。针刀、射频和臭氧为主的微创治疗腰椎间盘突出症除了能与传统手术达到相同的疗效外，还具有创伤小、术中出血较少及术后恢复较快等特点，其更能为患者及临床医生所接受。其治疗通过针刀松解黄韧带、关节囊、椎间盘突出及粘连的周围软组织，通过射频消融使椎间盘髓核体积缩小，以减轻椎间盘周围组织、神经根等的压力，起到消除和缓解临床症状目的，同时热能可以破坏椎间盘内痛觉感受器，灭活分布在纤维环外层的痛觉神经末梢，使之失去接受和传递痛觉信号的能力。另外局部温度在短时间内的增高，还可以改善局部循环，使因疼痛而引起的肌肉痉挛得到缓解和改善。患者行椎间盘微创消融术后，通过射频电极在椎间盘内形成射频电场，在工作端周围一定范围内发挥作用，一方面使维持胶原蛋白三维结构的共价键断裂，从而使胶原蛋白固缩，体积缩小，盘内压力减小；另一方面可使深入纤维环内层的感受器消融，并阻止神经长入，毁损窦神经末梢，减少椎间盘退变组织对神经的刺激。

入院后完善辅助检查，给予营养神经等对症治疗，并行非 DSA 引导下腰$_5$/骶$_1$椎间盘微创消融＋复杂性针刀松解术＋侧隐窝臭氧注射治疗，术后患者腰痛伴左下肢疼痛明显缓解。我们在主张脊柱生物力学立体平衡的同时，重视指导患者后期自身功能锻炼，增强肌肉力量，保护脊柱及关节，巩固手术效果。要做到不做有任务的活和不做无准备的动作两点。

病例 22 针刀治疗臀部疼痛

例 1：

一、一般资料

患者，孙某，男，56 岁。

主诉：双臀部疼痛 2 年，加重半年。

现病史：患者 2 年前无明显诱因双臀部疼痛，久坐双臀部疼痛，伴有肛门部位灼痛感，平卧后臀部疼痛，需活动后减轻，站立、行走无明显不适，未行特殊检查治疗。近半年来疼痛逐渐加重，坐 10 余分钟后出现双臀部疼痛不能耐受，伴肛门灼痛感，夜间睡眠不能平躺，坐位伸直下肢伴有双足心麻木感明显。曾就诊于 3 家医院，考虑糖尿病周围神经病变给予硫辛酸、大活络丸、活血化瘀等药物治疗，症状无明显减轻。后在××医院住院，考虑滑膜炎、肌筋膜炎给予针刀、射频、内热针等治疗，效果不佳。后于院外传承中医正骨行腰骶部手法正骨，症状亦无明显减轻，并出现腰骶部疼痛不适。今为求进一步治疗，来我院就诊，行颈、胸、腰椎 MRI 示：颈、胸、腰椎退行性变，颈$_{6/7}$椎间盘轻度突出，腰$_{4/5}$、腰$_5$/骶$_1$椎间盘膨出，腰骶部软组织内炎性渗出性改变，请结合临床。双下肢肌电图未见明显异常。门诊以"胸脊髓病变待查"收入院。患者发病以来，饮食可，睡眠欠佳，二便正常。体重未见明显变化。

既往史：既往高血压病史 10 余年，近 3 年来口服拜新同，血压控制可；糖尿病病史 10 余年，现口服格列美脲等药，血糖控制可；1993 年曾摔伤后出现尾骨错位，保守治疗。否认冠心病病史；否认肝炎、结核、伤寒等传染病病史；无重大外伤手术史及输血史；未发现药物及食物过敏史；预防接种史不详。

个人史：生于原籍，无外地久居史；无疫区、疫水接触史，无烟酒等不良嗜好。无冶游史。

婚育史：30 岁结婚，育有 1 女，配偶及女儿均体健。

家族史：母亲因心脏病去世，父亲健在。有兄弟姐妹 6 人，均体健。否认家族遗传病史。

二、体格检查

T：36.5℃，P：62 次/分，R：15 次/分，BP：144/89mmHg。患者中年男性，发育正常，营养中等，神志清楚，自主体位，检查合作。全身皮肤无黄染、无瘀点、无出血点。全身浅表淋巴结未触及肿大。头颅发育正常，毛发分布均匀，眼睑无水肿，结膜无充血，巩膜无黄染，双侧瞳孔等大等圆，对光反射及调节反射存在，耳、鼻无异常，口唇无发绀，咽部无充血，扁桃体无肿大。颈软，无抵抗，颈静脉无怒张，气管居中，甲状腺无肿大。胸廓对称无畸形，双侧乳房对称，未触及明显包块。双肺呼吸音清晰，未闻及干、湿性啰音。心前区无隆起及凹陷，心界无扩大，心率 62 次/分，节律规整，各瓣膜听诊区无闻及病理性杂音。腹部平坦，腹软，无压痛，无反跳痛。肝、脾肋下未触及，Murphy's 征阴性，肝、肾区无叩痛，肠鸣音无亢进，移动性浊音阴性。脊柱无畸形，四肢无畸形，双下肢无水肿。双下肢足背动脉搏动正常。肱二头肌反射正常，腹壁反射正常。

专科查体：脊柱无畸形，活动无明显受限。胸$_{11}$～腰$_1$ 棘间压痛（＋），叩击痛（＋），伴肛门灼痛不适；腰$_4$/腰$_5$、腰$_5$/骶$_1$ 棘间及椎旁压痛（＋－），叩击痛（＋），双侧坐骨结节压痛（＋），双侧直腿抬高试验（－），双侧"4"字征（－），双侧梨状肌牵拉试验（－），双侧膝腱反射（＋＋），双侧跟腱反射（＋＋），双下肢肌力肌张力可，双侧下肢深浅感觉未触及明显异常，巴氏征（－）。

三、辅助检查

1. 骨盆 CT＋重建尾骨横向移位（未见报告单）（2019 年 9 月 26 日，齐鲁××医院）。

2. 肌电图检查神经未见神经源性或肌源性损害（2019 年 9 月 26 日，我院）。

3. 颈、胸、腰椎 MRI 颈、胸、腰椎退行性变：颈$_6$/颈$_7$ 椎间盘轻度突出，腰$_4$/腰$_5$、腰$_5$/骶$_1$ 椎间盘膨出，腰骶部软组织内炎性渗出性改变，请结合临床；胸腰段脊髓内未见明显异常信号。胸$_{11}$/胸$_{12}$水平黄韧带增厚（2019 年 9 月 26 日，我院）。

四、入院诊断

1. 中医诊断 腰痛病（气滞血瘀）。

2. 西医诊断 ①胸脊髓病变待排；②黄韧带肥厚；③腰椎间盘突出；④坐骨滑囊炎；⑤骶尾部肿物；⑥高血压病；⑦糖尿病；⑧尾骨畸形。

五、诊断依据

1. 中医辨证辨病依据 患者双臀部疼痛 2 年，加重半年，平卧、坐位明显，伴有肛门灼痛，活动后减轻。饮食可，小便正常，大便偏干，睡眠一般，舌质暗红，苔白，脉涩。综观脉症，四诊合参，该病属于祖国医学的腰痛病范畴，证属气滞血瘀。患者中年男性，平素思虑过多，气机不畅，曾有腰骶部外伤上，导致局部气血运行不畅，久痛入络，经络阻滞不通，气血运行不畅，加之风、寒、湿邪入侵，更易引发局部气血运行不畅，不通则痛。舌脉也为气滞血瘀之象。总之，本病病位在脊柱、在督脉，病属标实，考虑病程迁延日久，病情复杂，预后一般。

2. 西医诊断依据

（1）主诉：双臀部疼痛 2 年，加重半年。

（2）双臀部疼痛，坐 10 余分钟后出现双臀部疼痛不能耐受，伴肛门灼痛感，夜间睡眠不能平躺，坐位伸直下肢伴有双足心麻木感明显。

（3）专科查体：脊柱活动无明显受限。胸$_{11}$～腰$_1$ 棘间压痛（＋），叩击痛（＋），伴肛门灼痛不适；腰$_4$/腰$_5$、腰$_5$/骶$_1$ 棘间及椎旁压痛（＋－），叩击痛（＋），双侧坐骨结节压痛（＋），双侧膝腱反射（＋＋），双侧跟腱反射（＋＋）。

（4）辅助检查：①骨盆 CT＋重建：尾骨横向移位；②颈、胸、腰椎 MRI：颈、胸、腰椎退行性变，颈$_{6/7}$椎间盘轻度突出，腰$_4$/腰$_5$、腰$_5$/骶$_1$椎间盘膨出，腰骶部软组织内炎性渗出性改变；胸$_{11}$/12 水平黄韧带增厚。

六、鉴别诊断

椎弓峡部裂和脊柱滑脱：腰痛常伴有坐骨神经痛，多数发生在腰$_{4\sim5}$，椎弓峡部裂在斜位 X 线片上显示椎弓峡部有裂隙和骨缺损。脊柱滑脱时腰椎前凸增加，椎体或棘突有台阶样表现。X 线片显示椎弓峡部有裂隙，腰椎体前移。

七、诊疗计划

1. 中医科Ⅱ级护理。

2. 完善三大常规、胸片、心电图、肝功能、肾功能、凝血常规等各项辅助检查，以排除治疗禁忌。

3. 组织院内多学科综合会诊，进一步明确诊疗及指导下一步治疗方案。

以上病情及治疗方案已向患者及家属讲明，均表示理解并配合治疗。

八、治疗经过

1. 住院第 2 日多学科综合会诊讨论记录　神经外科孟祥靖主任医师：患者骶尾部不适多年。查体同上，阅 MRI 示骶尾部皮下囊性占位。余未见明显与症状有关阳性发现。印象：骶尾部皮下囊性占位，除外躯体化障碍？建议手术切除皮下囊性占位；口服黛力新等；给予暗示治疗。神经内科贺燕主任医师：查体：颅神经（－），胸$_{10\sim11}$叩击痛，肛门感觉正常，骶骨压痛明显，局部可触及皮下包块，病理征（－）。印象：感觉异常待查。建议：可酌情给予帕罗西汀片 20mg 口服 1 次/日，硫辛酸 0.1 口服 3 次/日，B 族维生素治疗。影像科韩鹏熙医师：看过患者及患者自带外院 3 月份腰椎 MRI 片：显示胸$_{11}$/12 水平黄韧带增厚，相应椎管未见狭窄，腰$_4$/腰$_5$、腰$_5$/骶$_1$间盘膨出伴腰$_4$/腰$_5$双侧隐窝轻度狭窄，脊髓内未见异常信号，其余未见明显异常。本院 2019 年 9 月 26 日，颈、胸、腰椎 MRI 显示：胸$_{11}$/胸$_{12}$水平黄韧带及腰$_4$/腰$_5$、腰$_5$/骶$_1$间盘病变，较外院片无明显变化，腰、骶后方软组织内可见囊样长 T_2 信号及散在斑片状渗出性改变。结论：①胸$_{11}$/胸$_{12}$水平黄韧带增厚，腰$_4$/腰$_5$、腰$_5$/骶$_1$间盘膨出伴腰$_4$/腰$_5$双侧隐窝轻度狭窄，较前无明显变化；②腰、骶后方软组织新发异常信号，结合病史，考虑渗出、囊肿，建议治疗后复查；③脊髓内未见确切异常信号，可排除脊髓病变。骨科杨允副主任医师：行走功能正常，二便无障碍；PE：正常步态，脊柱屈曲活动受限，棘突椎旁无压痛，下肢感觉、肌力无明显异常，直腿抬高试验（－），巴宾斯基征（－）。腰骶部可及皮下包块，波动感，局部压痛。IMP：腰椎退变综合征，腰骶部皮下囊肿。脊柱无手术治疗指征；皮下囊肿可行穿刺/切除术；建议休息，理疗，避免劳累、受凉；对症治疗：西乐葆（塞来昔布胶囊）200mg 2 次/日。综合各位主任会诊意见，患者目前影像学检查及查体体征，排除脊髓病变。结合患者查体特点及影像学检查，可以考虑行胸腰段黄韧带减压，腰椎针刀椎管内松解，骶尾部囊肿抽吸、冲洗术，同时和患者及家属认真沟通病情，酌情加用黛力新等调节情绪用药，减轻情绪对慢性疼痛疾病的影响。目前考虑诊断及致病因素：①神经病理性疼痛；②黄韧带肥厚；③腰椎间盘突出；④坐骨滑囊炎；⑤骶尾部肿物；⑥高血压病；⑦糖尿病；⑧尾骨畸形。

2. 住院第 3 日查房记录 患者诉症状体征同前，仍有平卧后臀部疼痛明显，坐位双臀部疼痛明显，伴有肛门灼痛感，坐位伸直下肢时双足心麻木，站立、行走无明显不适。尿酸：440.0μmol/L(202.3~416.5μmol/L)↑；尿常规检查加沉渣(2019 年 9 月 27 日，11：45：23)；粒细胞：+ -(阴性)，异常，尿潜血：+1(阴性)，异常；白细胞:18/μl(0~13.2/μl)↑；红细胞：46/μl(0~13.6/μl)↑；D - 二聚：0.88mg/L(0~0.55mg/L)↑；血细胞分析(五分类)(2019 年 9 月 27 日,10：34：43)；白细胞计数:10.70×10^9/L[(3.5~9.5)×10^9/L]↑；淋巴细胞计数：3.74×10^9/L[(1.1~3.2)×10^9/L]，↑；嗜碱细胞计:0.09×10^9/L[(0~0.06)×10^9/L]↑；胸片及心电图等未见明显异常。分析：综合患者症状、体征和辅助检查，结合昨日院内多学科综合会诊意见，目前排除脊髓病变，外科无手术指征，明确诊断：中医诊断：腰痛病(气滞血瘀)；西医诊断：①神经病理性疼痛；②黄韧带肥厚；③腰椎间盘突出；④坐骨滑囊炎；⑤骶尾部肿物；⑥高血压病；⑦糖尿病；⑧尾骨畸形。患者病程长、自发性疼痛，与体位相关，建议患者应用普瑞巴林，联合抗抑郁药物，患者及家属自诉曾在××医院就诊，应用过本药物，效果不佳。可考虑微创治疗后，观察效果，必要时仍配合应用本类药物。按照昨日讨论情况，准备明日行胸$_{11}$/胸$_{12}$、胸$_{12}$/腰$_1$ 黄韧带减压、针刀椎管内松解，腰$_4$/腰$_5$、腰$_5$/骶$_1$ 针刀椎管内松解，骶尾部肿物抽吸、冲洗，督脉圆利针松解，注意观察病情变化，及时对症处理。

3. 住院第 4 日术前讨论结论及术前小结 手术指征：患者双臀部疼痛及肛门灼痛，影响日常生活及睡眠。拟施手术名称和方式：非血管 DSA 引导下针刀椎管内松解术 + 侧隐窝臭氧注射术 + 复杂性针刀治疗 + 普通臭氧注射 + 皮下肿物穿刺术。拟施麻醉方式：局部麻醉 + 心电监护。术中术后可能出现的风险及应对措施：术中操作可能发生神经、血管、韧带或硬脊膜的意外损伤；麻醉意外；术后可能并发感染。脑脊液外溢。穿刺过程 DSA 引导，减少意外损伤。术后注意伤口清洁干燥，及时换药，预防感染。特殊的术前准备内容：术前和患者及家属积极沟通病情及治疗方案，签署知情同意书。注意事项：术中注意观察患者反应情况，关注生命体征，准确定位和充分松解。手术者术前查看患者情况：刘方铭主任医师术前查看患者，已将患者病情及介入的必要性、成功率以及并发症等向患者及家属进一步讲解，患者及家属表示理解并同意。

4. 住院第 4 日术后首次病程记录 患者于介入治疗室行非 DSA 引导下复杂性针刀松解术 + 侧隐窝臭氧注射 + 普通臭氧注射 + 软组织穿刺术，俯卧于治疗床上，开放静脉通道，常规监测生命体征。DSA 引导下标记右侧胸$_{11}$/胸$_{12}$、胸$_{12}$/腰$_1$、腰$_4$/腰$_5$、腰$_5$/骶$_1$ 小关节内侧缘、双侧腰$_3$、筋缩、脊中、命门、骶部皮下肿物，用 0.75% 碘伏无菌棉球常规消毒，铺无菌单。先行椎管外复杂性针刀松解术 + 普通臭氧注射：双侧腰$_3$、筋缩、脊中、命门为进针点，麻醉枪皮下麻醉后，穿刺针垂直进针，双侧腰$_3$ 到达横突尖部，分别注射 0.5% 利多卡因、消炎镇痛液，45% 臭氧，操作完毕后持 I 型 2 号针刀，刀口线与人体纵轴平行，刀体垂直于皮肤，于上述标记点快速进针，松解后，快速出针。筋缩、脊中、命门局部麻醉后，侧隐窝注射针沿皮下筋膜层松解督脉，并注射消炎镇痛液，45% 臭氧 3~5ml。针刀椎管内松解 + 侧隐窝臭氧注射：右侧胸$_{11}$/胸$_{12}$、胸$_{12}$/腰$_1$、腰$_4$/腰$_5$、腰$_5$/骶$_1$ 小关节内侧缘为进针点，麻醉枪麻醉治疗点，0.5% 利多卡因深层麻醉，注射消炎镇痛液各 5ml，45% 浓度臭氧各 5ml。用 20ml 空针破皮，侧隐窝注射针进针，到达小关节内侧缘，沿小关节内侧缘进入侧隐窝位置，在 DSA 引导下核实定位在侧隐窝。用侧隐窝注射针行脊神经根粘连松解，松解神经根周围粘连及相关组织的粘连处，胸$_{11}$/胸$_{12}$、胸$_{12}$/腰$_1$ 松解时，出现肛门灼痛不适感。松解腰$_{4/5}$、腰$_5$/骶$_1$ 时诱发出下肢神经一过性放射感，再次注射消炎镇痛液 5ml，45% 浓度臭氧各 5ml。椎管内操作治疗完毕。骶部皮下肿物穿刺：局部麻醉后，10ml 空针头穿刺，调节穿刺深度，抽出大约 5ml 淡黄色渗出液，送检。45% 臭氧 + 生理盐水反复冲洗。侧隐窝注射针皮下松解，松解时皮下筋膜增厚。治疗结束后，贴敷无菌贴，患者安返病房。治疗期间患者无心悸、头晕、恶心、呕吐等不适症状。生命体征均正常。嘱患者限制活动 3 天。针口 72 小时内保持清洁干燥，以防止感染。

5. 住院第 5 日查房记录 患者术后第一天，诉昨日行胸腰部针刀松解 + 黄韧带减压 + 骶尾部挫伤冲洗后，诉骶尾部疼痛不适明显减轻，平卧休息时后臀部疼痛明显减轻，肛门灼痛感明显减轻，仍有久坐后双臀部疼痛不适，坐位时间较前延长。分析：患者入院行胸腰部黄韧带减压 + 腰骶部针刀松解后症状较前减轻，暂不评价疗效，继续观察。骶尾部肿物穿刺液回示：白细胞（ + - ），脓细胞：（ - ），红细胞：（ + + + + ），考虑骶尾部软组织挫伤渗出因素。治疗方案暂不变，密切观察患者病情变化，及时对症处理。

6. 住院第 7 日查房记录 患者介入治疗后第 3 天，病情稳定较前好转，肛门灼痛感基本消失，坐位伸直下肢时足心麻木症状较前减轻，平卧休息时后臀部疼痛减轻，坐位 20 余分钟后仍有双臀部疼痛不适，需改变体位缓解。症状较前减轻 5/10 分，余未诉特殊不适。患者 2 日未大便，自诉曾有便秘病史，口服"莫沙必利、乳果糖、金双歧"效果好。查体：胸$_{11}$~腰$_1$ 棘间压痛（ + ），叩击痛（ - ），无肛门灼痛不适；腰$_4$/腰$_5$、腰$_5$/骶$_1$ 棘间及椎旁压痛（ + - ），叩击痛（ - ），双侧坐骨结节压痛（ + ），双侧直腿抬高试验（ - ），双侧"4"字征（ - ）。分析：患者行介入治疗后，症状较前减轻，继续观察，并给予偏振光督脉照射，便秘情况对症处理。继观。

7. 住院第 10 日病程记录 患者病情稳定，肛门灼痛感基本消失，仍有双臀部疼痛不适，久坐后明显，程度较前减轻。昨日起出现侧卧臀部不适，改变体位后缓解。进一步和患者及家属沟通病情，患者病情复杂，疼痛时间长，自发疼痛，考虑神经病理性疼痛范围，疼痛治疗过程中出现波动属于常见情况，指导患者放松心情，正确对待病情，必要时给予黛力新调节情绪。择期行第二次介入治疗。

8. 住院第 13 日查房记录 患者病情稳定，同前无明显变化，肛门灼痛感基本消失，仍有双臀部疼痛不适，久坐后明显，程度较前减轻。平卧后臀部疼痛减轻，侧卧臀部不适，改变体位后缓解。VAS 分 2 分。查体：胸$_{11}$~腰$_1$ 棘间压痛（ - ），叩击痛（ - ），无肛门灼痛不适；腰$_4$/腰$_5$、腰$_5$/骶$_1$ 棘间及椎旁压痛（ + - ），叩击痛（ - ），双侧坐骨结节压痛（ + ），双侧直腿抬高试验（ - ），双侧"4"字征（ - ）。刘方铭主任医师查房分析，患者行第一次介入治疗后，疼痛较前减轻 5/10 分，先仍有久坐后双臀部疼痛不适，改变体位后减轻。准备明日行第二次介入治疗，行腰$_4$/腰$_5$、腰$_5$/骶$_1$ 双侧侧隐窝松解 + 臭氧注射，滴管冲击疗法，双髋关节松解 + 坐骨结节滑囊松解。术前应和患者充分交流，并签署治疗知情同意书。

9. 住院第 14 日术前讨论结论及术前小结 手术指征：患者双臀部疼痛，影响日常生活及睡眠。拟施手术名称和方式：非血管 DSA 引导下针刀椎管内松解术＋侧隐窝臭氧注射术＋复杂性针刀治疗＋普通臭氧注射＋滴管滴注。拟施麻醉方式：局部麻醉＋心电监护。术中术后可能出现的风险及应对措施：术中操作可能发生神经、血管、韧带或硬脊膜的意外损伤；麻醉意外；术后可能并发感染。脑脊液外溢。穿刺过程 DSA 引导，减少意外损伤。术后注意伤口清洁干燥，及时换药，预防感染。特殊的术前准备内容：术前和患者及家属积极沟通病情及治疗方案，签署知情同意书。注意事项：术中注意观察患者反应情况，关注生命体征，准确定位和充分松解。手术者术前查看患者情况：刘方铭主任医师术前查看患者，已将患者病情及介入的必要性、成功率以及并发症等向患者及家属进一步讲解，患者及家属表示理解并配合治疗。

10. 住院第 14 日术后首次病程记录 患者于介入治疗室行非 DSA 引导下复杂性针刀松解术＋侧隐窝臭氧注射＋普通臭氧注射＋滴管滴注，患者俯卧于治疗床上，开放静脉通道，常规监测生命体征。DSA 引导下标记双侧腰$_4$/腰$_5$、腰$_5$/骶$_1$ 小关节内侧缘、臀中肌压痛点、坐骨大切迹、坐骨结节、腰阳关、命名、骶骨裂孔，用 0.75% 碘伏无菌棉球常规消毒，铺无菌单。滴管滴注：以骶管裂孔为进针点，抽取 0.5% 利多卡因局部麻醉，用 7 号普通针头，垂直皮面快速进针，越过骶尾韧带，阻力感消失，注气无抵抗，皮下无气串，针尖已经进入骶管，然后以每分钟 5ml 的速度缓慢注入消炎镇痛液 30ml，NS 30ml，注射完毕后快速出针，骶管冲击疗法操作成功。术中出现腰骶部发胀不适感。椎管外复杂性针刀松解术＋普通臭氧注射：双侧臀中肌压痛点、坐骨大切迹、坐骨结节、腰阳关、命名为进针点，麻醉枪皮下麻醉后，双侧臀中肌压痛点、坐骨大切迹、坐骨结节穿刺针垂直进针，到达骨面，分别注射 0.5% 利多卡因、消炎镇痛液，45% 臭氧，操作完毕后持 Ⅰ 型 2 号针刀，刀口线与人体纵轴平行，刀体垂直于皮肤，于上述标记点快速进针，松解后，快速出针。腰阳关、命名局部麻醉后，侧隐窝注射针沿皮下筋膜层松解督脉，并注射消炎镇痛液，45% 臭氧个 3～5ml。针刀椎管内松解＋侧隐窝臭氧注射：双侧腰$_4$/腰$_5$、腰$_5$/骶$_1$ 小关节内侧缘为进针点，麻醉枪麻醉治疗点，0.5% 利多卡因深层麻醉，注射消炎镇痛液各 5ml，45% 浓度臭氧各 5ml。用 20ml 空针破皮，侧隐窝注射针进针，到达小关节内侧缘，沿小关节内侧缘进入侧隐窝位置，在 DSA 引导下核实定位在侧隐窝。用侧隐窝注射针行脊神经根粘连松解，松解神经根周围粘连及相关组织的粘连处，诱发出下肢神经一过性放射感，再次注射消炎镇痛液 5ml，45% 浓度臭氧各 5ml。椎管内操作治疗完毕。治疗结束后，贴敷无菌贴，患者安返病房。治疗期间患者无心悸、头晕、恶心、呕吐等不适症状。生命体征均正常。嘱患者限制活动 3 天。针口 72 小时内保持清洁干燥，以防止感染。

11. 住院第 15 日查房记录 患者昨日行第二次介入治疗后，较术前变化不明显，仍有久坐后双臀部疼痛不适，程度较入院前减轻。肛门灼痛明显减轻，平卧休息症状较轻，专科查体：脊柱无畸形，活动无明显受限。胸$_{11}$～腰$_1$ 棘间压痛（－），叩击痛（－），腰$_4$/腰$_5$、腰$_5$/骶$_1$ 棘间及椎旁压痛（－），叩击痛（－），双侧坐骨结节压痛（－），双侧直腿抬高试验（－），双侧"4"字征（－）。分析：患者入院行两次介入治疗后，双臀部疼痛较前明显减轻，肛门灼痛感明显减轻，可以考虑明日出院，并给予黛力新调节情绪，普瑞巴林降低神经兴奋性。2 周后复诊，不适随诊。

九、出院诊断

1. 中医诊断 腰痛病(气滞血瘀)。

2. 西医诊断 ①神经病理性疼痛;②黄韧带肥厚;③腰椎间盘突出;④坐骨滑囊炎;⑤骶尾部挫伤;⑥高血压病;⑦糖尿病;⑧尾骨畸形。

十、讨论

国际疼痛研究协会将神经病理性疼痛定义为由神经系统原发性损害和功能障碍所激发或引起的疼痛。IASP 官方学术期刊 PAIN 在 2011 年元月首期发表了由 21 家单位署名的"NeuPSIG 神经病理性痛评价纲要"一文,并明确确定了 NeuP(神经病理性痛)的新定义,翻译为:"由躯体感觉神经系统的损伤或疾病而直接造成的疼痛"。按痛觉冲动的发生部位,疼痛可以分为:躯体痛,内脏痛,神经性疼痛。神经痛是由于神经系统损伤或者受到肿瘤压迫或浸润所致。依原发损伤或功能障碍发生在神经内的位置;NPP 主要被认为来源于周围和中枢两类。神经病理性疼痛的病因包括:物理性的机械损伤、代谢或营养性神经改变、病毒感染、药物或放疗的神经毒性、缺血性神经损害、神经递质功能障碍等。

该患者病情较复杂,高血压、糖尿病病史多年,并有过疼痛部位外伤史,需注意鉴别并明确诊断,患者入院后经多学科会诊完善相关辅助检查,组织院内综合会诊,排除脊髓病变,明确诊断后,给予改善微循环、营养神经、活血化瘀等对症治疗,2 次行 DSA 引导下针刀椎管内松解 + 黄韧带减压 + 侧隐窝臭氧注射 + 复杂性针刀松解术,以及骶尾部肿物抽吸、冲洗,骶管冲击疗法,患者双臀部疼痛减轻,肛门灼痛感明显缓解,疗效满意。

例 2:

一、一般资料

患者,范某,女,61 岁。

主诉:腰痛伴双下肢疼痛 10 余年,加重 1 周。

现病史:患者 10 余年前无明显诱因出现腰部僵硬疼痛,久站或久坐时疼痛加重,自行贴敷膏药及热敷后疼痛缓解。此后每因劳累和受凉后反复发作,贴敷膏药或卧床休息可缓解。1 周前受凉后出现腰部僵硬疼痛剧烈,痛处拒按,上下台阶困难,坐下起立困难,翻身转侧不灵,晨起时疼痛加重。劳累后心悸、胸闷,偶有头晕、头痛,无恶心、呕吐。无间歇性跛行,无大小便失禁。为求系统治疗,遂来我院就诊。腰椎 X 线片示:腰椎$_4$/腰椎$_5$ 及腰骶椎间盘病变,腰椎侧弯,腰椎$_4$ 椎体滑脱。门诊以腰椎间盘突出症收住入院。患者入院后,神志清,精神可,饮食可,睡眠差,大小便调,体重未见明显减轻。中医望闻切诊:患者自发病以来神志清,精神可,腰部僵硬疼痛,转侧不利,每遇阴雨天或腰部感寒后加剧,痛处拒按,痛处喜温,得热则减。纳可,眠差。大小便调。舌淡苔白,脉弦。

既往史:冠心病病史 1 年余,未系统服药,病情控制欠佳,劳累后心悸、胸闷。否认肝炎、结核等急慢性传染病史及其接触史。否认重大外伤史、手术史、输血史。否认药物、食物过敏史。预防接种史随当地。

个人史：生长于本地，未到过疫区，无长期外地居住史，无吸烟史，无嗜酒史。月经史：14岁月经初潮，4~5/30天，53岁绝经，绝经后无阴道异常流血史。婚育史：23岁结婚，婚后育有2女，配偶及女均体健。

家族史：父已故，死因不详，母患有高血压、冠心病。否认家族性遗传病史，否认家族传染病史。

二、体格检查

T：36.0℃，P：59次/分，R：15次/分，BP：120/59mmHg。中年女性，微胖体型，营养良好，神志清，精神可，自主体位，查体合作。全身皮肤、黏膜无黄染、皮疹及出血点，浅表淋巴结未触及肿大。头颅无畸形，眼睑无水肿，双侧瞳孔等大等圆，对光反射及调节反射存在。耳鼻外形无异常，无异常分泌物。乳突及鼻窦区无压痛。口腔无异味，牙齿有缺损，口腔黏膜无溃疡，伸舌居中，无震颤，舌淡。口唇无发绀，咽部无充血，扁桃体无肿大。颈软，气管居中，甲状腺无肿大，胸廓对称无畸形，双侧呼吸动度均等，触觉语颤一致，叩诊清音，听诊：双肺呼吸音清，未闻及干湿性啰音。心前区无隆起，心浊音界无扩大，心尖波动正常存在，心率59次/分，律齐，各瓣膜听诊区未闻及病理性杂音。腹软，全腹无压痛及反跳痛，肝脾肋下未触及，肝肾区无叩痛，Murphy's征（-），移动性浊音阴性。肠鸣音正常。肛门及外生殖器未查。

专科检查：脊柱无侧弯。腰部肌肉僵硬板滞，活动受限，双腰$_3$横突压痛（+），腰$_4$/腰$_5$/骶$_1$棘突旁压痛（+），双侧臀点压痛（-），双侧腘点、腓点压痛（+），膝腱反射（++），跟腱反射（+）。拇趾背屈试验（+）。直腿抬高试验（+），双侧直腿抬高加强试验（-）。踝阵挛（-）。"4"字试验（-）。腰背伸试验（-），巴宾斯基征（-），克尼格征（-）。

三、辅助检查

腰椎X线片：腰椎$_4$/腰椎$_5$及腰骶椎间盘病变，腰椎侧弯，腰椎$_4$椎体滑脱（2016年5月9日，我院）。

四、初步诊断

1. 中医诊断　腰痛-寒湿证。
2. 西医诊断　①腰椎间盘突出症；②冠状动脉粥样硬化性心脏病心功能Ⅱ级。

五、诊断依据

1. 中医诊断　依据患者为中年女性，因受凉引起腰府筋脉气血受损，气血运行不畅，致腰部气机壅滞，血脉寒凝而生腰痛。综合脉证，四诊合参，本病当属祖国医学腰痛范畴，证见腰腿部疼痛，受凉加重，得温痛减，大小便可，纳可，眠差；舌淡苔白，脉弦，证属"寒湿证"。

2. 西医诊断依据

（1）患者中年女性，腰痛伴双下肢疼痛10余年，加重1周。

（2）专科检查：腰部肌肉僵硬板滞，活动受限，双腰$_3$横突压痛（+），腰$_4$/腰$_5$/骶$_1$棘突旁压痛（+），双侧腘点、腓点压痛（+），膝腱反射（++），跟腱反射（+）。拇趾背屈试验（＋）。直腿抬高试验（＋）。

（3）腰椎 X 线结果显示腰椎$_4$/腰椎$_5$及腰骶椎间盘病变，腰椎侧弯，腰椎$_4$椎体滑脱。

六、鉴别诊断

应与"腰椎后关节紊乱"相鉴别：脊柱区相邻椎体的上下关节突构成腰椎后关节，有神经分布。当因为各种原因产生后关节上、下关节突的关系不正常时，因滑膜嵌顿（急性期）产生疼痛，关节创伤性关节炎慢性病例，可出现腰痛。此种疼痛可有向同侧臀部或大腿后的放射痛。

七、诊疗计划

目前存在问题：①腰部僵硬疼痛剧烈，痛处拒按；②上下台阶及坐下起立困难，翻身转侧不灵，晨起时疼痛加重；③劳累后心悸、胸闷，偶有头晕、头痛，睡眠差。

近期目标：减轻腰部疼痛，提高腰背肌力量，提高腰部活动度，改善头痛、头晕及睡眠状况。

远期目标：提高日常生活能力。

1. 针灸科护理常规，二级护理，低盐低脂普食，卧硬板床，留陪床人，测血压 1 次/日。

2. 针刺、电针 2 次/日，以疏通经络，行气活血。中药硬膏热贴敷治疗 1 次/日，以行气活血，缓解疼痛。磁热疗法 1 次/日，以消除炎症，促进血液循环。经络穴位测评 1 次/日，以平衡病变经络。针刺运动疗法 1 次/日，以加强针感。

3. 给予维生素 B$_1$ 注射液 0.1g + 甲钴胺注射液（弥可保）0.5mg 穴位注射 1 次/日，以营养周围神经。0.9% 氯化钠注射液 250ml + 丹参酮注射液（诺新康）50mg 静脉滴注 1 次/日，以增加冠脉流量，改善心肌代谢。

4. 中药以活血化瘀，祛风散寒为主，处方如下：黄芪45g、桂枝15g、熟地黄15g、生地黄18g、当归15g、白芍15g、泽泻15g、益母草15g、泽兰15g、丹皮12g、香附12g、甘草6g，400ml 水煎服，日一剂，分早晚两次温服。

5. 进一步完善相关检查。

6. 向患者及家属说明病情，患者腰痛症状反复发作，且患者病程较长，病情较重，治疗时需要患者积极的配合，患者有椎体滑脱，嘱患者活动时小心，避风寒，尽量卧床休息。观察病情变化，给予相应治疗措施。患者及家属表示理解，并积极配合治疗。

八、治疗方案

治疗以活血化瘀、祛风散寒为主。

针刺取穴：大椎、命门、腰阳关、肾俞（双侧）、大肠俞双侧、腰夹脊穴（腰$_{3～5}$节段）、环跳（双侧）、委中（双侧）、阳陵泉（双侧），温针。

配合康复训练指导，经过 10 天的治疗，腰腿部疼痛明显减轻，日常生活能力提高。

九、出院诊断

1. 中医诊断　腰痛 - 寒湿证。

2. 西医诊断　①腰椎间盘突出症；②冠状动脉粥样硬化性心脏病心功能 Ⅱ 级。

十、讨论

大椎穴是督脉、手足三阳经、阳维脉之会，是通调督脉、鼓舞诸阳、增强正气、温补一身阳气之要穴，故有诸阳之会和阳脉之海之称。腰阳关穴首见于《素问·骨空论》，在"第十六椎节下间"，为督脉上的穴位，是腰椎盘突出最常见的病变节段。肾腧穴为肾气集聚的部位，灸肾俞可壮益腰肾，《针灸甲乙经》曰："肾胀者，腹满引背怏怏然，腰髀痛，肾俞主之……疟从腰脊发者，灸肾俞百壮。"从古医籍可见，肾腧穴是古人常用的治疗腰痛的穴位，并且多采用灸法。委中穴治疗腰痛，疗效确切，急性腰痛或者病属实证者，可刺破委中浮络放血治疗。如《类经图翼》载："腰脊背痛，半身不遂……风痹髀枢痛，膝痛，足软无力，凡肾与膀胱实而腰痛者刺出血妙，虚者不宜刺。"现代医学研究表明，腰椎间盘突出症多因突出的椎间盘压迫相应神经根导致相应神经根炎性水肿所致，该炎症反应是临床产生症状的重要病理环节。温针灸通过针刺和艾灸的协同，将艾灸的温热补益之功沿针体传递到穴位深部，局部组织温度升高，可有效地促使血管扩张和新陈代谢，刺激神经根的炎症因子通过微循环运送吸收，使局部水肿减轻，神经根受压缓解。

例 3：

一、一般资料

患者，丁某，女，63 岁。

主诉：腰痛伴双髋部疼痛 10 余年，加重 1 周。

现病史：患者 10 年前因劳累出现腰部僵硬疼痛，疼痛剧烈，伴左臀部放射性疼痛，久站或久坐时疼痛加重。曾到济南市××医院就诊，给予推拿及贴膏药治疗，卧床休息后症状缓解。此后每因劳累和受凉及反复发作，自行拔罐或卧床休息可缓解。1 个月前因劳累后出现腰部疼痛，行走时左下肢放射性疼痛至左足跟部。蹲下起立困难，翻身转侧不灵，夜间尤甚，无法睡眠。间歇性跛行，无大小便失禁。为求系统治疗，遂来我院就诊。门诊以腰椎间盘突出症收住入院。患者自发病以来，神志清，精神差，饮食睡眠可，大小便无异常，体重无明显变化。中医望闻切诊：患者自发病以来神志清，精神差，腰部僵硬板滞，痛处固定，拒按，日轻夜重，活动不利，面晦唇暗，纳眠尚可，二便调。舌质紫暗少苔，脉弦涩。

既往史：既往颈椎间盘突出病史 10 余年，受凉劳累后疼痛加重。股骨头坏死病史 10 年，长时间行走疼痛加重。高血压病病史 8 年，最高时达 160/95mmHg，口服缬沙坦缓释片，血压控制在 140/80mmHg 左右。冠心病病史 8 年，自服心可舒，控制尚可。慢性支气管炎 1 年余，现夜间咳嗽明显。否认肝炎、结核等传染病史及其接触史。否认食物、药物过敏史，预防接种史随当地。

个人史：生于本地，无外地久居及疫区居住史。无吸烟、酗酒等不良嗜好。月经史：14 岁月经初潮，5～6/30 天，55 岁绝经，绝经后无阴道异常流血。28 岁结婚，婚后育有 2 女，配偶及子女均体健。

家族史：父患有冠心病、高血压病，母已故，故于心肌梗死。否认家族中有重大遗传病及传染病史。

二、体格检查

T：36.3℃，P：72 次/分，R：18 次/分，BP：120/75mmHg。中年女性，发育正常，营养中等，神志清，精神差，自主体位，查体合作。全身皮肤、黏膜无黄染、皮疹及出血点，浅表淋巴结未触及肿大。头颅无畸形，眼睑无水肿，双侧瞳孔等大等圆，对光反射存在。耳鼻外形无异常，无异常分泌物。乳突及鼻窦区无压痛。口腔黏膜无溃疡，伸舌居中，无震颤，舌质紫暗少苔。口唇无发绀，咽部无充血，扁桃体无肿大。颈硬，气管居中，甲状腺无肿大。胸廓对称无畸形，双侧呼吸动度均等，触觉语颤一致，叩诊清音，听诊双肺呼吸音清，未闻及干湿性啰音。心前区无隆起，心浊音界无扩大，心尖波动正常存在，心率72 次/分，律齐，各瓣膜听诊区未闻及病理性杂音。腹软，全腹无压痛及反跳痛，肝脾肋下未触及，肝肾区无叩痛，Murphy's 征（－），移动性浊音阴性。肠鸣音正常。肛门及外生殖器未查。

专科检查：脊柱无侧弯。腰部肌肉僵硬板滞，活动受限，双腰$_3$横突压痛（－），腰$_4$/腰$_5$棘突旁压痛（＋），双侧臀点、腘点、腓点、股骨头处压痛（＋），膝腱反射（＋），跟腱反射（＋）。拇趾背屈试验（＋）。直腿抬高试验左侧 50°（＋）、右侧（－），双侧直腿抬高加强试验（－）。双踝阵挛（－）。双"4"字试验（－）。腰背伸试验（－），巴宾斯基征（－），克尼格征（－）。

三、辅助检查

腰椎正侧位：腰椎$_4$/腰$_5$及腰骶椎间盘病变（腰椎退行性变），腰椎$_3$椎体滑脱（2016年 5 月 9 日，我院）。

四、初步诊断

1. 中医诊断 腰痛（瘀血证）。
2. 西医诊断 ①腰椎间盘突出；②颈椎间盘突出；③原发性高血压（2 级，中危）；④股骨头坏死；⑤冠状动脉粥样硬化性心脏病，心功能 Ⅱ 级；⑥慢性支气管炎。

五、诊断依据

1. 中医辨病辨证依据 因劳累引起腰府筋脉气血受损，气血运行不畅，致腰部气机壅滞，血脉寒凝而生腰痛。综合脉证，四诊合参，本病当属祖国医学腰痛范畴，证见腰腿部疼痛，劳累加重，舌质紫暗少苔，脉弦涩，证属瘀血证。

2. 西医诊断依据

（1）患者中年女性，腰痛伴双髋部疼痛 10 余年，加重 1 周。

（2）专科检查：腰部肌肉僵硬板滞，活动受限，腰$_4$/腰$_5$棘突旁压痛（＋），双侧臀点、腘点、腓点、股骨头处压痛（＋），膝腱反射（＋），跟腱反射（＋）。拇趾背屈试验（＋）。直腿抬高试验左侧 50°（＋）。

（3）腰椎正侧位显示腰椎$_4$/腰$_5$及腰骶椎间盘病变（腰椎退行性变）；腰椎$_3$椎体滑脱。

六、鉴别诊断

1. 腰椎结核 为全身骨关节结核的第一位，其中绝大多数为椎体结核，椎板、棘突、关节突和横突结核极少见。腰椎结核多见于成人，病变局限于椎体的上下缘，很快侵犯至椎间盘及相邻的椎体。腰椎结核患者多有食欲减退、身体消瘦、贫血或低蛋白血症。

2. 股骨头坏死　表现为最早出现的疼痛症状及跛行，一般为髋关节疼痛或膝关节疼痛，疼痛可为持续性或间歇性。早期患者髋关节活动正常或轻度受限，表现为向某一方向活动障碍，特别是内旋及外展。随着病情的发展．髋关节活动明显受限，严重者髋关节僵直，功能完全丧失。查体可发现大转子叩痛，局部深压痛，内收肌止点压痛。部分患者足跟部叩击痛呈阳性。患侧由于股骨头塌陷、髋关节半脱位而导致腿短，Shenton 线不连续，Tredlenburg 征可呈阳性。活动障碍久者患侧臀部、大腿、小腿的肌肉会出现萎缩。

七、诊疗计划

目前存在问题：①腰部疼痛，行走时双髋部疼痛；②蹲下起立困难，翻身转侧不灵；③夜间咳嗽，痛剧，无法睡眠。

近期目标：减轻腰腿部疼痛，提高腰背肌力量，改善睡眠状况。

远期目标：提高日常生活能力。

1. 针灸科护理常规，二级护理，低盐低脂普食，卧硬板床。

2. 给予针刺、电针 1 次/日，以活血止痛，调和阴阳。腰椎间盘突出推拿 2 次/日，以舒筋通络，柔筋止痛。磁热疗法 2 次/日，消炎止痛。隔物灸法 1 次/日，温经散寒，通络止痛。

3. 给予维生素 B_1 注射液 0.1g + 甲钴胺注射液 0.5mg 穴位注射 1 次/日，以营养周围神经。0.9%氯化钠注射液 250ml + 骨肽注射液 60mg 静脉滴注 1 次/日，以调整骨密度，改善骨代谢。心可舒片 0.9g 口服 3 次/日，以活血化瘀，行气止痛。强力枇杷露 10ml 口服 3 次/日，以养阴敛肺，止咳祛痰。缬沙坦胶囊（穗悦）80mg 口服 1 次/日，以调整血压。

4. 配合中药治疗。

5. 进一步完善相关检查。

6. 向患者及家属说明病情，患者腰痛症状反复发作，且患者病程较长，病情较重，治疗时需要患者积极的配合，患者患有冠心病，嘱患者按时服药，积极控制基础疾病。嘱患者调畅情志，避风寒，尽量卧床休息。观察病情变化，给予相应治疗措施。患者及家属表示理解，并积极配合治疗。

八、治疗方案

治疗以祛湿散寒，活血化瘀为主。

1. 针刺取穴肾俞（双）、大肠俞、腰阳关（双）、腰夹脊（双）；配穴取环跳、委中、承山、太溪、阿是穴，温针。

2. 配合中药甘草 6g、当归 9g、羌活 3g、桃仁 9g、牛膝 9g、灵脂（炒）6g、川芎 6g、没药 6g、红花 9g、秦艽 3g、香附 3g，日 1 剂，早晚 2 次，饭后温服。

九、出院诊断

1. 中医诊断　腰痛(瘀血证)。
2. 西医诊断　①腰椎间盘突出；②颈椎间盘突出；③原发性高血压(2 级，中危)；④股骨头坏死；⑤冠状动脉粥样硬化性心脏病，心功能 Ⅱ 级；⑥慢性支气管炎。

十、讨论

腰痛常发生于老年患者，由于腰椎间盘退行性变化而导致椎间盘膨出，加上骨折、增生及长时间的慢性劳损，极易导致纤维环破裂而发作腰痛。临床上发生腰痛的疾病以腰肌劳损、坐骨神经痛、腰椎间盘突出症和骨质增生多见，归属于中医痹证治疗范畴。由于风、寒和湿邪气相互作用于人体，侵袭经脉血络，停滞于肢体关节，导致经脉气血瘀滞不通，血脉运行不畅，气滞血瘀，不通则痛。治则以化瘀、止痛和活血为主。临床治疗要注重活血通络、行气祛瘀和舒筋止痛，以身痛逐瘀汤为基础进行加减，重用活血行气化瘀药，同时配合活血通络、理气止痛药。

身痛逐瘀汤出自《医林改错》，由清代王清任写成，共由十二味中药构成：牛膝、地龙、秦艽、灵脂、香附、甘草、川芎、红花、当归、桃仁、没药和羌活。其中祛风除湿药以羌活、秦艽为主，活血化瘀药为川芎、红花、桃仁和当归，而配合香附、灵脂和没药增加行气止痛功效，牛膝、地龙可疏通经络，甘草可调和诸药。诸药联用，共奏活血通络、祛瘀行气之功效。针灸选取经外奇穴腰痛点，以及疏通督脉穴位后溪、水沟穴，以上穴位相互配合治疗，达到活血通络、祛瘀行气的目的，可以明显提高气滞血瘀型腰痛的临床疗效。

研究证实，相关炎性因子在腰椎间盘突出引起的腰痛发病过程中有着重要作用，IL -1β 会使椎间盘内的 PGE2 含量增加，加速椎间盘的退行性改变，并且在炎症反应过程中起到重要作用，会诱发级联反应的启动，加速组织损伤，通过刺激炎性分子的大量分泌来完成。炎症反应越重，体内 IL-1β 含量越高，因此，可以很好地反映机体炎症严重程度。TNF$-\alpha$ 属于生物蛋白酶，是腰椎间盘源性腰痛的重要参考血清标志物，同时也是参与免疫反应的重要分子，广泛存在于各种组织器官中。对人体的免疫及炎症反应均起到调控作用。体内的 ICAM-1、VCAM-1 会受到 TNF$-\alpha$ 的诱导而分泌增加，引发炎症反应，刺激体内中性粒细胞的活性，改变血管内皮的通透性。因此，可以根据 IL-1β、TNF$-\alpha$ 水平判断患者的病情程度和预后情况。

例 4：

一、一般资料

患者，刘某，女，60 岁。

主诉：腰痛伴双髋部疼痛 10 余年，加重 1 周。

现病史：患者 10 年前因劳累出现腰部僵硬疼痛，疼痛剧烈，久站或久坐时疼痛加重。曾到 ×× 医院门诊就诊，行腰椎 X 线示：腰椎骨质增生，腰椎退行性病变。给予活血化瘀药物及贴膏药治疗，卧床休息后症状缓解。此后每因劳累和受凉及反复发作，贴敷膏药或卧床休息可缓解。1 周前因劳累后出现腰部僵硬板滞，行走时左臀部放射性疼痛明显。蹲下起立困难，翻身转侧不灵，夜间尤甚，无法睡眠。无间歇性跛行，无大小便失禁。为求系统治疗，遂来我院就诊。门诊以"腰椎间盘突出症"收住入院。

既往史：既往高血压病史 7 年余，最高时达 160/80mmHg，口服苯磺酸氨氯地平（络活喜）治疗，血压控制在 120/60mmHg 左右。颈椎病病史 10 余年，未规律治疗。否认冠心病、糖尿病病史。无肝炎、结核等传染病及其接触史，无手术史，无药物过敏史，无外伤及输血史，预防接种史随当地。

个人史：生于本地，无外地久居及疫区居住史。无吸烟、酗酒等不良嗜好。25 岁结婚，育有 1 女，配偶及女儿均体健。

家族史：父母已故，死因不详。怀疑高血压为家族遗传病。

中医望闻切诊：患者自发病以来神志清，精神差，腰部僵硬板滞，痛处固定，拒按，日轻夜重，活动不利，面晦唇暗，纳眠尚可，二便调。舌质紫暗少苔，脉弦涩。

二、体格检查

T：36.4℃，P：61 次/分，R：16 次/分，BP：137/55mmHg。中年女性，发育正常，营养中等，神志清，精神差，自主体位，查体合作。全身皮肤、黏膜无黄染、皮疹及出血点，浅表淋巴结未触及肿大。头颅无畸形，眼睑无水肿，双侧瞳孔等大等圆，对光反射存在。耳鼻外形无异常，无异常分泌物。乳突及鼻窦区无压痛。口腔黏膜无溃疡，伸舌居中，无震颤，舌淡红苔白。口唇无发绀，咽部无充血，扁桃体无肿大。颈硬，气管居中，甲状腺无肿大。胸廓对称无畸形，双侧呼吸动度均等，触觉语颤一致，叩诊清音，听诊双肺呼吸音清，未闻及干湿性啰音。心前区无隆起，心浊音界无扩大，心尖波动正常存在，心率 61 次/分，律齐，各瓣膜听诊区未闻及病理性杂音。腹软，全腹无压痛及反跳痛，肝脾肋下未触及，肝肾区无叩痛，Murphy's 征（－），移动性浊音阴性。肠鸣音正常。肛门及外生殖器未查。

专科检查：脊柱无侧弯。腰部肌肉僵硬板滞，活动受限，双腰$_3$横突压痛（－），腰$_5$/骶$_1$棘突旁压痛（＋），右侧臀点、腘点、腓点压痛（＋），膝腱反射（＋＋），跟腱反射（＋）。拇趾背屈试验（＋）。直腿抬高试验右侧 50°（＋）、左侧（－），双侧直腿抬高加强试验（－）。踝阵挛（－）。"4"字试验（－）。腰背伸试验（－），巴宾斯基征（－），克尼格征（－）。

三、辅助检查

腰椎 X 线：腰椎骨质增生，腰椎退行性病变（2015 年 5 月 26 日，山东省××医院）。

四、初步诊断

1. 中医诊断　腰痛（瘀血证）。
2. 西医诊断　①腰椎间盘突出症；②原发性高血压（2 级，高危）；③颈椎病。

五、诊断依据

1. 中医辨病辨证依据　因劳累引起腰府筋脉气血受损，气血运行不畅，致腰部气机壅滞，血脉寒凝而生腰痛。综合脉证，四诊合参，本病当属祖国医学腰痛范畴，证见腰腿部疼痛，劳累加重，舌质紫暗少苔，脉弦涩，证属瘀血证。

2. 西医诊断依据

（1）患者中年女性，腰痛伴双髋部疼痛 10 余年，加重 1 周。

（2）专科检查：腰部肌肉僵硬板滞，活动受限，腰$_5$/骶$_1$棘突旁压痛（＋），右侧臀点、腘点、腓点压痛（＋），膝腱反射（＋＋），跟腱反射（＋）。拇趾背屈试验（＋）。直腿抬高试验右侧 50°（＋）。

（3）腰椎 X 线显示腰椎骨质增生和腰椎退行性病变。

六、鉴别诊断

应与马尾神经瘤相鉴别：以神经纤维瘤多见，初期一般腰痛及局部压痛不明显，也无脊柱侧凸、下腰椎活动受限等症状。发病较为缓慢但持续加重，无间隙性缓解，卧床时感到疼痛加重，夜不能眠。严重者可由肿瘤压迫马尾神经，发生下肢感觉和运动障碍，以及括约肌功能紊乱。脑脊液总蛋白量增高，脊髓造影显示有占位性改变。

七、诊疗计划

目前存在问题：①腰部疼痛，行走时右臀部放射性疼痛；②蹲下起立困难，翻身转侧不灵；③夜间痛剧，影响睡眠。

近期目标：减轻腰腿部疼痛，提高腰背肌力量，改善睡眠状况。

远期目标：提高日常生活能力。

1. 针灸科护理常规，二级护理，低盐低脂普食，卧硬板床，测血压 1 次／日。

2. 给予针刺、电针 1 次／日，以活血止痛，调和阴阳。腰椎间盘突出推拿 1 次／日，以舒筋通络，柔筋止痛。磁热疗法 1 次／日，消炎止痛。隔物灸法 1 次／日，温经散寒，通络止痛。

3. 给予云南白药膏 2 帖外用 1 次／日，以活血通络止痛。阿普唑仑（佳乐定片）0.4mg 口服 1 次／日，以改善睡眠。苯磺酸氨氯地平（络活喜）5mg 口服 1 次／日，以控制血压（自备）。

4. 进一步完善相关检查。

5. 向患者及家属说明病情，腰痛症状反复发作，且病程较长，病情较重，治疗时需要患者积极的配合，因患有冠心病，嘱按时服药，积极控制基础疾病。嘱调畅情志，避风寒，尽量卧床休息。观察病情变化，给予相应治疗措施。患者及家属表示理解，并积极配合治疗。

八、治疗方案

针刺：脾俞、肾俞、大肠俞、秩边、八髎穴、腰阳关、委中、昆仑、束骨、夹脊穴，每日一次，7 天为 1 个疗程，休息 2 天，继续下一个疗程。

治疗 3 次后疼痛减轻，7 次后疼痛明显缓解。经 10 次治疗后腰痛疼痛消失，活动自如。

2018 年 6 月 10 日随访，活动正常，未复发。

九、出院诊断

1. 中医诊断 腰痛（瘀血证）。

2. 西医诊断 ①腰椎间盘突出症；②原发性高血压（2 级，高危）；③颈椎病。

十、讨论

1. 针刺治疗腰椎间盘突出症的理论 中医称腰椎间盘突出症为腰痛症。腰部的经脉，可因感受风寒湿、扭伤、过度劳累或因肝肾亏虚等，引发气血阻滞、经脉不通、精血不足、经脉失养，导致筋脉弛缓，出现腰痛。针刺治腰痛，临床先辨病，后辨证，脏腑辨证与经络辨证并重，整体调整。治疗原则上，以疏通经络，调和阴阳，扶正祛邪为主，治疗上取穴以膀胱经，胆经为主，配合局部疼痛部位不同，对症选择相应穴位。手法上，虚则补之，实则泻之，不胜不虚以经取之为原则。

2. 针刺选穴依据　腰夹脊穴与局部阿是穴；腰夹脊穴是在膀胱经与督脉之间，刺之可使脏腑、经络、腧穴之间的经气互相贯通，气血得以融合，从而使正气复、邪气祛、淤血祛、经络通，能得水谷精微和精气的濡养，达到扶正法邪之功效。

根据现代研究，腰夹脊穴距离神经根最近，针刺腰夹脊穴能刺激相应的腰神经根，提离痛阈，促进功能恢复，同时又调节周围神经系统，增加代谢及血液循环，濡养组织，减少神经根水肿，腰部肌肉紧张得松弛，从而使腰腿痛的症状能得以改善及缓解。局部阿是穴是根据切诊时检查患者所得，这是因为患处发生气血阻滞，形成局部性聚集，致疼痛，成为阳性反应点。针刺阿是穴具有行气、活血、化瘀之效，能使气血瘀滞得以解除。早在《黄帝内经》就经筋病的治疗原则指出以痛为输。如《素问·刺腰痛论》说："循之累累然乃刺之"。足太阳膀胱经穴：临床上很多患者出现腰骶部疼痛，大腿的后侧及小腿的后侧疼痛，病变在膀胱经，属膀胱经的经筋病，在治疗上加用肾俞、委中等腧穴。肾俞属于膀胱经，位于腰部，肾俞是肾的背俞穴，针刺肾俞能补益肾气，可抵抗外邪，对局部有活血化瘀的作用，能治疗局部疼痛。委中是膀胱经的合穴及下合穴，其别名为"血郄"，对腰腿痛的气血瘀阻病证，有活血通经络的功效。在古书记载，《四总穴歌》中说："腰背委中求"，能疏通腰背部经脉之气血，是治疗腰背痛之要穴。根据现代研究针刺委中穴一方面能提高人体痛阈值，有止痛作用，减轻患者疼痛；另一方面能使局部血管扩张，增加血流量，使血流畅通，促进机体康复。

临床应依据疼痛部位，适当增加配穴，如选取承扶、殷门、承山、昆仑等。足少阳胆经穴：当患者的疼痛出现在大腿的外侧及小腿的外侧时，病变在胆经，属胆经的经筋病，在治疗上加用环跳等腧穴。环跳是膀胱经和胆经交会穴，具有舒筋活络、祛风湿、散寒、止疼痛，利腰腿的功效。古代文献记载，《针灸甲乙经》曰："腰胁相引痛急，髀筋瘈，胫痛不可屈伸，痹不仁，环跳主之。"由此可看出，古人对治疗腰腿痛已有相当的认识，凡出现风寒、湿疡及腰腿痛的症状，必用此穴。当针刺环跳穴时，针刺得气后的强烈针感循胆经从臀部传导到大腿的外侧及小腿的外侧，经脉得以疏通，气血得以畅行。因为腰腿痛的发病机制多为骨、关节及软组织的退变及劳损，肌肉无力，风寒湿侵袭，所以对症治疗，强刺激环跳穴，能起到明显疗效。临床应依据疼痛部位，适当增加配穴，如选取风市、阳陵泉、悬钟等。

临床应以整体辨证取穴，①血瘀腰痛者：治疗以活血通络，配膈俞、太冲；②寒湿腰痛者：治疗以散寒化湿，温经通络，配腰阳关、关元俞；③湿热腰痛者：治疗以清热祛湿，舒筋止痛，配丰隆、阴陵泉；④肾虚腰痛者：治疗以补肾强腰，配命口、太溪。综合各穴位互相合用，又以近道和远道取穴巧配合，辨证循经取穴，分经论治取穴，可标本兼治，益肾壮腰，行气活血，散寒祛湿，通络止痛。

例 5：

一、一般资料

患者，王某，女，52 岁。

主诉：腰腿部疼痛反复发作 6 年余，加重 1 周。

现病史：患者于 6 年前无明显诱因出现腰部酸胀疼痛不适，休息后自行缓解，无下肢放射痛，无间歇性跛行。2012 年 9 月因腰部疼痛不适，前往山东××医院行腰椎 CT 检查示：腰椎骨质增生；腰$_5$、骶$_1$椎间盘突出。给予活血及营养神经药物治疗（具体药物及剂量不详），休息后症状略缓解。1 周前，复因受凉后出现腰部酸痛症状加重，伴左下肢放射痛，弯腰及蹲起均不能，行走及上下楼均症状明显，夜间翻身转侧困难，影响睡眠。为求系统治疗，遂来我院，门诊以"腰椎间盘突出症"收入院。患者自本次患病以来，饮食及二便正常，睡眠欠佳，体重无明显变化。中医望闻切诊：患者自发病以来神志清，精神差，腰腿部疼痛，转侧不利，每遇腰部感寒后或阴雨天加剧，痛处喜暖；二便调，纳可，眠差；舌淡苔白，脉弦。

既往史：既往颈椎间盘突出症 6 年余，偶有头晕不适，休息后症状可缓解，未行特殊治疗。胆囊切除术后 4 年，恢复良好，未服用药物。否认高血压、冠心病、糖尿病病史，否认肝炎、结核等传染病史，无输血史，预防接种史随当地，否认药物及食物过敏史，否认外伤史。

个人史：出生并长居原籍。无不良嗜好及毒物、放射物接触史。外伤及输血史，无食物及药物过敏史，预防接种随当地。

月经及婚育史：26 岁结婚，配偶体健，育 1 子，体健。月经史：14 岁月经初潮，4～5/30 天，2015 年 5 月 10 日末次月经。无痛经及血块。

家族史：父已故，患结肠癌，母亲健在，患高血压。否认家族中有重大遗传病及传染病史

二、体格检查

T：36.5℃，P：80 次/分，R：20 次/分，BP：116/65mmHg。中年女性，发育正常，营养中等，神志清，精神可，自主体位，查体合作。全身皮肤黏膜无黄染，无肝掌、蜘蛛痣。全身浅表淋巴结无肿大，头颅无畸形，眼睑无水肿及下垂，双侧瞳孔等大等圆，直径约 3mm，对光调节反射正常。鼻无畸形，通气良好，鼻旁窦区无压痛。外耳道无异常分泌物。口唇无发绀，咽部无充血，扁桃体无肿大。颈部对称、软，颈静脉无怒张，气管居中，肝颈静脉回流征阴性，甲状腺无肿大，无压痛、包块、血管杂音。胸廓对称、无畸形，胸骨无叩痛，呼吸运动正常，肋间隙无增宽、变窄，无胸膜摩擦感、皮下捻发感，叩诊呈清音，双肺呼吸音清，未闻及干湿性啰音及胸膜摩擦音。心前区无隆起，心尖搏动视不清，心界无扩大，心率 80 次/分，律齐，各瓣膜听诊区未闻及病理性杂音。腹部平坦，无压痛及反跳痛，肝脾肋下未触及，Murphy's 征阴性，肝肾区无叩痛，腹部胆囊区有一约 0.5cm×1cm 的微创手术口，愈合良好，无红肿及渗出液。肠鸣音正常存在。脊柱、四肢无畸形，活动自如。双下肢无水肿。腹壁反射、双肱二、三头肌肌腱反射正常存在，双侧巴宾斯基征阴性、戈登征阴性、奥本海姆征阴性、霍夫曼征阴性，脑膜刺激征阴性。

专科检查：腰部肌肉僵硬板滞，腰$_2$～骶$_1$棘突压痛（＋），左侧腰$_4$～骶$_1$脊旁压痛（＋），左侧腰$_3$～骶$_1$脊旁压痛（＋），直腿抬高试验左（＋）、右（－），"4"字征左（＋）、右（－），膝腱反射左（＋）、右（－），四字试验（－），双侧巴氏征阴性。脑膜刺激征阴性。

三、辅助检查

腰椎 CT：腰椎骨质增生；腰$_5$骶$_1$椎间盘突出（2012 年 9 月 11 日，山东××医院）。

四、初步诊断

1. 中医诊断　腰痛－寒湿证。

2. 西医诊断　①腰椎间盘突出症；②颈椎间盘突出症；③胆囊切除术后。

五、诊断依据

1. 中医辨病辨证依据　患者为中年女性，受凉即引起腰部僵硬疼痛，伴左臀部及大腿前外侧疼痛。病机为有受凉史，致使寒、湿之邪乘虚侵入，阻滞经脉，气血运行不畅而发腰痛，综合脉证，四诊合参，本病当属祖国医学腰痛范畴，证见腰腿部疼痛，转侧不利，每遇腰部感寒后或阴雨天加剧，痛处喜暖；二便调，纳可，眠差；舌淡苔白，脉弦，证属寒湿证。

2. 西医诊断依据

（1）腰腿部疼痛反复发作 5 年余，加重一周。

（2）专科检查：腰部肌肉僵硬板滞，腰$_2$～骶$_1$棘突压痛（＋），右侧腰$_4$～骶$_1$脊旁压痛（＋），左侧腰$_3$～骶$_1$脊旁压痛（＋），直腿抬高试验左（＋），"4"字征左（＋），膝腱反射左（＋）。

（3）腰椎 CT 显示腰椎骨质增生，腰$_5$～骶$_1$椎间盘突出。

六、鉴别诊断

西医应与腰椎结核相鉴别：腰椎结核腰痛可伴有坐骨神经痛，常有全身症状，午后低热，乏力盗汗，腰部强直，血沉增快，下腹部可触及冷脓肿。X 线片显示椎间隙模糊、变窄，椎体相对边缘有骨质破坏。

七、诊疗计划

目前存在问题：①腰部僵硬疼痛，站立位下左臀部疼痛，坐位不能，行走及上下台阶疼痛明显；②蹲下起立困难，翻身转侧不灵，影响睡眠。

近期目标：减轻腰部及下肢疼痛，提高腰背肌力量，提高腰部活动度。

远期目标：提高日常生活能力。

1. 针灸科护理常规，二级护理，低盐低脂普食，卧硬板床。

2. 针刺、电针 1 次／日，以疏通经络，行气活血。腰椎突出症推拿以缓解腰部肌肉紧张，减轻疼痛不适症状。磁热疗法 1 次／日，以促进血液循环，缓解疼痛。针刺运动疗法 1 次／日，以增强针感，减轻疼痛。

3. 给予维生素 B$_1$ 注射液 0.1g ＋ 甲钴胺注射液（弥可保）0.5mg 穴位注射 1 次／日，以营养周围神经。

4. 进一步完善相关检查。

5. 向患者及家属说明病情，患者因受凉引起腰腿部僵硬疼痛，活动受限。嘱患者注意安全，调畅情志，避风寒，适当运动。观察病情变化，给予相应治疗措施。患者及家属表示理解，并积极配合治疗。

八、治疗方案

针刺：夹脊穴、肾俞、大肠俞、关元俞、秩边、八髎穴、腰阳关、委中、昆仑、束骨。

电针：夹脊穴。

每日一次，7 天为 1 个疗程，休息 2 天，继续下一个疗程。

治疗 2 次后症状减轻，7 次后疼痛明显缓解，10 次后症状缓解。经 2 个疗程治疗后，活动自如。

2017 年 1 月 16 日，随访，活动正常，未复发。

九、出院诊断

1. 中医诊断　腰痛 - 寒湿证。

2. 西医诊断　①腰椎间盘突出症；②颈椎间盘突出症；③胆囊切除术后。

十、讨论

1. 夹脊穴作用机制　中医理论中认为夹脊穴与全身疾病有密切联系，广泛应用于临床儿科、内科、妇科、骨伤科、神经科等，且疗效显著。夹脊穴紧挨督脉、膀胱经在腰背部走行排列，所以夹脊穴即是两经经气沟通枢纽，又可通过两经之经气来联络全身脏腑、调节全身气血阴阳。本课题所选主穴是腰椎间盘病变节段及其上下各一节段双侧夹脊穴，伴有下肢放射痛患者并取患侧秩边、环跳、委中、承山等穴位，即体现了以痛为输，又体现经脉所过，主治所及的中医理论。督脉为诸阳之会，足太阳膀胱经在背部第一侧线是各脏腑经气注入的背俞穴所在，针刺腰部夹脊穴可以调节各脏腑气血阴阳，起到温阳通络，活血止痛的疗效。

2. 夹脊穴西医解剖　从穴位解剖学看，腰段夹脊穴的肌肉由浅入深分别背阔肌、下后锯肌、胸腰筋膜、骶棘肌。穴位浅层和深层有脊神经后支，脊神经后内侧支及伴行的腰部动静脉等分布在穴位有效区域。营养脊神经的血管网较其他周围神经少，且与周围组织的沟通缺乏，因此受凉或劳累后引起营养神经的血管痉挛、缺血、水肿，刺激神经根引起支配区的疼痛。针刺腰段夹脊穴既可以触及脊神经后侧支，可以缓解脊神经支配的脊柱两旁深层肌肉及腰背肌筋膜的痉挛和小关节紊乱状态，减轻神经卡压症状，从而缓解下肢放射痛和牵扯痛。

3. 夹脊穴电针优势特点　60% 以上的腰腿痛患者被临床诊断为腰椎间盘突出症，极大影响患者身心健康，患者生活质量逐渐下降。中医标本兼顾，整体辨证的治疗特点同样适用于以人为本、身心兼顾、关注健康的现代医疗界，不仅可以减轻病痛，而且可以整体调节，身体健康和心理健康兼顾，大幅提高生活质量。夹脊穴电针疗法疗效明确、安全、无后遗症，且操作简便、价格低廉、便于推广。夹脊穴电针是现代电针仪与中医传统针刺的结合，将中医的经络、整体辨证思想与西医的解剖、神经微观思想相结合。

夹脊穴电针即有调理督脉和膀胱经的气血，又有疏通腰部经络脉道的作用，用于治疗血瘀型腰椎间盘突出症，可达到疏通腰背部气血，活血化瘀，通经止痛。夹脊穴电针能有效地抑制局部炎症发展，促进血液运行，加速炎症吸收，缓解神经根卡压来达到镇痛作用；抑制神经递质分泌，减少免疫炎性反应，能使体内致痛物质代谢吸收，改善局部微循环，直接改善临床症状。

张红星等在临床治疗腰椎间盘突出症时，用夹脊穴电针治疗和常规取穴治疗做比较，发现夹脊穴电针治疗腰椎间盘突出症具有起效快、镇痛效果显著、维持时间长等优势，也说明夹脊穴电针可以调节血浆 β - 内啡肽起到镇痛作用。夹脊穴电针治疗腰椎间盘突出症不仅镇痛还改善了腰椎功能，标本同治，发挥出更好的整体疗效。该治疗缓解患者的腰腿疼，减轻心理负担，改善心情和精神状态，以及生活自理能力，防止社会功能的丧失。

例 6：

一、一般资料

患者，王某，女，64 岁。

主诉：腰骶部疼痛 40 余年，加重伴右下肢麻木 5 天。

现病史：患者 40 年前无明显诱因出现腰骶部疼痛，翻身转侧困难，休息后减轻，劳累后加重，曾就诊于山东××医院，行腰椎 CT 示：腰$_4$/腰$_5$ 椎间盘突出，骨质增生。给予针灸等治疗，症状好转。此后腰腿部疼痛反复发作，行针灸、理疗等治疗后可缓解。5 天前复因劳累后出现腰骶部疼痛，伴右大腿外侧麻木，蹲下起立困难，乏力不适；无间歇性跛行，无大小便失禁。为求进一步治疗，来我院就诊，门诊以腰椎间盘突出收入院。患者自发病以来，神志清，精神可，饮食尚可，睡眠尚可，大小便正常，体重无明显减轻。中医望闻切诊：患者自发病以来神志清，精神可，腰骶部疼痛，活动受限，腿痛。二便调，纳眠尚可；舌质淡，苔薄白，脉弦涩。

既往史：头痛 40 余年。颈椎间盘突出 10 余年，否认高血压、冠心病、糖尿病病史。否认肝炎、结核等传染病史及其接触史。否认输血史。预防接种史：不详。否认药物及食物过敏史。否认重大手术及外伤史。

个人史：出生并长居原籍。否认不良嗜好及毒物、放射物接触史。父母已故，死因不详。兄弟姐妹体健，否认高血压、糖尿病、冠心病等家族遗传性病史。

月经及婚育史：24 岁结婚，配偶及子均体健。月经史：18 岁月经初潮，7/30 天，43 岁绝经，量大。

二、体格检查

T：36.3℃，P：78 次/分，R：19 次/分，BP：110/67mmHg。中年女性，发育正常，体质瘦弱，神志清，精神可，自主体位，查体合作。全身皮肤黏膜无黄染，无肝掌、蜘蛛痣。全身浅表淋巴结无肿大，头颅无畸形，眼睑无水肿及下垂，双侧瞳孔等大等圆，直径约 3mm，对光调节反射正常。鼻无畸形，通气良好，鼻旁窦区无压痛。外耳道无异常分泌物。口唇无发绀，咽部无充血，扁桃体无肿大。颈部对称、软，颈静脉无怒张，气管居中，肝颈静脉回流征阴性，甲状腺无肿大，无压痛、包块、血管杂音。胸廓对称、无畸形，胸骨无叩痛，呼吸运动正常，肋间隙无增宽、变窄，无胸膜摩擦感、皮下捻发感，叩诊呈清音，双肺呼吸音清，未闻及干湿性啰音及胸膜摩擦音。心前区无隆起，心尖搏动视不清，心界无扩大，心率 78 次/分，律齐，各瓣膜听诊区未闻及病理性杂音。腹部平坦，无压痛及反跳痛，肝脾肋下未触及，Murphy's 征阴性，肝肾区无叩痛，肠鸣音正常存在。脊柱、四肢无畸形，活动自如。双下肢无水肿。腹壁反射、双肱二、三头肌腱反射正常存在。

专科检查：脊柱侧弯。腰部肌肉僵硬板滞，活动受限，双腰$_3$横突压痛（＋），腰$_4$/腰$_5$棘突旁压痛（＋），腰$_5$/骶$_1$棘突下压痛（＋）。膝腱反射（＋），跟腱反射（＋＋）。拇趾背屈试验（－）。双侧直腿抬高试验（－），双侧直腿抬高加强试验（－）。双踝阵挛（－）。双"4"字试验（－）。腰背伸试验（－），巴宾斯基征（－），克尼格征（－）。

三、辅助检查

腰椎 X 线：腰$_3$/腰$_4$、腰$_4$/腰$_5$、腰$_5$/骶$_1$椎间盘病变；腰椎侧弯（2016 年 6 月 29 日，我院）。

四、入院诊断

1. 中医诊断　腰痛（瘀血证）。
2. 西医诊断　①腰椎间盘突出；②颈椎间盘突出；③头痛。

五、诊断依据

1. 中医辨病辨证依据　患者中年女性，腰部持续用力，劳作太过，腰府筋脉气血受损，气血运行不畅，均可使腰部气机壅滞，血络瘀阻而生腰痛。故症见腰骶部疼痛，活动受限。舌质淡，苔薄白，脉弦涩。为瘀血之象。综合脉证，四诊合参，本病当属祖国医学"腰痛"范畴，证属瘀血证，治宜活血化瘀通络止痛。

2. 西医诊断依据

（1）患者中年女性，腰骶部疼痛 40 余年，加重伴右下肢麻木 5 天。

（2）专科检查：脊柱侧弯。腰部肌肉僵硬板滞，活动受限，双腰$_3$横突压痛（＋），腰$_4$/腰$_5$棘突旁压痛（＋），腰$_5$/骶$_1$棘突下压痛（＋）。膝腱反射（＋），跟腱反射（＋＋）。

（3）腰椎 X 线显示腰$_3$/腰$_4$、腰$_4$/腰$_5$、腰$_5$/骶$_1$椎间盘病变，腰椎侧弯。

六、鉴别诊断

应与第三腰椎横突综合征相鉴别：第三腰椎横突较第 2、第 4 腰椎横突长，向后伸曲度大，背部和腹部的一些肌肉附着在筋膜上，形成腰部运动中枢和应力中心。易受伤，可见骶棘肌痉挛，第三腰椎横突压痛，坐骨神经无损伤征象。本病可缓可急，可有外伤史。临床表现除上述症状外，检查可发现第三腰椎横突尖端压痛明显，局部肌肉痉挛或肌紧张。

七、诊疗计划

目前存在问题：①腰背部僵硬，活动不灵活，右下肢放射性疼痛，蹲下起立困难，乏力不适；②日常生活能力下降。

近期目标：减轻腰骶部疼痛，提高腰背肌力量，提高腰部活动度。

远期目标：进一步提高日常生活能力，回归社会。

1. 针灸科护理常规，二级护理，低盐低脂普通饮食，卧硬板床。
2. 针刺 1 次/日，电针 1 次/日，以活血化瘀，通络止痛。磁热疗法 1 次/日，以消炎止痛。经络穴位测评 1 次／日，以疏导平衡病变经络。腰椎间盘突出推拿 2 次／日，以揉筋疏经，理筋止痛。

3. 给予维生素 B_1 注射液 0.1g＋甲钴胺注射液（弥可保）0.5mg 穴位注射 1 次／日，以营养周围神经。甘露醇注射液 250ml 静脉滴注 1 次／日，以消除水肿、止痛。0.9％氯化钠注射液 250ml＋丹参酮注射液（诺新康）50mg 静脉滴注 1 次／日，以活血化瘀、通络止痛。大活络丸 3.6g 口服 1 次／日，祛风止痛、除湿豁痰、舒筋活络。

4. 中药以活血化瘀止痛。整方如下：当归 20g、独活 15g、寄生 20g、川芎 9g、杜仲 15g、川牛膝 9g、没药 6g、乳香 6g、红花 30g，水煎服 400ml 日一剂，分早晚 2 次温服。

5. 进一步完善相关检查。

6. 向患者及家属说明病情，患者目前病情稳定，可行保守治疗。患者腰背部僵硬板滞，蹲下起立困难，嘱患者注重腰部用力应适当，不可强力举重，不可负重久行，坐、卧、行走保持正确姿势，若需做腰部用力或弯曲的工作时，应定时做松弛腰部肌肉的体操。继续观察患者病情变化，给予相应治疗措施。患者及家属表示理解，并积极配合治疗。

八、治疗方案

针刺：腰夹脊（突出节段患侧夹脊穴）、臀三穴（患侧环跳、居髎、秩边）；配穴：委中（患侧）、承山（患侧）、膈俞（患侧）。

每日一次，7 天为 1 个疗程，休息 2 天，继续下一个疗程。治疗 3 次后右下肢放射痛减轻，7 次后疼痛明显缓解，10 次后症状缓解。经 2 个疗程治疗后腰痛疼痛消失，活动自如。

2017 年 1 月 10 日，随访，活动正常，未复发。

九、出院诊断

1. 中医诊断　腰痛（瘀血证）。

2. 西医诊断　①腰椎间盘突出；②颈椎间盘突出；③头痛。

十、讨论

1. 方义　腰部夹脊穴具有疏经活血、调节脏腑的功能，其位于腰椎局部，可调节局部经络气血；环跳穴从归经上讲属于足少阳胆经穴，具有强健腰膝、疏经通络、行气活血、祛风化湿之功；居髎穴为足少阳胆经穴，具有益肾强健、舒筋活络之功；秩边穴为足太阳膀胱经穴，具有健腰腿、利下焦之功，可加强居髎、环跳的解痉镇痛之功效；腰背委中求，委中穴为足太阳膀胱经穴，膀胱经湿热水汽皆聚于此穴，加用后可疏调腰背部经脉气血，并可分清降浊，促进气血运行；承山穴具有良好的舒筋解痉之功，针刺该穴可起到疏经缓急止痛之效；膈俞穴养血和营，理气止痛，可起到活血化瘀之效。

2. 腰夹脊的作用机制　腰夹脊穴发现其对腰椎间盘突出症的治疗作用有：首先可调节相应神经根周围局部的微循环，增加血液营养的供应，促进神经根恢复正常；其次可消除炎性递质，促进递质代谢，缓解局部肌肉痉挛，减轻或消除神经根炎症、水肿情况，减少异常物质对神经根的刺激，减轻神经根压迫的症状；另外还能调节免疫，提高人体免疫能力，刺激局部肌肉肌腱从而纠正腰椎小关节紊乱、调节椎旁肌肉张力增加脊柱稳定性；中医治疗方面还具有活血化瘀、疏经通络、调节脏腑气血的功效。夹脊穴具有疏经活血、通络行气、调节脏腑的功能。

其机制有：①夹脊穴位于督脉、足太阳膀胱经中间，与两者邻近，针刺后可疏通局部气血，增强气血运行输布，还可沟通脏腑内外，达到气血贯通内外表里的作用；②神经根位于夹脊穴内下，针刺后可修复神经根，另可激发周围血管，加速血液循环，提供神经根营养物质，通过舒缓局部筋肉达到促进炎性物质吸收的作用，并可缓解因炎症因子刺激而产生的疼痛症状；③夹脊穴乃脊神经所出之处，有相应脊神经后支伴行，针刺夹脊穴时，可影响前后支，间接影响脊髓释放化学物质，环跳穴为足少阳胆经穴位，归于胆府，具有祛风化湿、行气活血、强健腰膝、疏经通络之功，主治下肢痿痹及腰腿痛；居髎穴为足少阳胆经穴，具有益肾强健、舒筋活络之功，主治腰胯疼痛、下肢痿痹等腰腿病证；秩边穴为足太阳膀胱经穴，具有健腰腿、利下焦之功，主治腰腿痛、下肢痿痹。从现代医学角度来看：环跳穴处于坐骨神经分布区域，针刺该穴可缓解坐骨神经分布区域的疼痛；居髎穴下为梨状肌，针刺之可缓解梨状肌痉挛，促进局部组织炎症水肿的吸收消散；秩边穴位于坐骨神经外侧，具有良好的缓解坐骨神经疼痛功能，可加强居髎、环跳的解痉镇痛之功效，形成镇痛机制。

3. 臀三穴组成及作用　从祖国传统医学来看：环跳穴为足少阳胆经穴位，归于胆府，具有祛风化湿，行气活血、强健腰膝、疏经通络之功，主治下肢痿痹及腰腿痛；居髎穴为足少阳胆经穴，具有益肾强健、舒筋活络之功，主治腰胯疼痛、下肢痿痹等腰腿病证；秩边穴为足太阳膀胱经穴，具有健腰腿、利下焦之功，主治腰腿痛、下肢痿痹。从现代医学角度来看：环跳穴处于坐骨神经分布区域，针刺该穴可缓解坐骨神经分布区域的疼痛；居髎穴下为梨状肌，针刺之可缓解梨状肌痉挛，促进局部组织炎症水肿的吸收消散；秩边穴位于坐骨神经外侧，具有良好的缓解坐骨神经疼痛功能，可加强居髎、环跳的解痉镇痛之功效。

例 7：

一、一般资料

患者，张某，女，53 岁。

主诉：腰痛 10 余年，加重伴右下肢疼痛、麻木 1 周。

现病史：患者 10 余年前无明显诱因出现腰部僵硬疼痛，久站或久坐时疼痛加重，自行贴敷膏药及热敷后疼痛缓解。此后每因劳累和受凉后反复发作，贴敷膏药或卧床休息可缓解。1 周前受凉后出现腰部僵硬疼痛剧烈，痛处拒按，并伴有右下肢疼痛、麻木，上下台阶困难，翻身转侧不灵，夜间疼痛加重，影响睡眠。无恶心、呕吐。无间歇性跛行，无大小便失禁。为求系统治疗，遂来我院就诊。曾于 2016 年 1 月 18 日于济南市××医院行腰椎 CT 示：腰椎$_{4/5}$椎间盘突出，尾椎压缩性骨折。门诊以腰椎间盘突出收住入院。患者入院后，神志清，精神可，饮食可，睡眠差，大小便调，体重未见明显减轻。中医望闻切诊：患者自发病以来神志清，精神可，腰部僵硬疼痛，转侧不利，每遇阴雨天或腰部感寒后加剧，痛处拒按，痛处喜温，得热则减。纳可，眠差。大小便调。舌淡红苔白，脉弦。

既往史：既往颈椎病 10 余年，"膝骨关节病 10 余年，未行系统治疗。否认冠心病、糖尿病。否认肝炎、结核等急慢性传染病史及其接触史。否认重大外伤史、手术史、输血史。氨苄类药物过敏。预防接种史随当地。

个人史：生长于本地，未到过疫区，无长期外地居住史，无吸烟史，无嗜酒史。

月经婚育史：14 岁月经初潮，4～5/30 天，52 岁绝经，绝经后无阴道异常流血史。26 岁结婚，婚后育有 1 女，配偶及女均体健。

家族史：父母已故，死因不详。否认高血压、糖尿病、冠心病等家族遗传性病史。

二、体格检查

T：36.1℃，P：64 次/分，R：16 次/分，BP：114/59mmHg。中年女性，发育正常，营养中等，神志清，精神差，自主体位，查体合作。全身皮肤、黏膜无黄染、皮疹及出血点，浅表淋巴结未触及肿大。头颅无畸形，眼睑无水肿，双侧瞳孔等大等圆，对光反射存在。耳鼻外形无异常，无异常分泌物。乳突及鼻窦区无压痛。口腔黏膜无溃疡，伸舌居中，无震颤，舌淡红苔白。口唇无发绀，咽部无充血，扁桃体无肿大。颈硬，气管居中，甲状腺无肿大。胸廓对称无畸形，双侧呼吸动度均等，触觉语颤一致，叩诊清音，听诊双肺呼吸音清，未闻及干湿性啰音。心前区无隆起，心浊音界无扩大，心尖波动正常存在，心率 64 次/分，律齐，各瓣膜听诊区未闻及病理性杂音。腹软，全腹无压痛及反跳痛，肝脾肋下未触及，肝肾区无叩痛，Murphy's 征（－），移动性浊音阴性。肠鸣音正常。肛门及外生殖器未查。

专科检查：脊柱无侧弯。腰部肌肉僵硬板滞，活动受限，双腰$_3$横突压痛（－），腰$_5$/骶$_1$棘突旁压痛（＋），右侧臀点、腘点、腓点压痛（＋），膝腱反射（＋＋），跟腱反射（＋）。拇趾背屈试验（＋）。直腿抬高试验右侧 40°（＋）、右侧（－），双侧直腿抬高加强试验（－）。踝阵挛（－）。"4"字试验（－）。腰背伸试验（－），巴宾斯基征（－），克尼格征（－）。

三、辅助检查

腰椎 CT：腰椎$_4$/腰椎$_5$椎间盘突出，尾椎压缩性骨折（2016 年 1 月 18 日，济南市××医院）。

四、初步诊断

1. 中医诊断　腰痛－寒湿证。

2. 西医诊断　①腰椎间盘突出症；②颈椎病；③膝骨关节病。

五、诊断依据

1. 中医辨病辨证依据　患者为中年女性，因受凉引起腰府筋脉气血受损，气血运行不畅，致腰部气机壅滞，血脉寒凝而生腰痛。综合脉证，四诊合参，本病当属祖国医学"腰痛"范畴，证见腰腿部疼痛，受凉加重，得温痛减，大小便可，纳可，眠差；舌淡苔白，脉弦，证属寒湿证。

2. 西医诊断依据

（1）患者中年女性，腰痛 10 余年，加重伴右下肢疼痛、麻木 1 周。

（2）专科检查：腰部肌肉僵硬板滞，活动受限，腰$_5$/骶$_1$棘突旁压痛（＋），右侧臀点、腘点、腓点压痛（＋），膝腱反射（＋＋），跟腱反射（＋）。拇趾背屈试验（＋）。直腿抬高试验右侧 40°（＋）。

（3）腰椎 CT：腰椎$_4$/腰椎$_5$ 椎间盘突出，尾椎压缩性骨折。

六、鉴别诊断

本病应与第三腰椎横突综合征相鉴别：第三腰椎横突综合征被误诊为腰椎间盘突出症的并不少见。第三腰椎位于腰椎中部，其横突最长，向后伸曲度大，多条腰背腹部的肌肉与筋膜附着其上，形成腰椎活动枢纽及应力中心。因此，容易受到肌肉筋膜的牵拉损伤。第三腰椎横突尖端后方紧贴着第二腰神经根的后支，当腰前屈及向对侧弯时，便易受到牵拉与磨损而致其支配区产生疼痛、麻木等症状；并可牵涉到前支引发放射性疼痛，波及髋部及大腿前侧，少数放射至会阴部。第三腰椎横突综合征起病可缓可急，可有外伤史。临床表现除上述症状外，检查可发现第三腰椎横突尖端压痛明显，局部肌肉痉挛或肌紧张。在瘦长型患者多可扪及第三腰椎横突过长。

七、诊疗计划

目前存在问题：①腰部僵硬疼痛剧烈，痛处拒按；②上下台阶及蹲起困难，翻身转侧不灵，夜间疼痛加重，影响睡眠；③日常生活能力下降。

近期目标：减轻腰部疼痛，提高腰背肌力量，提高腰部活动度，改善睡眠状况。

远期目标：提高日常生活能力。

1. 针灸科护理常规，二级护理，低盐低脂普食，卧硬板床，测血压 1 次/日。

2. 针刺、电针 1 次/日，以疏通经络，行气活血。腰椎间盘突出症推拿 2 次/日，以舒筋活络，缓解疼痛。磁热疗法 2 次/日，以消除炎症，促进血液循环。针刺运动疗法 1 次/日，以加强针感。隔物灸法 1 次/日，以散寒祛湿。

3. 给予维生素 B$_1$ 注射液 0.1g ＋甲钴胺注射液（弥可保）0.5mg 穴位注射 1 次/日，以营养周围神经。5% 葡萄糖注射液 250ml ＋丹参注射液 20ml 静脉滴注 1 次/日，以活血化瘀。0.9% 氯化钠注射液 ＋地塞米松 5mg 静脉滴注 1 次/日，以消炎缓急止痛。

4. 中药以活血化瘀、祛风散寒为主，处方如下：黄芪45g、桂枝 15g、熟地黄 15g、生地黄 18g、当归 15g、白芍 15g、泽泻 15g、益母草 15g、泽兰 15g、丹皮 12g、香附 12g、甘草 6g，400ml 水煎服，日一剂，分早晚两次温服。

5. 进一步完善相关检查。

6. 向患者及家属说明病情，患者腰痛症状反复发作，且患者病程较长，病情较重，治疗时需要患者积极的配合，嘱患者活动时小心，避风寒，尽量卧床休息。

八、治疗经过

针刺取穴：夹脊穴、肾俞、腰阳关、命门、环跳、秩边、委中。

温针灸：肾俞、大肠俞。

每日一次，7 天为 1 个疗程，休息 2 天，继续下一个疗程。治疗 3 次后右下肢放射痛减轻，5 次后翻身转侧疼痛明显缓解，右下肢无放射痛。10 次后活动后仍感腰部酸胀乏力，卧床休息可缓解。经 2 个疗程治疗后腰痛疼痛消失，活动自如。

2017 年 1 月 8 日，随访，活动正常，未复发。

九、出院诊断

1. 中医诊断　腰痛－寒湿证。
2. 西医诊断　腰椎间盘突出症；②颈椎病；③膝骨关节病。

十、讨论

腰椎间盘突出症属中医学腰痛、腰痹范畴，中医学认为本病主要由于肝肾亏虚，风、寒、湿邪侵袭，客于腰部，痹阻筋脉，脉络不通，不通则痛，属于本虚标实之病。治疗上宜标本兼治。腧穴所在，主治所在；以痛为腧，因此，局部取穴是腰椎间盘突出症的主要方法，体现了针灸的近治原则。

本研究取夹脊穴、肾俞、腰阳关、命门、环跳、秩边、委中等穴位，夹脊穴是督脉和膀胱经沟通之枢纽，具有调控督脉和膀胱经气血运行的作用；肾俞乃肾之背俞穴，可补肾壮阳，强腰壮骨；腰阳关隶属督脉，能温补肾阳，为治腰痛之要穴；命门位居督脉，可通督强直性脊柱炎、补肾壮阳；环跳位居足少阳胆经，《针灸甲乙经》："腰痛不可屈伸，痹不仁，环跳主之。"委中乃足太阳膀胱经合穴，"腰背委中求"。环跳和委中是治疗腰腿痛之要穴。秩边属足太阳膀胱经，具有舒筋活络、强壮腰膝等功效。本研究所采用的温针灸是将针法与灸法相结合的一种治疗方法，在针法通经活络的基础上，灸法可加强针法的作用，能壮阳补虚，活血通络，驱寒除湿，从而改善局部血液循环，促进炎症因子吸收。有研究表明，温针灸具有抗感染镇痛、调节免疫、抑制炎症因子表达等作用，其疗效优于单纯针法或灸法。

温针灸的优势：温针疗法始见于《伤寒论》。明代杨继洲和高武均详细记载了当时的操作。《针灸大成卷四》曰"其针法于穴，以香白芷做圆饼，……，只是温针通气而已。"《针灸聚英卷三》曰："王节斋曰，近有为温针者，……，以艾蒸温之，多以取效。"之后发展为截取一段2～3cm艾条，插在针柄上燃烧。成为临床上常用的治疗方法。《本草纲目》中记载艾叶可"温中，逐冷，除湿。"《名医别录》也有艾叶的记录，认为艾叶主灸，可治百病。中医认为灸火具有温通经络、驱寒散邪之效。《千金翼方》曰："凡病皆由气血壅滞，……，灸温通之。"《素问·异法方宜论》曰："脏寒生满病，其治宜灸焫。"又如《本草经》曰："艾叶能通十二经，……，行血中之气，气中之滞。"艾叶其味芳香，火力温和持久，燃烧产生的热力能穿透人体皮肤，深达肌肉，筋骨之间，达到祛风散寒、除湿通络之功，"寒者热之"，其在中医中广泛应用于治疗寒湿性病症。《扁鹊心书·须识扶阳》曰："……，真阳元气脱则人死，保命之法，灼艾第一。"《本草新说》记载：艾叶味苦辛温，为熟热、纯阳之性，可回垂绝之阳，使用艾叶产生的灸火能通透诸经而百病除。杨冬梅等认为温针灸能使机体释放大量内源性镇痛物质，提高痛阈，利于损伤机体修复，起到镇痛目的。温针既有刺法的循经感传效应，又有灸法的热疗作用。

程珂等通过红外热像技术，研究出温针灸较间接灸传热更明显、迅速。艾绒点燃后所产生的热量能够沿着针身不断的作用到病之所在，直接激发机体的经气，这是其他热物理疗法难以实现的。总的来说，温针灸既有艾灸驱散寒邪、温通经络、行气活血、增强抗病能力的作用，又有针刺调和气血、解痉止痛的双重作用。起到改善血管的通透性，促进血液的循环，激发机体免疫，祛除体内寒气，使瘀血得以消散，产生的炎症物质得以吸收。

病例23 保守治疗膝关节病

例1：

一、一般资料

患者，杨某，女，62岁。

主诉：双膝关节疼痛反复发作3年余。

现病史：患者3年前无明显诱因出现双膝关节内侧酸胀疼痛，剧烈难忍，自行热敷、拔罐治疗，疼痛略缓解。曾于山东省××医院就诊，给予中药水煎服，效尚可。此后受凉、劳累后双膝关节疼痛反复发作。1周前因受凉劳累后复出现双侧膝关节内侧疼痛加剧，疼痛难忍，夜间尤甚，下楼梯时疼痛剧烈，动则痛剧，受凉及劳累后加剧，热敷后可缓解。膝关节无明显变形，无红肿，关节活动范围正常。无游走性疼痛，无间歇性跛行。为求系统治疗，来我院就诊，门诊以膝骨关节病收入院。患者自发病以来，神志清，精神差，饮食可，睡眠差，体重无明显变化。中医望闻切诊：患者自发病以来神志清，精神差，关节疼痛，痛势较剧，部位固定，遇寒痛甚，关节屈伸不利，局部皮色不红，关节不肿，触之不热；二便调，纳可，眠差；舌红苔薄白，脉弦紧。

既往史：既往体健。否认冠心病、糖尿病病史。无肝炎、结核等传染病史及其接触史。无药物及食物过敏史，无手术史，预防接种史随当地。

个人史：生于本地，无外地久居及疫区居住史。无吸烟、酗酒等不良嗜好。26岁结婚，婚后育有1女，女患有脑血管畸形，配偶体健。

家族史：父母已故（父故于脑血栓，母故于子宫癌）。否认家族中有重大遗传病及传染病史。

二、体格检查

T：36.6℃，P：78次/分，R：18次/分，BP：156/88mmHg。中年女性，发育正常，营养中等，神志清，精神差，自主体位，查体合作。全身皮肤、黏膜无黄染、皮疹及出血点，浅表淋巴结未触及肿大。头颅无畸形，眼睑无水肿，双侧瞳孔等大等圆，对光反射存在。耳鼻外形无异常，无异常分泌物。乳突及鼻窦区无压痛。口腔黏膜无溃疡，伸舌居中，无震颤，舌淡苔薄黄。口唇无发绀，咽部无充血，扁桃体无肿大。颈软，气管居中，甲状腺无肿大。胸廓对称无畸形，双侧呼吸动度均等，触觉语颤一致，叩诊清音，听诊双肺呼吸音清，未闻及干湿性啰音。心前区无隆起，心浊音界无扩大，心尖波动正常存在，心率78次/分，律不齐，各瓣膜听诊区未闻及病理性杂音。腹软，全腹无压痛及反跳痛。肝脾肋下未触及，肝肾区无叩痛，Murphy's征（-），移动性浊音阴性。肠鸣音正常。肛门及外生殖器未查。

专科检查：脊柱无侧弯，双膝关节疼痛明显，屈伸不利，右侧内膝眼、髌上囊（＋＋），左侧内、外膝眼，髌上囊、阳陵泉压痛（＋），双膝腱反射（＋），双跟腱反射（＋＋）。双浮髌征（－），右研磨试验（＋），左研磨试验（－），双侧四字试验（＋），双霍夫曼征（－），双巴氏征（－），脑膜刺激征（－）。

三、辅助检查

暂缺。

四、入院诊断

1. 中医诊断　骨痹－寒痹。
2. 西医诊断　膝骨关节病。

五、诊断依据

1. 中医辨病辨证依据　患者为中年女性，因常年受寒劳累致气血瘀滞，运行迟缓，筋脉失养，痹阻关节，致关节肌肉筋络气血闭阻不通，发为骨痹，引起关节疼痛明显，变形，难以屈伸转动，痛有定处，病属中医骨痹之范畴，故诊断为骨痹。舌淡紫苔白腻，脉弦涩。依据舌脉辨证，证属寒痹。

2. 西医诊断依据

（1）双膝关节疼痛反复发作 3 年余。

（2）专科检查：双膝关节疼痛明显，屈伸不利，右侧内膝眼、髌上囊，（＋＋），左侧内、外膝眼，髌上囊、阳陵泉压痛（＋），双膝腱反射（＋），双跟腱反射（＋＋）。右研磨试验（＋），双侧四字试验（＋）。

六、鉴别诊断

1. 本病中医应与痿证相鉴别　骨痹后期，由于肢体关节疼痛，不能运动，肢体长期失用，亦有类似痿证的瘦削枯萎者，故加以鉴别。

2. 本病西医应与类风湿关节炎相鉴别　多累及手足小关节，以关节肿痛、活动受限、晨僵为特点，大多数呈对称性，游走性多关节炎，伴关节腔内渗液，近端指关节呈梭行肿胀，最终导致关节僵硬、畸形，症状缓解与反复多次交替发作。实验室类风湿因子阳性占 80%。

七、诊疗计划

目前存在问题：①双膝关节疼痛，动则痛剧，夜间尤甚，下楼梯时疼痛剧烈，屈伸不利，蹲起不能，关节活动范围明显变小；②患者神志清，精神差，疼痛影响睡眠。

近期目标：减轻关节疼痛，改善关节关节活动度，提高日常生活能力。

远期目标：进一步改善症状，提高生活质量。

1. 针灸科护理常规，二级护理，低盐低脂普通饮食。

2. 针刺 1 次/日，电针 1 次/日，以活血化瘀、通络止痛。针刺运动疗法 2 次/日，以加强针感，活血化瘀止痛。

3. 磁热疗法 2 次/日，以消炎止痛。经络穴位测评 2 次/日，以平衡病变经络。

4. 中药熏洗，活血祛风，散寒止痛。

5. 进一步完善相关检查。

6. 向患者及家属说明病情，患者病程较长，恢复较慢。注意安全，防止跌倒。继续观察患者病情变化，给予相应治疗措施。患者及家属表示理解，并积极配合治疗。

八、治疗方案

1. 穴位梁丘、阿是、鹤顶（温针）、阴陵泉（温针）、血海、阳陵泉（温针）、足三里、犊鼻；留针 30 分钟，温针 1 柱，1 次／日。

2. 中药熏洗以活血祛风，散寒止痛。整方如下：当归 20g、生地黄 10g、独活 10g、寄生 9g、秦艽 10g、细辛 3g、白芍 30g、川芎 12g、杜仲 10g、川牛膝 10g、猪苓 10g、桂皮 9g、防风 30g、川乌 15g、地骨皮 30g、徐长卿 30g、红花 20g、没药 10g、乳香 10g、生姜 30g，中药水煎外用，2000ml，日一剂。

配合康复训练指导，经过 10 天的治疗，双膝关节疼痛明显减轻、关节活动度增加。

九、出院诊断

1. 中医诊断　骨痹 – 寒痹。
2. 西医诊断　膝骨关节病。

十、讨论

寒痹关节痛是老年人多发的一种关节病，近年来发病率呈逐年上升趋势，并且发病原因仍然不是十分明确。在中医领域认为是由风、寒以及湿等邪因素引起的，需要进行辨证施治。临床表明，能用中医治疗寒痹关节痛具有十分确切的效果。

温针灸是针灸治疗方式的其中一种，目前，在应用方面已经得到了临床的肯定，西方医学对其治疗方面的机制也做出了许多的解释和分析。在温针灸进行治疗的过程中，艾灸在刺入的过程中所释放出来的热量，可以更加有效的提升针灸的治疗效果，不仅可以更加有效地推动气血的运行还可以通常脉络。正所通则不痛，可以起到更好的治疗效果。现代西方医学的理论认为，温针灸的治疗效果主要是可以使局部毛细血管进行扩张，这样可以改善末梢局部的血液循环，促进血液和淋巴液进行回流，这样可以消除局部组织由于血流不畅而造成的水肿、组织粘连及肿胀对血管神经的压迫，与此同时也可改变局部的肌肉组织自身的伸缩性。最近有研究表明，当艾灸在燃烧时会产生一种物理因子红外线，是一种非常有效而且可用于机体治疗同时也是一种的热量。艾灸在燃烧时产生的红外辐射十分有用，好处表现在几个方面，第一，提供机体细胞代谢和免疫功能的必须能量；第二，一些病态细胞，因其不能进行正常的新陈代谢，所以缺少能量，而红辐射可以提供活化能。因为温针灸是直接在穴位上施治，有很强的穿透力，经过经络系统非常完好的将能量传到了病灶发挥作用，治疗疾病。所以温针灸强的穿透力是其独有的，这是相较于普通针灸的优势。另外，艾草燃烧会产生某些物质具有抗氧化的作用，这些物质会附着在病变的位置，通过穴位而进去体内，发挥出其特有的功效。

中药熏洗具有明显的消炎、镇痛作用，能有效地消除关节囊及滑膜炎症，松解关节粘连，恢复关节囊和关节韧带弹性，改善骨内微循环，降低骨内压。中药熏洗的治疗方法和治疗机制既缩短了疗程，又减少了患者疾病复发的概率。临床试验证明中药熏洗配合氦氖激光以及药物的保守治疗方法对双膝骨关节病有一定的疗效，大大减少了患者的身体疼痛，也避免了手术给患者带来的恐惧心理，使患者安心接受治疗，积极配合医生。

例2：

一、一般资料

患者，邵某，女，58岁。

主诉：左膝关节酸胀疼痛1年余，加重1周。

现病史：患者1年前无明显诱因出现左膝关节内侧酸胀疼痛，剧烈难忍，自行热敷、拔罐治疗，疼痛略缓解。此后受凉、劳累后双膝关节疼痛反复发作。1周前因受凉劳累后复出现左膝关节内侧疼痛加剧，疼痛难忍，夜间尤甚，下楼梯时疼痛剧烈，动则痛剧，受凉及劳累后加剧。膝关节无明显变形，无红肿，关节活动范围正常。无游走性疼痛，无间歇性跛行。为求系统治疗，来我院就诊，门诊以膝骨关节病收入院。患者自发病以来，神志清，精神差，饮食可，睡眠差，体重无明显变化。中医望闻切诊：患者自发病以来神志清，精神差，关节疼痛，痛势较剧，遇寒加重，得热痛减，局部皮色不红，关节不肿，触之不热；二便调，纳可，眠差；舌淡苔白腻，脉弦紧。

既往史：既往体健。否认高血压病、冠心病病史。无肝炎、结核等传染病史及其接触史。青霉素、磺胺类药物过敏史，无食物过敏史，预防接种史随当地。

个人史：生于本地，无外地久居及疫区居住史。无吸烟、酗酒等不良嗜好。26岁结婚，婚后育有1女，配偶及女均体健。

家族史：父已故（原因不详），母患有冠心病。否认家族中有重大遗传病及传染病史。

二、体格检查

T：36.0℃，P：70次/分，R：17次/分，BP：133/54mmHg。中年女性，发育正常，营养中等，神志清，精神差，自主体位，查体合作。全身皮肤、黏膜无黄染、皮疹及出血点，浅表淋巴结未触及肿大。头颅无畸形，眼睑无水肿，双侧瞳孔等大等圆，对光反射存在。耳鼻外形无异常，无异常分泌物。乳突及鼻窦区无压痛。口腔黏膜无溃疡，伸舌居中，无震颤，舌淡紫苔白腻。口唇无发绀，咽部无充血，扁桃体无肿大。颈硬，气管居中，甲状腺无肿大。胸廓对称无畸形，双侧呼吸动度均等，触觉语颤一致，叩诊清音，听诊双肺呼吸音清，未闻及干湿性啰音。心前区无隆起，心浊音界无扩大，心尖波动正常存在，心率70次/分，律不齐，各瓣膜听诊区未闻及病理性杂音。腹软，全腹无压痛及反跳痛。肝脾肋下未触及，肝肾区无叩痛，Murphy's征（-），移动性浊音阴性。肠鸣音正常。肛门及外生殖器未查。

专科检查：脊柱无侧弯。双膝关节未见肿胀。左膝关节疼痛明显，屈伸不利，左侧内膝眼、髌上囊压痛（++），阳陵泉压痛（+），双膝腱反射（+），双跟腱反射（++）。双浮髌征（-），左研磨试验（+），右研磨试验（-），双侧4字试验（+），双霍夫曼征（-），双巴氏征（-），脑膜刺激征（-）。

三、入院诊断

1. 中医诊断　骨痹-瘀血证。

2. 西医诊断   膝骨关节病。

四、辅助检查

暂缺。

五、诊断依据

1. 中医辨病辨证依据   患者为中年女性，因常年受寒劳累致气血瘀滞，运行迟缓，筋脉失养，痹阻关节，致关节肌肉筋络气血闭阻不通，发为骨痹，引起关节疼痛明显，变形，难以屈伸转动，痛势较剧，遇寒加重，得热痛减，局部皮色不红，关节不肿，触之不热；病属中医骨痹之范畴，故诊断为骨痹。舌淡苔白腻，脉弦紧。依据舌脉辨证，证属寒痹。

2. 西医诊断依据

(1) 左膝关节疼痛 1 年余，加重 1 周。

(2) 专科检查：左膝关节疼痛明显，屈伸不利，左侧内膝眼、髌上囊压痛(＋＋)，阳陵泉压痛(＋)，双膝腱反射(＋)，双跟腱反射(＋＋)。左研磨试验(＋)，双侧四字试验(＋)。

六、鉴别诊断

需与"髌骨软化症"相鉴别：膝关节活动量越大，疼痛越明显，且有过伸痛，行走无力。膝前侧、下端、内侧、外侧及腘窝均有压痛，按压髌骨时伸膝，可触及摩擦感及疼痛。髌骨研磨试验阳性。

七、诊疗计划

目前存在问题：①左膝关节疼痛，动则痛剧，夜间尤甚，下楼梯时疼痛剧烈，屈伸不利，蹲起不能，关节活动范围明显变小；②患者神志清，精神差，疼痛影响睡眠。

近期目标：减轻关节疼痛，改善关节关节活动度，提高日常生活能力。

远期目标：进一步改善症状，提高生活质量。

1. 针灸科护理常规，二级护理，低盐低脂普通饮食。

2. 针刺 1 次／日，电针 1 次／日，以活血化瘀，通络止痛。针刺运动疗法 2 次／日，以加强针感，活血化瘀止痛。磁热疗法 2 次／日，以消炎止痛。其他推拿延长治疗 2 次／日，以疏通膝骨关节部筋脉气血，理筋止痛。经络穴位测评 1 次／日，以平衡病变经络。

3. 进一步完善相关检查。

4. 向患者及家属说明病情，患者病程较长，恢复较慢。左膝关节局部关节活动范围明显变小，功能活动受限。注意安全，防止跌倒。继续观察患者病情变化，给予相应治疗措施。患者及家属表示理解，并积极配合治疗。

八、治疗方案

取穴：膝眼、足三里、阳陵泉透阴陵泉，三阴交、合谷(双)、内关透外关。

九、出院诊断

1. 中医诊断   骨痹 - 瘀血证。

2. 西医诊断   膝骨关节病。

十、讨论

膝关节是人体大关节中最容易受到损伤的关节。膝关节功能主要包括行走、站立，对构成人类活动具有重要的作用。罹患膝关节骨性关节炎后会出现行走限制或较多的疼痛反应，正常的膝关节能够持续行走 30 分钟及以上，损伤后行走功能会相对下降。临床检查时通过关节 CT 进行诊断能够发现股骨、胫骨、踝骨、髌骨等组织有病理性表现。膝关节发生病理性变化多与长时间的关节劳损、低钙饮食、机械力损伤后结构的改变以及多种因素影响的炎性反应有关。中医理论将其视为与外邪入侵、经络阻塞、气血运化不足等因素有关。通过针灸治疗的方式能够有效改善疼痛症状，对局部血液的疏通，运动神经的刺激和改善具有较大的作用。足三里在治疗多数疼痛病症时能够起到有效的作用，足三里穴位本身具有扶正祛邪，理中益气，活络经脉的作用。膝眼在孙思邈的《千金方》中明确记载了穴位位置，穴位附近覆盖有较多的神经分支，通过针刺能够有效起到穴位刺激的作用。而膝眼能有效针对膝关节肿胀、行走困难、关节麻痹、疼痛等症状起到缓解作用，配合阳陵泉透阴陵泉、内关透外关、三阴交等穴位具有补肾坚骨、温阳利水、祛骨风的功效。能够充分改善膝关节骨性关节炎所引发的疼痛和麻痹症状。

例 3：

一、一般资料

患者，常某，男，66 岁。

主诉：双膝关节酸胀疼痛 1 年余，加重 1 周。

现病史：患者 1 年前无明显诱因出现双膝关节外侧酸胀疼痛，剧烈难忍，自行热敷、拔罐治疗，疼痛略缓解。曾于济南市第五人民医院行推拿、理疗等治疗，效不显。此后受凉、劳累后双膝关节疼痛反复发作。1 周前因受凉劳累后复出现双膝关节外侧疼痛加剧，疼痛难忍，夜间尤甚，下楼梯时疼痛剧烈，动则痛剧，受凉及劳累后加剧，以左侧为重，热敷后可缓解。膝关节无明显变形，无红肿，关节活动范围明显变小。无游走性疼痛，无间歇性跛行。为求系统治疗，来我院就诊，门诊以膝骨关节病收入院。患者自发病以来，神志清，精神差，饮食可，睡眠差，体重无明显变化。中医望闻切诊：患者自发病以来神志清，精神差，关节疼痛，痛势较剧，部位固定，遇寒痛甚，局部皮色不红，关节不肿，触之不热；二便调，纳可，眠差；舌淡苔薄黄，脉弦紧。

既往史：高血压 10 余年，最高达 180/110mmHg，现控制在 135/87mmHg 左右。多发性脑梗死病史 12 年，未留有后遗症。冠心病病史 10 年，规律服用银杏叶片 9.6mg 2 次/日，参松养心胶囊 0.8g 2 次/日，现控制稳定，未述不适。否认糖尿病病史。无肝炎、结核等传染病史及其接触史。青霉素过敏史，无食物过敏史，预防接种史随当地。

个人史：生于本地，无外地久居及疫区居住史。无吸烟、酗酒等不良嗜好。30 岁结婚，婚后育有 1 女，配偶及女均体健。

家族史：父母已故（父故于胃出血，母故于脑梗死）。怀疑家族中有高血压遗传史，否定传染病史。

二、体格检查

T：37.0℃，P：78 次/分，R：20 次/分，BP：133/67mmHg。老年男性，发育正常，营

养中等，神志清，精神差，自主体位，查体合作。全身皮肤、黏膜无黄染、皮疹及出血点，浅表淋巴结未触及肿大。头颅无畸形，眼睑无水肿，双侧瞳孔等大等圆，对光反射存在。耳鼻外形无异常，无异常分泌物。乳突及鼻窦区无压痛。口腔黏膜无溃疡，伸舌居中，无震颤，舌淡苔薄黄。口唇无发绀，咽部无充血，扁桃体无肿大。颈硬，气管居中，甲状腺无肿大。胸廓对称无畸形，双侧呼吸动度均等，触觉语颤一致，叩诊清音，听诊双肺呼吸音清，未闻及干湿性啰音。心前区无隆起，心浊音界无扩大，心尖波动正常存在，心率78 次/分，律齐，各瓣膜听诊区未闻及病理性杂音。腹软，全腹无压痛及反跳痛。肝脾肋下未触及，肝肾区无叩痛，Murphy's 征（－），移动性浊音阴性。肠鸣音正常。肛门及外生殖器未查。

专科检查：脊柱无侧弯。双膝关节未见肿胀。双侧内、外膝眼、髌上囊压痛（＋），双侧腘窝压痛（＋），浮髌征（－），研磨试验（－），双霍夫曼征（－），双巴氏征（－），脑膜刺激征（－）。

三、辅助检查

暂缺。

四、初步诊断

1. 中医诊断　骨痹－痛痹。

2. 西医诊断　①膝骨关节病；②原发性高血压（3 级高危）；③冠状动脉粥样硬化性心脏病心功能Ⅰ级；④多发性脑梗死。

五、诊断依据

1. 中医辨病辨证依据　患者为老年男性，因年老体弱致气血亏虚，运行迟缓，筋脉失养，痹阻关节，致关节肌肉筋络气血闭阻不通，发为骨痹，引起关节疼痛肿胀明显，变形，难以屈伸转动，动则痛剧，病属中医骨痹之范畴，故诊断为骨痹。舌淡紫苔白腻，脉弦涩。依据舌脉辨证，证属痰瘀互结证。

2. 西医诊断依据

（1）双膝关节酸胀疼痛 1 年余，加重 1 周。

（2）专科检查：双侧内、外膝眼、髌上囊压痛（＋），双侧腘窝压痛（＋）。

六、鉴别诊断

应与膝关节侧副韧带损伤相鉴别：在韧带损伤部位有固定压痛，常在韧带的上下附着点或中部。膝关节呈半屈曲位，活动关节受限。侧方挤压试验阳性。

七、诊疗计划

目前存在问题：①双膝关节外侧疼痛剧烈，动则痛剧，夜间尤甚，下楼梯时疼痛剧烈，屈伸不利，关节活动范围明显变小；②患者神志清，精神差，疼痛影响睡眠。

近期目标：减轻关节疼痛，改善关节关节活动度，提高日常生活能力。

远期目标：进一步改善症状，提高生活质量。

1. 针灸科护理常规，二级护理，低盐低脂普通饮食，测血压 1 次/日。

2. 针刺 1 次/日，电针 1 次/日，以活血化瘀，通络止痛，改善颈椎、腰椎、膝关节疼痛症状。针刺运动疗法 2 次/日，以加强针感，活血化瘀止痛。经络穴位测评 1 次/日，以疏通、激导、平衡病变经络。磁热疗法 2 次/日，以消炎止痛。其他推拿延长治疗 2 次/日，以疏通膝骨关节部筋脉气血，理筋止痛。

3. 给予缬沙坦（代文）80mg 1 次/日口服（自备），以降压；银杏叶片 9.6mg 2 次/日口服（自备），以活血化瘀通络；阿司匹林肠溶片 25mg 1 次/日口服（自备），以抗血小板凝集；参松养心胶囊 0.8g 2 次/日口服（自备），以益气养阴，活血通络；辛伐他汀片（舒降之）20mg 1 次/日口服（自备），以调节血脂。2% 利多卡因 10ml + 曲安奈德注射液 40mg 穴位注射（立即），复杂性针刀（立即），以舒筋止痛。

4. 中药以身痛逐瘀汤加减，活血化瘀，理气止痛。

5. 进一步完善相关检查。

6. 向患者及家属说明病情，患者病程较长，恢复较慢。双膝关节变形，关节活动范围明显变小，功能活动受限。注意安全，防止跌倒。继续观察患者病情变化，给予相应治疗措施。患者及家属表示理解，并积极配合治疗。

八、治疗方案

针刺：阳陵泉穴、阴陵泉穴、犊鼻穴、阿是穴、足三里穴、梁丘穴、血海穴、鹤顶穴等留针 30 分钟，电针，TDP 照射。

中药以活血化瘀，理气止痛。整方如下：当归 15g、川芎 12g、桃仁 9g、红花 15g、没药 9g、五灵脂 9g、地龙 9g、香附 12g、牛膝 9g，中药水煎服日一剂。

配合康复训练指导，经过 1 周的治疗，双膝关节疼痛明显减轻、关节活动度增加。

九、出院诊断

1. 中医诊断　骨痹（痛痹）。

2. 西医诊断　①膝骨关节病；②原发性高血压（3 级高危）；③冠状动脉粥样硬化性心脏病心功能Ⅰ级；④多发性脑梗死。

十、讨论

痹证是由于风、寒、湿、热等邪气闭阻经络，影响气血运行，导致肢体关节、筋骨、肌肉等处发生疼痛、酸楚、重着、麻木或关节僵硬、屈伸不利、变形、肿大等症状的一种疾病。属临床常见病、多发病，常影响患者的生活和工作。现代医学中风湿性关节炎、类风湿关节炎、痛风、坐骨神经痛、增生性骨关节炎、反应性关节炎、强直性脊柱炎等均属于痹证范畴。痹证可分为行痹、痛痹、着痹、风湿热痹等不同证型，临床中以痛痹最为多见。膝关节痛痹主要表现为膝关节疼痛，部位固定，疼痛剧烈，遇寒痛甚，得热痛减，关节屈伸不利，局部皮肤有寒凉感，舌苔白，脉弦紧。

穴位作用分析：外膝眼穴和鹤顶穴对改善关节肿胀变形效果明显；血海穴又称百虫窠穴，有活血祛风、健脾祛湿之效；梁丘穴位于髌骨底的上方 2 寸，对缓解急性痛证的止痛效果显著；阳陵泉穴位置在小腿的外侧面，为胆经的合穴乃筋之会，是筋骨病的常用穴且有调理气机的作用，具缓解不良情绪的疗效；阴陵泉穴在小腿的内侧面，对足太阴脾经病变治疗效果相当好；阿是穴是把压痛敏感点当做腧穴，针刺可以直达病所，改善局部气血运行。

例 4：

一、一般资料

患者，葛某，女，46 岁。

主诉：双膝关节疼痛半年余，加重 1 周。

现病史：患者半年前无明显诱因出现双膝关节疼痛，屈伸不利，未行系统治疗，自行热敷、理疗治疗，疼痛略缓解。此后受凉、劳累后双膝关节疼痛反复发作。1 周前因劳累后复出现双膝关节疼痛加剧，疼痛难忍，夜间尤甚，下楼梯时疼痛剧烈，屈伸不利，动则痛剧。膝关节无明显变形，无红肿，关节活动范围明显变小，功能活动受限。无游走性疼痛，无间歇性跛行，为求系统治疗，来我院就诊，门诊以膝骨关节病收入院。患者自发病以来，饮食可，睡眠差，体重无明显变化。中医望闻切诊：患者自发病以来神志清，精神欠佳，双膝关节疼痛，痛势较剧，部位固定，遇寒痛甚，关节屈伸不利，局部皮色不红，关节不肿，触之不热；二便调，纳可，眠差；舌红苔薄黄，脉弦紧。

既往史：既往体健。否认高血压病、糖尿病、冠心病病史。否认外伤、输血史。否认肝炎、结核等传染病史及其接触史。无否认药物、食物过敏史。预防接种史随当地。

个人史：生于山东潍坊，无外地久居及疫区居住史。无吸烟、酗酒等不良嗜好。28 岁结婚，暂无子女，配偶体健。

家族史：父母体健。否认家族中有重大遗传病及传染病史。

二、体格检查

T：36.2℃，P：61 次/分，R：16 次/分，BP：95/57mmHg。中年女性，发育正常，营养中等，神志清，精神差，自主体位，查体合作。全身皮肤、黏膜无黄染、皮疹及出血点，浅表淋巴结未触及肿大。头颅无畸形，眼睑无水肿，双侧瞳孔等大等圆，对光反射存在。耳鼻外形无异常，无异常分泌物。乳突及鼻窦区无压痛。口腔黏膜无溃疡，伸舌居中，无震颤，舌红苔薄黄。口唇无发绀，咽部无充血，扁桃体无肿大。颈硬，气管居中，甲状腺无肿大。胸廓对称无畸形，双侧呼吸动度均等，触觉语颤一致，叩诊清音，听诊双肺呼吸音清，未闻及干湿性啰音。心前区无隆起，心浊音界无扩大，心尖波动正常存在，心率 61 次/分，律齐，各瓣膜听诊区未闻及病理性杂音。腹软，全腹无压痛及反跳痛。肝脾肋下未触及，肝肾区无叩痛，Murphy's 征（－），移动性浊音阴性。肠鸣音正常。肛门及外生殖器未查。

专科检查：脊柱无侧弯。双膝关节未见肿胀。内、外膝眼、髌上囊压痛（＋），浮髌征（－），研磨试验（＋），双霍夫曼征（－），双巴氏征（－），脑膜刺激征（－）。

三、辅助检查

暂缺。

四、初步诊断

1. 中医诊断　骨痹－痛痹。
2. 西医诊断　膝骨关节病。

五、诊断依据

1. 中医辨病辨证依据　患者为中年女性，因劳损致膝部气血运行不畅，筋脉失养，痹阻关节，致关节肌肉筋络气血闭阻不通，引起关节疼痛明显，痛势较剧，部位固定，遇寒痛甚，病属中医骨痹之范畴，故诊断为骨痹。舌红苔薄黄，脉弦紧。依据舌脉辨证，证属痛痹。

2. 西医诊断依据

（1）双膝关节疼痛半年余，加重1周。

（2）专科检查：内、外膝眼、髌上囊压痛（＋），研磨试验（＋）。

六、鉴别诊断

应与膝关节半月板损伤相鉴别：有外伤史，伤后关节疼痛、肿胀，有弹响和交锁现象，膝内外间隙压痛。慢性期股四头肌萎缩，以股四头肌内侧尤明显。麦氏征和研磨试验阳性。

七、诊疗计划

目前存在问题：①双膝关节疼痛难忍，夜间尤甚，屈伸不利，动则痛剧；②双膝关节活动范围明显变小，功能活动受限。

近期目标：减轻关节疼痛，改善关节关节活动度，提高日常生活能力。

远期目标：进一步改善症状，提高生活质量。

1. 针灸科护理常规，二级护理，低盐低脂普食，测血压1次/日。

2. 给予针刺1次/日，电针1次/日，以活血化瘀，通络止痛。膝关节骨性关节推拿治疗2次/日，以舒筋通络柔筋止痛。磁热疗法1次/日，以消炎止痛。隔物灸法1次/日，以温经通络止痛。

3. 中药水煎外洗，以活血化瘀，行气止痛。整方如下：当归200g、生地黄100g、独活30g、寄生20g、秦艽30g、细辛12g、白芍30g、川芎20g、杜仲50g、川牛膝20g、猪苓40g、桂皮15g、麻黄30g、防风30g、川乌15g、地骨皮30g、熟地45g、徐长卿30g、半夏25g、胆星25g、自然铜20g、没药20g、乳香20g、红花120g，5000ml水煎外用，日一剂。

4. 进一步完善相关检查。

5. 向患者及家属说明病情，患者病情较重，恢复较慢。注意安全，防止跌倒。继续观察患者病情变化，给予相应治疗措施。患者及家属表示理解，并积极配合治疗。

八、治疗方案

1. 针灸取穴　取患侧内膝眼、外膝眼、鹤顶、四强、足三里、阳陵泉、阴陵泉、血海、梁丘，温针灸：鹤顶、足三里、阴陵泉。

2. 祛风除湿通痹汤　老鹳草30g、羌活10g、独活10g、秦艽12g、桑寄生15g、防风10g、威灵仙15g、川牛膝15g、茯苓20g、赤芍15g、细辛3g、制川乌6g（先煎30分钟），7剂水煎服，每日1剂，早晚分服。

九、出院诊断

1. 中医诊断　骨痹－痛痹。

2. 西医诊断　膝骨关节病。

十、讨论

膝骨性关节炎属于中医的痹证、骨痹、鹤膝风、膝痛、膝痹范畴。《黄帝内经》提出了痹之病名，对其病因病机、证候分类以及转归、预后作了详细论述。《素问·痹论》曰："所谓痹者，各以其时重感于风寒湿之气也。""风寒湿三气杂至，合而为痹。其风气胜者为行痹，寒气胜者为痛痹，湿气胜者为着痹也。"《黄帝内经》又有五痹之分，即骨、筋、脉、肌、皮痹。王肯堂《证治准绳》对膝关节肿大者称为鹤膝风。《张氏医通》列有"膝痛"，其论曰："膝者筋之府，屈伸不能，行则偻附，筋将惫矣。故膝痛无有不因肝肾虚者，虚则风寒湿气袭之。"膝痹为当今中医对膝骨性关节炎的称呼。

本病多以正气虚衰，尤其是肝肾亏虚为本，风寒湿邪痹阻关节为标，起病一般不明显，疼痛呈痛有定处，有的为刺痛或肿胀，继之出现关节屈伸不利、僵硬、变形等关节症状。本病初起，以邪实为主，病位在肢体皮肤经络。久病多属正虚邪恋，或虚实夹杂，病位则深入筋骨，出现瘀血痰浊阻痹等病理变化。吴教授总结多年临床经验，善于应用祛风除湿通痹汤治疗寒湿痹阻型膝骨性关节炎。本方出自《备急千金药方》独活寄生汤方，经吴教授临床长时间应用，总结出此方。方中重用老鹳草，为主药。老鹳草性平，味辛、苦，归肝、肾、脾经，可祛风湿，通经络，止泻利，用于风湿痹痛，麻木拘挛，筋骨酸痛。方中独活、羌活祛风湿、止痹痛，为治风湿痹痛之要药，凡风寒湿邪所致之痹证，无论新久，均可应用；威灵仙辛散温通，既能祛风湿，又能通经络而善止痛；秦艽辛散苦泄，性微寒不燥，为风药中之润剂，可祛风湿、通络止痛，配合防风祛风湿、止痹痛，以祛周身风寒湿邪；桑寄生祛风湿，川牛膝活血通经，两者均可补肝肾、强筋骨，对痹证日久，伤及肝肾者尤宜；赤芍有较强的活血化瘀作用，且长于散瘀止痛；茯苓益气健脾，善渗泄水湿，使湿无所聚，有助于祛除湿邪。各药合用，是为标本兼顾，扶正祛邪之剂，适用于风寒湿三气着于筋骨的膝骨性关节炎之痹证。

针灸治疗取患侧内膝眼、外膝眼、鹤顶、四强、足三里、阳陵泉、阴陵泉、血海、梁丘，均为疏通经络，通经止痛；且鹤顶、足三里、阴陵泉加予温针灸，体现了中医"寒者热之"的治疗原则，加强局部温经散寒、活血化瘀的作用，增强了针刺的治疗作用。其中温针灸足三里还能温阳益气，健脾养胃，为强壮要穴；温针灸阴陵泉可祛风除湿散寒。针刺与温针灸相配合，可以达到温经散寒、祛风除湿、通经止痛、调和气血运行的功效，宜用于寒湿痹阻型膝骨性关节炎之痹证。

例 5：

一、一般资料

患者，刘某，女，56 岁。

主诉：双膝关节酸胀疼痛 1 年余，加重半个月。

现病史：患者 1 年余前无明显诱因出现双膝关节外侧酸胀疼痛，屈伸不利，就诊于我院针灸理疗科门诊，X 线检查示：膝关节退行性病变。给予针灸、理疗治疗，疼痛缓解。此后受凉、劳累后双膝关节疼痛反复发作。半个月前因受凉劳累后复出现双膝关节外侧疼痛加剧，疼痛难忍，夜间尤甚，下楼梯时疼痛剧烈，屈伸不利，动则痛剧。膝关节无明显变形，无红肿，关节活动范围明显变小，功能活动受限。无游走性疼痛，无间歇性跛行，为求系统治疗，来我院就诊，门诊以膝骨关节病收入院。患者自发病以来，饮食可，睡眠可，体重无明显变化。中医望闻切诊：患者自发病以来神志清，精神可，关节疼痛，痛势较剧，部位固定，遇寒痛甚，关节屈伸不利，局部皮色不红，关节不肿，触之不热；二便调，纳可，眠可；舌红苔薄，脉弦紧。

既往史：既往高血压病病史3年，最高时达170/100mmHg，患者自服代文，血压控制在140/90mmHg左右。否认糖尿病、冠心病病史。无肝炎、结核等传染病及其接触史。无输血史。否认重大手术及外伤史。无药物、食物过敏史。预防接种史随当地。

个人史：生于本地，无外地久居及疫区居住史。无吸烟、酗酒等不良嗜好。

月经及婚育史：24岁结婚，育有1子，配偶及子均体健。月经史：20岁月经初潮，4/27天，52岁绝经。绝经后无阴道异常流血史。

家族史：父母已故，死因不详。否认家族中有重大遗传病及传染病史。

二、体格检查

T：36.3℃，P：78次/分，R：19次/分；BP：130/80mmHg。中年女性，发育正常，营养中等，神志清，精神可，自主体位，查体合作。全身皮肤、黏膜无黄染、皮疹及出血点，浅表淋巴结未触及肿大。头颅无畸形，眼睑无水肿，双侧瞳孔等大等圆，对光反射存在。耳鼻外形无异常，无异常分泌物。乳突及鼻窦区无压痛。口腔黏膜无溃疡，伸舌居中，无震颤，舌红苔薄。口唇无发绀，咽部无充血，扁桃体无肿大。颈软，气管居中，甲状腺无肿大。胸廓对称无畸形，双侧呼吸动度均等，触觉语颤一致，叩诊清音，听诊双肺呼吸音清，未闻及干湿性啰音。心前区无隆起，心浊音界无扩大，心尖波动正常存在，心率78次/分，律齐，各瓣膜听诊区未闻及病理性杂音。腹软，全腹无压痛及反跳痛。肝脾肋下未触及，肝肾区无叩痛，Murphy's征（－），移动性浊音阴性。肠鸣音正常。肛门及外生殖器未查。

专科检查：脊柱无侧弯。双膝关节未见肿胀。内、外膝眼、髌上囊压痛（＋），浮髌征（－），研磨试验（＋），双霍夫曼征（－），双巴氏征（－），脑膜刺激征（－）。

三、辅助检查

膝关节X线片：膝关节退行性病变（2015年2月21日，我院）。

四、初步诊断

1. 中医诊断　骨痹－寒湿痹。

2. 西医诊断　①膝骨关节病；②原发性高血压（2级，中危）。

五、诊断依据

1. 中医辨病辨证依据　患者为中年女性，因常年受寒劳累致气血运行迟缓，筋脉失养，痹阻关节，致关节肌肉筋络气血闭阻不通，引起关节疼痛明显，痛势较剧，部位固定，遇寒痛甚，病属中医"骨痹"之范畴，故诊断为骨痹。舌红苔薄，脉弦紧。依据舌脉辨证，证属寒湿痹。

2. 西医诊断依据

（1）患者中年女性，双膝关节酸胀疼痛1年余，加重半个月。

（2）专科检查：内、外膝眼、髌上囊压痛（＋），研磨试验（＋）。

（3）辅助检查：膝关节X线显示膝关节退行性病变。

六、鉴别诊断

应与髌下脂肪垫损伤相鉴别：有外伤、劳损或膝部受凉病史。膝关节疼痛，下楼梯为甚，膝过伸位疼痛加重，髌下脂肪垫压痛明显，膝过伸试验阳性，髌腱松弛压痛试验阳性。X 线膝侧位片，可见脂肪垫支架的纹理增粗，少数可见脂肪垫钙化阴影。

七、诊疗计划

目前存在问题：①双膝关节外侧疼痛难忍，夜间尤甚，屈伸不利，动则痛剧；②双膝关节活动范围明显变小，功能活动受限。

近期目标：减轻关节疼痛，改善关节关节活动度，提高日常生活能力。

远期目标：进一步改善症状，提高生活质量。

1. 针灸科护理常规，二级护理，低盐低脂普食，留陪床人，测血压 1 次/日。

2. 给予针刺 2 次/日，电针 2 次/日，以活血化瘀，通络止痛。针刺运动疗法 2 次/日，以加强针感，活血化瘀止痛。磁热疗法 1 次/日，以消炎止痛。经络穴位测评 1 次/日，以平衡病变经络。中药硬膏热贴敷治疗 1 次/日，以活血化瘀，通络止痛。

3. 缬沙坦(代文)80mg 口服 1 次/日，以控制血压。

4. 中药水煎外洗，以活血化瘀，行气止痛。

5. 进一步完善相关检查。

6. 向患者及家属说明病情，患者病情较重，恢复较慢。注意安全，防止跌倒。继续观察患者病情变化，给予相应治疗措施。患者及家属表示理解，并积极配合治疗。

八、治疗方案

针刺：双侧内膝眼、犊鼻、血海、梁丘、阴陵泉、足三里、阳陵泉及阿是穴。

中药以独活寄生汤加减，活血祛风，理气止痛。整方如下：当归20g、生地黄10g、独活10g、秦艽30g、白芍30g、川芎20g、杜仲50g、川牛膝20g、猪苓40g、桂皮15g、防风30g、川乌15g、地骨皮30g、红花120g，1000ml 水煎外用，日一剂。

配合康复训练指导，经过 1 周的治疗，双膝关节疼痛明显减轻、关节活动度增加。

九、出院诊断

1. 中医诊断　骨痹 – 寒湿痹。

2. 西医诊断　①膝骨关节病；②原发性高血压(2 级，中危)。

十、讨论

膝关节骨性关节炎又称为膝关节增生性关节炎、骨性关节炎，是中老年女性常见慢性骨关节疾病，由膝关节软骨变性、骨质增生引起，患者关节疼痛、肿胀严重，活动受限，随着病程的延长可见关节畸形。

西医一般采用止痛剂、消炎药、关节腔内药物注射等方法治疗，具有一定效果，但并不可观。

中医以辨证施治为原则，对各种证型关节炎治疗有悠久历史，针灸联合推拿按摩治疗对膝关节骨性关节炎(寒湿痹阻证)，观察其对患者关节功能和疼痛症状的影响。

穴位作用分析:犊鼻穴属足阳明胃经穴位，《灵枢·本输》:"刺犊鼻者，屈不能伸。"

该穴具有通经活络、疏风散寒、理气消肿止痛的作用。阳陵泉为筋之会穴，为强筋壮骨的要穴，可舒筋活络，滑利关节。传统中医认为，足三里有调节机体免疫力、增强抗病能力、调理脾胃、补中益气、通经活络、疏风化湿、扶正祛邪的作用，是强壮的要穴。血海穴是生血和活血化瘀的要穴。阴陵泉可健脾祛湿、散寒止痛。配合局部中药外敷，可收清热解毒、消肿止痛之功，两种方法同用，补益活血，化瘀通络，而达到舒筋通络、通利关节之效。

中药熏洗具有明显的消炎、镇痛作用，并能有效地消除关节囊及滑膜炎症，松解关节粘连，恢复关节囊和关节韧带弹性，改善骨内微循环，降低骨内压。中药熏洗的治疗方法和治疗机制既缩短了疗程，又减少了患者疾病复发的概率。临床试验证明中药熏洗配合氦氖激光以及药物的保守治疗方法对双膝骨关节病有一定的疗效，大大减少了患者的身体疼痛，也避免了手术给患者带来的恐惧心理，使患者安心接受治疗，积极配合医生。

例 6：

一、一般资料

患者，王某，男，77 岁。

主诉：双膝关节酸胀疼痛 10 年余，加重 10 天。

现病史：患者 10 年余前无明显诱因出现双膝关节外侧酸胀疼痛，屈伸不利，曾行针灸、理疗治疗，疼痛缓解。此后受凉、劳累后双膝关节疼痛反复发作，自行贴敷膏药可缓解。10 天前因受凉劳累后复出现双膝关节外侧疼痛加剧，疼痛难忍，夜间尤甚，下楼梯时疼痛剧烈，屈伸不利，动则痛剧。膝关节无明显变形，无红肿，关节活动范围明显变小，功能活动受限。无游走性疼痛，无间歇性跛行，为求系统治疗，来我院就诊，门诊以"骨关节病"收入院。患者自发病以来，饮食可，睡眠可，体重无明显变化。中医望闻切诊：患者自发病以来神志清，精神可，关节疼痛，痛势较剧，部位固定，遇寒痛甚，关节屈伸不利，局部皮色不红，关节不肿，触之不热；二便调，纳可，眠可；舌红苔薄，脉弦紧。

既往史：既往体健。否认高血压、糖尿病、冠心病病史，无肝炎、结核等传染病及其接触史，无输血史，否认重大手术及外伤史，无药物、食物过敏史。预防接种史随当地。

个人史：生于本地，无外地久居及疫区居住史。23 岁结婚，育有 2 子 1 女，配偶及子女均体健。无吸烟、酗酒等不良嗜好。

家族史：父母已故，死因不详。否认家族中有重大遗传病及传染病史。

二、体格检查

T：36.5℃，P：79 次/分，R：18 次/分，BP：123/57mmHg。老年男性，发育正常，营养中等，神志清，精神差，自主体位，查体合作。全身皮肤、黏膜无黄染、皮疹及出血点，浅表淋巴结未触及肿大。头颅无畸形，眼睑无水肿，双侧瞳孔等大等圆，对光反射存在。耳鼻外形无异常，无异常分泌物。乳突及鼻窦区无压痛。口腔黏膜无溃疡，伸舌居中，无震颤，舌红苔薄。口唇无发绀，咽部无充血，扁桃体无肿大。颈硬，气管居中，甲状腺无肿大。胸廓对称无畸形，双侧呼吸动度均等，触觉语颤一致，叩诊清音，听诊双肺呼吸音清，未闻及干湿性啰音。心前区无隆起，心浊音界无扩大，心尖波动正常存在，心率 79 次/分，律齐，各瓣膜听诊区未闻及病理性杂音。腹软，全腹无压痛及反跳痛，肝脾肋下未触及，肝肾区无叩痛，Murphy's 征（-），移动性浊音阴性。肠鸣音正常。肛门及外生殖器未查。

专科检查：脊柱无侧弯。双膝关节未见肿胀。内、外膝眼、髌上囊压痛（+），浮髌征（-），研磨试验（+），双霍夫曼征（-），双巴氏征（-），脑膜刺激征（-）。

三、辅助检查

膝关节 X 线片：膝关节退行性病变（2016 年 7 月 16 日，××医院）。

四、初步诊断

1. 中医诊断　骨痹-痛痹。
2. 西医诊断　膝骨关节病。

五、诊断依据

1. 中医辨病辨证依据　患者为老年男性，因常年受寒劳累致气血运行迟缓，筋脉失养，痹阻关节，致关节肌肉筋络气血闭阻不通，引起关节疼痛明显，痛势较剧，部位固定，遇寒痛甚，病属中医骨痹之范畴，故诊断为骨痹。舌红苔薄，脉弦紧。依据舌脉辨证，证属痛痹。

2. 西医诊断依据

（1）患者老年男性，双膝关节酸胀疼痛 10 年余，加重 10 天。

（2）专科检查：内、外膝眼、髌上囊压痛（+），研磨试验（+）。

（3）膝关节 X 线显示膝关节退行性病变。

六、鉴别诊断

应与类风湿关节炎相鉴别：类风湿关节炎是一种病因未明的慢性、以炎性滑膜炎为主的系统性疾病。多累及手足小关节，以关节肿痛、活动受限、晨僵为特点，大多数呈对称性，游走性多关节炎，伴关节腔内渗液，经常伴有关节外器官受累，近端指关节呈梭行肿胀，80% 可见血清类风湿因子阳性，症状缓解与反复多次交替发作，可以导致关节畸形及功能丧失。

七、诊疗计划

目前存在问题：①双膝关节外侧疼痛难忍，夜间尤甚，屈伸不利，动则痛剧；②双膝关节活动范围明显变小，功能活动受限。

近期目标：减轻关节疼痛，改善关节关节活动度，提高日常生活能力。

远期目标：进一步改善症状，提高生活质量。

1. 针灸科护理常规，二级护理，低盐低脂普食，留陪床人，测血压 1 次/日。

2. 给予针刺、电针 1 次/日，以活血化瘀，通络止痛。针刺运动疗法 1 次/日，以加强针感，活血化瘀止痛。磁热疗法 2 次/日，以消炎止痛。中药硬膏热贴敷治疗 2 次/日，以活血化瘀、通络止痛。膝关节病推拿 2 次/日，以促进局部血液循环。

3. 大活络丸 3.6g 口服 1 次/日，以活血通络止痛。

4. 进一步完善相关检查。

5. 向患者及家属说明病情，患者病情较重，恢复较慢。注意安全，防止跌倒。继续观察患者病情变化，给予相应治疗措施。患者及家属表示理解，并积极配合治疗。

八、治疗方案

针刺：梁丘、血海、阴陵泉、阳陵泉、内膝眼、外膝眼、足三里和阿是穴。

每日一次，7 天为 1 个疗程，休息 2 天，继续下一个疗程。

治疗 3 次后症状减轻，7 次后疼痛明显缓解，10 次后症状缓解。经 2 个疗程治疗后疼痛消失，正常行走活动。

2017 年 2 月 10 日，随访，活动正常，未复发。

九、出院诊断

1. 中医诊断　骨痹－痛痹。
2. 西医诊断　膝骨关节病。

十、讨论

治疗原则及方义：

1. 以痛为腧　经络气血运行失调是疾病产生的重要原因，气血阻滞，不通则痛。针灸通过穴位的刺激，具有疏通经络、调理气血的作用，这也是针灸治病最主要、最直接的作用。以在中医属于筋经病证的范畴，《灵枢·经筋》在经筋病的治疗时提出"治在燔针劫刺，以知为数，以痛为腧"。表明病证以火针、温针治疗，取阿是穴，见效即止，不可过度。"以痛为输"，对这一观点的理解，历代医家基本相同，即以疼痛部位或以压痛之处为腧。针灸有改善局部循环，行气活血的作用。针灸治疗通过对患膝周围穴位的刺激，可以促进机体释放内源性吗啡肽等镇痛物质，提高痛阈，达到镇痛的目的。经临床观察以疼痛其反应点多在膝部四周，多见于髌骨的上下，内外膝眼、内外侧副韧带附近，或腘窝处，其中膝眼最常见，能灵敏反映关节的病情变化。

2. 局部取穴　腧穴有近治作用，局部取穴是治疗的关键所在。《灵枢·官针》篇针对痹证采取的针法均属近部取穴法，即在受累肌体的部位，就近选取腧穴进行针刺，其作用就是在局部调整受病器官、经筋的阴阳气血，达到平衡阴阳、疏通经络的目的，是辨证施治理论具体运用的典范。针刺血海、梁丘等穴位能使部分去神经支配的股四头肌功能恢复，并防止健侧肌电位的下降，治疗中选用以上穴位电针治疗有利于肌力恢复。从现代医学的角度看，梁丘、血海穴和伸肌群所在，针刺这些穴位可刺激肌肉产生收缩，最大限度地改善肌肉功能，保持肌肉的容积，防止肌肉的萎缩。阳陵泉穴位下为腓总神经分支，适当的刺激可改善神经对肌肉的营养，使肌肉充实，关节功能得以恢复。

3. 方义　血海具有理气活血、通络止痛之效，梁丘具有疏通气血、消肿止痛之效。梁丘与血海穴作为对穴，它们之间有着互补、相辅的关系。在经络联系上梁丘属足阳明胃经，血海属足太阴脾经。两穴位为多血之经，利用气血的流通而起到止痛的作用。同时其穴位置在膝关节股骨内、外斜上方相对处，治疗膝关节疾病相得益彰。内、外膝眼针刺能直达关节腔，具有舒筋活络、通利关节之效。内膝眼、外膝眼位于髌韧带内、外侧凹陷处，针刺两穴可疏通气血，通利关节。阳陵泉为足少阳胆经之合穴，为筋之会穴，具有舒经通络，利关节的作用。阴陵泉为足太阴脾经合水穴，有舒筋通络，利水消肿之效。阳陵泉、阴陵泉皆位于膝下，在发挥局部治疗作用的同时，两穴经气相通，有舒筋活络、消肿止痛、利关节的作用。足三里为治疗膝关节附近疾病的常用穴位，与阿氏穴相配合能起到舒筋止痛的作用。

以上这些穴位阴阳相配，刚柔相济，诸穴相配起舒筋通络、活血止痛之效，体现了传统中医治疗疾病的整体观念、辨证论治的精髓。

例 7：

一、一般资料

患者，吴某，女，58 岁。

主诉：双膝关节酸胀疼痛 2 年余，加重 1 周。

现病史：患者 2 年前无明显诱因出现双膝关节外侧酸胀疼痛，剧烈难忍，自行热敷、拔罐治疗，疼痛略缓解。此后受凉、劳累后双膝关节疼痛反复发作。1 周前因受凉劳累后复出现双膝关节外侧疼痛加剧，疼痛难忍，夜间尤甚，下楼梯时疼痛剧烈，动则痛剧，受凉及劳累后加剧，以右侧为重，热敷后可缓解。腰部僵硬疼痛，腰部及双下肢有发凉感，双足五趾麻木、疼痛，以大拇趾为重。膝关节无明显变形，无红肿，关节活动范围正常。无游走性疼痛，无间歇性跛行，时有两侧头部疼痛，无头晕，偶有心悸、胸闷。为求系统治疗，来我院就诊，门诊以膝骨关节病收入院。患者自发病以来，神志清，精神差，饮食可，睡眠差，体重无明显变化。中医望闻切诊：患者自发病以来神志清，精神差，关节疼痛，痛势较剧，部位固定，遇寒痛甚，局部皮色不红，关节不肿，触之不热；二便调，纳可，眠差；舌淡苔薄黄，脉弦紧。

既往史：颈椎病 20 余年，颈项部疼痛不适，时有头痛，无头晕。"糖尿病"病史 7 年，空腹血糖最高时达 7.0mmol/L，间断服用阿卡波糖（卡博平），控制饮食，空腹血糖控制在 6.1mmol/L 左右。否认高血压病、冠心病病史。无肝炎、结核等传染病史及其接触史。无药物及食物过敏史，预防接种史随当地。

个人史：生于本地，无外地久居及疫区居住史。无吸烟、酗酒等不良嗜好。27 岁结婚，婚后育有 1 女，配偶及女均体健。

家族史：父母已故（原因不详）。否认家族中有重大遗传病及传染病史。

二、体格检查

T：36℃，P：69 次/分，R：18 次/分，BP：123/69mmHg。中年女性，发育正常，营养中等，神志清，精神差，自主体位，查体合作。全身皮肤、黏膜无黄染、皮疹及出血点，浅表淋巴结未触及肿大。头颅无畸形，眼睑无水肿，双侧瞳孔等大等圆，对光反射存在。耳鼻外形无异常，无异常分泌物。乳突及鼻窦区无压痛。口腔黏膜无溃疡，伸舌居中，无震颤，舌淡苔薄黄。口唇无发绀，咽部无充血，扁桃体无肿大。颈硬，气管居中，甲状腺无肿大。胸廓对称无畸形，双侧呼吸动度均等，触觉语颤一致，叩诊清音，听诊双肺呼吸音清，未闻及干湿性啰音。心前区无隆起，心浊音界无扩大，心尖波动正常存在，心率 69 次/分，律不齐，各瓣膜听诊区未闻及病理性杂音。腹软，全腹无压痛及反跳痛。肝脾肋下未触及，肝肾区无叩痛，Murphy's 征（－），移动性浊音阴性。肠鸣音正常。肛门及外生殖器未查。

专科检查：脊柱无侧弯。双膝关节未见肿胀。双侧内、外膝眼、髌上囊压痛（＋），双侧腘窝压痛（＋），双侧腰椎$_{3~5}$横突压痛（＋），棘突压痛（＋），浮髌征（－），研磨试验（－），双霍夫曼征（－），双巴氏征（－），脑膜刺激征（－）。

三、辅助检查

暂缺。

四、初步诊断

1. 中医诊断　骨痹－痛痹。
2. 西医诊断　①膝骨关节病；②颈椎病；③2型糖尿病。

五、诊断依据

1. 中医辨病辨证依据　患者为中年女性，因起居不慎致风寒湿邪注于肌腠经络，滞留于关节筋骨，导致气血痹阻，引起关节僵硬疼痛，病机为邪气内侵致气血运行迟缓，筋脉失养，痹阻关节，致关节肌肉筋络气血闭阻不通，发为骨痹。病属中医骨痹之范畴，故诊断为骨痹。痛处固定，遇寒痛甚，局部皮色不红，关节不肿，触之不热；舌淡苔薄黄，脉弦紧。四诊合参，证属痛痹证。

2. 西医诊断依据

（1）中年女性，双膝关节酸胀疼痛2年余，加重1周。

（2）双侧内、外膝眼、髌上囊压痛（＋），双侧腘窝压痛（＋），双侧腰椎$_3$、4、5横突压痛（＋），棘突压痛（＋）。

六、鉴别诊断

应与"髌骨软化症"相鉴别：髌骨软化症是髌骨向外侧倾或者半脱位，导致髌骨内侧的面软骨撞击股骨外髁滑车，引起关节外侧间隙软骨过度磨损，软骨细胞脱落，骨质增生，关节间隙狭窄一系列病理变化，出现各种临床症状：膝关节前侧疼痛，久坐起立或下楼、下坡时疼痛加重，常有腿打软，关节怕凉，或膝关节反复肿胀、积液等。髌骨研磨试验阳性。严重时形成骨性关节炎。

七、诊疗计划

目前存在问题：①双膝关节外侧疼痛难忍，动则痛剧；②腰部僵硬疼痛，腰部及双下肢有发凉感，双足五趾麻木、疼痛；③时有两侧头部疼痛，无头晕，偶有心悸、胸闷；④日常生活能力降低。

近期目标：减轻膝关节及腰部疼痛，改善双下肢发凉感及双足五趾麻木、疼痛，缓解头部疼痛及心悸胸闷现象，提高日常生活能力。

远期目标：进一步提高日常生活能力，回归社会。

1. 针灸科护理常规，二级护理，低盐低脂糖尿病饮食，测血压1次/日。
2. 给予针刺、电针、TDP治疗仪1次/日，以调和阴阳，通络止痛。针刺运动疗法1次/日，以疏通、激导、平衡病变经络。磁热疗法2次/日，以活血止痛。隔物灸法1次/日，以散寒除湿、通络止痛。中药硬膏热贴敷治疗2次/日，以温通经络、活血止痛。

3. 给予氯化钠注射液 250ml + 丹参酮注射液（诺新康）50mg 静脉滴注 1 次/日，以增加冠脉流量，改善心脏供血。氯化钠注射液 250ml + 骨肽注射液 60mg 静脉滴注 1 次/日，以调节钙、磷代谢，防止骨质疏松。格列喹酮片（糖适平）15mg 口服 3 次/日，以控制血糖。

4. 积极完善相关辅助检查。

5. 向患者及家属说明病情，患者病程较长，恢复较慢，应增加康复信心。继续观察患者病情变化，给予相应治疗措施。

八、治疗方案

针刺：内膝眼、外膝眼、鹤顶、足三里、阳陵泉、阴陵泉、梁丘、血海。

温针灸：内膝眼、外膝眼、鹤顶。

每日一次，7 天为 1 个疗程，休息 2 天，继续下一个疗程。治疗 4 次后症状减轻，7 次后疼痛明显缓解，10 次后症状缓解。经 2 个疗程治疗后，活动自如。

2016 年 12 月 16 日，随访，活动正常，未复发。

九、出院诊断

1. 中医诊断　骨痹 – 痛痹。
2. 西医诊断　①膝骨关节病；②颈椎病；③2 型糖尿病。

十、讨论

温针灸治疗膝关节炎的理论依据：

温针最早载于张仲景《伤寒论》，但尚未对其具体操作进行详细论述。直至明代，温针灸疗法才得以广泛推行。如《针灸大成》中曾详细描述了温针疗法，其法为在针穴上应用香白芷作一圆饼，套在针上，后应用艾条灸之，此法施灸于山野贫贱之身。

近年来，随着温针灸疗法不断改进，现代已再不使用药饼承艾，而常在针刺留针过程中，于针柄上加上点燃的艾柱，以期达到治疗疾病的目的。随着临床实践增加，现代中医将其温针灸法定义为针灸与艾灸相结合的一种方法，将艾绒或艾柱置于针柄上点燃，通过针体将热力传入穴位以防治疾病，发挥疏通经络、祛风散寒除湿、调节气血的作用，有效弥补针刺存在的不足之处，实现散瘀通络之功效。

针对膝关节骨性关节炎（KOA）患者，温针灸穴位一般采用局部选穴法，通过刺激膝关节各穴位使机体释放大量内源性镇痛物质，提高患者膝痛阈，有利于损伤机体修复，达到镇痛目的。《本草纲目》中记载艾叶可"温中，逐冷，除湿"，而《名医别录》也有关于艾叶的记录，认为艾叶主灸，可治百病。艾叶作为施灸材料，其气味芳香，火力较温和，热力能穿透人体皮肤，达到祛风散寒、除湿通络之功，在中医中广泛应用于痹症的治疗。《本草新说》有记载艾叶味苦辛温，为熟热、纯阳之性，可回垂绝之阳，打通十二经脉，走行三阴，理顺气血，并驱逐寒湿之邪，使子宫得以温暖，应用艾叶产生的灸火可通透诸经而使百病除。

因此，在临床中应用艾灸治疗膝关节骨性关节炎患者，能较好地发挥温通经脉、祛湿散寒、补益肝肾、消肿止痛的作用，标本兼治，继而促进患者关节运动功能的恢复。研究表明，温针灸可以通过艾灸的热量传导，经由一系列信号传导通路而调节机体免疫应答及细胞增生、分化、凋亡，又可通过氧化磷酸化、腺苷三磷酸合成通路而调节体内能量供应，继而减轻患者临床症状。

病例 24　针刀治疗双膝关节、手关节疼痛

一、一般资料

患者，徐某，女，54 岁。

主诉：双膝关节、双手关节疼痛 8 个月余。

现病史：患者 8 个月前无明显诱因出现左膝关节肿胀疼痛，呈间歇性、陈发性针扎样酸痛，病情反复发作，逐渐出现左足背、右膝关节、双手近端指间关节、颈部及双肩关节酸胀针刺样疼痛，疼痛间歇发作，每次发作持续时间 1 小时左右，双手关节肿胀后伴活动不利，无下肢放射痛，无皮疹，半个月前于当地诊所就诊，口服止痛药物后效果不显（具体不详），未行系统治疗。今为求进一步治疗，来我院就诊，门诊以膝关节炎、双手腱鞘炎、关节疼痛原因待查收入院。患者发病以来，饮食可，睡眠正常，二便正常。体重未见明显变化。

既往史：既往血糖升高病史 4 年，空腹血糖 9.1mmol/L，规律服用二甲双胍治疗，未规律监测血糖；高血压病史 4 年，血压最高至 220/100mmHg，规律服用利血平治疗，未规律监测血压。否认冠心病病史，否认肝炎、结核、伤寒等传染病病史；无重大手术外伤及输血史；对青霉素过敏，未发现其他药物及食物过敏史；预防接种史不详。

个人史：生于原籍，无外地久居史；无疫区、疫水接触史，无其他不良嗜好。

婚育史：适龄婚育，育有 1 子 1 女，配偶与子女均体健。

月经史：4～5/25～28 天，13 岁月经初潮，53 岁绝经，无痛经史。

家族史：父母已故，死因不详，否认家族遗传病史。

二、体格检查

T：36.5℃，P：79 次/分，R：16 次/分，BP：122/75mmHg。患者中年女性，发育正常，营养中等，神志清楚，自主体位，检查合作。全身皮肤无黄染、无瘀点、无出血点。全身浅表淋巴结未触及肿大。头颅发育正常，毛发分布均匀，眼睑无水肿，结膜无充血，巩膜无黄染，双侧瞳孔等大等圆，对光反射及调节反射存在，耳、鼻无异常，口唇无发绀，咽部无充血，扁桃体无肿大。颈软，无抵抗，颈静脉无怒张，气管居中，甲状腺无肿大。胸廓对称无畸形，双侧乳房对称，未触及明显包块。双肺呼吸音清晰，未闻及干、湿性啰音。心前区无隆起及凹陷，心界无扩大，心率79 次/分，节律规整，各瓣膜听诊区无闻及病理性杂音。腹部平坦，腹软，无压痛，无反跳痛。肝、脾肋下未触及，Murphy's 征阴性，肝、肾区无叩痛，肠鸣音无亢进，移动性浊音阴性。脊柱无畸形，四肢无畸形，双下肢无水肿。双下肢足背动脉搏动正常。肱二头肌反射正常，膝腱反射正常，腹壁反射

正常。巴氏征阴性，布氏征阴性。

专科查体：跛行步态，双掌指关节肿胀、屈伸欠灵活，双膝关节无畸形，双膝下蹲困难，双膝无负重下活动幅度可，右膝关节肿胀，局部皮温不高，双膝眼饱满，双侧髌上囊压痛（－），右侧膝内侧副韧带压痛（＋），左膝外侧副韧带压痛（＋），左侧内膝眼压痛（＋），过伸、过屈试验（＋），双侧浮髌试验（－），双侧麦氏征（－），髌骨研磨试验（＋），双侧抽屉试验（－），双膝侧扳试验（－），双足背动脉搏动可。

三、辅助检查

暂无。

四、入院诊断

1. 中医诊断　膝痹（瘀血阻络）。
2. 西医诊断　①膝关节骨性关节炎；②腱鞘炎；③关节疼痛原因待查；④2 型糖尿病？⑤高血压病（3 级，很高危）。

五、诊断依据

1. 中医辨证辨病依据　患者双膝关节、双手关节疼痛 8 个月余。饮食可，大小便正常，睡眠正常，舌质暗红，苔白，脉涩。综观脉症，四诊合参，该病属于祖国医学的"膝痹"范畴，证属瘀血阻络。患者中年男性，有慢性膝痛病史，久痛入络，膝部经络阻滞不通，气血运行不畅，加之风、寒、湿邪入侵，更易引起膝部气血运行不畅，不通则痛。舌脉也为瘀血阻络之象。总之，本病病位在膝部，病属标实，考虑病程迁延日久，病情复杂，预后一般。

2. 西医诊断依据

（1）主诉：双膝关节、双手关节疼痛 8 个月余。

（2）既往血糖升高病史 4 年，空腹血糖 9.1mmol/L，规律服用二甲双胍治疗，未规律监测血糖；高血压病史 4 年，血压最高至 220/100mmHg，规律服用利血平治疗，未规律监测血压。

（3）专科查体：跛行步态，双掌指关节肿胀、屈伸欠灵活，双膝下蹲困难，右膝关节肿胀，局部皮温不高，双膝眼饱满，右侧膝内侧副韧带压痛（＋），左膝外侧副韧带压痛（＋），左侧内膝眼压痛（＋），过伸、过屈试验（＋），髌骨研磨试验（＋）。

六、鉴别诊断

1. 风湿性关节炎　典型表现为游走性的多关节炎，常呈对称性，关节局部可出现红肿热痛，但不化脓，炎症消退，关节功能恢复，不遗留关节强直畸形，皮肤可有环形红斑和皮下结节。风湿性心脏炎是最严重的并发症，需化验检查风湿免疫系列排除该诊断。

2. 髌骨软骨软化症　有膝部劳损或扭伤史，以髌后疼痛为重，检查髌骨压痛，髌周挤压痛，活动髌骨时有粗糙摩擦音，髌骨研磨试验（＋），挺髌试验（＋），下蹲试验（＋），X 线可见髌骨关节面粗糙不平、软骨下骨硬化、囊样变，髌骨关节间隙变窄等，患者伴有多关节游走性疼痛，可排除该诊断。

七、诊疗计划

1. 中医科Ⅱ级护理。

2. 完善三大常规、胸片、心电图、肝功能、肾功能、凝血常规等各项辅助检查，嘱患者行膝关节 MR 明确病情。

3. 给予胞磷胆碱钠、甲钴胺营养神经，择日行非血管 DSA 引导下复杂性针刀松解术＋普通臭氧注射术＋关节腔减压术＋关节腔灌注治疗术。

以上病情及治疗方案已向患者及家属讲明，均表示理解并配合治疗。

八、治疗经过

1. 住院第 2 日查房记录　患者自诉右膝关节、左足关节疼痛、双手关节疼痛明显改善，屈伸较前明显改善，饮食睡眠可，二便正常。专科查体：跛行步态，双掌指关节无肿胀，屈伸灵活，双膝关节无畸形，双膝下蹲困难，双膝无负重下活动幅度可，双膝关节无肿胀，局部皮温不高，双膝眼饱满，双侧髌上囊压痛（－），右侧膝内侧副韧带压痛（＋），左膝外侧副韧带压痛（＋），左侧内膝眼压痛（＋），过伸、过屈试验（＋），双侧浮髌试验（－），双侧麦氏征（－），髌骨研磨试验（＋），双侧抽屉试验（－），双膝侧扳试验（－），双足背动脉搏动可。辅助检查：风湿免疫病系列（2017 年 12 月 19 日）：抗链球菌溶血素 O ＜ 49.7U/ml，类风湿因子＜ 11.5U/ml，C 反应蛋白 13.2mg/L ↑，抗核抗体测定 1∶100 强阳性，抗核抗体核型均质＋胞浆颗粒型，抗双链 DNA 抗体 225.9U/ml ↑。右膝关节 MR（2017 年 12 月 19 日，我院）：符合右膝关节骨关节炎 MRI 表现，右股骨下端、胫骨上段及髌骨后缘异常信号，符合剥脱性骨软骨炎 MRI 表现，不除外右膝关节前交叉韧带损伤，右膝关节内侧半月板后角损伤，右膝外侧半月板退变，右膝关节积液，右侧腘窝多发囊肿。心电图示：窦性心律，顺钟向转位（显著），可疑 Q 波，ST － T 改变。分析：根据患者的症状体征和影像学检查同意目前诊断，目前患者诊断为：中医诊断：膝痹（瘀血阻络），西医诊断：①膝关节骨性关节炎；②腱鞘炎；③关节疼痛原因待查；④2 型糖尿病？⑤高血压病（3 级，很高危）。患者疼痛感明显缓解，今日暂取消介入治疗，患者疼痛感消失的原因考虑仍与风湿指标较高有关，但不符合常见风湿病系列，嘱积极请风湿免疫科会诊，追问病史患者有活动后胸闷憋喘，嘱行心脏彩超检查，嘱密切观察病情变化及时对症处理。

2. 住院第 2 日免疫病科会诊记录　患者自诉双手背、足背肿胀，能自行消失。查体：未见名下阳性体征，化验 RF（－），CRP（＋），血沉升高。诊断：缓解性血清阴性对称性滑膜炎伴凹陷性水肿。建议：①泼尼松 10mg，1 次/日；②查心脏彩超；③儿童维 D 钙咀嚼片（迪巧）0.6g，1 次/日；④阿法骨化醇软胶囊 0.5μg，口服，1 次/日。以上会诊意见已向患者及家属交代清楚，遵会诊意见，继续上述治疗方案治疗，继观。

3. 住院第 2 日内分泌科会诊记录　患者既往糖尿病病史，未规律药物治疗，今日请内分泌科会诊。查体：中年女性，激素面容，肢体肥胖。建议：糖尿病控制饮食，酌情运动，控制体重；格华止（盐酸二甲双胍片），0.5g，3 次/日，口服；拜糖平（阿卡波糖片）50mg 3 次/日，口服；诺和龙（瑞格列奈片）1mg，3 次/日，口服。监测血糖，内分泌科随诊，以上会诊意见已向患者及家属交代清楚，患者及家属表示理解，遵会诊降糖方案给予药物治疗，继观。

4. 住院第 3 日查房记录　患者自诉右膝关节、左足关节、双手关节肿胀疼痛明显缓解，无明显诱因出现左膝关节疼痛明显，屈伸活动不利，无关节交锁，无打软腿，饮食睡眠可，二便正常。查体：跛行步态，双掌指关节无肿胀，屈伸灵活，双膝关节无畸形，双膝下蹲困难，双膝无负重下活动幅度可，左膝关节肿胀，局部皮温不高，双膝眼饱满，双侧髌上囊压痛（－），右侧膝内侧副韧带压痛（＋），左膝外侧副韧带压痛（＋），左侧内膝眼压痛（＋），过伸、过屈试验（＋），双侧浮髌试验（－），双侧麦氏征（－），髌骨研磨试验（＋），双侧抽屉试验（－），双膝侧扳试验（－），双足背动脉搏动可。心脏超声（2017年12月20日）检查示：心功能：腰 VEF 70%，室间隔增厚。分析：综合患者的症状体征和影像学检查目前诊断成立，①缓解性血清阴性对称性滑膜炎伴凹陷性水肿；②膝关节骨性关节炎；③腱鞘炎；④2 型糖尿病；⑤高血压病（3 级，很高危）；⑥冠心病。膝关节骨性关节炎是一种中老年人常见多发的以软骨退行性变和继发骨质增生为主的慢性退行性骨关节病。临床以关节疼痛、僵硬，肿胀伴有关节活动功能障碍为主要特征，针刀镜为主配合臭氧注射的综合疗法，不但可以针对膝关节周围软组织的瘢痕、粘连、挛缩进行纵向疏通和横向剥离，解除关节周围异常应力，恢复关节的力学平衡，而且针对关节内存在的粘连和炎性因子浸润，利用纯性剥离器充分有效松解，并持续灌洗清除关节腔内碎片及游离体，减少关节内炎性致病因子，减轻关节疼痛，改善关节功能。术中利用臭氧灌注，可中和或抑制多种炎性递质及致痛物质的合成、释放，扩张局部血管，从而产生抗感染、镇痛、调节免疫等作用。目前患者无介入手术禁忌证，定于明日行膝关节非血管 DSA 引导下复杂性针刀松解术＋臭氧注射术＋关节腔减压术＋关节腔灌注治疗术，积极完善术前准备，术前要与患者充分沟通，并签署知情同意书，治疗方案暂不改变，继观。

5. 住院第 4 日有创诊疗操作记录　操作名称：非血管 DSA 引导下复杂针刀松解术＋关节腔减压术＋关节腔灌注治疗＋臭氧注射术。操作步骤：患者于介入室由吴文庆主治医师行非血管 DSA 引导下复杂针刀松解术＋关节腔减压术＋关节腔灌注治疗＋臭氧注射术，术前签署知情同意书。患者仰卧于治疗床上，充分暴露双膝关节，膝关节下垫高，使之屈曲 60°，用 0.75% 碘伏无菌棉球以双膝关节为中心进行双下肢常规消毒，铺无菌单。以双膝关节外膝眼、内膝眼、内侧副韧带压痛点 3～5 个，膝髌上囊为标记点，抽取 1% 利多卡因 5ml 并于上述标记点局部麻醉，后抽取由维生素 B_6 200mg＋维生素 B_{12} 1mg＋曲安奈德注射液 40mg＋醋酸泼尼龙注射液 125mg＋0.9% 氯化钠注射液适量组成的消炎镇痛液，每处注射 3～5ml，再持 I 型 4 号针刀，刀口线与人体纵轴平行，刀体垂直于皮肤，分别在上述标记点快速进针，行针刀松解后，快速出针，迅速用无菌棉球按压针孔 2 分钟，针刀松解术操作完毕。在左膝无菌单上贴敷手术粘贴巾以防冲洗液体渗漏。然后以左膝关节外膝眼、内膝眼为标记点，抽取 1% 利多卡因 20ml 并于上述标记点局部麻醉，用大推刀加压切开皮肤和关节囊，继而用小推刀切口，后用圆头剥针松解关节内髌后脂肪垫后组织，打开通道，同时松解髌股关节间的粘连，再用鞘芯松解扩大通道，后鞘套与鞘芯联合沿此通道进入膝关节内侧缘，打开光源，调节白平衡，达到最佳的色彩效果，拔出鞘芯，把针刀镜放入鞘套中，调节合适的水流量和压力，充盈关节囊，使膝关节腔内图像清晰，待患者膝关节囊充盈，患者自感胀痛感明显后，在髌骨上外缘插入关节囊一引流管引流液体，依次观察髌上囊、膝关节内侧间隙、内侧隐窝，髌股关节面、髁间窝、滑膜组织、外侧间隙等处。镜下可见膝关节内呈羽毛状退变组织，充血及炎性细胞浸润不明显，无纤维素样坏死物沉积及血管翳，股骨内髁及内侧胫骨平台的关节软骨面溃破，软骨呈剥脱状，部分骨裸露，髌骨、股骨髁髌面以及股骨内、外髁前下面边缘均可见有程度不同的骨赘。内外侧半月板均有明显磨损。术中应用钝性剥针进行粘连松解，持续加压滴注生理盐水反复灌洗膝关节腔内，冲洗炎症物质，并抽取臭氧反复进行关节灌洗，以中和多种炎性递质及致痛物质，后于膝关节内注射玻璃酸钠，滑利关节。术毕清理创口，给予无菌敷贴贴敷。术程顺利，患者安返病房。结果：治疗期间患者无心悸、头晕、恶心、呕吐等不适症状。生命体征均正常。术后注意事项：嘱患者限制活动 3 天。针口 72 小时内不要接触水。

　　6. 住院第 4 日疑难病例讨论记录　于慧主治医师：该病例有以下特点：双膝关节、双手关节疼痛 8 个月余。目前多关节对称性游走性疼痛，双手关节曾出现水肿疼痛，服用激素后好转。专科查体：跛行步态，双膝关节无畸形，双膝下蹲困难，双膝无负重下活动幅度可，左膝关节肿胀，局部皮温不高，双膝眼饱满，双侧髌上囊压痛（－），右侧膝内侧副韧带压痛（＋），左膝外侧副韧带压痛（＋），左侧内膝眼压痛（＋），过伸、过屈试验（＋），双侧浮髌试验（－），双侧麦氏征（－），髌骨研磨试验（＋），双侧抽屉试验（－），双膝侧扳试验（－），双足背动脉搏动可。患者入院诊断为：中医诊断：膝痹（瘀血阻络），西医诊断：①膝关节骨性关节炎；②腱鞘炎；③关节疼痛原因待查；④2 型糖尿病？⑤高血压病（3 级，很高危）。患者入院后检查结果返回显示：风湿免疫病系列（2017 年 12 月 19 日）：抗链球菌溶血素 O＜49.7U/ml，类风湿因子＜11.5U/ml，C 反应蛋白 13.2mg/L↑，抗核抗体测定 1∶100 强阳性，抗核抗体核型均质＋胞浆颗粒型，抗双链 DNA 抗体 225.9U/ml↑。右膝关节 MR（2017 年 12 月 19 日，本院）：符合右膝关节骨关节炎 MRI 表现，右股骨下端、胫骨上段及髌骨后缘异常信号，符合剥脱性骨软骨炎 MRI 表现，不除外右膝关节前交叉韧带损伤，右膝关节内侧半月板后角损伤，右膝外侧半月板退变，右膝关节积液，右侧腘窝多发囊肿。心脏超声（2017 年 12 月 20 日）检查示：心功能：腰 VEF 70%，室间隔增厚。颈椎 MRI（2017 年 12 月 23 日，本院）：颈椎退行性变，颈$_3$/颈$_4$、颈$_4$/颈$_5$、颈$_6$/颈$_7$ 椎间盘轻度突出。目前诊断不完全符合患者检查及实验室检查结果。刘垒副主任医师：查阅资料，对于 RS3PE 综合征的诊断，目前尚无统一标准。原发性 RS3PE 综合征的诊断要点：①老年起病；②急性发作的对称性关节炎，伴有肢端凹陷性水肿；③无侵袭、畸形或其他形式的关节损坏；④类风湿因子和抗核抗体阴性；⑤糖皮质激素治疗有效。本病应主要与类风湿关节炎（RA）和风湿性多肌痛（PMR）相鉴别。RA 起病缓慢，青壮年、女性患者居多，常有关节肿痛，但通常无凹陷性水肿，类风湿因子常阳性，X 线检查有骨侵蚀性病变，病情随停药可反复。PMR 起病突然，以女性多见，多在 50 岁以上发病，典型临床表现为对称性近端关节和肌肉疼痛、酸痛以及晨僵，以肩关节、腕关节、膝关节受累常见，无凹陷性水肿，类风湿因子阴性，小剂量糖皮质激素治疗效果好。此外，诊断 RS3PE 综合征的同时要排除继发病因，如发热、体重下降、乏力、淋巴结增大等关节外表现明显者多合并肿瘤，有学者提出 RS3PE 综合征可能是一种副肿瘤综合征。有待继续追踪。刘方铭主任医师：本患者入院误诊原因：①诊断思维局限：对有明显关节肿痛表现的患者，不能仅考虑临床常见病因，需全面考虑关节肿痛的致病原因；②未重视与拟诊疾病不相符的症状体征：患者有明显对称性肢端凹陷性水肿,与 RA 表现不相符,需结合患者发病特点做进一步检查以查找病因;③对本病缺乏认识:RS3PE 综合征临床罕见,部分临床医生对其缺乏认识,诊断经验欠缺,不熟知其以急性发作的对称性关节炎伴肢端凹陷性水肿为典型特征。

主持人小结意见:同意上述各位医师意见,确定患者目前诊断已明确。综合会诊建议,给予患者以针灸、理疗为主的中医疗法;择期行以针刀松解针对脊柱区进行治疗。与患者及家属充分沟通后同意上述诊疗计划,其他医师无异议。

7. 住院第 4 日内分泌科会诊记录　患者经降糖治疗后,出现恶心、呕吐不适感,为求调整用药,今日请内分泌科会诊。内分泌科张主任看过患者,建议:糖尿病控制饮食;二甲双胍 0.5g 3 次/日,口服;格列齐特缓释片(达美康)60mg,1 次/日,口服。监测血糖,内分泌科随诊,以上会诊意见已向患者及家属交代清楚,患者及家属表示理解,遵会诊降糖方案给予药物治疗,继观。

8. 住院第 5 日查房记录　术后第 2 天,今日查房,患者诉今日出现颈部及双上肢疼痛麻木感,左膝关节疼痛症状明显减轻,无负重情况下左膝关节疼痛不明显,负重时稍感疼痛,右膝关节无明显疼痛,饮食睡眠可,大小便正常。专科查体:双膝关节无畸形,双膝关节屈伸欠灵活,双膝无负重下活动幅度可,左膝关节稍肿胀,局部皮温不高,双膝眼饱满,双侧髌上囊压痛(-),右侧膝内侧副韧带压痛(+),双足背动脉搏动可。吴文庆主治医师查房后分析:患者目前术后第 2 天,左膝关节症状明显改善,右膝关节疼痛不明显,嘱继续指导下康复锻炼,患者颈部及双上肢麻木疼痛,考虑颈椎病,嘱行颈椎 MR 检查确诊,余治疗方案暂不改变,继观。

9. 住院第 8 日有创诊疗操作记录　操作名称:非血管 DSA 引导下复杂性针刀松解术 + 普通臭氧注射术 + 局部浸润麻醉。操作步骤:患者于介入治疗室由吴文庆主治医师行非血管 DSA 引导下复杂性针刀松解术 + 普通臭氧注射术,术前签署知情同意书。患者俯卧于治疗床上,充分暴露颈背部。以脑户穴、双脑空穴、大椎穴、双侧曲垣穴、双侧天宗穴、胸椎$_{1～6}$棘突旁开 1.5cm 膀胱经穴位共 20 个点为标记点,DSA 准确定位,用 0.75% 碘伏无菌棉球以标记点为中心进行常规消毒,铺无菌洞巾。抽取 0.5% 利多卡因 20ml 并于上述标记点局部麻醉,后抽取由 2% 利多卡因 2ml + 维生素 B_6 200mg + 维生素 B_{12} 1mg + 0.9% 氯化钠注射液适量组成的消炎镇痛液,每处注射 2ml,于上述标记点注射 45μg/ml 浓度臭氧,每穴各注射 2ml,药物及臭氧注射操作完毕。再持Ⅰ型 3 号针刀,刀口线与人体纵轴平行,刀体垂直于皮肤,分别在上述标记点快速进针,行针刀松解后,快速出针,迅速用无菌棉球按压针孔 2 分钟,针刀松解术操作完毕。结果:患者在整个治疗过程中生命体征平稳,无心悸、头疼、恶心、呕吐等不适。治疗结束后,以平车推回病房。术后注意事项:嘱患者肩部限制活动 3 天,刀口 72 小时内避免接触水,以防止针口局部感染。密切观察病情,及时对症处理。

10. 住院第 10 日查房记录　今日查房,患者自诉双膝关节无明显不适,负重下双膝稍感不适,颈部及双上肢关节疼痛明显改善,饮食睡眠可,二便正常。专科查体:正常步态,颈椎生理曲度变直,颈椎活动度尚可,双侧风池穴、肩井穴、天宗穴、曲垣穴、左侧肩髃穴压痛(-),叩顶试验(-),左侧臂丛神经牵拉试验(-),双膝关节活动幅度可,无渗血渗液,双膝眼饱满,过伸、过屈试验(-),双侧浮髌试验(-),双侧髌骨研磨试验（－），双侧抽屉试验（－），双膝侧扳试验（－），双侧肱二头肌腱反射（＋＋），双侧肱三头肌腱反射（＋＋），双侧巴氏征（－），双侧霍夫曼征（－）。双侧足背动脉搏动正常。患者及其家属对治疗效果满意，要求今日出院。分析：患者膝关节疼痛基本缓解，今日可出院，嘱出院后加强颈部及双下肢肌力锻炼，勿受凉，勿劳累，2 周后复诊，不适随诊。

九、出院诊断

1. 中医诊断　痹症（瘀血阻络）。

2. 西医诊断　①缓解性血清阴性对称性滑膜炎伴凹陷性水肿；②膝关节骨性关节炎；③颈椎病；④腱鞘炎；⑤2 型糖尿病；⑥高血压病（3 级，很高危）；⑦冠心病。

十、讨论

患者病情较复杂，请多学科会诊后，综合患者症状体征及实验室检查结果符合缓解性血清阴性对称性滑膜炎伴凹陷性水肿（remitting seronegative symmetrical synovitis with pit－ting edema，RS3PE）综合征诊断，本病是以手、足屈（伸）肌腱鞘滑膜炎症性水肿为主要表现的风湿性疾病。本病起病突然，以对称性外周关节滑膜炎为主要表现，可有近端指间关节、掌指关节、腕关节、跖趾关节肿痛，也可累及踝、膝、肩等关节，少数患者表现为非对称性或仅累及下肢的关节炎，部分患者还可有非特异性乏力、发热等全身表现。本病患者指、趾肌腱背侧常出现对称性凹陷性水肿，利尿药、抬高肢端处理效果不明显；部分患者因手背显著肿胀，屈肌腱鞘炎症产生腕管综合征。上述症状符合患者发病临床特点。分析本患者入院误诊原因：①诊断思维局限；②未重视与拟诊疾病不相符的症状体征；③对本病缺乏认识。患者入院诊断膝关节骨性关节炎，是中老年人常见的慢性退行性疾病，通过纠正膝关节内外的力学平衡，采用针刀和针刀镜为主配合臭氧和局部消炎镇痛药等方法，解除关节内和关节外软组织的粘连、瘢痕和驱除力学不平衡因素而恢复关节的力学平衡，达到治疗目的。

患者分两次于介入治疗室行膝关节复杂针刀松解术＋关节腔减压术＋关节腔灌注治疗＋臭氧注射术、针刀颈周腧穴松解＋臭氧注射术为主综合治疗，术后给予理疗消炎止痛、玻璃酸钠膝关节腔内注射，患者双膝关节疼痛明显减轻，活动受限减轻，颈部及双上肢疼痛麻木逐渐缓解，效果较满意。嘱出院后加强颈部及双下肢肌力锻炼，颈椎方面遵循户外、休闲、远眺的康复原则，膝关节反面加强对膝盖的保护，注意不负重及适当运动，避免损伤性运动。

病例 25 针刀治疗下肢疼痛

一、一般资料

患者，郑某，女，59 岁。

主诉：左下肢前外侧疼痛 20 余天。

现病史：患者 20 天前无明显诱因出现左下肢前外侧阵发性刺痛，站立、弯腰提物、行走活动及劳累后疼痛加重，卧位屈膝屈髋抱膝位时减轻，休息后无明显减轻，疼痛与天气变化无明显相关，曾于当地行小腿前侧疼痛局部针灸、放血、膏药等保守治疗，未有明显疗效。疼痛呈进行性加重，无发热、无下肢无力及肿胀，无大小便障碍，无局部皮损，今为求进一步治疗，来我院就诊，门诊以左下肢疼痛原因待查收入院。患者发病以来，饮食可，睡眠欠佳，二便正常。体重未见明显变化。

既往史：既往体健，否认高血压、糖尿病、冠心病等病史；否认肝炎、结核、伤寒等传染病病史；无重大外伤及输血史；未发现药物及食物过敏史；预防接种史不详。

个人史：生于原籍，无外地久居史；无冶游史，无疫区、疫水接触史，无其他不良嗜好。

婚育史：24 岁结婚，育有 1 子 1 女，配偶及子女均体健。

月经史：6~7/28~30 天，18 岁月经初潮，50 岁绝经，无痛经史。

家族史：父母健在，2 弟，父母及弟弟均体健，否认家族遗传病史。

二、体格检查

T：36.4℃，P：80 次/分，R：20 次/分，BP：144/90mmHg。中年女性，发育正常，营养中等，神志清楚，自主体位，检查合作。全身皮肤无黄染、无瘀点、无出血点。全身浅表淋巴结未触及肿大。头颅发育正常，毛发分布均匀，眼睑无水肿，结膜无充血，巩膜无黄染，双侧瞳孔等大等圆，对光反射及调节反射存在，耳、鼻无异常，口唇无发绀，咽部无充血，扁桃体无肿大。颈软，无抵抗，颈静脉无怒张，气管居中，甲状腺无肿大。胸廓对称无畸形，双侧乳房对称，未触及明显包块。双肺呼吸音清晰，未闻及干、湿性啰音。心前区无隆起及凹陷，心界无扩大，心率 80 次/分，节律规整，各瓣膜听诊区无闻及病理性杂音。腹部平坦，腹软，无压痛，无反跳痛。肝、脾肋下未触及，Murphy's 征阴性，肝、肾区无叩痛，肠鸣音无亢进，移动性浊音阴性。脊柱无畸形，四肢无畸形，双下肢无水肿。双下肢足背动脉搏动正常。肱二头肌反射正常，腹壁反射正常。

专科查体：腰椎生理曲度变直，腰椎活动未明显受限。腰部无明显压痛及叩击痛，左侧秩边穴压痛（-），左侧臀中肌压痛（-），左侧臀上皮神经卡压点压痛（-），左胫前肌局部压痛（＋），双侧直腿抬高试验（－），双侧"4"字征（－），双侧梨状肌牵拉试验（－），双侧膝腱反射（＋＋），双侧跟腱反射（＋＋），双下肢肌张力可，左下肢肌力 V^-，右下肢肌力可，双侧下肢深浅感觉未触及明显异常，病理征（－）。

三、辅助检查

暂无。

四、入院诊断

1. 中医诊断　痹症（瘀血阻络）。
2. 西医诊断　左下肢疼痛原因待查。

五、诊断依据

1. 中医辨病辨证依据　患者左下肢前外侧疼痛20余天，饮食可，大小便正常，睡眠正常，舌质暗红，苔白，脉沉缓。综观脉症，四诊合参，该病属于祖国医学的"痹症"范畴，证属瘀血阻络。患者中年女性，常久坐、缺乏运动，有受凉史，致局部经络阻滞不通，气血运行不畅，加之风、寒、湿邪入侵，更易引起局部气血运行不畅，不通则痛。舌脉也为瘀血阻络之象。总之，本病病位在下肢，病属标实，考虑病程迁延日久，病情复杂，预后一般。

2. 西医诊断依据
（1）左下肢前外侧疼痛20余天。
（2）腰椎生理曲度变直，腰椎活动未明显受限。腰部无明显压痛及叩击痛，左胫前肌局部压痛（＋），双侧膝腱反射（＋＋），双侧跟腱反射（＋＋），双下肢肌张力可，左下肢肌力 V^-。

六、鉴别诊断

1. 下肢动脉硬化闭塞症　本病由于下肢动脉粥样硬化斑块形成，引起下肢动脉狭窄、鼻塞，进而导致肢体慢性缺血，多表现为患肢皮温降低怕冷，间歇性跛行，局部肌肉痉挛、疼痛及疲乏无力，缺血严重时在休息时也有疼痛、麻木，可行双下肢动静脉 B 超明确病情。

2. 腓总神经损伤　本病多由遭受暴力创伤，导致相应部位受压或离断，多表现为腓骨肌及胫前肌群瘫痪及萎缩，引起患者不能伸足、提足及伸足外翻，另外还有腓总神经支配区疼痛、感觉障碍，可行双下肢动静脉 B 超明确病情。

七、诊疗计划

1. 中医科 Ⅱ 级护理。
2. 完善各项辅助检查，如血常规、血沉、C 反应蛋白测定、肝功能、肾功能、心电图、胸片等，行腰部 MRI、双下肢肌电图、左下肢动静脉 B 超明确诊断。
3. 给予胞磷胆碱钠、甲钴胺营养神经，根据检查结果返回显示后治疗治疗方案。以上病情及治疗方案已向患者及家属讲明，均表示理解并配合治疗。

八、治疗经过

1. 住院第 2 日查房记录　今日查房，患者自诉左下肢疼痛剧烈，大小便未见明显异常，饮食可，睡眠差，专科查体见上述内容。胸片回示：双肺纹理增多。心电图示：①窦性心律；②大致正常心电图；肌电图未见明显异常。下肢 B 超示：双侧小腿肌间静脉高凝状态。化验检查未见明显异常。查房分析，综合患者目前症状体征及辅助检查目前诊断明确，中医诊断：痹症（瘀血阻络）；西医诊断：左下肢疼痛原因待查。疼痛仍不能明确。患者存在腰椎间盘突出，也存在相对应腰₄神经根压迫情况，但患者无腰部疼痛症状，当需做小腿 MRI 进一步明确诊断。原拟行椎间盘摘除术暂缓。待小腿 MRI 结果。暂给予氟比洛芬酯（凯芬）止痛治疗。结果回后请血管外科及骨创伤科会诊，密切观察患者的病情变化，及时对症处理。

2. 住院第 3 日查房记录　今日查房，患者自诉左小腿疼痛减轻，暂未下床活动，余未诉明显不适。专科查体同前。腰椎 MRI：腰椎退行性变，腰₃/腰₄、腰₄/腰₅、腰₅/骶₁椎间盘膨出。查房后分析，患者症状与腰椎间盘突出症不完全相符合，当需要进一步排除诊断。暂给予止痛治疗，余治疗方案暂不变。

3. 住院第 4 日血管外科会诊记录　患者左小腿 MRI 示：左侧小腿前外侧皮下脂肪层及胫骨前肌内渗出性改变；血管超声示：双侧小腿肌间静脉高凝状态。因局部疼痛剧烈，请骨创伤科会诊，考虑"双下肢肌间静脉血液高凝"，建议鼓励患者活动下肢，避免长期卧床，可抬高下肢，若无禁忌，可建议利伐沙班 10mg，每日一次口服；或丹参 800mg，静脉滴注，一周后复查超声。请血管外科李光新主任医师会诊，详细查体后，考虑可排除下肢血管引起的疼痛问题，无血管外科处理指征。

4. 住院第 5 日术前讨论记录　根据病史、专科查体、下肢 B 超、左小腿 MRI、腰椎 MRI（腰椎退行性变，腰₃/₄、腰₄/₅、腰₅/骶₁椎间盘膨出）。刘垒副主任医师：目前患者左下肢疼痛原因尚不能完全明确，计划于介入治疗室行骶管神经阻滞术，备腰₃/腰₄左侧椎间盘射频消融术，因患者腰椎薄层 CT 显示腰₃/腰₄左侧 2、3 区突出，压迫腰₄神经根，若骶管神经阻滞后，左下肢疼痛症状明显减轻，则考虑与腰椎有密切相关性，可诊断腰椎间盘突出症。可行腰₃/腰₄椎间盘左侧入路靶点射频，回缩椎间盘，减轻压迫，从而达到减轻疼痛的目的。刘方铭主任医师：同意以上意见。综合患者病例特点，此次行诊断性治疗，腰椎 MRI 检查椎管内无明显异常，左下肢 MR 显示局部炎性渗出，局部软组织损伤诊断可成立，但考虑软组织疼痛疼痛程度方面有疑点，故行此次诊断性治疗。目前患者术前检查无明显手术禁忌，今日上午可行非血管 DSA 引导下骶管神经阻滞治疗，备腰₃/腰₄椎间盘造影术＋椎间盘微创消融术＋侧隐窝臭氧注射术＋椎管内置管术。风险在于该患者疼痛耐受情况，已与患者及其家属交代并签署知情同意书，术前应积极准备，与患者充分沟通，术中注意观察患者生命体征，防止意外的产生；围术期内注意监测生命体征，术后密切观察病情变化，加强康复训练，避免并发症的产生。将手术的必要性、成功率、风险性及可能的并发症向患者及家属讲明，取得家属同意及理解。钱俊英护士长：术后密切观察病情变化，注意局部清洁，预防感染，加强康复训练，避免并发症的产生。患者诊断明确，介入适应证明确，无介入禁忌证，准备行非血管 DSA 引导下骶管神经阻滞治疗，备腰₃/₄椎间盘造影术＋椎间盘微创消融术＋侧隐窝臭氧注射术＋椎管内置管术。

5. 住院第 5 日术前小结　患者已明确诊断，手术指征：手术指征明确，已无手术禁忌证。拟施手术名称和方式：非血管 DSA 引导下骶管神经阻滞治疗，备腰$_3$/腰$_4$ 椎间盘造影术 + 椎间盘微创消融术 + 侧隐窝臭氧注射术 + 椎管内置管术。拟施麻醉方式：局部麻醉 + 心电监护。注意事项：介入治疗的难点是准确定位和充分消融，已将术中及术后可能出现的危险和并发症向患者及家属讲明，其表示理解，同意介入治疗，并在协议书上签字。手术者术前查看患者情况：刘垒副主任医师术前查看患者，已将患者病情及介入的必要性、成功率以及并发症等向患者及家属进一步讲解，患者及家属表示理解并同意。

6. 住院第 6 日第一次术后首次病程记录　患者于介入治疗室由刘垒副主任医师行非血管 DSA 引导下骶管神经阻滞治疗 + 椎间盘造影 + 腰$_3$/腰$_4$ 椎间盘微创消融术 + 侧隐窝臭氧注射术 + 椎管内置管术，术前签署知情同意书。患者俯卧于治疗床上，腰腹下垫枕，开放静脉通道，常规监测生命体征。在 C 形臂引导下定位前后位的腰$_3$/腰$_4$ 间隙平行线、腰部正中矢状位线，距离正中线左侧旁开 10cm 做一腰部正中矢状位平行线，后调整 C 形臂定位左侧腰椎侧位片，在皮肤表面标记平行于腰$_4$ 椎体上缘的平行线，与旁开 10cm 平行线的交点即为穿刺点。再标记骶管裂孔体表投影。以上述两标记点为中心，用 0.75% 碘伏无菌棉球以标记点为中心进行常规消毒，铺无菌洞巾。先行骶管置管术 + 椎管内置管术：首先以骶管裂孔为进针点，抽取由 1% 利多卡因 2ml 在骶管裂孔处用 7 号普通针头做皮下麻醉，后用硬膜外穿刺针于穿刺点垂直皮面快速进针，越过骶尾韧带，阻力感消失，注气无抵抗，皮下无气串，针尖已经进入骶管，后向尾侧倾斜与皮肤呈 15°角，缓慢进针 2cm，然后拔出针芯。抽取由 2% 利多卡因 5ml 2 支 + 维生素 B$_6$ 200mg + 维生素 B$_{12}$ 1mg + 曲安奈德注射液 40mg + 醋酸泼尼龙注射液 125mg + 0.9% 氯化钠注射液适量组成的消炎镇痛液，注射 5ml 消炎镇痛液，等待 2 分钟后，患者诉左小腿前侧疼痛减轻，遂置入硬膜外导管 15cm，后缓慢退出硬膜外穿刺针，做皮下管路隧道，证实导管通畅，将硬膜外导管固定于髂嵴上缘，导管口无菌纱布包裹固定在体侧边，骶管置管完毕。椎间盘造影 + 腰$_3$/腰$_4$ 椎间盘微创消融术：抽取 1% 利多卡因 10ml 于上述标记点局部麻醉，在 C 形臂引导下，用 15cm 长、裸露端 0.5cm 射频穿刺针经标记点以 35°向突出椎间盘处穿刺，正位透视引导下缓缓进针至左侧小关节连线内缘，侧位显示针尖位于椎体后缘，注入碘海醇 3ml，诱发出其腰部疼痛，C 臂下可见显影剂外漏，显示椎间盘纤维环破裂。注射后测量阻抗，阻抗值均符合椎间盘组织参数范围，测量阻抗完毕后，行感觉及运动刺激，无异常感觉和运动后，行腰$_{4/5}$ 单极射频热凝，依次以 60℃、70℃、80℃、90℃ 1 分钟，94℃ 3 分钟分别进行热凝，患者出现左小腿前侧麻胀热感，射频热凝术操作完毕。快速拔针，按压针孔。侧隐窝臭氧注射术：以腰$_3$/腰$_4$ 左侧小关节内口为标记点，并于 C 形臂引导下进行调整后，到达侧隐窝区域，抽取由 2% 利多卡因 2ml + 维生素 B$_6$ 200mg + 维生素 B$_{12}$ 1mg + 曲安奈德注射液 40mg + 醋酸泼尼龙注射液 125mg + 0.9% 氯化钠注射液适量组成的消炎镇痛液及 45μg/L 臭氧 5ml。侧隐窝臭氧注射术完毕。按压止血，无菌敷料贴敷。结果：患者在整个治疗过程中生命体征平稳，无心悸、头疼、恶心呕吐等不适症状。治疗结束后，患者精神状态好，无其他不适症状，叮嘱患者术后注意事项后，以平车推回病房。术后注意事项：嘱患者适当活动，避免腰部不当受力动作，针口 72 小时内避免接触水，以防止针口局部感染。

7. 住院第 7 日多学科会诊记录　患者因入院后疼痛减轻不理想，特请多学科会诊。

影像科史浩主任医师会诊，考虑腰$_3$/腰$_4$、腰$_4$/腰$_5$及腰$_5$/骶$_1$椎间盘膨出，左小腿前外侧软组织异常信号，考虑炎性病变。神经外科孟祥靖主任医师会诊，查体暂未发现阳性体征，建议查头颅MRI，同时给予局部理疗；骨脊柱外科迟增德主任医师看过患者后考虑腰椎间盘突出症，建议给予小腿局部冲击波治疗，可加用止痛药物。

8. 住院第7日查房记录　术后第一天，今日查房，患者诉疼痛明显缓解，饮食可，睡眠一般，大小便正常。术后第一天暂不查体。医师查房后分析：患者昨日行骶管神经阻滞后左下肢疼痛明显减轻，遂行腰$_{3/4}$椎间盘微创消融术，术中诱发疼痛部位的温热感，射频热凝术是近年来新兴的微创治疗之一，它是通过特定穿刺针精确输出超高频无线电波，使局部组织产生局部高温，起到热凝固作用，从而治疗疾病。该方法既能使椎间盘髓核体积缩小，以减轻椎间盘周围组织、神经根、动脉、脊髓等的压力，起到消除和缓解临床症状目的，同时热能可以破坏椎间盘内痛觉感受器，灭活分布在纤维环外层的痛觉神经末梢，使之失去接受和传递痛觉信号的能力。另外，局部温度在短时间内的增高，还可以改善局部循环，使因疼痛而引起的肌肉痉挛得到缓解和改善。此患者术后第一天暂不做效果评价，考虑到患者病情稳定，骶管置管每日注射药物阻滞治疗，加小腿前侧局部穴位注射治疗，余治疗方案暂不改变，密切观察患者症状，不适症状及时对症处理。

9. 住院第8日查房记录　今日查房，患者诉左下肢疼痛较昨日稍减轻，饮食睡眠一般，二便正常。专科查体：针眼处未见渗血渗液，骶管置管固定良好，管路通畅。于慧主治医师查房分析，患者腰椎间盘突出伴腰$_3$/腰$_4$水平左侧侧隐窝狭窄，椎间盘射频消融术后症状稍缓解，治疗原理是通过椎间盘微创消融术，缩小突出的椎间盘，改善神经根局部压迫和神经根微循环。目前通过骶管置管行硬膜外持续阻滞镇痛，连续5天，观察疗效。治疗暂不改变，继观。

10. 住院第9日查房记录　今日查房，患者自诉卧床状态无明显疼痛，下床活动后疼痛加重但程度较前减轻，饮食睡眠一般，二便正常。专科查体：腰椎生理曲度变直，腰椎活动未明显受限。腰部无明显压痛及叩击痛，左侧秩边穴压痛（-），左侧臀中肌压痛（-），左侧臀上皮神经卡压点压痛（-），左胫前肌局部压痛（+），双侧直腿抬高试验（-），双侧"4"字征（-），双侧梨状肌牵拉试验（-），双侧膝腱反射（++），双侧跟腱反射（++），双下肢肌张力可，左下肢肌力Ⅴ$^-$，右下肢肌力可，双侧下肢深浅感觉未触及明显异常，病理征（-）。查房分析，患者行椎间盘微创消融术后，通过射频电极在椎间盘内形成射频电场，在工作端周围一定范围内发挥作用，一方面使维持胶原蛋白三维结构的共价键断裂，从而使胶原蛋白固缩，体积缩小，盘内压力减小；另一方面可使深入纤维环内层的感受器消融，并阻止神经长入，毁损窦神经末梢，减少椎间盘退变组织对神经的刺激。今日术后3天，可行腰背部主动锻炼，针对腰背肌锻炼方法有三种，五点支撑、空蹬自行车、飞燕点水，要求保证锻炼的质量，勿追求数量。现患者症状基本缓解，继续目前骶管持续阻滞及局部穴位注射，余治疗不变，继观。

11. 住院第12日查房记录　今日查房，患者自诉左下肢下床后疼痛较前减轻，余未诉明显不适。饮食睡眠一般，二便正常。专科查体：左小腿前侧局部压痛（-）。查房分析，患者通过骶管治疗及局部阻滞，昨日已拔管，症状较前减轻明显，但下床后仍疼痛，嘱明日加用腰椎三维牵引+骶管注射术，余治疗不变，继观。

12. 住院第 13 日有创诊疗操作记录　操作名称：腰椎间盘三维牵引术 + 骶管滴注。操作步骤：患者于门诊治疗室由刘垒副主任医师先行行骶管滴注，首先标记骶管裂孔体表投影，以标记点为中心消毒铺巾，以骶管裂孔为进针点，抽取由 1% 利多卡因 2ml 在骶管裂孔处用 7 号普通针头做皮下麻醉，后垂直皮面快速进针，越过骶尾韧带，阻力感消失，注气无抵抗，皮下无气串，针尖已经进入骶管，后向尾侧倾斜与皮肤呈 15° 角，缓慢进针 2cm 后注射 0.5% 利多卡因 20ml + 维生素 B_6 200mg + 维生素 B_{12} 1mg + 曲安奈德注射液 40mg + 醋酸泼尼龙注射液 125mg + 0.9% 氯化钠注射液适量组成的消炎镇痛液 20ml + 0.9 氯化钠注射液 20ml 共计 60ml 药液，患者自觉左下肢酸胀麻木，腰部酸胀感至腰$_2$附近，骶管置管完毕。休息片刻行腰椎间盘三维牵引复位术。患者俯卧于牵引床，固定胸背固定带，后固定腰臀部，扎紧臀腿固定带，注意臀腿调节带的力线方向应与裤缝一致，暴露要牵引的腰椎关节；再次调整患者的位置调节头胸调节带及臀腿调节带，到达牵引的位置；固定头胸固定带，拉紧头胸调节带；扎紧臀腿副固定带，同时拉紧臀腿调节带，固定臀腿板固定带，询问患者有无不适，嘱患者做小口呼吸，提示马上进行治疗，先慢牵，再快牵，治疗结束，快速松开胸腰固定带与胸腰加固带，然后松开臀腿部主副固定带及加固带，观察患者 3~5 分钟，待气血平稳后。

结果：患者在整个治疗过程中生命体征平稳，无心悸、无头疼、无恶心呕吐等不适症状。治疗结束后，患者精神状态好，无其他不适症状，叮嘱患者术后注意事项后，以平车推回病房。术后注意事项：嘱患者适当活动，避免腰部不当受力动作，针口 72 小时内避免接触水，以防止针口局部感染。

九、出院诊断

1. 中医诊断　痹症（瘀血阻络）。
2. 西医诊断　①腰椎间盘突出症；②胫前肌损伤。

十、讨论

经骨创伤科及血管外科会诊排除下肢血管引起的疼痛问题，请多学科会诊，综合症状、检查及会诊意见排除其他可能病变，确诊为：①腰椎间盘突出症；②胫前肌损伤。入院前经保守治疗效果差，经骶管神经阻滞治疗 + 椎间盘造影 + 腰$_3$/腰$_4$椎间盘微创消融术 + 侧隐窝臭氧注射术 + 椎管内置管术、骶管置管行硬膜外持续阻滞镇痛、腰椎间盘三维牵引复位术，通过针刀松解能够有效的对患者髓核突出后形成的病变软组织粘连予以剥离，进而有效控制了病理因素，促进了脊柱结构形成新的力学平衡状态；此外，当针刀松懈术作用于患处粘连关节囊，进而有效控制了软组织无菌性炎症进一步发展，逐渐恢复了局部血液循环；加小腿前侧局部穴位注射治疗通络止痛。经综合手段治疗后患者症状改善明显，对疗效满意。并于术后根据患者情况指导患者行腰背部主动锻炼，针对腰背肌锻炼方法有三种，五点支撑、空蹬自行车、飞燕点水，要求保证锻炼的质量，勿追求数量。腰椎间突出症术后系统康复训练可促进局部血液循环，减轻炎症反应，预防及减轻术后继发性神经根及硬膜外粘连，有助于恢复腰背肌肌力，增强腰椎的稳定性，并可有效预防并发症的发生，是提高术后疗效的有效治疗方法。且指导患者注意：不做有任务的活，不做无准备的动作。

病例 26　针刀治疗下肢发凉麻痛

一、一般资料

患者，刘某，女，61 岁。

主诉：双下肢发凉麻痛 1 个月余。

现病史：患者 1 个月前无明显诱因出现双足至足上 10cm 左右麻木凉痛感，上述感觉呈持续性，伴有双足底踩棉花感，伴双手麻木，诉平时有怕冷、畏风感，在冠县××医院就诊，给予营养神经药物等治疗 3 天(具体不详)，效果不显。此后患者双足至足上 10cm 部位麻凉痛症状逐渐加重，夜间疼痛明显，步行时有足底硌脚感，无腰痛及双下肢放射感，无大小便障碍，无双下肢僵硬不适感，今为系统治疗，特来我院就诊，门诊以腰椎间盘突出症收入院。患者发病以来，饮食可，睡眠欠佳，二便正常。体重未见明显变化。

既往史：既往 2009 年曾行胆囊切除术治疗；2011 年曾因冠心病于北京××医院行心脏支架治疗。否认高血压、糖尿病、冠心病等病史；否认肝炎、结核、伤寒等传染病病史；无重大外伤及输血史；未发现药物及食物过敏史；预防接种史不详。

个人史：生于原籍，无外地久居史；无冶游史，无疫区、疫水接触史，无其他不良嗜好。

婚育史：适龄婚育，育有 1 子 1 女，配偶及子女均体健。

月经史：6~7/28~30 天，13 岁月经初潮，50 岁绝经，月经规律，无痛经史。

家族史：否认家族遗传病及传染病病史。

二、体格检查

T：36.4℃，P：64 次/分，R：16 次/分，BP：166/81mmHg。患者老年女性，发育正常，营养中等，神志清楚，自主体位，检查合作。全身皮肤无黄染、无瘀点、无出血点。全身浅表淋巴结未触及肿大。头颅发育正常，毛发分布均匀，眼睑无水肿，结膜无充血，巩膜无黄染，双侧瞳孔等大等圆，对光反射及调节反射存在，耳、鼻无异常，口唇无发绀，咽部无充血，扁桃体无肿大。颈软，无抵抗，颈静脉无怒张，气管居中，甲状腺无肿大。胸廓对称无畸形，双侧乳房对称，未触及明显包块。双肺呼吸音清晰，未闻及干、湿性啰音。心前区无隆起及凹陷，心界无扩大，心率 64 次/分，节律规整，各瓣膜听诊区无闻及病理性杂音。腹部平坦，腹软，无压痛，无反跳痛。肝、脾肋下未触及，Murphy's 征阴性，肝、肾区无叩痛，肠鸣音无亢进，移动性浊音阴性。脊柱无畸形，四肢无畸形，双下肢无水肿。双下肢足背动脉搏动正常。肱二头肌反射正常，腹壁反射正常。

专科查体：神清语利，颅神经（－），腰椎生理曲度变直，腰椎活动未明显受限。腰$_{3\sim5}$棘间、椎旁压痛（＋），叩击痛（－），双侧秩边穴压痛（＋），双侧臀中肌压痛（＋），双侧臀上皮神经卡压点压痛（＋），双侧直腿抬高试验（－），双侧"4"字征（－），双侧梨状肌牵拉试验（－），四肢肌力Ⅴ级，肌张力正常。双侧腱反射（±），四肢末端浅感觉减退，病理征（－）。

三、辅助检查

1. 颈椎CT　颈$_{3/4}$、颈$_{4/5}$椎间盘突出，颈椎退行性变，颈椎椎管狭窄（2018年6月25日，冠县××医院）。

2. 头颅CT　符合多发腔隙性脑梗死CT表现（2018年6月18冠县人民医院）。

3. 肌电图　双侧胫、腓总、腓浅神经传导速度均正常（2018年6月21日，聊城市××医院）。

4. 双下肢血管超声　双下肢动脉粥样硬化并斑块形成，双下肢深静脉未见明显异常（2018年6月18日，冠县××医院）。

四、入院诊断

1. 中医诊断　痹症（瘀血阻络）。
2. 西医诊断　①腰椎间盘突出症；②双下肢麻痛待查；③冠心病。

五、诊断依据

1. 中医辨证辨病依据　患者双下肢发凉麻痛1个月余。饮食可，大小便正常，睡眠正常，舌质暗红，苔白，脉涩。综观脉症，四诊合参，该病属于祖国医学的腰痛病范畴，证属瘀血阻络。患者老年女性，有麻木、疼痛病史，久痛入络，局部经络阻滞不通，气血运行不畅，加之风、寒、湿邪入侵，更易引起下肢气血运行不畅，不通则痛。舌脉也为瘀血阻络之象。总之，本病病位在双下肢，病属标实，考虑病程迁延日久，病情复杂，预后一般。

2. 西医诊断依据

（1）主诉：双下肢发凉麻痛1个月余。

（2）专科查体：腰椎生理曲度变直，腰椎活动未明显受限。腰$_{3\sim5}$棘间、椎旁压痛（＋），双侧秩边穴压痛（＋），双侧臀中肌压痛（＋），双侧臀上皮神经卡压点压痛（＋），四肢肌力Ⅴ级。双侧腱反射（±），四肢末端浅感觉减退。

（3）辅助检查：颈椎CT显示颈$_3$/颈$_4$、颈$_4$/颈$_5$椎间盘突出，颈椎退行性变，颈椎椎管狭窄。头颅CT符合多发腔隙性脑梗死CT表现。双下肢血管超声显示双下肢动脉粥样硬化并斑块形成。

六、鉴别诊断

1. 腰椎管狭窄症　患者有典型的间歇性跛行，卧床休息后症状可明显减轻或完全消失，后伸时腰腿痛加重，如为原发性腰椎管狭窄症，X线检查有助于鉴别。

2. 血栓闭塞性脉管炎　是一种少见的慢性复发性中、小动脉和静脉的节段性炎症性疾病，下肢多见。表现为患肢缺血、疼痛、间歇性跛行、足背动脉搏动减弱或消失和游走性表浅静脉炎，严重者有肢端溃疡和坏死。多见于青壮年，好发于下肢。

七、诊疗计划

1. 中医科Ⅱ级护理。

2. 完善三大常规、胸片、心电图、肝功能、肾功能、凝血常规、肌电图、腰椎 CT 等各项辅助检查。

3. 给予胞磷胆碱钠、甲钴胺营养神经，积极请相关科室会诊，积极治疗。

以上病情及治疗方案已向患者及家属讲明，均表示理解并配合治疗。

八、治疗经过

1. 住院第 1 日会诊记录　血管外科：患者双下肢发麻、发凉多年，为排除血管问题，请血管外科、内分泌科、免疫病科会诊。血管外科李光新主任会诊：李主任看过患者，查体：老年女性，一般情况可，双下肢皮温、皮色好，双侧股动脉搏动（＋），双胫后动脉（＋），双足背动脉（＋）。ABI：L：0.90，R：0.81。彩超示：双下肢动脉硬化斑块。建议：请内分泌科会诊，盐酸沙格雷酯片（安步乐克）100mg 3 次/日，遵会诊意见，积极请内分泌科会诊，协助诊治。内分泌科：建议：请神经内科会诊，安舒乐定 100mg 3 次/日 1 个月。遵会诊意见，积极治疗。免疫病科：免疫病科王主任看过患者，患者双足皮肤温暖，双足背动脉搏动正常。双踝上 4cm 水平以下浅感觉减退。建议请神经内科会诊。遵会诊意见，积极请会诊。

2. 住院第 2 日查房记录　患者自诉双下肢麻痛明显，饮食二便调，睡眠好。专科查体同前。胸片：双肺纹理增多，左下肢陈旧结节灶，请结合临床。腰椎 CT（2018 年 7 月 4 日，我院）：腰椎退行性变：腰$_3$/腰$_4$、腰$_4$/腰$_5$、腰$_5$/骶$_1$ 椎间盘膨出。肌电图示（2018 年 7 月 5 日）：双下肢周围神经损害（感觉纤维受累）。分析：综合患者症状、体征和辅助检查，患者目前诊断为：中医诊断：腰痛病（瘀血阻络）；西医诊断：腰椎间盘突出症，双下肢麻痛待查，冠心病。腰椎间盘突出症属于腰痛病范畴，好发于腰$_4$/腰$_5$、腰$_5$/骶$_1$ 之间。腰椎间盘突出后髓核容易压迫硬膜囊和侧隐窝处的神经根，从而出现充血水肿，产生无菌性炎症，释放组胺、5－羟色胺等炎性致痛物质而导致的一系列临床表现，并且发生腰椎间盘突出后，还可引起腰椎周围的肌肉、韧带、筋膜的牵拉、劳损，产生粘连、瘢痕、挛缩及局部血液循环障碍等问题。所以治疗本病的关键是缓解椎间盘突出物对神经根的压迫和消除脊神经根周围水肿、血肿、粘连等无菌性炎症两点。本患者麻木区域与典型腰椎间盘突出症不吻合，嘱积极请神经内科会诊，协助诊治，继续密切观察病情变化，及时给予积极的对症及对因的处置。

3. 住院第 2 日神经内科会诊记录　患者双下肢发凉、麻木多年，请神经内科会诊。神经内科李秀华主任看过患者，查体：神清语利，颅神经（－）。四肢肌力Ⅴ级，肌张力正常。双侧腱反射（±），四肢末端浅感觉减退。诊断：周围神经病变。建议：肌电图检查，维生素 B$_1$ 100mg 静脉注射 1 次/天。遵会诊意见，积极营养神经治疗。

4. 住院第 3 日查房记录　患者自诉双下肢麻痛较前无明显改善，饮食二便调，睡眠好。检查结果返回显示：动脉硬化监测示：怀疑下肢血管堵塞。可能是胆固醇等在血管壁上沉积，妨碍血液流动。肌电图示：双下肢周围神经损害（感觉纤维受累）。专科查体：

神清语利，颅神经（－），腰椎生理曲度变直，腰椎活动未明显受限。腰$_{3~5}$棘间、椎旁压痛（＋），叩击痛（－），双侧秩边穴压痛（＋），双侧臀中肌压痛（＋），双侧臀上皮神经卡压点压痛（＋），双侧直腿抬高试验（－），双侧"4"字征（－），双侧梨状肌牵拉试验（－），四肢肌力Ⅴ级，肌张力正常。双侧腱反射（±），四肢末端浅感觉减退，病理征（－）。分析：综合患者目前症状体征，患者双下肢麻木疼痛症状较明显，已请相关科室会诊，考虑周围神经血管病变，已给予营养神经治疗，密切观察病情变化，及时对症处理。

5. 住院第6日内分泌科会诊记录　患者多次测餐后血糖＞11.1mmol/L，查体同前，H：155cm，WT：61kg，诊断：T$_2$DM。建议：同意贵科诊治；与患者交流糖尿病饮食；二甲双胍0.5g 2次/日，阿卡波糖50mg 3次/日，第一口餐服用。如无胃肠不适，可加量至二甲双胍1.0g 2次/日。遵会诊意见，医嘱已执行。

6. 住院第9日术后首次病程记录　患者于介入治疗室由孙钦然主治医师行非血管DSA引导下感觉根射频温控热凝术＋神经阻滞麻醉，术前签署知情同意书。患者俯卧于治疗床上，充分暴露腰部。抽取由2%利多卡因2ml＋0.9%氯化钠注射液适量组成的镇痛液，以腰$_{1/2}$、腰$_{2/3}$椎体双侧旁开5cm为标记点共计四个点，并于非血管DSA引导下进行调整后，用0.75%碘伏无菌棉球以标记点为中心进行常规消毒，铺无菌洞巾。抽取1%利多卡因20ml并于上述标记点局部麻醉，以腰$_1$/腰$_2$、腰$_2$/腰$_3$椎体双侧旁开5cm为标记点进针点，使用15cm探针穿刺并于非血管DSA有引导下精确定位。于非血管DSA引导下确认至腰椎椎体前缘，行射频治疗，测阻抗在正常范围内，分别以70℃、75℃各1分钟。患者双下肢无不适症状，将射频针拔出，观察患者无异常且平稳。继而注射以维生素B$_{12}$、甲泼尼龙琥珀酸钠、曲安奈德等组成的消炎镇痛液适量，术毕用无菌棉球按压2分钟，再用胶布将无菌敷贴加压固定，术后平车推回病房。治疗期间患者未出现心悸、头晕、恶心、呕吐等症状，术后患者生命体征均正常，密切观察病情变化。患者术后双下肢感觉消失，可暂且观察症状变化，嘱患者去枕静卧6小时，限制活动3天，针口72小时内避免接触水，以防止针口局部感染。

7. 住院第10日查房记录　术后第一天，今日查房，患者诉双下肢疼痛症状有所缓解，麻木症状无明显改善，饮食睡眠可，大小便正常。术后第一天暂不查体。此患者术后第一天暂不做效果评价，目前治疗方案暂不改变，密切观察患者症状，不适症状及时对症处理。

8. 住院第13日查房记录　患者诉双下肢疼痛症状明显改善，麻木症状无明显缓解，大小便未见明显异常，饮食，睡眠可。专科查体：神清语利，双侧瞳孔等大等圆，对光反射及调节反射存在，四肢肌力Ⅴ级，肌张力可，右侧躯体深感觉减退，双巴氏征未引出。分析：综合患者目前症状体征，患者症状仍较明显，今日可行椎间盘C形臂引导下腰椎射频消融术，通过射频消融使局部温度在短时间内的增高，还可以改善局部循环，使因疼痛而引起的肌肉痉挛得到缓解和改善。继续中药补肾强督、活血通络治疗，密切观察病情变化，及时对症处理。

9. 住院第14日神经外科会诊记录　患者查颅脑CT检查示：右侧丘脑异常密度影，出血吸收？海洋状血管瘤除外，请神经外科会诊。查体：神清语利，双瞳孔等大等圆，对光反射（＋），四肢肌力Ⅴ级，肌张力可，右侧躯体深感觉减退，双巴氏征未引出，诊断：右侧基底节区脑出血。处理：①监测血压、血糖，控制原发病；②1个月后CT复查，随诊。

10. 住院第15日查房记录　患者诉双下肢疼痛症状缓解，双足及以上10cm皮肤麻木症状稍有改善，饮食睡眠可，二便正常。专科查体：神清语利，双侧瞳孔等大等圆，对光反射及调节反射存在，四肢肌力Ⅴ级，肌张力可，右侧躯体深感觉减退，双巴氏征未引出，患者症状有所缓解，主动要求今日出院。分析：患者双下肢疼痛症状基本缓解，仍有明显麻木症状。同意其今日出院，嘱出院后继续中药补肾强督，活血通络治疗，勿受凉，勿劳累，2周后复诊，不适随诊。

九、出院诊断

1. 中医诊断　腰痛病（瘀血阻络）。
2. 西医诊断　①腰椎间盘突出症；②周围神经血管病变；③冠心病；④2型糖尿病。

十、讨论

综合患者症状、体征和辅助检查，患者初始诊断为：中医诊断：腰痛病（瘀血阻络）；西医诊断：①腰椎间盘突出症；②双下肢麻痛待查；③冠心病。腰椎间盘突出症属于腰痛病范畴，好发于腰$_4$/腰$_5$、腰$_5$/骶$_1$之间。腰椎间盘突出后髓核常可导致硬膜囊和侧隐窝处的神经根压迫，从而出现充血水肿，引起无菌性炎症，可释放组胺、5－羟色胺等炎性致痛物质而产生一系列临床表现；并且在发生腰椎间盘突出后，还可出现腰椎周围的肌肉、韧带、筋膜的牵拉、劳损，产生粘连、瘢痕、挛缩及局部血液循环障碍等问题。所以治疗本病的关键在于缓解椎间盘突出物对神经根的压迫和消除脊神经根周围水肿、血肿、粘连等无菌性炎症。本患者麻木区域与典型腰椎间盘突出症不吻合，请神经内科会诊后诊断周围神经血管病变。患者行双侧腰交感神经射频热凝术治疗，射频热凝术是近年来新兴的微创治疗之一，它是通过特定穿刺针精确输出超高频无线电波，使局部组织产生局部高温，起到热凝固作用，从而治疗疾病。该方法热能可以调制交感神经，灭活分布在纤维环外层的痛觉神经末梢，使之失去接受和传递痛觉信号的能力。另外局部温度在短时间内的增高，还可以改善局部循环，使因疼痛而引起的肌肉痉挛得到缓解和改善。术后患者双下肢疼痛症状明显改善，麻木症状无明显缓解。同时给予改善微循环、营养神经、止痛等对症治疗。考虑患者病情症状与2型糖尿病有关，嘱其控制血糖。

病例 27　针刀治疗下肢麻木

一、一般资料

患者，盖某，女，60岁。

主诉：双下肢麻木无力6天。

现病史：患者6天前无明显诱因出现腰部疼痛，之后半天之内突然出现双下肢无力及腰以下感觉丧失，自主活动不能，无意识障碍，无发热、无头痛、头晕、无恶心、呕吐，无大小便障碍，无下肢疼痛。遂到莱阳市××医院脊柱外科就诊，行腰椎影像检查（具体不详），未予明确诊断，给予静脉输注甘露醇等药物3天，症状减轻不明显。今日来我院门诊就诊，行腰椎MR示：胸髓内多发异常信号，考虑炎性脱髓鞘病变可能性大，请结合临床。为进一步明确诊疗，门诊以截瘫胸髓损伤收入院。患者自发病以来，纳眠可，大小便正常，体重无明显减轻。

既往史：既往糖尿病病史2年，未规律服药治疗，自述晨起空腹血糖控制在10mmol/L左右。否认有高血压、心脏病等其他慢性病史。否认有结核、乙肝等传染病史。否认有重大外伤史及手术史，无输血史。未发现药物及食物过敏史，预防接种史不详。

个人史：生于原籍，无外地久居史；无冶游史，无疫区、疫水接触史，无其他不良嗜好。

婚育史：适龄结婚，育有2子2女，配偶及子女均体健。

月经史：14岁月经初潮，3~5/28~32天，58岁绝经，既往月经规律，无痛经史。

家族史：父母已故；否认家族传染病及遗传病史。

二、体格检查

T：36.9℃，P：68次/分，R：18次/分，BP：155/91mmHg。患者老年女性，发育正常，营养中等，神志清楚，自主体位，检查合作。全身皮肤无黄染、无瘀点、无出血点。全身浅表淋巴结未触及肿大。头颅发育正常，毛发分布均匀，眼睑无水肿，结膜无充血，巩膜无黄染，双侧瞳孔等大等圆，对光反射及调节反射存在，耳、鼻无异常，口唇无发绀，咽部无充血，扁桃体无肿大。颈软，无抵抗，颈静脉无怒张，气管居中，甲状腺无肿大。胸廓对称无畸形，双侧乳房对称，未触及明显包块。双肺呼吸音清晰，未闻及干、湿性啰音。心前区无隆起及凹陷，心界无扩大，心率68次/分，节律规整，各瓣膜听诊区无闻及病理性杂音。腹部平坦，腹软，无压痛，无反跳痛。肝、脾肋下未触及，Murphy's征阴性，肝、肾区无叩痛，肠鸣音无亢进，移动性浊音阴性。双下肢足背动脉搏动正常。

专科查体：神志清，精神可，髂腰肌肌力2级，拇趾背伸力2级。余肌力0级。双下肢肌张力降低。自肚脐以下浅感觉部分丧失，腹股沟以远及双下肢浅感觉完全丧失，深感觉及图形觉正常。双膝腱反射、跟腱反射未引出，双侧巴宾斯基征未引出，上腹壁反射消失，下腹壁反射减弱，双下肢腱反射消失，肢端血运良好。

三、辅助检查

胸腰椎MRI：胸髓内多发异常信号，考虑炎性脱髓鞘病变可能性大，请结合临床（2019年6月5日，我院）。

四、入院诊断

1. 中医诊断　痿证（气虚血瘀）。
2. 西医诊断　截瘫。

五、诊断依据

1. 中医辨证辨病依据　患者双下肢麻木无力，食可，大小便正常，舌质暗红，苔白，脉弦涩。综观脉症，四诊合参，该病属于祖国医学的痿证范畴，证属气虚血瘀证。患者老年女性，素体体虚，无明显诱因出现肢体功能障碍，考虑气虚导致气血运行受阻，病久致气血损耗，气虚血行不畅，导致胸腰部及双下肢经络阻滞不通，加之风、寒、湿邪入侵，更易引起胸腰椎及双下肢气血运行不畅，不通则痛，不容则木。舌脉也为气虚血瘀之象。总之，本病病位在胸腰椎，病属本虚标实，考虑病程迁延日久，病情复杂，预后一般。

2. 西医诊断依据

（1）双下肢麻木无力5天。

（2）糖尿病病史2年。

（3）专科查体：髂腰肌肌力2级，拇趾背伸力2级，余肌力0级。双下肢肌张力降低。自肚脐以下浅感觉部分丧失，腹股沟以远及双下肢浅感觉完全丧失。上腹壁反射消失，下腹壁反射减弱，双下肢腱反射消失。

（4）辅助检查：胸腰椎MRI考虑炎性脱髓鞘病变可能性大。

六、鉴别诊断

1. 遗传性痉挛性截瘫　是以双下肢进行性肌张力增高、肌无力和剪刀步态为特征的综合征，主要的遗传方式是常染色体显性遗传，常染色体隐性遗传及X连锁遗传少见。根据临床表现可分为单纯型和复杂型。本病有高度的遗传和临床异质性。基因诊断有助于确诊和分型。该患者外伤导致截瘫，有肌无力，无肌张力高表现，可排除此病。

2. 急性脊髓炎　急性起病，发病前多有明确感染史，表现为逐渐出现脊髓横贯性损伤，出现双下肢乏力、感觉缺失、大小便失禁等表现；腰椎穿刺可见脑脊液白细胞增多；脊髓磁共振可见明显异常信号可鉴别。该患者发病前无感染病史，大小便障碍不明显，当进一步明确。

3. 脊髓肿瘤　慢性或亚急性起病，表现为逐渐出现肢体乏力、感觉异常、大小便障碍；行脊髓磁检查可见脊髓明显占位性病变。该患者发病急，外伤导致，不相符。

七、诊疗计划

1. 中医科Ⅱ级护理。

2. 完善三大常规、血沉、C反应蛋白测定、血生化、凝血常规等各项辅助检查，明确病情。请神经内科会诊协助诊治。

3. 暂给予营养神经、激素抗感染、改善微循环、理疗、运动疗法等综合治疗，并根据病情变化及时调整治疗方案。

4. 请上级医师指导治疗。

八、治疗经过

1. 住院第2日查房记录　患者入院第二天，双下肢不能活动、感觉障碍较前无变化，大便规律但排便稍困难。专科查体同前。化验结果（2019年6月6日）：肝功能、肾功能、血脂、电解质、葡萄糖测定（酶法）：葡萄糖10.24mmol/L↑，三酰甘油2.18mmol/L↑；血细胞分析（五分类）：中性粒细胞百分比0.788↑，中性粒细胞计数$7.38 \times 10^9/L$↑，血小板计数$373 \times 10^9/L$↑，尿常规检查加沉渣：尿糖4＋。心电图未见明显异常，考虑目前诊断。中医诊断：痿证（气虚血瘀）；西医诊断：①截瘫原因：急性脊髓炎？胸髓损伤？②2型糖尿病。患者截瘫原因是否为急性脊髓炎当进一步排除。本病急性起病，发病前多有明确感染史，表现为逐渐出现脊髓横贯性损伤，出现双下肢乏力、感觉缺失、大小便失禁等表现；腰椎穿刺可见CSF白细胞增多；脊髓磁共振可见明显异常信号。该患者发病前无感染病史，诊断当需进一步明确，嘱今日请神经内科、神经外科会诊以明确，继观。

2. 住院第2日神经内科会诊记录　为进一步明确诊断，请神经内科刘小民副主任医师会诊。查体：神志清，双侧鼻唇沟对称，双上肢肌力5级，双下肢肌力0级，双下肢浅感觉减退。MRI示胸髓内异常信号。初步诊断：急性脊髓炎。建议处理：①腰椎穿刺脑脊液化验；②建议给予甲泼尼龙冲击治疗，0.9%氯化钠注射液100ml＋甲泼尼龙500mg静脉滴注1次/日，×5天，250mg 1次/日×3天，120mg 1次/日×3天，80mg 1次/日×3天，40mg开始口服逐渐减量；③建议给予丙种球蛋白0.4g/（kg·d），连用5天，贵重药品，自费；④注意激素不良反应；⑤钙尔奇600mg口服1次/日，法能1片口服1次/日；双嘧达莫25mg口服2次/日；⑥注意复查脊髓MR平扫＋强化。遵嘱执行。

3. 住院第2日神经外科会诊记录　为进一步明确诊疗，特请汪建军主任医师会诊。查体：髂腰肌肌力2级，拇趾背伸力2级。余肌力0级。双下肢肌张力降低。自肚脐以下浅感觉部分丧失，腹股沟以远及双下肢浅感觉完全丧失，深感觉及图形觉正常。双膝腱反射、跟腱反射未引出，双侧巴宾斯基征未引出，上腹壁反射消失，下腹壁反射减弱，双下肢腱反射消失。胸椎MRI检查影像学意见考虑炎性脱髓鞘，初步印象：胸髓占位，性质待定。建议：请神经内科会诊；根据内科意见可考虑先给予相应处理后，观察症状并复查影像学；根据对应处理后复查影像学决定进一步诊治意见。

4. 住院第3日查房记录　患者双下肢运动感觉消失，鞍区有麻木，但大小便无明显障碍。查体：髂腰肌肌力2级，拇趾背伸力2级，余肌力0级。双下肢肌张力降低。左侧脐以下胸$_{12}$水平，右侧肚脐以下胸$_{11}$水平，浅感觉明显减退，深感觉及图形觉正常。双膝腱反射、跟腱反射未引出，双侧巴宾斯基征未引出，上腹壁反射消失，下腹壁反射减弱，双下肢腱反射消失，肢端血运良好。根据患者症状、体征、病史、发病情况、辅助检查及会诊意见，患者目前诊断明确。中医诊断：痿证（气虚血瘀），西医诊断：急性脊髓炎、2型糖尿病。昨日根据会诊意见，已给予0.9%氯化钠注射液100ml＋甲泼尼龙500mg静脉滴注1次/日，钙尔奇600mg口服1次/日，法能1片口服1次/日补钙预防钙流失；双嘧达莫25mg口服2次/日改善血液循环，加用奥美拉唑静脉滴注，维生素B_1肌内注射，以及测7次血糖，必要时请内分泌科会诊控制血糖。会诊建议给予丙种球蛋白静脉应用，辅助抗感染，提高免疫力，已向患者家属讲明应用的重要性及对预后的影响，患者及其配偶拒绝，签字为证。余治疗不变，继观。

5. 住院第6日查房记录　今日查房，患者双下肢无力及感觉减退，较前无明显变化，昨日出现轻微恶心症状，大小便尚正常。查体：拇趾背伸力2级，余肌力0级。双下肢肌张力降低。左侧脐以下胸$_{12}$水平，右侧肚脐以下胸$_{11}$水平，浅感觉明显减退。分析：患者目前诊断"急性脊髓炎"已明确。本病当与视神经脊髓炎相鉴别，本病除有横贯性脊髓炎的症状外，还有视力下降或VEP异常，视神经病变可出现在脊髓症状之前、同时或之后。亦可与脊髓血管病相鉴别。本病应早诊断、早治疗，以求更好的预后。患者近日症状及查体较前改善不明显，嘱再次请神经内科会诊，必要时可转科治疗，加用多潘立酮（吗丁啉）改善恶心症状，明日复查电解质防止出现激素引起的电解质紊乱，继观。

6. 住院第6日神经内科会诊记录　为进一步明确诊治，查体：神志清，精神一般。颅神经（－）。上肢肌力5级，腱反射（＋＋＋），下肢肌力1级，反射（－）。胸$_{11}$平面以下痛温觉减退。病理征（－）。胸髓、腰髓MR示高信号。诊断：急性脊髓炎。处理：同意贵科诊治；继续激素治疗；中枢神经脱髓鞘抗体（血）；腰椎穿刺术、颅脑MR、眼科会诊、视觉诱发电位；可转科治疗。告知患者及家属会诊意见，建议转科治疗，患者表示商量后再做决定。

7. 住院第8日查房记录　患者双下肢不能活动、感觉障碍，无排便困难，无头晕、头痛，无心悸、胸闷等不适，饮食睡眠可，大小便正常，查体：神志清，精神可，言语清晰、流利。双下肢肌力1级，肌张力减退，双上肢腱反射＋＋＋，双下肢腱反射消失，左侧脐以下胸$_{12}$水平，右侧肚脐以下胸$_{11}$水平，浅感觉消失，振动觉正常。闭目难立征无法配合。余神经科查体未见明显异常。辅助检查：女性肿瘤全项、心肌酶、隐球菌涂片检查、抗中性粒细胞胞质抗体测定、抗神经元抗体测定、风湿免疫病系列均未见明显异常。糖化血红蛋白测定：糖化血红蛋白7.80%↑，抗磷脂类抗体测定：抗心磷脂抗体－总2RU/ml，抗β2糖蛋白1抗体11RU/ml；Torch试验：风疹病毒IgG 14.5U/ml↑，巨细胞病毒－IgG 112U/ml↑，单纯疱疹病毒1＋2型IgG＞30.0index↑。关新华主任医生查房后分析：患者老年女性，因双下肢麻木无力6天入院，根据患者病史、临床表现及辅助检查，定位诊断脊髓病变，定性诊断考虑急性脊髓炎可能性大，但不排除脊髓梗死、脊髓占位，建议患者行腰椎穿刺检查，根据腰椎穿刺结果完善下一步诊治，目前治疗暂给予激素、营养神经等对症治疗，续观病情变化，如有不适及时处理。

住院第8日行腰椎穿刺术。操作顺利，生命体征平稳。术后注意事项：去枕平卧4～6小时。

8. 住院第 9 日查房记录 患者双下肢无力、感觉障碍未见明显减轻，无排便困难，无头晕、头痛，无心悸、胸闷等不适，饮食睡眠可，大小便正常，查体：双下肢肌力 1 级，肌张力减退，双上肢腱反射＋＋＋，双下肢腱反射消失，左侧脐以下胸$_{12}$水平，右侧肚脐以下胸$_{11}$水平，浅感觉消失，振动觉正常。辅助检查：脑脊液常规检查：潘氏试验阳性，白细胞计数 4，脑脊液生化：蛋白测定 77.80mg/dL↑，脑脊液葡萄糖 9.59mmol/L↑，脑脊液特殊蛋白：脑脊液 IgG 83.10mg/L↑，脑脊液白蛋白 537.00mg/L↑，隐球菌涂片检查未见异常。分析：患者老年女性，急性起病，突发腰背部疼痛，1 小时后出现双下肢无力及腰以下感觉丧失，自主活动不能，无意识障碍，根据患者脊髓 MRI 检查及化验结果，目前考虑"脊髓炎"可能，脊髓炎病因不清，多数患者出现脊髓症状前 1~4 周有上呼吸道感染、发热、腹泻等病毒感染症状，目前治疗上暂给予激素、营养神经等对症治疗，续观病情变化，如有不适及时处理。

9. 住院第 11 日查房记录 患者双下肢无力、感觉障碍稍减轻，无排便困难，无头晕、头痛，无心悸、胸闷等不适，饮食睡眠可，大小便正常，查体：双下肢肌力 1 级，肌张力减退，双上肢腱反射＋＋，双下肢腱反射消失，左侧脐以下胸$_{12}$水平，右侧肚脐以下胸$_{11}$水平，浅感觉消失，振动觉正常。闭目难立征无法配合。余神经科查体未见明显异常。辅助检查：中枢神经系统脱髓鞘疾病自身抗体谱检查结果示：AQP4（水通道蛋白 4）抗体 IgG 阴性，MOG（髓鞘少突胶质细胞糖蛋白）抗体 IgG 阴性，MBP（髓鞘碱性蛋白）抗体 IgG 阴性。分析：患者老年女性，此次病情进展快，激素治疗效果不明显，影像学检查可见脊髓圆锥病变，目前诊断脊髓炎不明确，尚不能排除脊髓圆锥梗死，建议行脊髓弥散 MRI 检查，进一步确诊病情。目前治疗上继续给予激素、营养神经等对症治疗，续观病情变化，如有不适及时处理。

10. 住院第 15 日查房记录 今日查房，患者诉排便难以控制，双下肢无力、感觉障碍稍减轻，无头晕、头痛，无心悸、胸闷等不适，饮食睡眠可，小便正常，查体：双下肢肌力 1 级，肌张力减退，双上肢腱反射＋＋，双下肢腱反射消失，左侧脐以下胸$_{12}$水平，右侧肚脐以下胸$_{11}$水平，浅感觉消失，振动觉正常。闭目难立征无法配合。余神经科查体未见明显异常。辅助检查：胸腰段脊髓 MRI 示：结合病史，考虑胸髓（胸$_{11~12}$水平）脱髓鞘病变，较前好转，腰$_{1/2}$、腰$_{2/3}$、腰$_{3/4}$、腰$_{4/5}$、腰$_5$/骶$_1$椎间盘膨出并腰$_{4/5}$椎管狭窄，腰$_{2~3}$椎体相对缘椎体终板炎，腰椎侧弯畸形、椎退行性变。分析：患者目前出现排便难以控制，询问有不洁饮食，肢体无力、麻木无明显好转，继续给予激素治疗。患者急性起病，1 小时内迅速出现肢体无力麻木，伴腰背部疼痛，脊髓 DWI 显示病灶高信号，不排除脊髓圆锥梗死可能，给予抗血小板聚集、调脂稳定斑块、改善循环治疗。

11. 住院第 21 日查房记录 患者诉左足背屈较前有力，双侧腰臀部、大腿感觉障碍减轻，无头痛，无头晕，无视物模糊，饮食睡眠可，大小便正常。查体：双下肢近端肌力 1 级，左足可背屈，右足背屈不能。双上肢腱反射（＋＋），双下肢腱反射（－）。双侧腹股沟以下浅感觉减退，振动觉正常。查房后分析：患者目前病情稳定，建议患者行腹主动脉髂腰段 CTA 检查，患者及家属表示拒绝，要求明日出院，考虑患者目前病情稳定，同意明日出院，建议出院后外院行腹主动脉髂腰段 CTA 检查，进一步排除血管夹层，嘱出院后坚持口服药物治疗，不可随意自行停药，注意复查肝功能、血脂。不适及时就诊。

九、出院诊断

1. 中医诊断　痿证(气虚血瘀)。
2. 西医诊断　①脊髓病变:急性脊髓炎? 脊髓梗死? ②2 型糖尿病。

十、讨论

患者初老女性,起病急,病程进展快,入院后根据患者病史、临床表现及辅助检查,并请神经内科及神经外科会诊后转入神经外科治疗,于神经内科定位诊断脊髓病变,定性诊断考虑急性脊髓炎可能性大,但不排除脊髓梗死、脊髓占位,患者行腰椎穿刺检查,根据脑脊液常规检查。结合症状及检查、化验结果,不排除脊髓炎的可能。急性脊髓炎是指各种感染后引起自身免疫反应所致的急性横贯行脊髓炎性病变,又称急性横贯性脊髓炎,以病损平面以下肢体瘫痪、传导束性感觉障碍和尿便障碍为特征。发病前可有感染病史,亦可无明确的感染病史。脊髓炎病因不清,大部分患者在脊髓症状出现前的 1~4 周有上呼吸道感染、发热、腹泻等病毒感染的症状。患者经激素治疗效果不明显,影像学检查可见脊髓圆锥病变,诊断"脊髓炎"不明确,尚不能排除脊髓圆锥梗死。入院期间给予给予激素抗感染、抗血小板聚集、调脂稳定斑块、改善脑循环、营养神经、护胃、补钙、降糖及对症治疗,患者症状较前减轻后出院,需进一步明确诊断。

病例 28   神经阻滞治疗下肢麻木无力

一、一般资料

患者，郭某，男，45岁。

主诉：右下肢麻木无力3个月。

现病史：患者3个月前电焊工作时不慎腰扭伤后出现右下肢大腿前侧麻木疼痛，自行贴膏药休息一晚后，第2天继续干活时右下肢大腿前侧麻木疼痛加重，伴下肢无力感，伴腰及右臀部不适感。无头痛、头晕，无腹痛、腹泻，无恶心、呕吐，无大小便障碍。就诊于寿光市××医院，诊断为右下肢无力待查。经系统检查后，未明确病情。出院后患者于当地诊所行针灸治疗5天后，右下肢疼痛感缓解。此后患者在家休养，麻木无力感逐步有所改善，因右下肢肌力差，行走、蹲起困难，特来我院就诊，门诊以右下肢无力待查收入院。患者发病以来，饮食可，睡眠一般，二便正常。体重未见明显变化。

既往史：发现血糖升高3个月余，未规律监测血糖，未行药物治疗；否认有高血压病、冠心病等其他慢性病史。否认有肝炎、结核病史及密切接触史。否认有重大外伤史及手术史，否认有输血史；未发现食物及药物过敏史。预防接种史不详。

个人史：生于原籍，无外地久居史；无冶游史，无疫区、疫水接触史，无其他不良嗜好。

婚育史：23岁结婚，育有2女，配偶及女儿均体健。

家族史：父母体健，否认家族遗传病及传染病病史。

二、体格检查

T：36.5℃，P：76次/分，R：16次/分，BP：133/76mmHg。患者中年男性，发育正常，营养中等，神志清楚，自主体位，检查合作。全身皮肤无黄染、无瘀点、无出血点。全身浅表淋巴结未触及肿大。头颅发育正常，毛发分布均匀，眼睑无水肿，结膜无充血，巩膜无黄染，双侧瞳孔等大等圆，对光反射及调节反射存在，耳、鼻无异常，口唇无发绀，咽部无充血，扁桃体无肿大。颈软，无抵抗，颈静脉无怒张，气管居中，甲状腺无肿大。胸廓对称无畸形，双侧乳房对称，未触及明显包块。双肺呼吸音清晰，未闻及干、湿性啰音。心前区无隆起及凹陷，心界无扩大，心率76次/分，节律规整，各瓣膜听诊区无闻及病理性杂音。腹部平坦，腹软，无压痛，无反跳痛。肝、脾肋下未触及，Murphy's征阴性，肝、肾区无叩痛，肠鸣音无亢进，移动性浊音阴性。脊柱无畸形，四肢无畸形，双下肢无水肿。双下肢足背动脉搏动正常。肱二头肌反射正常，右膝腱反射消失，腹壁反射正常。巴氏征阴性，布氏征阴性。

专科查体：轻度跛行步态，腰椎生理弯曲，前屈正常，后伸受限，腰椎棘突椎旁无压痛，右侧髂后上棘区压痛，坐骨神经干压痛（－），直腿抬高试验（－），股神经牵拉试验（＋），右股四头肌轻度萎缩，股前区、膝前区皮肤痛觉减退，屈髋肌力 3 级 －，股四头肌肌力 4 级 －，足背伸、蹬背伸肌力 5 级。膝反射右侧（－），左侧（＋＋），踝反射双侧（＋＋），巴宾斯基征（－）。右侧股神经 Tinel（＋）。右侧下肢浅感觉减弱，病理征阴性。昂伯征阴性，一字步正常。

三、辅助检查

1. 下肢血管超声　右下肢静脉未见明显异常（2019 年 4 月 18 日，寿光市 × × 医院）。

2. 颈椎、颅脑 MRI　颅脑 MRI 平扫未见明显异常（2019 年 4 月 15 日，寿光市 × × 医院）。颈$_{4/5}$、颈$_{5/6}$、颈$_{6/7}$椎间盘突出，颈椎退变。

3. 颅脑 CT　平扫未见明显异常（2019 年 4 月 13 日，寿光市 × × 医院）。

4. 胸椎、腰椎 MRI　胸椎、腰椎退变；腰$_4$/腰$_5$、腰$_5$/骶$_1$椎间盘轻度突出（2019 年 4 月 14 日，寿光市 × × 医院）。

5. 肌电图　未见异常（2019 年 4 月 14 日，寿光市 × × 医院）。

四、入院诊断

1. 中医诊断　痿证（气虚血瘀）。

2. 西医诊断　右下肢无力待查。

五、诊断依据

1. 中医辨证辨病依据　患者右下肢麻木无力 3 个月。饮食可，大小便正常，舌质淡，苔白，脉细弱。综观脉症，四诊合参，该病属于祖国医学的痿症范畴，证属气虚血瘀。患者中年男性，起病缓慢，肢体软弱无力逐渐加重，神疲肢倦，肌肉萎缩，纳呆便溏，面色白或萎黄无华，面浮。舌脉也为气虚血瘀之象。总之，本病病位在肌肉，病属本虚标实，考虑病程迁延日久，病情复杂，预后一般。

2. 西医诊断依据

（1）右下肢麻木无力 3 个月

（2）专科查体：轻度跛行步态，腰椎生理弯曲，后伸受限，右侧髂后上棘区压痛，股神经牵拉试验（＋），右股四头肌轻度萎缩，股前区、膝前区皮肤痛觉减退，屈髋肌力 3 级 －，股四头肌肌力 4 级 －，足背伸、蹬背伸肌力 5 级。膝反射左侧（＋＋），踝反射双侧（＋＋），右侧股神经 Tinel（＋）。右侧下肢浅感觉减弱。

（3）辅助检查：颈椎 MRI 显示颈$_{4/5}$、颈$_{5/6}$、颈$_{6/7}$椎间盘突出，颈椎退变。胸椎、腰椎 MRI：胸椎、腰椎退变；腰$_4$/腰$_5$、腰$_5$/骶$_1$椎间盘轻度突出。

六、鉴别诊断

1. 强直性肌营养不良（DM）1 型　该病为多系统性疾病，典型患者的发病年龄在成年期，可累及骨骼肌、平滑肌、眼睛、心脏及中枢神经系统等。该病为常染色体显性遗传，典型患者除了四肢远端肌无力和萎缩外，还存在明显的肌强直现象，其特殊的"斧头"面容以及内分泌症状也比较突出，该患者表现与之不符，暂不考虑该诊断。

2. 强直性肌营养不良 2 型　发病年龄在成年期，出现多系统损害表现，最常见症状为轻度波动性或发作性肌肉疼痛、颈屈肌及指屈肌无力，也可以出现心脏传导异常、白内障、2 型糖尿病等，肌强直症状并不十分严重，该患者表现与之不符，暂不考虑该诊断。

七、诊疗计划

1. 中医科 Ⅱ 级护理。

2. 完善血常规、心电图、胸片、腰骶部 MRI 等辅助检查。

3. 给予胞磷胆碱钠、甲钴胺营养神经，积极行院内多学科会诊，明确诊断。

以上病情及治疗方案已向患者及家属讲明，均表示理解并配合治疗。

八、治疗经过

1. 住院第 1 日疑难病例讨论记录　孙钦然主治医师：该病例病史、专科查体、辅助检查结果已明确。血管外科王坤主任看过患者，查体：神志清、精神可、双下肢等长、等粗，双下肢皮温可，双侧股动脉、胫后动脉（＋＋）。双下肢 Burger 征（－）。诊断：右下肢麻木原因待查。建议：血管外科暂无特殊处理。神经内科段瑞生主任询问病史后，查体：右下肢近端肌力 3 级，远端肌力 5 级弱，右侧下肢腱反射消失，右侧下肢浅感觉减弱，病理征阴性。昂伯征阴性，一字步正常。诊断：周围神经病。建议：查自身抗体系列、抗磷脂抗体系列、ANCA 抗体，蛋白电泳、血尿轻链测定。糖耐量试验、肌电图、腰骶丛神经根成像 MRI。骨脊柱科杨允主任看过患者，查体：轻度跛行步态，腰椎生理弯曲，前屈正常，后伸受限，腰椎棘突椎旁无压痛，右侧髂后上棘区压痛，坐骨神经干压痛（－），直腿抬高试验（－），股神经牵拉试验（＋），右股四头肌轻度萎缩，股前区、膝前区皮肤痛觉减退，屈髋肌力 3 级－，股四头肌肌力 4 级⁻，足背伸、姆背伸肌力 5 级。膝反射右侧（－），左侧（＋＋），踝反射双侧（＋＋），巴宾斯基征（－）。右侧股神经 Tinel（＋）。建议复查下肢肌电图，复查盆腔 CT。普放科王大伟主治医师阅片颅脑 MRI、胸椎 MRI，建议：必要时行腰骶部 MRI 平扫。刘方铭主任医师：患者有长期从事电焊工，目前可能存在职业病化学物质慢性中毒的可能性，嘱积极完善相关检查，进一步明确神经病变原因。综合全科室意见，考虑患者麻木无力症状较重，考虑暂行营养神经治疗，目前病因不明，嘱积极完善相关检查，明确病情。

2. 住院第 2 日查房记录　今日查房，患者右下肢麻木无力、感觉障碍较前无变化，饮食、睡眠好，二便正常。专科查体：轻度跛行步态，腰椎生理弯曲，前屈正常，后伸受限，腰椎棘突椎旁无压痛，右侧髂后上棘区压痛，坐骨神经干压痛（－），直腿抬高试验（－），股神经牵拉试验（＋），右股四头肌轻度萎缩，股前区、膝前区皮肤痛觉减退，屈髋肌力 3 级⁻，股四头肌肌力 4 级⁻，足背伸、姆背伸肌力 5 级。膝反射右侧（－），左侧（＋＋），踝反射双侧（＋＋），巴宾斯基征（－）。右侧股神经 Tinel（＋）。右侧下肢浅感觉减弱，病理征阴性。昂伯征阴性，一字步正常。化验结果未见明显异常。心电图未见明显异常。盆腔 CT：平扫未见明显异常，肌电图示：右下肢神经源性损害（累及腰$_{2\sim4}$节段）（2019 年 7 月 11 日）。经多学科会诊意见，考虑目前诊断。中医诊断：痿证（气虚血瘀）；西医诊断：周围神经病变。患者周围神经病变原因当进一步排除。患者急性起病，发病前无明确感染史，嘱今日请风湿科、神经内科、神经外科会诊以明确，继观。

3. **住院第 3 日免疫病科会诊记录** 患者右下肢麻木无力待查，化验示：抗磷脂类抗体测定（2019 年 7 月 11 日）：抗心磷脂抗体 – 总 15.8RU/ml↑，抗 β2 糖蛋白 1 抗体 30.8RU/ml↑。风湿侯岩峰主任看过患者，病史已复习。2019 年 12 月腰骶段 MR：腰椎退行性变：腰$_4$/腰$_5$、腰$_5$/骶$_1$ 椎间盘膨出，腰$_1$/腰$_2$ 水平右侧神经根未见显示，请结合临床。患者无关节痛，无肌肉疼痛。查体：右大腿肌肉略萎缩。肌电图：神经源性损害。处理：我科无特殊处理。3 个月后复查抗磷脂类抗体。遵会诊意见，暂排除风湿免疫性疾病。

4. **住院第 6 日神经内科会诊记录** 患者右下肢麻木无力 3 个月，为明确病因，神经内科段瑞生主任看过患者，建议：肌电图（除外运动神经元病）；可行腰椎穿刺，风湿指标，除外风湿性疾患。遵会诊意见，积极请风湿科会诊，继观。

5. **住院第 7 日神经外科会诊记录** 为明确病因，请神经外科孙希炎主任会诊，病史敬悉。腰椎 CT（2019 年 7 月 15 日）：腰椎退行性变：腰$_4$/腰$_5$、腰$_5$/骶$_1$ 椎间盘膨出。查体：右侧腰$_{1-3}$ 神经根支配区感觉减退，右侧臀肌、股四头肌轻度萎缩，肌力 3 ~ 4 级，右膝腱反射减弱，病理反射未引出。腰椎 MRI 未见明显异常。肌电图示右下肢神经源性损害。据以上，初步考虑诊断：右腰$_{1-3}$ 神经根炎。建议：腰椎穿刺行 CSF 检验，激素短期冲击治疗，神经营养药，神经内科会诊。遵会诊意见，继续激素冲击治疗，继观。

6. **住院第 8 日有创诊疗操作记录** 操作名称：腰大肌间沟神经阻滞。操作步骤：患者于门诊治疗室由吴文庆主治医师行腰大肌间沟神经阻滞，术前签署知情同意书。患者俯卧于治疗床上，充分暴露腰部。以髂脊最高点中点向下 3cm 右侧旁开 5cm 为标记点，用 0.75% 碘伏无菌棉球以标记点为中心进行常规消毒，铺无菌洞巾。抽取 1% 利多卡因 20ml 并于上述标记点局部麻醉，使用 10cm 探针穿刺，触及骨质即为腰$_5$ 横突，注入消炎镇痛液约 2ml，退针少许（0.2 ~ 0.4mm）向上调针，越过横突穿刺 1cm，回抽无血后注入消炎镇痛液约 10ml，出针后，平车推回病房。结果：治疗期间患者未出现心悸、头晕、恶心、呕吐等症状，术后生命体征均正常，密切观察病情变化。术后注意事项：患者术后无明显不适，可暂且观察症状变化，嘱患者去枕静卧 6 小时，限制活动 3 天，针口 72 小时内避免接触水，以防止针口局部感染。

7. **住院第 8 日查房记录** 术后第一天，患者述右下肢肌力明显改善，麻木感无明显变化，睡眠、饮食可、大小便正常。术后第一天，暂不查体。四肢肌电图（2019 年 7 月 17 日）：示右下肢神经源性损害（腰$_{2-4}$ 脊髓节段水平或腰丛可能性大）；吴文庆主治医师结合患者症状和体征分析：患者昨日行腰大肌间沟神经阻滞治疗，腰大肌间沟走行腰丛主要神经，符合肌电图显示腰$_{2-4}$ 周围神经病变病情，局部阻滞治疗，一方面可保护神经，营养神经，抗感染治疗；另一方面可改善局部循环，使因疼痛而引起的肌肉痉挛得到缓解和改善。此患者术后第一天病情明显好转，嘱择日再次行腰大肌间沟阻滞治疗，密切观察患者症状，不适症状及时对症处理。

8. **住院第 10 日有创诊疗操作记录** 操作名称：腰大肌间沟神经阻滞治疗。操作步骤：患者于门诊治疗室由吴文庆主治医师行腰大肌间沟神经阻滞，术前签署知情同意书。患者俯卧于治疗床上，充分暴露腰部。以髂脊最高点中点向下 3cm 右侧旁开 5cm 为标记点，用 0.75% 碘伏无菌棉球以标记点为中心进行常规消毒，铺无菌洞巾。抽取 1%

利多卡因 20ml 并于上述标记点局部麻醉，使用 10cm 探针穿刺，触及骨质即为腰$_5$ 横突，注入消炎镇痛液约 2ml，退针少许(0.2～0.4mm)向上调针，越过横突穿刺 1cm，回抽无血后注入消炎镇痛液约 10ml，出针后，平车推回病房。结果：治疗期间患者未出现心悸、头晕、恶心、呕吐等症状，术后生命体征均正常，密切观察病情变化。术后注意事项：患者术后下肢无明显不适，可暂且观察症状变化，嘱患者去枕静卧 6 小时，限制活动 3 天，针口 72 小时内避免接触水，以防止针口局部感染。

9. 住院第 12 日病程记录　患者述右下肢肌力明显改善，麻木感无明显变化，睡眠、饮食可、大小便正常。查体：轻度跛行步态，腰椎生理弯曲，前屈正常，后伸受限，腰椎棘突椎旁无压痛，右侧髂后上棘区压痛，坐骨神经干压痛(－)，直腿抬高试验(－)，股神经牵拉试验(＋)，右股四头肌轻度萎缩，股前区、膝前区皮肤痛觉减退，屈髋肌力 4 级，股四头肌肌力 4 级 －，足背伸、踇背伸肌力 5 级。膝反射右侧(－)，左侧(＋＋)，踝反射双侧(＋＋)，巴宾斯基征(－)。右侧股神经 Tinel(＋)。右侧下肢浅感觉减弱，病理征阴性。昂伯征阴性，一字步正常。患者行腰大肌间沟神经阻滞治疗后，腰大肌间沟走行腰丛主要神经，局部阻滞治疗，符合肌电图显示腰$_{2～4}$周围神经病变病情，一方面可保护神经，营养神经，抗感染治疗；另一方面可改善局部循环，使因疼痛而引起的肌肉痉挛得到缓解和改善。患者病情明显好转，嘱择日再次行腰大肌间沟阻滞治疗，密切观察患者症状，不适症状及时对症处理。

10. 住院第 13 日有创诊疗操作记录　操作名称：腰大肌间沟神经阻滞。操作步骤：患者于门诊治疗室由吴文庆主治医师行腰大肌间沟神经阻滞，术前签署知情同意书。患者俯卧于治疗床上，充分暴露腰部。以髂脊最高点中点向下 3cm 右侧旁开 5cm 为标记点，用 0.75% 碘伏无菌棉球以标记点为中心进行常规消毒，铺无菌洞巾。抽取 1% 利多卡因 20ml 并于上述标记点局部麻醉，使用 10cm 探针穿刺，触及骨质即为腰$_5$ 横突，注入消炎镇痛液约 2ml，退针少许(0.2～0.4mm)向上调针，越过横突穿刺 1cm，回抽无血后注入消炎镇痛液约 10ml，出针后，平车推回病房。结果：治疗期间患者未出现心悸、头晕、恶心、呕吐等症状，术后生命体征均正常，密切观察病情变化。术后注意事项：患者术后无明显不适，可暂且观察症状变化，嘱患者去枕静卧 6 小时，限制活动 3 天，针口 72 小时内避免接触水，以防止针口局部感染。

11. 住院第 13 日查房记录　今日患者右下肢肌力明显改善，右下肢大腿前侧麻木感未见缓解，大便正常，腰部疼痛较前明显减轻，纳可，眠差。查体：轻度跛行步态，腰椎生理弯曲，前屈正常，后伸受限，腰椎棘突椎旁无压痛，右侧髂后上棘区压痛，坐骨神经干压痛(－)，直腿抬高试验(－)，股神经牵拉试验(＋)，右股四头肌轻度萎缩，股前区、膝前区皮肤痛觉减退，屈髋肌力 4 级，股四头肌肌力 4 级 －，足背伸、踇背伸肌力 5 级。膝反射右侧(－)，左侧(＋＋)，踝反射双侧(＋＋)，巴宾斯基征(－)。右侧股神经 Tinel(＋)。右侧下肢浅感觉减弱，病理征阴性。昂伯征阴性，一字步正常。患者目前病情稳定，要求出院，嘱出院后继续加强肌力锻炼，半月后门诊复查。

九、出院诊断

1. 中医诊断　痿证(气虚血瘀)。
2. 西医诊断　周围神经病变。

十、讨论

周围神经病变是由感觉丧失，肌肉无力与萎缩，腱反射的减退以及血管运动症状，单独地或以任何组合方式形成的综合征。疾病可单独影响一支神经（单一周围神经病变），或不同区域内的 2 支或多支神经（多发的单一周围神经病变），或同时影响许多支神经（多发性周围神经病变）。主要受到损害的可能是轴索，或是髓鞘或施万细胞。小的无髓鞘或有髓鞘纤维受到损害时主要引起温度觉和痛觉丧失；大的有髓鞘纤维受到损害时则造成运动或本体感觉的障碍。有些神经病变如铅中毒、卟啉病主要累及运动纤维；另一些如癌肿引起的后根神经炎、艾滋病、糖尿病或慢性维生素 B_6 中毒则主要影响后根神经节或感觉纤维，产生感觉症状。偶尔，颅神经也可一起被累及。

从病因上来说，单一神经局限的损害最常见的原因是外伤，剧烈的肌肉活动或关节用力的过度牵伸可引起局灶性神经病变，反复的小的损伤同样也能产生局灶性神经病变。压迫性或卡陷性瘫痪通常影响浅表的神经如尺桡神经，发生在骨质隆突处，或发生在狭窄的管道内。压迫性瘫痪也可以由肿瘤、骨质增生、石膏固定、拐杖或长时间处于拘谨的姿势中等因素所引起。神经内出血、受寒或受放射线照射都能引起神经病变。直接的肿瘤侵犯也可产生单一周围神经病变。多发的单一神经病变通常都是继发于胶原－血管性疾病、肉样瘤病、代谢性疾病或感染性疾病。微生物可直接侵入神经引起多发的单一神经病变（如麻风）。急性发热性疾病引起的多发性神经病变可能是由毒素所造成，或由自体免疫反应引起；有时候发生在免疫接种后的多发性神经病变也可能是自体免疫性的。有毒物质一般引起多发性神经病变，但有时也可引起单一神经病变，如重金属类、一氧化碳、许多溶剂、其他工业有毒物质以及某些治疗艾滋病的药物。

结合本患者，从症状上来说比较符合周围神经病变的诊断，病因上来说，患者职业特征较符合长时间处于拘谨的姿势中、接触重金属及其他工业有毒物质而导致此病，在我科经改善微循环、营养神经、止痛等对症治疗，经院内大会诊，诊断为周围神经病变后，积极多次腰大肌间沟阻滞后，患者右下肢肌力明显改善，麻木感未见明显改善。患者右下肢肌力明显缓解，麻木感未见明显改善。嘱患者后期注意避免劳动损伤并加强专业康复锻炼以取得远期疗效。

病例 29　保守治疗双下肢及头疼痛

一、一般资料

患者，李某，女，70岁。

主诉：双下肢阵发性肌肉疼痛、痉挛7年，头痛1个月。

现病史：患者7年前无明显诱因出现双下肢阵发性肌肉疼痛、痉挛。多在夜间3～4点发作，痉挛疼痛发作前有不能憋尿，偶有尿失禁。双下肢痉挛疼痛发作时行走困难，双下肢乏力，全身出汗。发作后第2天感全身乏力，腰部酸痛。1个月前无明显诱因感头痛、昏蒙，起床时感头晕，无视物旋转，无恶心呕吐，休息后减轻。近日上述症状持续加重，严重影响日常生活，今为求进一步治疗，患者自发病以来，饮食可，睡眠不佳，二便调，体重无明显变化。

既往史：患者20年前行子宫切除术；3年前行因右膝半月板损伤行微创治疗，治疗后仍感右膝关节疼痛。有2型糖尿病病史20年，平素服用诺和龙、二甲双胍、拜糖平，皮下注射来得时控制血糖。有甲状腺功能减退5年，服用优甲乐治疗。否认高血压病、冠心病等病史；否认肝炎、结核、伤寒等传染病病史；无重大外伤史，有输血史，行子宫切除术时输血200ml；未发现药物及食物过敏史；预防接种史不详。

个人史：生于原籍，无外地久居史；无疫区、疫水接触史，无其他不良嗜好。

婚育史：适龄婚育，育有1子1女，配偶及子女均体健。

月经史：月经规律，无痛经史。

家族史：否认家族传染病及遗传病史。

二、体格检查

T：36.5℃，P：76次/分，R：15次/分，BP：127/71mmHg。老年女性，发育正常，营养中等，神志清楚，自主体位，检查合作。全身皮肤无黄染、无瘀点、无出血点。全身浅表淋巴结未触及肿大。头颅发育正常，毛发分布均匀，眼睑无水肿，结膜无充血，巩膜无黄染，双侧瞳孔等大等圆，对光反射及调节反射存在，耳、鼻无异常，口唇无发绀，咽部无充血，扁桃体无肿大。颈软，无抵抗，颈静脉无怒张，气管居中，甲状腺无肿大。胸廓对称无畸形，双侧乳房对称，未触及明显包块。双肺呼吸音清晰，未闻及干、湿性啰音。心前区无隆起及凹陷，心界无扩大，心率76次/分，节律规整，各瓣膜听诊区无闻及病理性杂音。腹部平坦，腹软，无压痛，无反跳痛。肝、脾肋下未触及，Murphy's征阴性，肝、肾区无叩痛，肠鸣音无亢进，移动性浊音阴性。

专科查体：正常步态，颈、腰椎生理曲度可，颈椎及腰椎棘间压痛（－），双侧颈、腰夹脊穴压痛（−），秩边穴压痛（−），臀中肌压痛（−），双侧直腿抬高试验（−），双侧"4"字征（−），双侧梨状肌牵拉试验（−），双侧膝腱反射（＋），双侧跟腱反射（＋），双下肢肌力正常，拇趾背伸力正常，双侧下肢深浅感觉未触及异常。右膝关节局部皮温不高，双膝眼饱满，右膝内外关节间隙及髌周压痛（＋），右侧髌上囊压痛（＋），膝内侧副韧带压痛（＋），外侧副韧带压痛（＋），内膝眼压痛（＋），过伸、过屈试验（−），麦氏症（−），侧扳试验（−），双足背动脉搏动可。

三、辅助检查

暂无。

四、入院诊断

1. 中医诊断　痹证（气虚血瘀）。

2. 西医诊断　①双下肢疼痛痉挛原因待查；②颈源性头痛；③膝骨关节炎；④2 型糖尿病；⑤甲状腺功能减退；⑥子宫切除术后。

五、诊断依据

1. 中医辨证辨病依据　患者双下肢阵发性肌肉疼痛、痉挛 7 年，头痛 1 个月，饮食可，睡眠不佳，二便调，舌质暗红，苔白，脉弦细。综观脉症，四诊合参，该病属于祖国医学的"痹证"范畴，证属气虚血瘀。患者老年女性，气血渐亏，气不行血使血液运行不畅，导致经络阻滞不通，加之风、寒、湿邪入侵，更易引起气血运行不畅，经脉痹阻，不通则痛。舌脉也为气虚血瘀之象。总之，本病病位在颈腰，病属本虚标实，考虑病程迁延日久，病情复杂，预后一般。

2. 西医诊断依据

（1）患者，女，70 岁，双下肢阵发性肌肉疼痛、痉挛 7 年，头痛 1 个月。

（2）患者有子宫切除术、右膝半月板损伤、行微创治疗、2 型糖尿病、甲状腺功能减退病史。

（3）专科检查：双侧膝腱反射（＋），双侧跟腱反射（＋）。右膝关节局部皮温不高，双膝眼饱满，右膝内外关节间隙及髌周压痛（＋），右侧髌上囊压痛（＋），膝内侧副韧带压痛（＋），外侧副韧带压痛（＋），内膝眼压痛（＋）。

六、鉴别诊断

1. 低钙血症　血清钙低于 2mmol/L 时，为低钙血症。由于钙离子可降低神经肌肉的兴奋性，低钙血症时神经肌肉的兴奋性增高，可出现肌痉挛。轻症患者可用面神经叩击实验或束臂加压试验诱发典型抽搐，慢性低钙血症还可表现为骨痛。该患者可入院后行电解质等实验室检查，可排除此病。

2. 癫痫　可见于各个年龄段。65 岁以上的老年人由于脑血管病、老年痴呆和神经系统退行性变增多，癫痫发病率又见上升。癫痫发作的临床表现复杂多样。其中肌阵挛发作是肌肉突发快速短促的收缩，表现为类似于躯体或者肢体电击样抖动，有时可连续数次，可以为局部的动作。行脑电图检查可鉴别。

七、诊疗计划

1. 中医科 Ⅱ 级护理。

2. 完善各项辅助检查，包括三大常规、肝肾功能、电解质、凝血功能、血糖、肌酸肌酶谱、肌电图等，以协助诊治。

3. 暂给予营养神经、促进代谢等治疗。

4. 请上级医师指导治疗。

以上病情及治疗方案已向患者及家属讲明，均表示理解并配合治疗。

八、治疗经过

1. **住院第 2 日查房记录**　患者入院第 2 天，夜间未出现肌肉痉挛疼痛，睡眠较差，饮食可，二便调。查体同前。入院后各项辅助检查结果（2017 年 3 月 8 日）：红细胞沉降率测定（ESR）（仪器法）：血沉 24mm/h↑；C 反应蛋白测定（CRP）（免疫散射比浊法）：C 反应蛋白 3.89mg/L↑；肝功能、肾功能、血脂、葡萄糖测定（酶法）、电解质：葡萄糖 7.81mmol/L↑，三酰甘油 2.06mmol/L↑；女性肿瘤全项：铁蛋白 249.48ng/ml↑；心电图示：①窦性心律；②肢体 QRS 低电压趋势；③完全性右束支传导阻滞；④T 波改变；⑤可疑 Q 波。颈椎重建：颈椎退行性变，颈$_2$/颈$_3$、颈$_3$/颈$_4$ 椎间盘轻度突出。余未见明显异常。结合临床症状及影像学检查，同意目前诊断：中医诊断：痹证（气虚血瘀）；西医诊断：①双下肢疼痛痉挛原因待查；②颈源性头痛；③膝骨关节炎；④2 型糖尿病；⑤甲状腺功能减退；⑥子宫切除术后。考虑患者病情复杂，明日请多学科会诊，明确诊断，再行治疗。

2. **住院第 3 日病程记录**　患者入院第 3 天，住院期间未再发生肌肉疼痛痉挛。饮食可，睡眠欠佳，二便调。查体同前。今日下午行院内多学科会诊，以进一步明确诊断，进行下一步治疗。

3. **住院第 3 日院内多学科会诊记录**　为求进一步明确诊断，指导治疗，特进行院内多学科会诊。影像科史浩主任医师会诊意见：左前降支动脉多发软斑块及混合斑块，腰$_3$/腰$_4$、腰$_4$/腰$_5$、腰$_5$/骶$_1$ 椎间盘膨出并相应水平双侧隐窝狭窄。心内科徐瑞主任医师会诊意见：下肢肌肉痉挛原因待查，建议查双下肢动静脉彩超；查肌酸激酶，发作时复查电解质；查 24 小时尿钾、尿钠、尿钙、尿氯、尿蛋白、尿肌酐；做 24 小时动态心电图。神经内科张兆旭主任医师会诊意见：建议查双下肢肌电图，甲状旁腺激素；双下肢动静脉超声；颅脑 DNI、颅脑 MKA、颈动脉超声；叶酸片 1 片 1 次/日口服；弥可保肌内注射；前列地尔静脉滴注；补钙治疗。神经内科朱梅佳主任医师会诊意见：考虑痛性痉挛。建议：行颈、胸、腰脊髓 MRI；必要时可行视频脑电；查甲状腺、甲状旁腺激素，行甲状腺、甲状旁腺彩超。消化内科王义国主任医师会诊意见：目前暂不考虑消化内科疾病，同意贵科处理，同意以上科室的相关处理意见，行腹部 CT。综合多学科会诊意见，与患者沟通，继续进一步讨论，指导下一步治疗。

4. **住院第 6 日查房记录**　患者入院后夜间未再出现肌肉痉挛疼痛，睡眠可，饮食可，二便调。查体同前。血清促甲状腺激素测定（化学发光法）（2017 年 3 月 11 日）：促甲状腺激素 13.890μIU/ml↑，甲状旁腺激素 34.40pg/ml。辅助检查：颅脑、胸椎、颈椎 MRI（2017 年 3 月 9 日，我院）：脑内多发缺血灶，部分空蝶鞍，副鼻窦炎，颈胸椎退行性变，颈$_4$/颈$_5$、颈$_5$/颈$_6$ 椎间盘突出，胸$_2$ 椎体异常信号灶，考虑脂肪变性。甲状腺、甲状旁腺彩超（2017 年 3 月 10 日，我院）：符合桥本甲状腺炎声像图表现，双侧颈部淋巴结显示。甲状旁腺区扫查未见明显异常。下肢动静脉彩超(2017年3月10日,我院)双下肢动脉多发斑块形成,双侧股总静脉瓣膜功能不全,左小腿肌间静脉内径增宽。脑电图(2017年3月10日,我院):大致正常范围脑电图。分析患者目前诊断:中医诊断:痹证(气虚血瘀);西医诊断:①肌肉痛性痉挛;②颈椎病;③膝骨关节炎;④2型糖尿病;⑤甲状腺功能减退;⑥子宫切除术后;⑦陈旧性脑梗死;⑧桥本甲状腺炎。考虑患者自入院以来,未再发作,患者要求出院。刘垒副主任医师批准明日出院。嘱出院后注意休息,避免劳累,不适随诊。

九、出院诊断

1. 中医诊断　痹证(气虚血瘀)。

2. 西医诊断　①肌肉痛性痉挛;②颈椎病;③膝骨关节炎;④2型糖尿病;⑤甲状腺功能减退;⑥子宫切除术后;⑦陈旧性脑梗死;⑧桥本甲状腺炎。

十、讨论

患者老年女性,兼病较多,需防漏诊误诊,考虑患者病情复杂,特请多学科会诊协助诊疗,综合影像科会诊意见、心内科会诊意见、消化内科会诊意见、神经内科会诊意见,考虑痛性痉挛。考虑因腰椎病变、下肢血管神经病变因素可能性大,追加诊断:桥本甲状腺炎。肌肉痛性痉挛表现为不自主伴有疼痛的骨骼肌强烈收缩。每次仅数分钟,可自行缓解,反复发作,多在夜间睡眠时,老年女性多见,常仅累及腓肠肌及足部肌肉,可左右交替发作。发作时肌电图(EMG)可确诊。住院期间因病施治,对症治疗。住院期间给予降血糖、降血压、营养神经等对症治疗,患者住院后症状再未发作。

病例 30　针刀治疗踝及足趾关节痛

一、一般资料

患者，庞某，女，53 岁。

主诉：左踝及足趾关节疼痛 7 年余。

现病史：患者 7 年前扭伤后出现左踝关节疼痛，左踝外侧肿胀疼痛，无局部皮温升高，无局部发红，不敢下地行走，经治疗后缓解（具体不详）。此后症状反复发作，遇劳累后加重，足踝关节活动轻度受限，足内翻时症状加重，并出现足跖趾关节周围疼痛，以第 4 跖趾关节为主，不敢久行，行针灸、膏药、理疗等治疗，效果不明显，于 2018 年 1 月 14 日于我科住院，行腰椎及左足 MR：腰椎退行性变：腰$_3$/腰$_4$、腰$_4$/腰$_5$、腰$_5$/骶$_1$ 椎间盘膨出；胸$_{12}$ 椎体异常信号，考虑为血管瘤，左足距骨、舟骨、跟骨、楔骨及部分跖骨骨软骨炎、骨髓水肿；左足跗骨窦区异常信号，考虑跗骨窦综合征。排除介入手术禁忌证后，在介入室行左踝关节复杂性针刀松解术＋关节腔灌注＋关节腔减压＋普通臭氧注射术，术后 4 天出现左下肢肌间静脉血栓，给予抗凝治疗，患者症状缓解住院 13 天好转出院。出院后患者症状有所反复，今为进一步治疗，再次来我院就诊，门诊以左跗骨窦综合征收入院。患者发病以来，饮食可，睡眠一般，二便正常。体重未见明显变化。

既往史：既往下肢深静脉血栓病史 2 个月余，既往腰椎间盘突出症病史 2 个月余。否认冠心病、糖尿病、高血压病等病史；否认肝炎、结核、伤寒等传染病病史；无重大外伤及手术史，无输血史；否认药物及食物过敏史；预防接种史随当地。

个人史：出生于原籍，无外地久居史，无疫区居住史及疫水接触史。无烟酒等特殊不良嗜好。

婚育史：适龄婚育，育有 1 子，配偶及儿子体健。

月经史：16 岁月经初潮，3～5/28～31 天，49 岁绝经，既往月经规律，无痛经史。

家族史：父母健在，否认家族传染病史及遗传病史。

二、体格检查

T：36.4℃，P：68 次/分，R：17 次/分，BP：122/78mmHg。患者中年女性，发育正常，营养中等，神志清楚，自主体位，检查合作。全身皮肤无黄染、无瘀点、无出血点。全身浅表淋巴结未触及肿大。头颅发育正常，毛发分布均匀，眼睑无水肿，结膜无充血，巩膜无黄染，双侧瞳孔等大等圆，对光反射及调节反射存在，耳、鼻无异常，口唇无发绀，咽部无充血，扁桃体无肿大。颈软，无抵抗，颈静脉无怒张，气管居中，甲状腺无肿大。胸廓对称无畸形，双侧乳房对称，未触及明显包块。双肺呼吸音清晰，未闻及干、湿性啰音。心前区无隆起及凹陷，心界无扩大，心率 68 次/分，节律规整，各瓣膜听诊区无闻及病理性杂音。腹部平坦，腹软，无压痛，无反跳痛。肝、脾肋下未触及，Murphy's 征阴性，肝、肾区无叩痛，肠鸣音无亢进，移动性浊音阴性。脊柱无畸形，四肢无畸形，双下肢无水肿。双下肢足背动脉搏动正常。肱二头肌反射正常，膝腱反射正常，腹壁反射正常。巴氏征阴性，布氏征阴性。

专科查体：步态正常，脊柱无异常。左踝关节无肿胀、疼痛，活动轻度受限，左踝关节外侧广泛压痛，足跖趾第 3、第 4、第 5 跖趾关节压痛，双侧直腿抬高试验（−），四肢肌力、肌张力正常。膝腱反射、跟腱反射、肱二头肌腱反射（＋＋），桡骨骨膜反射存在，巴宾斯基征（−），布氏征（−），克尼格征（−）

三、辅助检查

左足 MRI：左足距骨、舟骨、跟骨、楔骨及部分跖骨骨软骨炎、骨髓水肿；左足跗骨窦区异常信号，考虑跗骨窦综合征（2019 年 1 月 15 日，我院）。

四、入院诊断

1. 中医诊断　痹症（瘀血阻络）。
2. 西医诊断　①左跗骨窦综合征；②腰椎间盘突出症；③下肢深静脉血栓形成。

五、诊断依据

1. 中医辨病辨证依据　患者左踝及足趾关节疼痛 7 年。饮食睡眠可，二便正常，舌质暗红，苔白，脉弦。综合脉症，四诊合参，该病属祖国医学的痹症范畴，证属瘀血阻络。患者中年女性，筋脉失养，瘀血阻路，不通则痛，舌脉也为瘀血阻络之象，总之，本病病位在经络关节，病属标实，考虑病程迁延日久，病情复杂，预后一般。

2. 西医诊断依据

（1）左踝及足趾关节疼痛 7 年余。

（2）既往下肢深静脉血栓病史 2 个月余，既往腰椎间盘突出症病史 2 个月余。

（3）专科查体：活动轻度受限，左踝关节外侧广泛压痛，足跖趾第 3、第 4、第 5 跖趾关节压痛，膝腱反射、跟腱反射、肱二头肌腱反射（＋＋），桡骨骨膜反射存在。

（4）辅助检查：见上文。

六、鉴别诊断

1. 风湿性关节炎　多见于青少年，风湿热的临床表现之一，有链球菌感染史。四肢大关节游走性肿痛，但很少出现关节畸形是其关节炎的特点。关节外的症状包括心脏炎、发热、皮下结节、咽痛等，血清抗链球菌溶血素 O 度升高，RF（−）。该患者无上述临床表现，与之不符，暂不考虑该诊断。

2. 类风湿关节炎　好发于女性，多表现为手足小关节对称性肿痛，持续时间一般超过 6 周，伴晨僵，关节肿痛常反复发作，化验类风湿因子阳性，病程长者，可有关节破坏导致关节畸形，功能受限，关节 X 线早期表现为骨质疏松，晚期表现关节腔隙变窄，关节骨性强直。该患者表现与之不符，可排除。

七、诊疗计划

1. 中医科Ⅱ级护理。

2. 准备行非血管 DSA 引导下左踝及足底针刀治疗 + 关节腔减压术 + 关节腔灌洗术 + 普通臭氧注射术。后择期行腰部针刀治疗。

3. 给予营养神经、止痛等对症治疗。

4. 根据病情变化，及时调整医嘱。

八、治疗经过

1. 住院第 1 日副主任医师查房记录　患者下午夜间低热，平卧时右髋关节疼痛不明显，查体：腰椎生理曲度可，腰$_{3\sim5}$棘间压痛（+），叩击痛（+），腰$_4$/腰$_5$右侧夹脊穴压痛（+），左侧秩边穴压痛（+），左侧臀中肌压痛（+），左侧臀上皮神经卡压点压痛（+），左侧秩边穴压痛（+），左侧臀中肌压痛（+），直腿抬高试验：左侧 30°（+），左侧梨状肌牵拉试验（+），右侧（－），双侧"4"字征（－），双侧膝腱反射（++），双侧跟腱反射（++），双下肢肌力、肌张力可，双拇趾背伸肌力正常，双侧下肢深浅感觉未触及明显异常，病理征（－）。化验示：红细胞沉降率测定（ESR）（仪器法）：血沉 43mm/h↑，今日副主任医师查房，患者发热伴关节痛，需与肺炎、结核、风湿病相鉴别，目前综合患者曾有羊肉接触史，结合患者症状体征，考虑布氏杆菌、结核可能性较大。布氏杆菌病是一种全身感染性疾病，临床表现多样，可累及多系统。关节痛是布氏杆菌病临床表现之一，其中有学者统计约 1/3 患者出现肘、膝、骶髂、髋等关节肿痛。关节受累可分为 3 种类型，即周围关节、髋关节和脊柱关节受累，其中以周围大关节多见，而累及中轴者少见，且早期症状不典型，极易误诊为血清阴性脊柱关节病。对布氏杆菌病的实验室诊断方法以血清学为主，但布氏杆菌与其他细菌之间易产生血清学交叉反应，仅靠此诊断容易误诊。血或骨髓培养病原学检查是最可靠的诊断方法，但阳性率不高。患者曾就诊于多家医院，目前暂不明确病因，血常规不高，嘱定于今日行关节穿刺活检、关节灌注治疗，同时积极排查结核、布氏杆菌，积极请相关科室会诊，继观。

2. 住院第 2 日首次查房记录　患者左踝部仍感疼痛。饮食、睡眠可，二便正常。专科查体：跛行步态，脊柱无异常。左踝关节中度肿胀、疼痛，活动受限，左踝关节周围广泛压痛，腰$_3$~骶$_1$棘间叩击痛（+）、压痛（+），腰$_4$/腰$_5$、腰$_5$/骶$_1$夹脊穴压痛（+），双侧直腿抬高试验（－），四肢肌力、肌张力正常。膝腱反射、跟腱反射、肱二头肌腱反射（++），桡骨骨膜反射存在，巴宾斯基征（－），布氏征（－），克尼格征（－）。孙钦然主治医师查房后分析：结合患者临床症状及辅助检查，目前诊断明确：中医诊断：痹症（瘀血阻络）；西医诊断：①左跗骨窦综合征；②腰椎间盘突出症；③下肢深静脉血栓形成。术前排除手术禁忌，与患者及家属充分沟通交流并签署知情同意书，拟于明日行非血管 DSA 引导下复杂性针刀松解术 + 关节腔灌注 + 关节腔减压 + 普通臭氧注射术，余治疗暂不变，继观。

3. 住院第 3 日主任医师查房记录　患者诉左足疼痛较前减轻，饮食、睡眠可，二便正常。专科查体：双足活动度可，双足皮温正常，右足底压痛（+－），右足踝及足背内侧压痛（+－），左足局部压痛（－），双侧膝腱反射（++），双侧跟腱反射（++），双下肢肌张力可，双侧下肢深浅感觉未触及明显异常，病理征（－）。刘方铭主任医师查房后分析：患者计划今日给予针刀、臭氧的综合疗法，能有效的松解粘连，消除炎症，纠正足部生物力学平衡。根据诊疗计划，今日于介入室可行，术前与患者及家属充分沟通交流，签署知情同意书，治疗方面暂不变。

4. 住院第3日术前小结　患者诊断明确，头胀、头晕严重影响日常生活，已无手术禁忌证。拟施手术名称和方式：行非血管 DSA 引导下行右髋关节腔持续灌洗 + 关节腔灌注术 + 关节腔减压术 + 普通臭氧注射。拟施麻醉方式：局部麻醉 + 心电监护注意事项：治疗难点是准确定位，已将术中及术后可能出现的危险和并发症向患者及家属讲明，其表示理解，同意介入治疗，并在微创施术知情同意书上签字。手术者术前查看患者情况：术前查看患者，已将患者病情及介入的必要性、风险性以及并发症等向患者及家属进一步讲解，患者及家属表示理解并同意。

5. 住院第3日术后首次病程记录　患者于介入治疗室由刘方铭主任医师行非血管 DSA 技术引导下复杂性针刀松解术 + 普通臭氧注射术 + 关节腔减压术 + 关节腔灌注术，术前签署知情同意书。患者仰卧于治疗床上，充分暴露左踝关节，关节腔冲洗进针点为丘墟穴处，余足踝内侧踝管压痛点3点、左足底5个跖趾关节每关节2个点、内外踝尖下方韧带、跟骨外侧2压痛点、解溪穴、足临泣穴、太冲穴共20个压痛点，用0.75%碘伏无菌棉球以左踝关节为中心进行左下肢常规消毒，铺无菌单，麻醉枪麻醉治疗点，抽取1%利多卡因5ml 并于上述标记点局部麻醉，局部麻醉后抽取维生素 B_6 200mg + 维生素 B_{12} 1mg + 曲安奈德注射液40mg + 醋酸泼尼龙注射液125mg + 0.9%氯化钠注射液适量组成消炎镇痛液，垂直皮面快速进针，每穴注射消炎镇痛液5ml 及45%臭氧5ml，行足内踝踝管卡压处及周围痛点针刀松解，持Ⅰ型4号针刀，刀口线与人体纵轴平行，刀体垂直于皮肤进针至骨面，松解踝管周围粘连及相关组织的粘连和瘢痕处，快速出针刀，棉球按压止血，针刀松解术及臭氧注射术操作完毕。后持Ⅰ型2号针刀，刀口线与人体纵轴平行，刀体垂直于皮肤，先于丘墟穴快速进针，在C形臂定位下穿刺至跗骨窦腔内，松解跗骨窦周围粘连及相关组织的粘连和瘢痕处，快速出针，后应用圆利针穿刺，在C形臂定位下穿刺至跗骨窦腔内，分别注射0.5%利多卡因、消炎镇痛药液、30%臭氧适量反复冲洗后注入医用几丁糖1支，跗骨窦减压及灌注治疗操作完毕，术毕拔出圆利针。左下肢治疗结束。最后贴敷无菌贴，治疗结束，术程顺利，患者安返病房。结果：治疗期间患者无心悸、头晕、恶心、呕吐等不适症状。生命体征均正常。术后注意事项：嘱患者限制活动3天。针口72小时内不要接触水，以防止感染。密切观察病情，及时对症处理。

6. 住院第4日主治医师查房记录　患者术后第一天，诉左足疼痛较前减轻，饮食、睡眠可，二便正常。专科查体：双足活动度可，双足皮温正常，左足底压痛（+-），左足踝及足背外侧压痛（-），左足局部压痛（-），双侧膝腱反射（++），双侧跟腱反射（++），双下肢肌张力可，双侧下肢深浅感觉未触及明显异常，病理征（-）。孙钦然主治医师查房后分析：患者目前疼痛较前减轻，嘱患者适当卧床锻炼，避免负重，观察疗效。

7. 住院第5日主任医师查房记录　患者自诉左足症状明显改善，颈部不适伴肩背部疼痛，饮食睡眠一般，二便正常。专科查体：颈椎椎旁压痛（+-），双侧风池穴、肩井穴、天宗穴、曲垣穴压痛（+），叩顶试验（+），右侧臂丛神经牵拉试验（+），叩顶试验（-），旋颈试验（-），双侧肱二头肌反射（++），双侧肱三头肌腱反射（++），双上肢皮肤深浅感觉未触及异常。刘方铭主任医师查房分析，患者颈肩背部疼痛不适，可行肩背部针刀松解，和患者充分沟通，签署术前知情同意书。

8. 住院第5日术后首次病程记录　患者于介入治疗室由刘方铭主任医师行复杂性针刀松解术＋臭氧注射术，术前签署知情同意书。患者俯卧于治疗床上，充分暴露颈肩部。以脑户穴、大椎穴、双脑空穴、双完骨穴、双曲垣穴、双天宗穴为标记点，用0.75%碘伏无菌棉球以标记点为中心进行常规消毒，铺无菌洞巾。抽取1%利多卡因5ml并于上述标记点局部麻醉，再抽取由2%利多卡因2ml＋维生素B_6 200mg＋维生素B_{12} 1mg＋0.9%氯化钠注射液适量组成的消炎镇痛液，每穴注射3ml，于上述每标记点（脑户穴、双脑空穴、双完骨穴除外）注射45%浓度臭氧2~3ml，臭氧注射术操作完毕。再持I型3号针刀，刀口线与人体纵轴平行，刀体垂直于皮肤，分别在上述标记点快速进针，针刀尖达骨面后行针刀松解，纵疏横拨2~3刀，快速出针，迅速用无菌棉球按压针孔2分钟，无渗出后用一次性敷贴贴敷，针刀松解术操作完毕。术后安返病房。结果：患者在整个治疗过程中生命体征平稳，无心悸、头疼、恶心、呕吐等不适。治疗结束后，以平车推回病房。术后注意事项同前。

9. 住院第6日主治医师查房记录　患者自诉颈部疼痛伴右上肢不适症状明显缓解，饮食睡眠可，二便正常。查体：颈椎椎旁压痛（＋－），双侧风池穴、肩井穴、天宗穴、曲垣穴压痛（＋），叩顶试验（＋），右侧臂丛神经牵拉试验（＋），叩顶试验（－），旋颈试验（－），双侧肱二头肌反射（＋＋），双侧肱三头肌腱反射（＋＋），双上肢皮肤深浅感觉未触及异常。目前本患者治疗后症状明显减轻，暂不做治疗方案改变，密切关注患者病情变化，及时对症治疗。

10. 住院第7日主治医师查房记录　患者颈部及肩背疼痛明显缓解，饮食睡眠可，二便正常。专科查体：颈椎生理曲度变直，颈椎活动度尚可，颈椎椎旁压痛（－），双侧风池穴、肩井穴、天宗穴、曲垣穴压痛（－），叩顶试验（－），右侧臂丛神经牵拉试验（－），叩顶试验（－），旋颈试验（－），余（－）。孙钦然主治医师结合患者查体后分析：患者症状明显改善，通过针刀松解颈周腧穴已经使颈肩背部诸经络气血畅通，颈椎肌肉得以放松，今日可配合颈曲灵被动纠正维持患者颈椎生理曲度，改变颈椎髓核位移，加大椎间隙缓解神经的刺激或压迫。同时给予推拿治疗，疏通经络，偏振光理疗消炎止痛，从而达到预防和治疗疾病的目的，余治疗方案暂不改变，继观。

11. 住院第8日主任医师查房记录　患者诉左踝关节无明显不适，肩背疼痛基本消失，饮食睡眠可，二便正常。专科查体：正常步态，左踝关节无肿胀，局部皮温不高，左踝内踝尖压痛（－），左踝关节下蹲可，无负重情况下左踝关节内外翻、跖背屈及踝关节挤压试验（－），双足背动脉搏动可。患者对治疗效果满意，主动要求今日出院。刘方铭主任医师查房分析，患者左踝关节疼痛基本缓解，颈肩部疼痛也明显减轻，同意其今日出院，嘱出院后继续口服利伐沙班3个月，定期复查D－二聚体及双下肢动静脉彩超，加强左下肢肌力锻炼，勿受凉，勿劳累，2周后复诊，不适随诊。

九、出院诊断

1. 中医诊断　痹症（瘀血阻络）。

2. 西医诊断　①左跗骨窦综合征；②腰椎间盘突出症；③下肢深静脉血栓形成；④颈椎病。

十、讨论

该病需与跖筋膜炎相鉴别，跖筋膜炎是指发生于足底筋膜在跟骨结节起始部的无菌性炎症，是引起足跟痛最常见的原因，为中老年人中发病率较高的疾病。主要表现：跟骨下偏足心处疼痛，可沿跟骨内侧向前扩散；晨起或长时间休息后开始行走时疼痛更明显，活动后减轻，但走路较多后疼痛又加重；查体可见马蹄足样步态，触诊可及跖筋膜区压痛，压痛点尤以跟骨结节内侧最明显。跗骨窦综合征是骨科临床的常见病，该病是由 conner 1985 年提出的认为是踝内翻扭伤的合并症。跗骨窦位于外踝的前下方，它是由距骨沟和跟骨沟相对合组成，是由内后斜向前外侧。跗骨窦后方为跟距后关节，前分为跟距前关节和中关节，此处与距舟、跟骨关节共在一个关节囊中。跗骨窦内含有脂肪组织，相隔而成前、后两组韧带，跗骨窦间前韧带在踝内翻时紧张，常与踝腓侧副韧带的前束（即距腓前韧带）在内翻扭伤中同时受伤。由于踝关节活动频繁，跗骨窦内的脂肪组织营养供应差，当窦内压力升高时劳损变性的脂肪组织也会引起疼痛。主要表现：外踝前下方压痛或疼痛明显；有时行走一段距离后疼痛症状可暂时缓解；下伴有淤斑或水肿；有静息痛或启动痛，踝关节活动受限，尤其以跖屈内翻受阻明显，并伴有屈伸不利，常出现跛行步态；距腓前韧带和趾短伸肌起始部有时疼痛可向足外侧前方放射；胫骨前肌处有酸疼不适；踝内翻试验阳性。针刀治疗本病主要以松解粘连及局部减压为主，配合臭氧消炎镇痛。患者同时患有颈椎病，针刀医学是在中医理论指导下，发挥针与刀结合起来双重作用的一种闭合性手术治疗方法。它认为动态平衡失调、力平衡失调是导致颈椎病发生的根本原因。针刀治疗可减轻颈椎病变的软组织改变及粘连、瘢痕、挛缩、堵塞等病变，减轻神经的刺激或压迫，恢复颈椎的动态平衡。同时，能缓解局部微循环、肌肉紧张和痉挛，改善局部代谢，消除炎性镇痛物质，刺激体内神经内分泌免疫系统产生镇痛物质，具有镇痛作用，达到治疗目的。

患者入院后完善相关化验辅助检查，排除介入手术禁忌证后，在介入室行左踝关节及颈肩部复杂性针刀松解术＋关节腔灌注＋关节腔减压＋普通臭氧注射术，患者症状缓解，效果显著。

病例 31　保守治疗痛风性关节炎

一、一般资料

患者，闫某，男，32岁。

主诉：双足关节疼痛5年，加重伴双膝关节疼痛2年。

现病史：患者5年前因外伤引起左足肿胀，迁延不愈，继而发展为双足关节肿胀、疼痛，无法行走，就诊于××医院，尿酸：576μmol/L，确诊为痛风，给予药物治疗（具体不详），病情好转后出院。此后患者常有双足关节疼痛，自服药物控制。2年前因受凉引起双膝关节疼痛，疼痛剧烈，久站或久坐时疼痛加重，自服中药治疗，症状好转。此后每因劳累和受凉双足及双膝关节疼痛反复发作，自服药物控制。现患者双足、双膝关节疼痛，双膝关节有变形趋势。蹲下起立困难，夜间疼痛尤甚，影响睡眠。无间歇性跛行，无大小便失禁。为求系统治疗，遂来我院就诊。门诊以痛风收住入院。中医望闻切诊：患者自发病以来神志清，精神差，双足、双膝关节疼痛，痛处固定，拒按，日轻夜重，活动不利，面晦唇暗，纳眠尚可，二便调。舌红苔薄白，脉弦紧。

既往史：既往体健。否认高血压、糖尿病、冠心病等慢性病病史。无肝炎、结核等传染病及其接触史，无手术史，无药物过敏史，无外伤及输血史，预防接种史随当地。

个人史：生于本地，无外地久居及疫区居住史。无吸烟、酗酒等不良嗜好。26岁结婚，育有1子，配偶及儿子均体健。

家族史：父母健在。否认家族中有重大遗传病及传染病史。

二、体格检查

T：36.5℃，P：80次/分，R：20次/分，BP：149/76mmHg。中年男性，发育正常，营养中等，神志清，精神差，自主体位，查体合作。全身皮肤、黏膜无黄染、皮疹及出血点，浅表淋巴结未触及肿大。头颅无畸形，眼睑无水肿，双侧瞳孔等大等圆，对光反射存在。耳鼻外形无异常，无异常分泌物。乳突及鼻窦区无压痛。口腔黏膜无溃疡，伸舌居中，无震颤，舌红苔薄白。口唇无发绀，咽部无充血，扁桃体无肿大。颈硬，气管居中，甲状腺无肿大。胸廓对称无畸形，双侧呼吸动度均等，触觉语颤一致，叩诊清音，听诊双肺呼吸音清，未闻及干湿性啰音。心前区无隆起，心浊音界无扩大，心尖波动正常存在，心率80次/分，律齐，各瓣膜听诊区未闻及病理性杂音。腹软，全腹无压痛及反跳痛，肝脾肋下未触及，肝肾区无叩痛，Murphy's征（-），移动性浊音阴性。肠鸣音正常。肛门及外生殖器未查。

专科检查：脊柱无侧弯。双膝关节有轻微变形趋势，双足、双膝关节疼痛，活动受限，双侧内外膝眼压痛（＋）、双犊鼻压痛（＋）、双阳陵泉压痛（＋）、双足掌指关节、指间关节压痛（＋），膝腱反射（＋＋），跟腱反射（＋），拇趾背屈试验（＋），踝阵挛（－），巴宾斯基征（－），克尼格征（－）。

三、辅助检查

尿酸：576μmol/L（2013 年 1 月 3 日，济南××医院）。

四、初步诊断

1. 中医诊断　痹症－痛痹。
2. 西医诊断　痛风。

五、诊断依据

1. 中医辨病辨证依据　患者中年男性，双足、双膝关节僵硬疼痛，活动受限，恰逢小寒节气前后，气候寒冷，病机应有受寒史，寒邪客于经脉，经脉痹阻不通，不通则痛，故症见双足、双膝关节疼痛，为风寒痹阻之象。综合脉证，四诊合参，本病当属祖国医学痹症范畴，痛有定处，得热痛减，遇冷痛剧，阴雨寒冷每可促其发作，舌红苔薄白，脉弦紧，证属痛痹证。

2. 西医诊断依据

（1）患者中年男性，双足关节疼痛 5 年，加重伴双膝关节疼痛 2 年。

（2）专科检查：双膝关节有轻微变形趋势，双足、双膝关节疼痛，活动受限，双侧内外膝眼压痛（＋）、双犊鼻压痛（＋）、双阳陵泉压痛（＋）、双足掌指关节、指间关节压痛（＋），膝腱反射（＋＋），跟腱反射（＋），拇趾背屈试验（＋）。

（3）尿酸 576μmol/L。

六、鉴别诊断

1. 本病需与中医痿证相鉴别　痿证后期，由于肢体关节疼痛，不能运动，肢体长期失用，亦有类似痿证的瘦削枯萎者，故需加以鉴别。两者可资鉴别。

2. 本病需与西医类风湿关节炎相鉴别　类风湿关节炎一般以青、中年女性多见，好发于四肢的小关节，表现为对称性多关节炎，受累关节呈梭形肿胀，常伴晨僵，反复发作可引起关节畸形。类风湿因子多阳性，但血尿酸不高。X 线片可见关节面粗糙和关节间隙狭窄，晚期可有关节面融合，但骨质穿凿样缺损不如痛风明显。

七、诊疗计划

目前存在问题：①双足、双膝关节疼痛；②发作时疼痛明显，影响行走；③影响睡眠，日常生活能力下降。

近期目标：减轻双足、双膝关节疼痛，改善睡眠，提高日常生活能力。

1. 针灸科护理常规，二级护理，低盐低脂普食。

2. 给予针刺、电针 1 次／日，以舒筋通络，提高肢体活动能力。磁热疗法 1 次／日，以活血通络止痛。针刺运动疗法 1 次／日，以增强针感，改善运动功能。中药硬膏热贴敷治疗 1 次／日，以舒筋活血止痛。隔物灸法（3 柱）1 次／日，以温通经络、温肾止痛。中药水煎外洗日一剂。

3. 给予大活络丸 1 丸口服 1 次/日,以活血化瘀、通络止痛。

4. 进一步完善相关检查。

5. 向患者及家属说明病情,患者双足、双膝关节疼痛,病程较长,病情较重,且影响正常生活质量。嘱患者注意休息,调畅情志,避风寒,适当运动。观察病情变化,给予相应治疗措施。患者及家属表示理解,并积极配合治疗。

八、治疗方案

针刺:足三里、阴陵泉、三阴交、太溪、太冲、太白、合谷、阿是穴。每日一次,7 天为 1 个疗程,休息 2 天,继续下一个疗程。治疗 2 次后症状减轻,7 次后疼痛明显缓解,10 次后症状缓解。经 2 个疗程治疗后,活动自如。

2018 年 5 月 16 日,随访,活动正常,未复发。

九、出院诊断

1. 中医诊断　痹症 – 痛痹。

2. 西医诊断　痛风。

十、讨论

1. 痛风的病因病机　痛风性关节炎可归属"痹证"范畴,由于风、寒、湿、热等邪气痹阻经络,影响气血运行,导致筋骨、关节、肌肉等处发生疼痛、重着、酸楚、屈伸不利、肿大变形等症状,轻者病在四肢关节肌肉,重者内舍脏腑。《诸病源候论》记载:"热毒气从脏腑出,攻于手足,手足则热、赤、肿、疼痛也",《格致余论》曰:"血中有热,再受风寒、热血得寒、痰浊凝涩引起",可见古代医家认为急性痛风性关节炎与血中瘀热关系密切,目前普遍认为该病不外乎内外二因,外因多为感受外邪、过食膏粱厚味或嗜饮酒浆,内因多责之劳逸不当,久病体虚,导致湿热蕴结,气血不畅,血不行则成瘀,初发多为邪气偏盛,痹证日久,耗伤气血,损及脏腑,病情缠绵,痰瘀互结,为虚实夹杂之证,涉及肝、脾、肾诸脏。

2. 选穴依据　足三里为阳明胃经合穴,阳明胃经又为多气多血之经,阴陵泉为脾经合穴,两者可补益气血,扶助正气,补后天而调气血;三阴交为脾经经穴,与肾经、肝经交会,长于清热除湿,配伍足三里可加强祛热化瘀除湿之功效;太溪为肾经原穴,可补益肾气,上述四穴是治疗痛风性关节炎最常用的,合用可补益肝肾,健脾祛湿。太冲可疏肝理气行气活血清热利湿之功效,太白为脾经原穴,既可健脾化湿和中,益肾;曲池、合谷可清热化瘀泻浊,并有止痛之功效,按腧穴所在、主治所在之原则,选阿是穴散瘀消肿,通络止痛,加强疗效。

病例 32　保守治疗类风湿关节炎

一、一般资料

患者，孙某，女，56岁。

主诉：双手、双脚关节变形伴疼痛20余年，加重1周。

现病史：患者20年前因受凉、劳累出现双手、双脚趾僵硬、疼痛，晨起时加重，活动后减轻，后逐渐出现双手、双脚关节肿胀、变形，就诊于××医院，确诊为类风湿关节炎，后断续应用药物治疗（具体不详），病情未见明显好转。1周前患者复因受凉出现上述症状加重，现患者双手、双脚关节肿胀、变形，疼痛剧烈，晨起僵硬、疼痛明显。无恶心、呕吐，无大小便失禁。为求系统治疗，遂来我院就诊。门诊以类风湿关节炎收住入院。

既往史：既往体健。否认高血压、糖尿病、冠心病病史。无肝炎、结核等传染病及其接触史，无手术史，无药物及食物过敏史，无外伤及输血史，预防接种史随当地。

个人史：生于本地，无外地久居及疫区居住史。无吸烟、酗酒等不良嗜好。

月经婚育史：26岁结婚，婚后育有1女，配偶及女均体健。

家族史：父已故，死因不详。母健在。否认家族中有重大遗传病及传染病史。

中医望闻切诊：患者自发病以来神志清，精神差，双手、双脚关节肿胀、变形，纳眠尚可，二便调。舌苔薄白、脉浮。

二、体格检查

T：36.2℃，P：67次/分，R：16次/分，BP：100/57mmHg。中年女性，发育正常，营养中等，神志清，精神差，自主体位，查体合作。全身皮肤、黏膜无黄染、皮疹及出血点，浅表淋巴结未触及肿大。头颅无畸形，眼睑无水肿，双侧瞳孔等大等圆，对光反射存在。耳鼻外形无异常，无异常分泌物。乳突及鼻窦区无压痛。口腔黏膜无溃疡，伸舌居中，无震颤，舌苔薄白。口唇无发绀，咽部无充血，扁桃体无肿大。颈硬，气管居中，甲状腺无肿大。胸廓对称无畸形，双侧呼吸动度均等，触觉语颤一致，叩诊清音，听诊双肺呼吸音清，未闻及干湿性啰音。心前区无隆起，心浊音界无扩大，心尖波动正常存在，心率67次/分，律齐，各瓣膜听诊区未闻及病理性杂音。腹软，全腹无压痛及反跳痛，肝脾肋下未触及，肝肾区无叩痛，Murphy's征（-），移动性浊音阴性。肠鸣音正常。肛门及外生殖器未查。

专科检查：脊柱无侧弯。双手、双脚关节僵硬、肿胀、变形，活动范围受限，各指间关节、掌指关节压痛（+），脑膜刺激征（-），巴宾斯基征（-），克尼格征（-）。

三、辅助检查

暂缺。

四、初步诊断

1. 中医诊断　痹症 – 风寒湿痹证。
2. 西医诊断　类风湿关节炎。

五、诊断依据

1. 中医诊断　依据患者为中年女性，因受凉引起风寒湿邪滞留筋脉、关节、肌肉，经脉闭阻。综合脉证，四诊合参，本病当属祖国医学痹症范畴，证见双手、双脚关节肿胀、变形；舌苔薄白、脉浮。证属风寒湿痹证。

2. 西医诊断依据

（1）患者中年女性，双手、双脚关节变形伴疼痛 20 余年，加重一周。

（2）专科检查：双手、双脚关节僵硬、肿胀、变形，活动范围受限，各指间关节、掌指关节压痛（＋）。

六、鉴别诊断

1. 本病中医应与痿证相鉴别　骨痹后期，由于肢体关节疼痛，不能运动，肢体长期失用，亦有类似痿证的瘦削枯萎者，故加以鉴别。

2. 西医鉴别应与风湿性关节炎相鉴别　风湿性关节炎常见累及大关节（膝关节、肘关节等），不造成关节的畸形。还有环形红斑、舞蹈症、心脏炎的症状。类风湿关节炎往往侵犯小关节（尤其是掌指关节、近端指间关节、腕关节），也会侵及其他大小关节，晚期往往造成关节的畸形。还可出现类风湿结节和心、肺、肾、周围神经及眼的内脏病变。

七、诊疗计划

目前存在问题：①双手、双脚关节疼痛；②双手、双脚关节僵硬、变形，活动范围减小，灵活性差；③日常生活能力下降。

近期目标：减轻双手、双脚关节疼痛症状，尽可能恢复手脚的活动度，提高灵活性。

远期目标：提高日常生活能力。

1. 针灸科护理常规，二级护理，低盐低脂普食，测血压 1 次／日。

2. 针刺、电针 2 次／日，以疏通经络，行气活血。磁热疗法 2 次／日，以消除炎症，促进血液循环。针刺运动疗法 2 次／日，以加强针感。隔物灸法 1 次／日，以散寒祛湿止痛。中药水煎外洗每日一剂。

3. 中药以活血化瘀，祛风散寒为主，处方如下：当归 200g、生地黄 100g、独活 30g、寄生 20g、秦艽 30g、细辛 12g、白芍 30g、川芎 20g、杜仲 50g、川牛膝 20g、猪苓 40g、桂皮 15g、麻黄 30g、防风 30g、川乌 15g、地骨皮 30g、熟地黄 45g、徐长卿 30g、半夏 25g、胆星 25g、自然铜 20g、没药 20g、乳香 20g、红花 120g，5 付，水煎 5000ml 外用日一剂。

4. 进一步完善相关检查。

5. 向患者及家属说明病情，患者双手、双脚关节变形，且患者病程较长，病情较重，治疗时需要患者积极的配合，嘱患者活动时小心，避风寒，尽量卧床休息。

八、治疗方案

1. 中药熏蒸治疗　药物组成：当归 200g、生地黄 100g、独活 30g、寄生 20g、秦艽 30g、细辛 12g、白芍 30g、川芎 20g、杜仲 50g、川牛膝 20g、猪苓 40g、桂皮 15g、麻黄 30g、防风 30g、川乌 15g、地骨皮 30g、熟地黄 45g、徐长卿 30g、半夏 25g、胆星 25g、自然铜 20g、没药 20g、乳香 20g、红花 120g 将上药置入纱布袋中，放入熏蒸治疗仪箱内煮沸，蒸汽温度设置为 55℃，将患肢置于治疗仪中熏蒸，20 分/次，1 次/天。

2. 针灸　根据病变关节部位以及循经取穴选择穴位。主穴取肝俞、肾俞、脾俞、气海、关元、足三里；上肢取大椎、曲池、阳池、外关、合谷；下肢选取阳陵泉、风市、梁丘、照海、昆仑；膝关节取血海、阳陵泉、膝阳关、内外膝眼；肩关节取天宗、肩贞、肩髃、肩髎；髋关节取承扶、环跳、秩边；踝关节加申脉、丘墟。常规消毒进针，主穴使用提插补法，配穴使用平补平泻法，得气后留针 30 分钟，每日一次，7 天为 1 个疗程，休息 2 天，继续下一个疗程。

治疗 7 次后疼痛减轻，14 次后疼痛明显缓解，经 4 个疗程治疗后疼痛消失，活动自如。

2017 年 2 月 16 日，随访，活动正常，未复发。

九、出院诊断

1. 中医诊断　痹症－风寒湿痹证。
2. 西医诊断　类风湿关节炎。

十、讨论

中药熏蒸疗法又称蒸汽疗法、汽浴疗法，是根据中医辨证论治的原则，选配一定的中药组成熏蒸方剂，利用中药煎液，趁热在皮肤或患处熏蒸、淋洗，借助药力和热力通过皮肤作用于机体，从而达到治疗目的的传统外治疗法。

普遍认为中药熏蒸疗法的作用机制是药力与热力联合发挥作用的。王氏认为熏蒸、温热可使患部血管扩张，改善局部组织营养，药物中的蛇床子，因含挥发油，其中白色的结晶体及黑绿色油脂状物含有不饱和脂肪酸、饱和脂肪酸、甘油，对病毒有抑制作用，并有祛风燥湿之功能。罗氏认为局部熏蒸疗法所选药物大多是散寒除湿祛风、活血通络之剂，再加酒、醋作药引，增强其黏附力、渗透力，而蒸气使皮肤毛孔腠理开放、血管扩张、肌肉韧带松弛，药物易渗入病所，从而发挥散寒除湿之功。李氏认为中药熏蒸时热力和中药发挥协同作用，热力可改善腰部血液循环，增加供氧量，促进局部组织的新陈代谢，有利于炎症的消散和吸收，而组方中的中药具有开泄腠理、温经散寒、祛风除湿、活血通络、补肾强筋之功，通过经络通于体内，达于病患之处。余氏认为熏蒸疗法机制主要是利用物理热量与中草药结合产生大量的药蒸汽及中药离子作用于皮肤上，使毛细血管扩张，血流加速，促进血液循环、新陈代谢旺盛，加速组织的再生能力和细胞活力，促使组胺样物质包括慢性反应性物质排除。肌肤受到熏蒸，药物有效成分通过肌肤、孔窍深入腠理，腠理疏通，汗孔开泄，全身汗出，从而达到驱逐风寒、疏通淤滞、祛风止痒的目的。王氏认为熏蒸之法可使毛孔开通，腠理开放，局部血液循环得以改善，药物得以充分吸收，药力得以充分发挥。蔡氏根据治疗阴道炎的经验认为组方中的苦参、白鲜皮清热利湿、祛风解毒、杀虫止痒；蛇床子、地肤子祛风利水，燥湿杀虫止痒；黄柏及地肤子、苦参均能清利下焦湿热；百部、川椒杀虫止痒；防风祛风除湿解毒。诸药合用熏洗阴部，药力直达病所。蒙氏根据治疗痹证的体会认为熏蒸疗法是借助温热、机械和药物的作用，对机体发挥疗效的。在选用药物时，主要选用辛香走窜之品，借其性能以达到通络止痛之目的。熏蒸时由于温热刺激，药气热力直达病所，能促进局部和周身的血液循环及淋巴循环，使新陈代谢旺盛，改善局部组织营养和全身功能；疏通经络，行气活血，消肿散瘀，减轻局部组织的紧张压力，同时缓解皮肤、肌肉、肌腱及韧带的紧张或强直，使关节及肢体活动灵活，功能早期恢复。

病例 33　针刀治疗纤维肌痛

一、一般资料

患者，王某，男，40 岁。

主诉：背部疼痛 10 余年，加重 1 年。

现病史：患者 10 余年前劳累后出现背部疼痛，以右侧胸背部疼痛为重，疼痛性质为胀痛、板痛，劳累后加重，休息后减轻，于天气变化无明显相关，自诉与情绪变化有一定相关。曾在外院行 HLA - B27 阴性。未行系统治疗。1 年前自觉背部疼痛加重，板滞不适，伴有全身疼痛不适，疼痛影响夜间睡眠。今为求进一步系统治疗，来我院就诊，门诊以"纤维肌痛"收入院。患者发病以来，饮食可，睡眠欠佳，二便同前。体重未见明显变化。

既往史：既往失眠病史 10 余年，前列腺炎病史 10 余年，双膝关节炎病史 2 年。有反复双肩关节脱位病史多年。否认高血压、冠心病、糖尿病病史，否认肝炎、结核病病史，否认其他手术、重大外伤及输血史，未发现食物及药物过敏史，预防接种史不详。

个人史：生于原籍，无外地久居史；无疫区、疫水接触史，无其他不良嗜好。否认冶游史。

婚育史：26 岁结婚，育有 2 子，配偶及儿子体健。

家族史：父母体健，有 2 哥哥，均体健。否认家族遗传性疾病病史及传染性疾病病史。

二、体格检查

T：36.5℃，P：64 次/分，R：16 次/分，BP：116/61mmHg。患者中年男性，发育正常，营养中等，神志清楚，自主体位，检查合作。全身皮肤无黄染、无瘀点、无出血点。全身浅表淋巴结未触及肿大。头颅发育正常，毛发分布均匀，眼睑无水肿，结膜无充血，巩膜无黄染，双侧瞳孔等大等圆，对光反射及调节反射存在，耳、鼻无异常，口唇无发绀，咽部无充血，扁桃体无肿大。颈软，无抵抗，颈静脉无怒张，气管居中，甲状腺无肿大。胸廓对称无畸形，双侧乳房对称，未触及明显包块。双肺呼吸音清晰，未闻及干、湿性啰音。心前区无隆起及凹陷，心界无扩大，心率 64 次/分，节律规整，各瓣膜听诊区无闻及病理性杂音。腹部平坦，腹软，无压痛，无反跳痛。肝、脾肋下未触及，Murphy's 征阴性，肝、肾区无叩痛，肠鸣音无亢进，移动性浊音阴性。脊柱后凸，四肢无畸形，双下肢无水肿。双下肢足背动脉搏动正常。肱二头肌反射正常，腹壁反射正常。

专科查体：神志清，精神可，查体合作。颈椎曲度可，胸椎后凸畸形，背部广泛压痛，双侧枕骨下肌肉附着处压痛（＋），双侧颈$_{5-7}$横突间隙前侧压痛（＋），双侧斜方肌上缘中点压痛（＋），双肩胛冈内缘冈上肌起点压痛（＋），双侧第2肋骨与肋软骨连接部上面压痛（＋），双侧肱骨外上髁下缘2cm处压痛（＋），双侧臀外上象限、臀肌前皱襞处压痛（＋），双侧大转子突起的后缘压痛（＋），双侧膝关节间隙上方内侧脂肪垫处压痛（＋）。四肢肌力、肌张力正常，深浅感觉未见明显异常。双侧霍夫曼征（－），双侧巴宾斯基征（－）。颈软，脑膜刺激征（－）。

三、辅助检查

暂无。

四、入院诊断

1. 中医诊断　痹症（气滞血瘀）。

2. 西医诊断　①纤维肌痛；②失眠；③膝关节炎；④前列腺炎。

五、诊断依据

1. 中医辨证辨病依据　患者背部疼痛10余年，加重1年，饮食可，大小便正常，睡眠差，舌质暗红，苔白，脉沉缓。综观脉症，四诊合参，该病属于祖国医学的"痹症"范畴，证属气滞血瘀。患者中年男性，平日思虑过多，耗气伤神，气机运行不畅，不通则痛。舌脉也为气滞血瘀之象。总之，本病病位在肌，病属标实，考虑病程迁延日久，病情复杂，预后一般。

2. 西医诊断依据

（1）主诉：背部疼痛10余年，加重1年。

（2）既往史：既往失眠病史10余年，前列腺炎病史10余年，双膝关节炎病史2年。有反复双肩关节脱位病史多年。

（3）专科查体：胸椎后凸畸形，背部广泛压痛，双侧枕骨下肌肉附着处压痛（＋），双侧颈$_{5-7}$横突间隙前侧压痛（＋），双侧斜方肌上缘中点压痛（＋），双肩胛冈内缘冈上肌起点压痛（＋），双侧第2肋骨与肋软骨连接部上面压痛（＋），双侧肱骨外上髁下缘2cm处压痛（＋），双侧臀外上象限、臀肌前皱襞处压痛（＋），双侧大转子突起的后缘压痛（＋），双侧膝关节间隙上方内侧脂肪垫处压痛（＋）。

六、鉴别诊断

强直性脊柱炎：以腰背部疼痛、僵硬、脊柱畸形为主要表现。大多有关节病变，且绝大多数受限侵犯骶髂关节，以后上行发展之颈椎，少数患者先由颈椎或几个脊柱段同时受侵犯，也可侵犯周围关节，伴有关节周围肌肉痉挛、僵硬，晨起明显。本患者目前症状不能排除强直性脊柱炎，需进一步行HLA－B27、骶髂关节X线片，以进一步排除。

七、诊疗计划

1. 中医科Ⅱ级护理。

2. 完善各项辅助检查，如血常规、血沉、C反应蛋白测定、肝功能、肾功能、HLA－B27、心电图、胸片、骶髂关节X线片等，行腰椎CT明确诊断。

3. 给予胞磷胆碱钠促进代谢，丹参活血化瘀以及对症支持治疗。

八、治疗经过

1. **住院第 2 日查房记录**　患者述仍有背痛，伴有自觉全身不适，自觉乏力。夜间间断睡眠。专科查体：双侧枕骨下肌肉附着处压痛（+），双侧颈$_{5\sim7}$横突间隙前侧压痛（+），双侧斜方肌上缘中点压痛（+），双肩胛冈内缘冈上肌起点压痛（+），双侧第 2 肋骨与肋软骨连接部上面压痛（+），双侧肱骨外上髁下缘 2cm 处压痛（+），双侧臀外上象限、臀肌前皱襞处压痛（+），双侧大转子突起的后缘压痛（+），双侧膝关节间隙上方内侧脂肪垫处压痛（+）。辅助检查返回显示：三酰甘油 5.37mmol/L↑，双肺纹理增多，请结合临床；双侧骶髂关节未见明显异常，请结合临床。刘方铭主任医师结合患者查体后分析：患者 HLA-B27 阴性，骶髂关节未见异常，暂不考虑强直性脊柱炎。患者持续 3 个月以上的全身性疼痛：身体的左、右侧、腰的上、下部及中轴骨骼（颈椎或前胸或胸椎或下背部）等部位同时疼痛。同时 18 个痛点中压痛明显，同时并伴有疲劳、睡眠障碍、晨僵等，纤维肌痛诊断成立，按入院诊疗计划，准备明日行督脉、夹脊穴、背俞穴为主的针刀松解 + 臭氧注射术。后期配合银质针松解术，同时和患者反复沟通病情，辅助心理治疗。

2. **住院第 3 日术后首次病程记录**　患者于介入室由刘方铭主任医师非血管 DSA 引导下复杂性针刀松解术 + 普通臭氧注射术，术前签署知情同意书。患者俯卧于治疗床上，充分暴露背部。以脑户穴、大椎穴、右侧肩井穴、双侧脑空穴、双侧曲垣穴、双侧天宗穴、身柱、陶道、筋缩、中枢、脊中、命门、志室、双侧肝俞、双侧胆俞、双侧气海俞、双侧关元俞、胸背部阿是穴，共 30 个部位为标记点，用 0.75% 碘伏无菌棉球以标记点为中心进行常规消毒，铺无菌洞巾。抽取 0.5% 利多卡因于上述标记点局部麻醉，局部麻醉后抽取 2% 利多卡因 2ml + 维生素 B$_6$ 200mg + 维生素 B$_{12}$ 1mg + 曲安奈德注射液 40mg + 醋酸泼尼龙注射液 125mg + 0.9% 氯化钠注射液适量，组成消炎镇痛液，以上述标记点为进针点，垂直皮面快速进针，每点注射消炎镇痛液 2~4ml，注射 45% 臭氧 1~2ml，注射完毕后，后持 I 型 4 号针刀，刀口线与人体纵轴平行，刀体垂直于皮肤，于上述标记点快速进针，松解神经根周围粘连及相关组织的粘连和瘢痕处，快速出针。右侧肩井穴及阿是穴针刀松解以浅筋膜层、深筋膜减张减压为主。敷贴固定，针刀松解术操作完毕。以平车推回病房。患者在整个治疗过程中生命体征平稳，无心悸、头疼、恶心、呕吐等不适。嘱患者针口 72 小时内保持清洁干燥，以防止针口局部感染。

3. **住院第 4 日查房记录**　患者诉背部疼痛稍有减轻，仍有背部疼痛不适。夜间睡眠可。二便正常。专科查体：右侧胸段竖脊肌紧张、压痛明显，脊柱区叩击痛。刘维菊主治医师查房，进一步追问病史，患者双膝关节疼痛不适 2 年余，久行后加重，劳累后加重；有反复肩关节脱位病史，现仍有双肩关节疼痛不适，昨日治疗后减轻；近 1 年来逐渐出现双肘、腕、踝等关节不适、怕冷。纤维肌痛患者常见全身广泛性肌肉疼痛和广泛存在的压痛点，尤以中轴骨骼、肩胛带、骨盆等处常见，其他包括膝、踝、肘、腕、足等部位，常描述疼痛令人心烦意乱，自诉关节痛，但没有关节肿。患者上、中、下背部疼痛，伴有四肢关节疼痛不适、睡眠障碍、情绪障碍，符合纤维肌痛疾病特点。进一步和患者沟通病情，正确认识疾病，减轻对疾病未知的迷茫。治疗上给予普瑞巴林降低神经兴奋及提高疼痛阈值，盐酸乙哌立松片（妙钠）缓解骨骼肌紧张度，继观。

4. **住院第 5 日日常病程记录**　患者诉背部疼痛较前明显减轻，自诉背部发紧、全身不适明显好转，自我感觉良好。颈肩部疼痛不适明显减轻。仍有右侧中、下背部疼痛不适明显，程度较入院前减轻。今日按计划行银质针软组织松解。患者目前病情稳定好转，进一步沟通病情，指导患者正确认识本病，积极配合治疗。

5. 住院第6日查房记录　患者病情稳定好转，较昨日无明显变化。刘方铭主任医师查房，分析：纤维肌痛属于中医痹病范围。治疗以安神养血、舒经通络、活血化瘀、行气止痛，以解除患者的疼痛和睡眠障碍。本患者入院后通过督脉、膀胱经为主的穴位针刀松解＋臭氧注射，辅助药物治疗和心理疏导，患者症状稳定好转，准备周一行第二次背部针刀松解＋臭氧注射治疗，并配合银质针软组织松解。继观病情变化。

6. 住院第8日术后首次病程记录　患者于介入室由刘方铭主任医师非血管 DSA 引导下复杂性针刀松解术＋普通臭氧注射术，术前签署知情同意书。患者俯卧于治疗床上，充分暴露背部。以大椎穴、双侧脑空穴、双侧曲垣穴、双侧天宗穴、灵台、至阳、筋缩、中枢、脊中、双侧肝俞、双侧胆俞、双侧志室、双侧髂腰韧带、双侧腰眼、右侧胸部竖脊肌阿是穴 8 个，共 32 部位为标记点，常规消毒，铺无菌洞巾。抽取 0.5% 利多卡因于上述标记点局部麻醉，局部麻醉后抽取维生素 B_6 200mg ＋维生素 B_{12} 1mg ＋曲安奈德注射液 40mg ＋醋酸泼尼龙注射液 125mg ＋0.9% 氯化钠注射液适量，组成消炎镇痛液，以上述标记点为进针点，垂直皮面快速进针，每点注射消炎镇痛液 2～4ml，注射 45% 臭氧 1～2ml，注射完毕后，后持 I 型 4 号针刀，刀口线与人体纵轴平行，刀体垂直于皮肤，于上述标记点快速进针，松解神经根周围粘连及相关组织的粘连和瘢痕处，快速出针。阿是穴针刀松解以筋膜层减张减压为主。操作完毕后，敷贴贴敷。以平车推回病房。患者在整个治疗过程中生命体征平稳，无心悸、头疼、恶心、呕吐等不适。嘱患者针口 72 小时内保持清洁干燥，以防止感染。

7. 住院第9日查房记录　患者昨日行第二次介入治疗后，诉针眼疼痛，双膝关节仍有疼痛不适，久行后明显，自觉膝部无力。查体：针眼愈合良好，无红肿，双膝关节无畸形，活动无受限，内侧间隙压痛（＋），髌下脂肪垫处压痛（＋），髌骨研磨试验（＋－）。刘维菊主治医师查房后，进一步和患者沟通病情，今日行双膝关节几丁糖关节内注射。

8. 住院第9日有创诊疗操作记录　操作名称：局部麻醉下双膝关节关节腔减压术＋关节腔灌注治疗术。操作步骤：患者术前签署知情同意书。患者仰卧于治疗床上，充分暴露双膝关节，标记进针点为外膝眼。用 0.75% 碘伏无菌棉球以标记点为中心进行常规消毒，铺无菌洞巾。抽取 1% 利多卡因 5ml，先局部垂直皮面快速进针行局部麻醉，后向髌上囊位置穿刺，确认在关节腔内后推注少量利多卡因，后抽取少量关节腔液后给予医用几丁糖，注射完毕后快速出针，迅速用无菌棉球按压针刀孔 2 分钟，针刀孔无出血渗液后，操作完毕。治疗期间患者未出现心悸、头晕、恶心、呕吐等不适，生命体征均正常。术后平车推回病房。术后注意事项：嘱患者双膝关节限制活动 1 天，刀口 72 小时内避免接触水，以防止针口局部感染。

9. 住院第10天日常病程记录　患者诉背部疼痛较前明显减轻，自觉右侧中、下背部发紧症状好转，夜间睡眠好，未诉特殊不适。今日按计划行腰背部银质针软组织松解术。余治疗方案不变，进一步和患者沟通病情，指导患者正确认识本病，疾病恢复过程出现症状波动为常见情况，无须惊慌，积极沟通，及时对症处理。

10. 住院第 12 日查房记录　患者病情稳定，背部疼痛较前明显好转，减轻 7/10 分，自觉背部发紧明显减轻，仍有右侧颈肩部自觉发凉，夜间睡眠差。查体：颈椎曲度可，胸椎后凸畸形，右侧中、下背部竖脊肌压痛较前减轻，双侧枕骨下肌肉附着处压痛（－），双侧颈$_{5\sim7}$横突间隙前侧压痛（＋－），双侧斜方肌上缘中点压痛（＋），双肩胛冈内缘冈上肌起点压痛（＋－），双侧第 2 肋骨与肋软骨连接部上面压痛（＋－），双侧肱骨外上髁下缘 2cm 处压痛（＋－），双侧臀外上象限、臀肌前皱襞处压痛（＋－），双侧大转子突起的后缘压痛（－），双侧膝关节间隙上方内侧脂肪垫处压痛（＋－）。四肢肌力、肌张力正常，深浅感觉未见明显异常。刘方铭主任医师查房，嘱患者病情稳定好转，明日办理出院手续，半个月后复查。

九、出院诊断

1. 中医诊断　痹症（气滞血瘀）。
2. 西医诊断　①纤维肌痛；②失眠；③膝关节炎；④前列腺炎。

十、讨论

纤维肌痛综合征属于风湿病的一种，特征是弥散性肌肉疼痛，常伴有多种非特异性症状；典型的情形是患者身体的某些特定部位有压痛，不需要特异的实验室或病理学检查来帮助诊断。纤维肌痛综合征的原因不明，但患者可有先前的躯体或精神创伤史。纤维肌痛综合征最突出的症状是全身弥散性疼痛，持续在 3 个月以上，同时会合并一些其他临床表现，常见的包括睡眠障碍、躯体僵硬感、疲劳、认知功能障碍等。纤维肌痛综合征很难治疗，目前还属于不能治愈的慢性疼痛性疾病。常见病因有中枢神经敏感化、免疫紊乱、感染、遗传。

纤维肌痛综合征多见于女性，最常见的发病年龄为 25～60 岁。其临床表现多种多样，但主要有下述 4 组症状。①主要症状：全身广泛性肌肉疼痛和广泛存在的压痛点是所有纤维肌痛综合征患者都具有的症状。疼痛遍布全身各处，尤以中轴骨骼（颈、胸椎、下背部）及肩胛带、骨盆带等处为常见。其他常见部位依次为膝、手、肘、踝、足、上背、中背、腕、臀部、大腿和小腿。大部分患者将这种疼痛描写为钝痛，痛得令人心烦意乱。患者常自述有关节痛，但没有关节肿。另一现象是在一些特殊部位存在的压痛点，这些压痛点存在于肌腱、肌肉及其他组织中，往往呈对称性分布。用一定的力量按压这些压痛点时，患者会感受到疼痛；②常见症状：本组症状包括睡眠障碍、疲劳晨僵、认知功能障碍。约 90% 的患者有睡眠障碍，但纤维肌痛患者的睡眠障碍有两个重要的特点，一个特点是即使睡眠时间能够达到同年龄正常人的睡眠时间，但患者的精神和体力并不会得到恢复；另一个特点是入睡困难。76%～91% 的患者会出现晨僵现象。大多数患者还会出现认知功能障碍；一些患者还会感到全身发僵；③其他症状：一些患者会出现关节、关节周围疼痛、肿胀，但不会看到明显的关节肿。其他症状还有头痛、肠或膀胱激惹综合征。一些患者还会出现疼痛。患有纤维肌痛的患者通常还会出现一些心理异常，包括抑郁和焦虑。以上症状常因天气潮冷、精神紧张、过度劳累而加重；④合并其他疾病的症状：一些纤维肌痛综合征患者可同时患有某种风湿病。这时临床症状即为两者症状的交织与重叠。

关于此病的诊断尚没有特异化验检查及其他辅助检查，根据临床特征及典型压痛点即可确诊。①持续 3 个月以上的全身性疼痛：身体的左、右侧，腰的上、下部及中轴骨骼等部位同时出现疼痛时，称为全身性疼痛；②压痛点用拇指按压：按压力约为 4kg，按压 18 个压痛点中至少有 11 个疼痛。这 18 个(9 对)压痛点部位是：枕骨下肌肉附着处；斜方肌上缘中点；第 5～第 7 颈椎横突间隙的前面；冈上肌起始部，肩胛棘上方近内侧缘；肱骨外上髁远端 2cm 处；第 2 肋骨与软骨交界处；臀外上象限，臀肌前皱襞处；大粗隆后方；膝内侧脂肪垫关节折皱线的近侧。

关于纤维肌痛综合征的治疗，此病是一种特发性疾病，其病理生理至今不明，因此治疗比较困难，需要多个学科的医生共同合作。目前的治疗主要致力于改善睡眠状态、减低痛觉感受器的敏感性等。

西医治疗上主要为对症治疗：

1. 消除症状加重的诱因　①寒冷、潮湿环境；②躯体或精神疲劳；③睡眠不佳；④体力活动过度抑制或过少；⑤焦虑与紧张。

2. 药物治疗　①阿米替林：有明显焦虑者可并用艾司唑仑(舒乐安定)口服；②普瑞巴林；③度洛西汀：是一种 5－羟色胺、肾上腺素的再摄取抑制药，除了缓解疼痛外，对于焦虑、抑郁比较明显的患者有比较好的疗效；④环苯扎林：此药对纤维肌痛综合征患者肌痛、失眠有一定疗效；⑤氯丙嗪：睡前服，可改善睡眠，减轻肌痛及肌压痛。

3. 心理治疗　因在发病及临床表现中都有明显的心理障碍，医生应耐心解释、指导，注意心理治疗。

4. 其他治疗　如局部交感神经阻断、痛点封闭、经皮神经刺激、干扰电刺激、针灸、推拿、磁疗、综合电磁热治疗、远红外旋磁仪治疗等均可试用。这些治疗的疗效和机制尚有待进一步研究。在中医治疗上，纤维肌痛综合征属中医痹病范畴。中医中药治疗施行安神养血、舒筋通络、活血化瘀、行气止痛，以解除患者的疼痛及睡眠障碍。

患者入院后，完善相关辅助检查，明确诊断及排除手术禁忌证后，行 2 次非血管 DSA 引导下督脉穴、背俞穴、夹脊穴针刀松解＋臭氧注射，调节阳气，纠正脊柱间力学不平衡。配合银质针软组织内松解，以及普瑞巴林降低神经兴奋性，提高痛阈值，妙钠(盐酸乙哌立松)降低骨骼肌紧张度。双膝关节腔内几丁糖注射。患者症状好转。针刀松解是治疗纤维肌痛的又一种有效手段。

病例 34　针刀治疗全身多关节肿痛

一、一般资料

患者，张某，女，67 岁。

主诉：全身多关节肿痛 14 年。

现病史：患者 14 年前无明显诱因出现右膝关节肿痛，继而出现左膝关节肿痛，2007 年患者因全身多关节肿痛，伴晨僵，就诊于山东省××医院，诊断为类风湿关节炎，住院行中药、静脉用药（具体不详）等治疗 58 天，症状无明显改善。出院后继续口服中药治疗 1 年，症状仍无改善。此后，患者自行购买药酒、中成药（具体不详）治疗 4 年，未有明显效果。近期患者自行购买口服五加参蛤蚧精治疗，初期有效，全身关节肿痛仍明显，以双膝、双肘关节为重。1 个月前患者检查发现贫血，并肺部炎症，于山东大学××医院就诊，给予口服抗生素治疗，自觉症状缓解，因全身关节疼痛明显，求进一步诊治来我院就诊，门诊以类风湿关节炎收入院。患者自此次发病以来，饮食正常，关节疼痛影响夜间睡眠，大小便正常。体重无明显减轻。

既往史：既往发现贫血 1 个月，未行治疗；1 周前检查发现肺炎，口服抗生素治疗；否认高血压、糖尿病、冠心病等病史，否认肝炎、结核等传染病。否认药物及食物过敏史。无输血史。预防接种史不详。

个人史：出生于原籍，无外地久居史，无疫区居住史及疫水接触史。无冶游史，无烟酒等特殊不良嗜好。

婚育史：适龄婚育，育有 1 子，爱人及子女体健。

月经史：6～7/28～30 天，13 岁月经初潮，50 岁绝经，月经规律，无痛经史。

家族史：父亲去世，弟弟患有肺癌，否认家族传染病史、遗传病史。

二、体格检查

T：36.3℃，P：116 次/分，R：21 次/分，BP：150/88mmHg。患者老年女性，发育正常，营养中等，神志清楚，自动体位，检查合作。全身皮肤无黄染、无瘀点、无出血点。全身浅表淋巴结未触及肿大。头颅发育正常，毛发分布均匀，眼睑无水肿，结膜无充血，巩膜无黄染，双侧瞳孔等大等圆，对光反射及调节反射存在，耳、鼻无异常，口唇无发绀，咽部无充血，扁桃体无肿大。颈软，无抵抗，颈静脉无怒张，气管居中，甲状腺无肿大。胸廓对称无畸形，双肺呼吸音清晰，未闻及干、湿性啰音。心前区无隆起及凹陷，心界无扩大，心率 116 次/分，节律规整，各瓣膜听诊区无闻及病理性杂音。腹部膨隆，腹软，无压痛，无反跳痛。肝、脾肋下未触及，Murphy's 征阴性，肝、肾区无叩痛，肠鸣音无亢进,移动性浊音阴性。脊柱无畸形,四肢有畸形,双下肢无水肿。双下肢足背动脉搏动正常。肱二头肌反射正常,膝腱反射减退,腹壁反射正常。巴氏征阴性,布氏征阴性。

专科查体:轮椅推入病房,脊柱无畸形、无压痛、无叩击痛。双肩关节后伸受限,双肘关节屈曲畸形,伸展受限,双膝关节肿胀,关节压痛明显,屈曲伸展活动受限,双手关节梭形样变,屈曲背伸受限,双下肢无水肿。双膝腱反射存在,巴氏征阴性,布氏征阴性,克氏征阴性。

三、辅助检查

1. 免疫球蛋白 + 风湿系列 + C3 + C4　免疫球蛋白 G:25.40g/L、类风湿因子 122U/ml;C 反应蛋白 97.8mg/L;抗环瓜氨酸肽抗体 608.63RU/ml(2018 年 8 月 21 日,山东中医药大学 × × 医院)。

2. 血沉 102mm/hr(2018 年 8 月 21 日,山东中医药大学 × × 医院)。

3. 血常规　血红蛋白 85g/L(2018 年 8 月 21 日,山东中医药大学 × × 医院)。

4. ANA 谱 3、抗核抗体测定(ANA)定量阴性(2018 年 8 月 21 日,山东中医药大学 × × 医院)。

5. 生化白蛋白 32.3g/L(2018 年 8 月 21 日,山东中医药大学 × × 医院)。

6. 胸部 CT　①双肺多发炎症(左肺为主);②双侧腋窝淋巴结肿大;③肝脏钙化灶(2018 年 8 月 21 日,山东中医药大学 × × 医院)。

四、入院诊断

1. 中医诊断　痹症(肝肾亏虚)。
2. 西医诊断　①类风湿关节炎;②贫血。

五、诊断依据

1. 中医辨证辨病依据　患者全身多关节肿痛 14 年。饮食可,大小便正常,睡眠正常,舌质暗红,苔白,脉涩。综观脉症,四诊合参,该病属于祖国医学的痹症范畴,证属肝肾亏虚。患者老年女性,有慢性疼痛病史,久痛入络,久病肝肾亏虚,各关节经络阻滞不通,气血运行不畅,加之风、寒、湿邪入侵,更易引起关节气血运行不畅,不通则痛。舌脉也为肝肾亏虚之象。总之,本病病位在关节,病属本虚标实,考虑病程迁延日久,病情复杂,预后一般。

2. 西医诊断依据

(1)主诉:全身多关节肿痛 14 年。

(2)既往发现贫血 1 个月,未行治疗;1 周前检查发现肺炎,口服抗生素治疗。

(3)专科查体:轮椅推入病房,双肩关节后伸受限,双肘关节屈曲畸形,伸展受限,双膝关节肿胀,关节压痛明显,屈曲伸展活动受限,双手关节梭形样变,屈曲背伸受限。

(4)辅助检查:见上述相关内容。

六、鉴别诊断

1. 骨关节炎　为退行性骨关节病,本病多见于 50 岁以上者。主要累及膝、脊柱等负重关节。活动时关节痛加重,可有关节肿大、积液。手指骨关节炎常被误诊为 RA,尤其在远端指间关节出现赫伯登结节和近端指关节出现布夏尔结节时易被视为滑膜炎。骨性关节炎（OA）通常无游走性疼痛，大多数患者血沉正常，RF 阴性或低滴度阳性。X 线示关节间隙狭窄、关节边缘呈唇样增生或骨疣形成。

2. 银屑病关节炎　其多关节炎型和类风湿关节炎很相似。但本病患者有特征性银屑疹或指甲病变，或伴有银屑病家族史。常累及远端指间关节，早期多为非对称性分布，血清类风湿因子等抗体为阴性。

3. 强直性脊柱炎　本病以青年男性多发，以中轴关节如骶髂及脊柱关节受累为主，虽有外周关节病变，但多表现为下肢大关节，为非对称性的肿胀和疼痛，并常伴有棘突、大转子、跟腱、脊肋关节等肌腱和韧带附着点疼痛。关节外表现多为虹膜睫状体炎、心脏传导阻滞障碍及主动脉瓣闭锁不全等。X 线片可见骶髂关节侵袭、破坏或融合，患者类风湿因子阴性，并且多为 HLA－B27 抗原阳性。本病有更为明显的家族发病倾向。

4. 系统性红斑狼疮　本病患者在病程早期可出现双手或腕关节的关节炎表现，但患者常伴有发热、疲乏、口腔溃疡、皮疹、血细胞减少、蛋白尿或抗核抗体阳性等狼疮特异性、多系统表现，而关节炎较类风湿关节炎患者程度轻，不出现关节畸形。实验室检查可发现多种自身抗体。

5. 反应性关节炎　本病起病急，发病前常有肠道或泌尿道感染史。以大关节（尤其下肢关节）非对称性受累为主，一般无对称性手指近端指间关节、腕关节等小关节受累。可伴有眼炎、尿道炎、龟头炎及发热等，HLA－B27 可呈阳性而类风湿因子阴性，患者可出现非对称性骶髂关节炎的 X 线改变。

七、诊疗计划

1. 中医科 Ⅱ 级护理。

2. 完善三大常规、胸片、心电图、肝功能、肾功能、凝血常规等各项辅助检查，嘱患者行膝关节 MR 明确病情。

3. 给予胞磷胆碱钠、甲钴胺营养神经，吲哚美辛栓止痛，择日行非血管 DSA 引导下复杂性针刀松解术＋下肢关节松解术＋普通臭氧注射术＋关节腔减压术＋关节腔灌注治疗术。

以上病情及治疗方案已向患者及家属讲明，均表示理解并配合治疗。

八、治疗经过

1. 住院第 2 日查房记录　患者诉双膝关节肿胀疼痛明显，负重时加重，卧床休息减轻，膝关节屈伸明显受限，饮食睡眠可，二便正常。专科查体同前。心电图示未见明显异常。综合患者病史及实验室检查结果，目前诊断明确：中医诊断：痹症（肝肾亏虚）；西医诊断：痹症（肝肾亏虚）；西医诊断：①类风湿关节炎；②贫血。患者慢性贫血，嘱积极请院内大会诊，明确贫血原因，积极治疗。排除禁忌证后择日行非 DSA 引导下复杂性针刀松解术＋关节腔减压术＋关节腔灌注治疗＋持续关节腔冲洗＋臭氧注射术，密切观察病情变化及时对症处理。

2. 住院第 3 日查房记录　患者自诉双膝关节疼痛、左肩肘关节疼痛明显，活动受限，饮食睡眠可，二便正常。查体同前。综合患者的症状体征和影像学检查目前诊断成立，患者在积极治疗的同时，注意防治患者并发症，积极请相关科室会诊，协助诊治，继观。

3. 住院第 4 日疑难病例讨论记录　吴文庆主治医师：根据患者的主诉、现病史，目前暂不明确贫血、肺炎原因。崔晓鲁主治医师：类风湿关节炎的常见并发症已明确。消化内科闫明先主任医师：患者类风湿关节炎入院，发现贫血 1 个月。查体：神志清，精神可，腹平软，无压痛及反跳痛，未及包块，无叩击痛，肠鸣音弱。考虑：①贫血；②类风湿关节炎。消化内科闫主任看过患者，建议：化验尿常规、消化道肿瘤指标、血清铁（CEA、CA199、CA125 等）；若患者站立困难，可行全消化道泛影葡胺造影；复方消化酶 1 粒 3 次/日；新麦林 1g 3 次/日，遵会诊意见，积极治疗。继观。血液内科黄宁主任医师：患者类风湿关节炎入院。查体：贫血貌，皮肤无出血点，胸骨无压痛，肝脾肋下未扪及。血液科黄宁主任看过患者，分析：小细胞低色素性贫血的病因与缺铁和（或）铁利用障碍有关。建议：抽空腹血，查铁蛋白、转铁蛋白、血清铁、网织红细胞。胃肠镜检查明确消化道出血的原因和性质，缺铁时可静脉补铁，注意血压，防止过敏。呼吸科周玲主任医师：患者咳嗽咳痰 10 余天，查体后考虑类风湿关节炎、间质性肺炎、贫血。建议乙酰半胱氨酸 0.6g，3 次/日；左氧氟沙星氯化钠（可乐必妥）0.5g，1 次/日；治疗后复查肺 CT、痰涂片、肺功能，注意检测血氧饱和度。

综合患者化验及检查结果，考虑患者贫血为类风湿关节炎并发症之一，为慢性贫血，肺炎为间质性肺炎也是类风湿关节炎并发症，患者目前入院主要为关节肿痛，化验血炎症指标较高，关节冲洗治疗能够有效缓解关节局部炎性刺激疼痛，积极止痛对症治疗。

4. 住院第 6 日有创诊疗操作记录　操作名称：非血管 DSA 引导下复杂性针刀治疗＋关节腔减压术＋关节腔灌洗术＋普通臭氧注射术＋局部浸润麻醉。操作步骤：患者于介入治疗室由刘方铭主任医师行非血管 DSA 技术引导下复杂性针刀松解术＋关节腔减压术＋关节腔灌洗术＋普通臭氧注射术，术前签署知情同意书。患者仰卧于治疗床上，充分暴露左膝关节，膝关节下垫高，使之屈曲 60°～90°，用 0.75% 碘伏无菌棉球以标记点为中心进行常规消毒，铺无菌洞巾。抽取 1% 利多卡因 20ml 并于上述标记点局部麻醉；抽取由 2% 利多卡因 2ml＋维生素 B_6 200mg＋维生素 B_{12} 1mg＋曲安奈德注射液 40mg＋醋酸泼尼龙注射液 125mg＋0.9% 氯化钠注射液适量组成的消炎镇痛液。以左膝关节外膝眼、内膝眼、髌上囊穿刺点为标记点，抽取 1% 利多卡因在上述标记点局部麻醉，经外膝眼关节腔内注射局部麻醉药物适量，应用钝性剥针进行粘连松解，持续加压滴注生理盐水反复灌洗膝关节腔内，冲洗炎症物质，并抽取臭氧反复进行关节灌洗，以中和多种炎性递质及致痛物质。关节内冲洗结束后注射几丁糖一支。关节内冲洗结束，后行针刀松解术：左膝关节内侧副韧带起止点 4 个点，鹅足滑囊压痛点 4 个点，髂胫束止点 3 个点，内侧支持带压痛点 3 个点，外侧支持带 3 个点，髌骨上压痛点 3 个点共 20 个点为标记点，抽取 45μg/ml 臭氧适量，每标记点注射 3ml 消炎镇痛液和臭氧；持 I 型 2 号针刀，刀口线与人体纵轴平行，刀体垂直于皮肤，快速进针，行针刀松解后，快速出针，迅速用无菌棉球按压针孔 2 分钟，无渗出后用一次性敷贴贴敷，针刀松解术操作完毕。术后平车推回病房。用无菌纱布加压包扎 2 小时，术程顺利，患者安返病房。结果：治疗期间患者无心悸、头晕、恶心、呕吐等不适症状。生命体征均正常。术后注意事项：嘱患者限制活动 3 天。刀口 72 小时内不要接触水，以防止感染。术中抽取关节液送检，指导临床用药，密切观察病情，及时对症处理。

5. 住院第 6 日免疫病科会诊记录 风湿免疫科王占奎主任看过患者，查体：右手指间关节弯曲畸形，右肘 30°畸形，双膝积液，皮温高，双肺（－）。8 月 2 日化验示：CRP 升高，血沉升高。考虑：类风湿关节炎。建议：复查反应蛋白、血沉；甲氨蝶呤 4 片，每周三服用；叶酸 2 片，每周四服用；3 泼尼松 5mg，2 次/日；来氟米特 10mg，1 次/日；钙尔奇 0.6g，1 次/日；骨化三醇 0.25g，1 次/日。遵会诊意见，积极治疗。

6. 住院第 7 日有创诊疗操作记录 操作名称：非 DSA 引导下复杂性针刀松解术＋右下肢关节松解术＋关节腔减压术＋关节腔灌洗术＋臭氧注射术＋局部浸润麻醉。操作步骤：患者于介入治疗室由刘方铭主任医师行非 DSA 引导下复杂性针刀松解术＋右下肢关节松解术＋关节腔减压术＋关节腔灌洗术＋臭氧注射术，术前签署知情同意书。患者仰卧于治疗床上，充分暴露右膝关节，膝关节下垫高，使之屈曲 60°～90°，用 0.75% 碘伏无菌棉球以右膝关节为中心进行右下肢常规消毒，铺无菌单，在无菌单上贴敷手术粘贴巾以防冲洗液体渗漏，以右膝关节内膝眼、外膝眼、髌上囊、内侧副韧带、内侧支持带、髌韧带穿刺点为标记点，抽取 1% 利多卡因在上述标记点局部麻醉，后每标记点注射由 1% 利多卡因 2ml＋维生素 B_6 200mg＋维生素 B_{12} 1mg＋0.9% 氯化钠注射液适量组成的消炎镇痛液 2ml，持Ⅰ型 2 号针刀，刀口线与人体纵轴平行，刀体垂直于皮肤，分别于外膝眼、内膝眼、内侧副韧带、内侧支持带快速进针，行针刀松解后，快速出针，迅速用无菌棉球按压针孔 2 分钟；经外膝眼关节腔内注射局部麻醉药物适量，再用大推刀于髌韧带穿刺点处进针，加压切开关节囊，继而用圆头剥针经髌下穿至髌下囊，松解关节内髌上囊粘连组织，退出圆头剥针，插入鞘芯扩张通道，退出鞘芯，联合鞘套沿此通道进入膝关节髌上囊，拔出鞘芯，插入针刀镜，连接输水管，打开通道，打开光源，调节白平衡，达到最佳的色彩效果，调节合适的水流量和压力，充盈关节囊，使膝关节腔髌上囊图像清晰，待患者膝关节囊充盈，患者自感胀痛明显后，在髌上囊插入一引流管引流液体，依次观察髌上囊、膝关节内侧间隙、内侧隐窝、髌股关节面、内侧半月板、髁间窝、前交叉韧带、滑膜组织、外侧间隙、外侧隐窝外侧半月板等处。镜下可见膝关节内呈絮状退变组织，充血及炎性细胞浸润不明显，无纤维素样坏死物沉积及血管翳。内外侧半月板均有明显磨损。术中应用钝性剥针进行粘连松解，持续加压滴注生理盐水反复灌洗膝关节腔内，冲洗炎症物质，并抽取臭氧反复进行关节灌洗，以中和多种炎性递质及致痛物质，并注入消炎镇痛液适量。关节内冲洗结束，后行针刀松解术：右膝关节内侧副韧带起止点 4 个点，鹅足滑囊压痛点 4 个点，髂胫束止点 3 个点，内侧支持带压痛点 3 个点，外侧支持带 3 个点，髌骨上压痛点 3 个点共 20 个点为标记点，抽取 45μg/ml 臭氧适量，每标记点注射 3ml 消炎镇痛液和臭氧；持Ⅰ型 2 号针刀，刀口线与人体纵轴平行，刀体垂直于皮肤，快速进针，行针刀松解后，快速出针，迅速用无菌棉球按压针孔 2 分钟，无渗出后用一次性敷贴贴敷，针刀松解术操作完毕。术后平车推回病房。用无菌纱布加压包扎 2 小时，术程顺利，患者安返病房。术毕按压针口无渗出后用一次性敷贴贴敷，术程顺利，患者安返病房。结果：治疗期间患者无心悸、头晕、恶心、呕吐等不适症状。生命体征均正常。术后注意事项：嘱患者限制活动 3 天。刀口 72 小时内不要接触水，以防止感染。术中抽取关节液送检，指导临床用药，密切观察病情，及时对症处理。

7. 住院第9日查房记录　患者述双膝关节疼痛症状明显减轻，饮食睡眠可，二便调。专科查体：关节灌洗针眼处无明显渗出，脊柱无畸形，无压痛，无叩击痛。双肩关节后伸受限，双肘关节屈曲畸形，伸展受限，双膝关节肿胀，关节压痛明显，屈曲伸展活动受限，双手关节梭形样变，屈曲背伸受限，双下肢无水肿。双膝腱反射存在，巴氏征阴性，布氏征阴性，克氏征阴性。结合患者查体后分析：类风湿关节炎常见关节畸形有萎缩，即手腕向桡侧旋转偏移，手指向尺侧代偿性移位，形成指掌尺侧偏移，近端指间关节严重屈曲，远端指间关节过伸，近端指间关节过伸，远端指间屈曲畸形，形成鹅颈样畸形，掌指关节脱位，肘、膝踝关节强直畸形等，患者平时未规律抗感染治疗，化验示 C 反应蛋白较高，考虑关节肿痛与炎性反应较高有关，经关节灌洗治疗后，症状有所缓解，已请风湿免疫科会诊，规律抗感染等对症治疗，嘱密切关注患者病情变化，及时对症治疗。

8. 住院第13日有创诊疗操作记录　操作名称：非 DSA 引导下复杂性针刀松解术 + 左下肢关节松解术 + 关节腔减压术 + 关节腔灌洗术。操作步骤：患者于介入治疗室由刘方铭主任医师行 DSA 技术引导下复杂性针刀治疗术 + 关节腔灌术 + 关节腔减压术 + 臭氧注射术，术前签署知情同意书。患者右侧卧于治疗床上，充分暴露左上肢。以左侧曲垣穴、小圆肌起点、肱骨大结节、肱骨小结节、结节间沟、夺命穴、喙突、肩峰下滑囊、喙突和小结节间隙、肩峰下 2cm 为标记点，用 0.75% 碘伏无菌棉球以标记点为中心进行常规消毒，铺无菌洞巾。关节腔减压术 + 关节腔灌注治疗术的操作步骤：应用圆利针穿刺肩关节腔，抽取 1% 利多卡因 5ml 并于喙突和小结节间隙及肩峰下 2cm 标记点局部麻醉，20ml 注射器针头破皮，手持圆利针向关节腔内穿刺，DSA 下调整两支圆利针在关节腔内，后抽取由 2% 利多卡因 2ml + 维生素 B_6 200mg + 维生素 B_{12} 1mg + 0.9% 氯化钠注射液适量组成的消炎镇痛液，从肩峰下注射 30ml，从喙突前间隙抽出，再注射 30% 臭氧 100ml，反复冲洗肩关节腔，冲洗完毕取一支玻璃酸钠注射注射至关节腔内，关节腔内操作完毕。复杂性针刀松解术 + 普通臭氧注射术的操作步骤：于左侧曲垣穴、小圆肌起止点、肱骨大结节压痛点 6 个点、肱骨小结节压痛点 4 个点、结节间沟点 3 个点，夺命穴、喙突压痛点 3 个点、肩峰下滑囊 3 个点共 20 个标记点，标记点注射 45% 浓度臭氧，每穴注射 2~3ml，臭氧注射术操作完毕。再持 I 型 3 号针刀，刀口线与人体纵轴平行，刀体垂直于皮肤，分别在上述标记点快速进针，C 形臂下定位后，行针刀松解后，快速出针，迅速用无菌棉球按压针孔 2 分钟，针刀松解术操作完毕。结果：患者在整个治疗过程中生命体征平稳，无心悸、头疼、恶心、呕吐等不适。生命体征均正常。术后注意事项：嘱患者限制活动 3 天。针口 72 小时内不要接触水，以防止感染。密切观察病情，及时对症处理。

9. 住院第14日查房记录　患者自述双膝关节较入院前明显改善，口腔疼痛明显，因疼痛进食困难，余未述特殊不适。查体：下唇及左颊黏膜糜烂，双膝关节针眼皮肤略红肿。今日刘方铭主任医师查房，患者体质较差，口腔溃疡可能与服用免疫抑制药有关，嘱积极请风湿免疫科会诊，对症治疗，同时积极行膝关节换药消毒理疗处理，积极治疗。

10. 住院第14日风湿免疫科会诊记录　患者因类风湿关节炎入院，近期口腔溃疡，请风湿免疫科王占奎主任会诊，考虑口腔黏膜损伤。查体：下唇及左颊黏膜糜烂。建议：叶酸片 10mg 3 次/日；康复新液漱口长期备用；亚叶酸钙漱口长期备用。遵会诊意见积极治疗。

11. 住院第 17 日口腔科会诊记录　患者因"类风湿关节炎"入院。1 周前出现口腔溃疡，请口腔科会诊，考虑口腔溃疡。建议：保持口腔卫生；抗感染、抗感染治疗；康复新液或西瓜霜喷剂外用。

12. 住院第 19 日有创诊疗操作记录　操作名称：非 DSA 引导下复杂针刀松解术 + 关节腔减压术 + 关节腔灌注治疗 + 臭氧注射术。操作步骤：患者于介入治疗室由刘方铭主任医师行非血管 DSA 技术引导下复杂性针刀松解术 + 关节腔减压术 + 关节腔灌洗术 + 普通臭氧注射术，术前签署知情同意书。患者仰卧于治疗床上，充分暴露左膝关节，膝关节下垫高，使之屈曲 $60° \sim 90°$，用 0.75% 碘伏无菌棉球以标记点为中心进行常规消毒，铺无菌洞巾。抽取 1% 利多卡因 20ml 并于上述标记点局部麻醉；抽取由 2% 利多卡因 2ml + 维生素 B_6 200mg + 维生素 B_{12} 1mg + 曲安奈德注射液 40mg + 醋酸泼尼龙注射液 125mg + 0.9% 氯化钠注射液适量组成的消炎镇痛液。以左膝关节外膝眼、内膝眼、髌上囊穿刺点为标记点，抽取 1% 利多卡因在上述标记点局部麻醉，经外膝眼关节腔内注射局部麻醉药物适量，应用钝性剥针进行粘连松解，持续加压滴注生理盐水反复灌洗膝关节腔内，冲洗炎症物质，并抽取臭氧反复进行关节灌洗，以中和多种炎性递质及致痛物质。关节内冲洗结束后注射几丁糖一支。关节内冲洗结束，后行针刀松解术：左膝关节内侧副韧带起止点 4 个点，鹅足滑囊压痛点 4 个点，髂胫束止点 3 个点，内侧支持带压痛点 3 个点，外侧支持带 3 个点，髌骨上压痛点 3 个点共 20 个点为标记点，抽取 45μg/ml 臭氧适量，每标记点注射 3ml 消炎镇痛液和臭氧；持Ⅰ型 2 号针刀，刀口线与人体纵轴平行，刀体垂直于皮肤，快速进针，行针刀松解后，快速出针，迅速用无菌棉球按压针孔 2 分钟，无渗出后用一次性敷贴贴敷，针刀松解术操作完毕。注射医用几丁糖，术毕清理创口，给予无菌敷贴贴敷。术程顺利，患者安返病房。结果：治疗期间患者无心悸、头晕、恶心、呕吐等不适症状。生命体征均正常。术后注意事项：嘱患者限制活动 3 天。针口 72 小时内不要接触水，以防止感染。术中抽取关节液送检，指导临床用药，密切观察病情，及时对症处理。

13. 住院第 28 日查房记录　患者自诉双膝关节无明显不适，负重下双膝仍有疼痛感，口腔溃疡明显缓解，饮食睡眠可，二便正常。专科查体：脊柱无畸形，无压痛，无叩击痛。双肩关节后伸受限，双肘关节屈曲畸形，伸展受限，双膝关节肿胀减轻，关节压痛明显，屈曲伸展活动受限，双手关节梭形样变，屈曲背伸受限，双下肢无水肿。双膝腱反射存在，巴氏征阴性，布氏征阴性，克氏征阴性。患者及其家属对治疗效果满意，要求今日出院。分析：患者多关节疼痛基本缓解，口腔溃疡明显缓解，同意其今日出院，嘱出院后加强双下肢肌力锻炼，勿受凉，勿劳累，2 周后复诊，不适随诊。

九、出院诊断

1. 中医诊断　痹症（肝肾亏虚）。

2. 西医诊断　①类风湿关节炎；②间质性肺炎；③贫血；④口腔溃疡。

十、讨论

综合患者病史及实验室检查结果，诊断明确：中医诊断：痹症（肝肾亏虚）；西医诊断：类风湿关节炎、贫血。类风湿关节炎（RA）是一种病因未明的慢性、以炎性滑膜炎为主的系统性疾病。其特征是手、足小关节的多关节、对称性、侵袭性关节炎症，经常伴有关节外器官受累及血清类风湿因子阳性，可以导致关节畸形及功能丧失。我国类风湿关节炎较西方国家为轻，标准第一条及第二条我国患者不尽都能符合，可以灵活掌握。其标准如下：①晨僵至少 1 小时（≥6 周）；②3 个或 3 个以上关节肿（≥6 周）；③腕、掌指关节或近端指间关节肿（≥6 周）；④对称性关节肿（≥6 周）；⑤皮下结节；⑥手 X 线片改变；⑦类风湿因子阳性（滴度 >1:32）。确诊为类风湿关节炎需具备 4 条或 4 条以上标准。治疗上采用针刀和针刀镜为主配合臭氧和局部消炎镇痛药及抗生素等方法，解除关节内和关节外软组织的粘连、瘢痕和驱除力学不平衡因素而恢复关节的力学平衡，达到治疗目的，患者慢性贫血，嘱积极请院内大会诊，明确贫血原因，积极治疗。排除禁忌证后择日行非 DSA 引导下复杂性针刀松解术 + 关节腔减压术 + 关节腔灌注治疗 + 持续关节腔冲洗 + 臭氧注射术。

综合患者的症状体征和影像学检查目前诊断成立，类风湿关节炎查体：类风湿关节炎的关节表现，典型患者表现为对称性外周多关节炎症，大小关节均可侵犯，但以指间关节、掌指关节、腕关节和足指关节最常见，其次为肘、肩、踝、膝、颈、颞和髋关节，远端指间关节、脊柱关节极少受累。病初可以是单一关节，也可呈游走性多关节肿痛，受累关节因炎症充血、水肿、渗液呈梭形肿胀，因水肿液聚集在关节炎症部位，故晨起或关节活动起始时，出现僵硬和疼痛更为明显，称此现象为晨僵。晨僵是类风湿关节炎突出的临床表现，往往持续时间较长，超过 1 小时以上，晨僵时间长短是反映关节滑膜炎症严重程度的一个指标。关节炎症反复发作或迁延不愈，表明炎症可能侵及关节软骨、软骨下骨及关节周围组织，最终可导致关节肌肉萎缩和关节畸形，严重影响关节功能。常见关节畸形有萎缩，即手腕向桡侧旋转偏移，手指向尺侧代偿性移位，形成指掌尺侧偏移，近端指间关节严重屈曲，远端指间关节过伸，近端指间关节过伸，远端指间屈曲畸形，形成鹅颈样畸形，掌指关节脱位，肘、膝踝关节强直畸形等。类风湿关节炎常见并发症有：①肺炎，患者有肺炎病史；②泌尿系统感染；③库欣综合征；④口腔溃疡，类风湿关节炎患者在服用免疫抑制药之后常出现口腔溃疡，此外还可出现恶心、呕吐、厌食、皮疹、味觉消失等不良反应；⑤传染病；⑥类风湿性血管炎；⑦类风湿性心脏病；⑧眼病；⑨肾病；⑩心脏病。患者在积极治疗的同时，注意防治患者并发症。患者目前入院主要为关节肿痛，化验血炎症指标较高，关节冲洗治疗能够有效缓解关节局部炎性刺激疼痛，积极止痛对症治疗。针对痛点行左膝、右膝、左肩肘、左膝关节灌洗及针刀松解为主的治疗，术后患者多关节疼痛缓解，效果显著。

病例 35　针刀治疗多关节疼痛

一、一般资料

患者，高某，女，57 岁。

主诉：多关节疼痛半年，加重 2 个月。

现病史：患者半年前洗衣服后突然出现双肩关节疼痛，左肩关节疼痛为主，第 2 天出现双膝关节疼痛，下蹲困难疼痛，左肩关节疼痛伴活动受限，前屈、后伸、外展活动均受限，范围局限于肩关节周围，无上臂放射感，疼痛进行性加重，就诊于济南市××医院。给予药物治疗（具体不详），效果不显，后于当地门诊行封闭治疗，多关节疼痛好转 2 天，为求进一步系统治疗于 2018 年 10 月 13 日来我院就诊，门诊以关节疼痛原因待查收入院。入院后行颈椎、左膝、左肩关节 MRI 示：颈$_4$/颈$_5$、颈$_5$/颈$_6$、颈$_6$/颈$_7$ 椎间盘突出；符合左肩袖损伤 MRI 表现；左侧肱骨头异常信号灶，符合退行性变；左膝关节退行性变；考虑左膝关节外侧半月板前后角、内侧半月板后角退变；左膝髌骨软化症；左侧股骨外侧髁骨软骨炎；左膝关节周围软组织肿胀；左膝关节内侧软组织内多发迂曲血管，符合静脉曲张，给予消炎止痛抗风湿对症治疗。并于 2018 年 10 月 19 日、2018 年 10 月 22 日于介入室分别行左肩关节、左膝关节针刀松解 + 臭氧注射术 + 关节腔灌注 + 关节腔减压治疗，术后患者症状缓解出院。患者出院后一般情况可，2 个月前患者无明显诱因左肩关节、左膝关节疼痛剧烈，伴左膝关节以下明显肿胀感，休息后缓解不明显，活动后加重，为求进一步系统治疗，特来我院就诊，门诊以左肩袖损伤、膝关节骨性关节炎、类风湿关节炎、高血压病收入院。患者自发病以来，纳食可，睡眠差，二便调，体重无明显变化。

既往史：既往高血压病病史 1 年，血压最高至 160/100mmHg，未规律监测血压；否认糖尿病、冠心病等病史；否认结核、肝炎等传染病史；无重大外伤及输血史；未发现食物、药物过敏史，预防接种史不详。

个人史：生于原籍，无外地久居史；无冶游史，无疫区、疫水接触史，无其他不良嗜好。

婚育史：适龄结婚，育有 1 子 1 女，配偶及子女均体健。

月经史：6~7/28~30 天，13 岁月经初潮，45 岁绝经，既往月经规律，无痛经史。

家族史：父母已故，否认家族遗传病病史。

二、体格检查

T：36.3℃，P：80 次/分，R：20 次/分，BP：131/84mmHg。患者中年女性，发育正

常，营养中等，神志清楚，自主体位，检查合作。全身皮肤无黄染、无瘀点、无出血点。全身浅表淋巴结未触及肿大。头颅发育正常，毛发分布均匀，眼睑无水肿，结膜无充血，巩膜无黄染，双侧瞳孔等大等圆，对光反射及调节反射存在，耳、鼻无异常，口唇无发绀，咽部无充血，扁桃体无肿大。颈软，无抵抗，颈静脉无怒张，气管居中，甲状腺无肿大。胸廓对称无畸形，双侧乳房对称，未触及明显包块。双肺呼吸音清晰，未闻及干、湿性啰音。心前区无隆起及凹陷，心界无扩大，心率 80 次/分，节律规整，各瓣膜听诊区无闻及病理性杂音。腹部平坦，腹软，无压痛，无反跳痛。肝、脾肋下未触及，Murphy's 征阴性，肝、肾区无叩痛，肠鸣音无亢进，移动性浊音阴性。脊柱无畸形，四肢无畸形，双下肢凹陷性水肿。双下肢足背动脉搏动正常。肱二头肌反射正常，腹壁反射正常。

专科查体：左肩部肌肉无明显萎缩，活动明显受限，外展 80°，内收 30°，上举 90°，后伸 20°，左侧肩峰上缘压痛(+)，肱骨大结节压痛(+)，肱骨小结节压痛(+)，坠落试验(−)，左侧臂丛神经牵拉试验(−)，搭肩试验(+)，左膝关节肿胀、畸形，双小腿肿胀，皮肤表面无发红，皮温不高，内外侧膝眼及膝关节外侧压痛明显，过伸过屈试验(+)，浮髌试验(+)，髌骨研磨试验(+)，旋转研磨试验(+)，前后抽屉试验(−)，内外侧应力试验(−)。肱二头肌、肱三头肌腱反射(++)，桡骨骨膜反射(++)，膝腱反射(++)，跟腱反射(++)，病理反射未引出。双足背动脉搏动可，四肢肌力、肌张力可，深浅感觉未触及异常。

三、辅助检查

颈椎、左肩、左膝 MRI：颈椎退行性变，颈$_4$/颈$_5$、颈$_5$/颈$_6$、颈$_6$/颈$_7$ 椎间盘突出，符合左肩袖损伤 MRI 表现。左侧肱骨头异常信号灶，符合退行性变，左膝关节退行性变，考虑左膝关节外侧半月板前后角、内侧半月板后角退变，左膝髌骨软化症，左侧股骨外侧髁骨软骨炎，左膝关节周围软组织肿胀，左膝关节内侧软组织内多发迂曲血管，符合静脉曲张(2018 年 10 月 16 日，我院)。

四、入院诊断

1. 中医诊断　痹症(气滞血瘀)。
2. 西医诊断　①肩袖损伤；②膝关节骨性关节炎；③类风湿关节炎；④高血压病。

五、诊断依据

1. 中医辨病辨证依据　患者多关节疼痛半年，加重 2 个月。饮食睡眠可，大小便正常，舌质暗红，苔白，脉细数。综观脉症，四诊合参，该病属于祖国医学的痹症范畴，证属气滞血瘀。患者中年女性，左肩部无明显诱因出现症状，平素心思细密，时有心烦、怕热，舌暗红，苔少。舌脉也为气滞血瘀之象。总之，本病病位在肩臂，病属虚实夹杂之证，考虑病程迁延日久，病情复杂，预后一般。

2. 西医诊断依据

(1)多关节疼痛半年，加重 2 个月。

(2)既往高血压病病史 1 年，血压最高至 160/100mmHg。

(3)查体及辅助检查：见上述相关内容。

六、鉴别诊断

1. 肩部骨折脱位　常有肩部和上肢外伤史，伤肩肿胀、疼痛，主动和被动活动受限；患肢弹性固定于轻度外展位，常以健手托患臂，头和躯干向患侧倾斜；肩三角肌塌陷，呈方肩畸形，在腋窝、喙突下或锁骨下可触及移位的肱骨头，关节盂空虚；搭肩试验阳性，患侧手靠胸时，手掌不能搭在对侧肩部。X线片可明确脱位类型及有无骨折。

2. 肱二头肌长头肌腱断裂　断裂部多位于肱骨结节间沟处。急性外伤破裂时剧痛，肘部屈曲无力。慢性破裂者，屈肘力量逐渐减弱，抗阻力屈肘试验无力感或疼痛加重。

七、诊疗计划

1. 中医科Ⅱ级护理。

2. 完善三大常规、血生化、心电图、胸片等辅助检查。

3. 给予胞磷胆碱钠注射液静脉滴注，甲钴胺营养神经。

4. 择日行非血管DSA引导下复杂性针刀松解术＋关节腔灌注术＋关节腔减压术＋臭氧注射术。

以上病情及治疗方案已向患者及家属讲明，均表示理解并配合治疗。

八、治疗经过

1. 住院第2日查房记录　今日查房，患者诉左肩、左膝关节疼痛明显，活动度无改善，饮食可，睡眠差，二便调。专科查体同前。化验结果已回（2019年4月8日），C反应蛋白测定（CRP）（免疫散射比浊法）：C反应蛋白7.11mg/L↑，电解质、肝功能、肾功能、血脂、葡萄糖测定（酶）：胆碱酯酶13097.0U/L↑，总蛋白55.70g/L↓，白蛋白37.10g/L↓，球蛋白18.60g/L↓，前白蛋白159.20mg/L↓，肌酐39.00μmol/L↓，双下肢动静脉超声未见异常，风湿免疫全项未见异常。查房分析：综合患者的症状体征及辅助检查目前诊断为：中医诊断：痹症（气滞血瘀）；西医诊断：①肩袖损伤；②膝关节骨性关节炎；③类风湿关节炎；④高血压病。肩袖损伤往往表现为外伤后出现肩关节疼痛伴活动时疼痛，膝关节骨性关节炎往往表现为老年性膝关节退变性表现，本患者目前部分检验指标增高，考虑可能为类风湿关节炎有关，同时下肢肿胀明显，今日请风湿免疫科、血管外科等科室会诊，指导药物治疗，目前排除手术禁忌，定于今日于介入室行左肩关节非DSA技术引导下复杂性针刀治疗术＋关节腔灌术＋关节腔减压术＋臭氧注射术，继观。

2. 住院第2日术前讨论记录　孙钦然主治医师：患者的基本信息、主诉、专科查体、辅助检查、诊断都已明确。目前该病治疗方法很多，如针灸、理疗、药物等，但存在疗程长，见效慢等的不足，以针刀、臭氧注射为主的综合疗法是介于手术与非手术之间的有效的治疗方法，具有定位准确、见效快等特点和优越性，患者及家属同意以上综合疗法。钱俊英护士长：患者目前诊断明确，治疗后需注意被动活动，防止局部粘连，术后注意针口干燥，防止感染。刘方铭主任医师：同意以上意见。综合患者病例特点，患者诊断明确。患者术前检查无明显手术禁忌，拟行非血管DSA引导下复杂性针刀治疗术＋关节腔灌术＋关节腔减压术＋上肢关节松解术＋臭氧注射术，操作时要注意准确定位与充分松解，肱二头肌受肌皮神经支配，松解肱二头肌粘连同时应充分松解肱二头肌长短头肌腱附着处，配合相应经络穴位松解。风险在于该患者疼痛耐受情况，已与患者及其家属交代并签署知情同意书，术前应积极准备，与患者充分沟通；术中要密切观察患者生命体征，防止意外的产生；围术期内注意监测生命体征，术后密切观察病情变化，加强康复训练，避免并发症的产生。将手术的必要性、成功率、风险性及可能的并发症向患者及家属讲明，取得家属同意及理解。其他医师无异议，认为介入治疗可行。患者诊断明确，介入适应证明确，无介入禁忌证，定于今日行非血管 DSA 引导下复杂性针刀治疗术 + 关节腔灌术 + 关节腔减压术 + 普通臭氧注射术 + 神经阻滞麻醉。

3. 住院第 2 日术前小结 患者诊断已明确，手术指征：患者肩部疼痛伴活动受限，严重影响日常生活。拟施手术名称和方式：非 DSA 引导下复杂性针刀松解术 + 关节腔灌注术 + 关节腔减压术 + 臭氧注射术 + 神经阻滞麻醉。拟施麻醉方式：局部麻醉 + 心电监护。注意事项：介入治疗的难点是准确定位和充分松解，已将术中及术后可能出现的危险和并发症向患者及家属讲明，其表示理解，同意介入治疗，并在协议书上签字。手术者术前查看患者情况：术前查看患者，已将患者病情及介入的必要性、成功率以及并发症等向患者及家属进一步讲解，患者及家属表示理解并同意。

4. 住院第 2 日术后首次病程记录 患者于介入治疗室由吴文庆主治医师行 DSA 技术引导下复杂性针刀治疗术 + 关节腔灌术 + 关节腔减压术 + 臭氧注射术，术前签署知情同意书。患者右侧卧于治疗床上，充分暴露左上肢。以右侧曲垣穴、小圆肌起点、肱骨大结节、肱骨小结节、结节间沟、夺命穴、喙突、肩峰下滑囊、喙突和小结节间隙、肩峰下 2cm 为标记点，用 0.75% 碘伏无菌棉球以标记点为中心进行常规消毒，铺无菌洞巾。关节腔减压术 + 关节腔灌注治疗术的操作步骤：应用圆利针穿刺肩关节腔，抽取 1% 利多卡因 5ml 并于喙突和小结节间隙及肩峰下 2cm 标记点局部麻醉，20ml 注射器针头破皮，手持圆利针向关节腔内穿刺，DSA 下调整两支圆利针在关节腔内，后抽取由 2% 利多卡因 2ml + 维生素 B_6 200mg + 维生素 B_{12} 1mg + 0.9% 氯化钠注射液适量组成的消炎镇痛液，从肩峰下注射 30ml，从喙突前间隙抽出，再注射 30% 臭氧 100ml，反复冲洗肩关节腔，冲洗完毕取一支医用几丁糖注射至关节腔内，关节腔内操作完毕。复杂性针刀松解术 + 普通臭氧注射术的操作步骤：于左侧曲垣穴、小圆肌起止点、肱骨大结节压痛点 6 个点、肱骨小结节压痛点 4 个点、结节间沟点 3 个点、夺命穴、喙突压痛点 3 个点、肩峰下滑囊 3 个点共 20 个标记点，标记点注射 45% 浓度臭氧，每穴注射 2~3ml，臭氧注射术操作完毕。再持 I 型 3 号针刀，刀口线与人体纵轴平行，刀体垂直于皮肤，分别在上述标记点快速进针，C 形臂下定位后，行针刀松解后，快速出针，迅速用无菌棉球按压针孔 2 分钟，针刀松解术操作完毕。结果：患者在整个治疗过程中生命体征平稳，无心悸、无头疼、无恶心呕吐等不适。治疗结束后，以平车推回病房。术后注意事项：嘱患者肩部限制活动 3 天，刀口 72 小时内避免接触水，以防止针口局部感染。密切观察病情，及时对症处理。

5. 住院第 2 日疑难病例讨论记录 肾病学科贾晓妍副主任医师：患者水肿 2 年，无泡沫尿、少尿、夜尿增多等。BP：125/75mmHg，面部肿胀，左下肢水肿，左小腿见静脉曲张，化验：尿蛋白（-）。血生化如上。建议：肾内科无特殊处理；患者白蛋白、肌酐下降，可适当增加尿蛋白入量。免疫病学科侯岩峰副主任医师：患者多学科疼痛伴肿胀半年余，曾服用药物及针刀治疗后好转，2 个月前出现左下肢皮肤结节，红斑伴肿胀。查体：颜面及左下肢肿胀，左膝肿大并压痛，左下肢见多个结节红斑及片状皮肤红斑疼痛。诊断：皮肤血管炎、类风湿关节炎。胸片已做，纹理增多。建议：美卓乐（甲泼尼龙片）4mg 2 次/日；羟氯喹片 200mg 2 次/日；沙利度胺 50mg 1 次/晚；SASP 3 片 2 次/日，补钙。血管外科王宾医师：患者左下肢肿痛不适数月余。查体：左下肢浅静脉迂曲扩张，局部成团，可触及硬结，局部红肿压痛。诊断：双下肢静脉曲张、左下肢血栓性浅静脉炎。建议：抬高患肢；抗感染治疗，首选青霉素类；改善微循环，如丹参或杏丁；迈之灵 300mg，2 次/日，口服；硫酸镁湿敷 2 次/日；必要时可转科治疗。皮肤科司晓青副主任医师：患肢左小腿皮下结节伴压痛 1 个月余，自述疼痛逐渐加重。查体：左小腿散在数个暗红色及结节，压痛明显。考虑：结节性红斑？硬红斑？建议：皮肤活检（深切）+病理。刘方铭主任医师：综合本患者症状和体征，患者下肢静脉曲张明显，双下肢肿胀明显，考虑下肢肿胀血栓性浅静脉炎。综合全科室意见，考虑患者下肢肿胀疼痛症状较重，同时患有类风湿关节炎，同意会诊意见，积极改善微循环、抗感染治疗，同时积极抗风湿治疗，观察患者病情变化，必要时积极给予抗生素治疗，配合必要的情绪调节，心理疏导。

6. 住院第 3 日查房记录　今日查房，患者自诉左肩关节术后疼痛明显减轻，左膝关节疼痛明显，饮食睡眠可，二便正常。专科查体：左肩部肌肉无明显萎缩，活动稍受限，左侧肩峰上缘压痛（－），肱骨大结节压痛（－），肱骨小结节压痛（－），坠落试验（－），左侧臂丛神经牵拉试验（－），搭肩试验（＋），左膝关节肿胀、畸形，皮肤表面无发红，皮温不高，内外侧膝眼及膝关节外侧压痛明显，过伸过屈试验（＋）、浮髌试验（＋）、髌骨研磨试验（＋），旋转研磨试验（＋），前后抽屉试验（－），内外侧应力试验（－）。肱二头肌、肱三头肌腱反射（＋＋），桡骨骨膜反射（＋＋），膝腱反射（＋＋），跟腱反射（＋＋），病理反射未引出。双足背动脉搏动可，四肢肌力、肌张力可，深浅感觉未触及异常。查房分析：患者日前行左肩关节微创介入治疗，治疗后总体症状明显减轻，肩袖损伤是由于组成肩袖各肌肉的肌腱出现损伤或无菌性炎症后而引起肩部疼痛、压痛持活动时则加重，继而使得肩关节功能受限，更能引起肩部肌肉萎缩和肌腱的撕裂。该病需与肩周炎相鉴别。肩周炎是由于肩关节周围软组织病变而引起肩关节疼痛和活动功能障碍，其特征是肩部疼痛和肩关节活动障碍逐渐加重，主动和被动活动均受限。经多专业会诊后，患者左下肢暂以药物治疗为主，余治疗不变，密切观察病情变化及时对症处理。

7. 住院第 4 日查房记录　今日查房，患者术后第 2 天，自诉左肩关节疼痛明显减轻，左下肢肿胀疼痛明显缓解，体温正常。纳眠可，二便调。专科查体：针眼处敷料干燥，无渗血渗液，左肩关节无肿胀、疼痛，活动尚可，无活动受限。患者症状明显减轻，暂未允许主动活动，鼓励患者被动活动肩关节。继观。

8. 住院第 8 日查房记录　今日查房，患者自诉左肩关节、左膝关节疼痛明显减轻，负重下左膝稍感不适，饮食睡眠可，二便正常。专科查体：左肩部肌肉无明显萎缩，活动稍受限，左侧肩峰上缘压痛（－），肱骨大结节压痛（－），肱骨小结节压痛（－），坠落试验（－），左侧臂丛神经牵拉试验（－），搭肩试验（＋），左膝关节肿胀、畸形，皮肤表面无发红，皮温不高，过伸过屈试验（－）、浮髌试验（－）、髌骨研磨试验（－），旋转研磨试验（＋），前后抽屉试验（－），内外侧应力试验（－）。肱二头肌、肱三头肌腱反射（＋＋），桡骨骨膜反射（＋＋），膝腱反射（＋＋），跟腱反射（＋＋），病理反射未引出。双足背动脉搏动可，四肢肌力、肌张力可，深浅感觉未触及异常。患者及其家属对治疗效果满意，要求明日出院。刘方铭主任医师查房分析：患者左肩、左膝关节疼痛基本缓解，同意其明日出院，嘱出院后继续口服消炎止痛药物，2 周复查血沉、肝肾功能，勿受凉，勿劳累，2 周后复诊，不适随诊。

九、出院诊断

1. 中医诊断 痹症（气滞血瘀）。
2. 西医诊断 ①肩袖损伤；②膝关节骨性关节炎；③类风湿关节炎；④高血压病。

十、讨论

患者主病为肩袖损伤，并伴有膝关节骨性关节炎及类风湿关节炎。肩袖损伤是一种常见的肩关节病变，需与肩周炎相鉴别，本病有较高的致残率，多由退行性病变或严重外伤导致。肩部夜间疼痛是本病的典型症状表现，此外还有肩关节无力、活动范围受限等。临床上将肩袖损伤分为有症状肩袖损伤的撕裂和无症状肩袖损伤的撕裂，后者撕裂程度随时间推移无明显变化，而前者随病情变化有较高的致残率。本病是为人群中多发病，尤见于肩关节运动为主的反复运动人员（经常把手臂举过头顶）。此外，还常见于 60 岁以上的老年人，且随年龄增长发病率越高。本病治疗效果与病程长短及损伤程度密切相关，大多数经积极干预，可以完全缓解疼痛，基本恢复正常活动。损伤的撕裂口大小直接与关节主动活动度有关。中小撕裂手术后效果明显好于大撕裂术或巨大撕裂术后。

肩袖损伤由于本病发病人群的不同，故发病原因也有所差异。对于老年人来说，主要是由退行性病变加之摔倒、提拉重物等诱因导致。对于年轻人来说，主要是由肩部外伤导致。对于长期从事肩关节活动的人来说，发病在于长期过度使用肩关节。随年龄的增长，肩部劳损越来越严重，进而发生退行性病变，出现肩袖变薄和磨损，血液供应减少，在车祸、摔倒或提拉重物等的情况下，肩袖可由于较大牵引力被撕裂。长期过度使用肩关节，亦可导致包括肩袖在内的肩部结构损伤。当遭受暴力撞击，很大程度上会出现肩袖的撕裂损伤。此外，若长期患有肩袖周围无菌性炎症、既往肩部受伤、肩部结构异常、吸烟等也都是发生本病的危险因素。

本例依据症状、体征、辅助检查，首先考虑为肩袖损伤，给予活血化瘀、改善微循环及营养神经，抗感染、抗风湿对症治疗；请多学科会诊明确诊断及排除手术禁忌后行肩部非 DSA 引导下复杂性针刀松解术＋左上肢关节松解术＋关节腔减压术＋关节腔灌洗术＋臭氧注射术，术后给予中药、理疗疏经通络止痛，患者左肩疼痛明显缓解。嘱患者康复期注意遵循被动运动、天天向上的锻炼原则。

病例 36　针刀治疗呃逆

一、一般资料

患者，曹某，男，71岁。

主诉：呃逆反复发作3年余。

现病史：患者3年前因突发脑梗死后出现呃逆，喉间呃呃连声，声音洪亮短促，不能自制，伴有返酸，不伴腹部疼痛及饱胀，发作无明显规律，发作时间不定，一小时或半小时后可自行缓解。生活尚不受影响。近2年来病情加重且频繁发作，发作持续时间长，间隔时间有疏有密，发作时伴头晕，双侧太阳穴处疼痛，目光呆滞，精神不振，食欲差，伴反酸，无腹痛、腹胀及腹泻。自述与饮食、吞咽、突然受凉或体位改变无明显关系，自述曾在多处医院诊所就诊，服多种西药及中药、针灸、推拿等治疗，效果不甚明显。现为求进一步治疗，来我院就诊，门诊以膈神经综合征收入院。患者发病以来，饮食差，睡眠可，小便正常，大便时干时溏，体重未见明显变化。

既往史：既往冠心病10余年，平时服用丹参片，瑞伐他汀等药物，房颤病史4年，心肌梗死病史3年，平时无胸闷憋气，无心悸等症状，脑梗死3年，现恢复良好，无肢体活动障碍。否认肝炎等传染病史，无重大外伤及输血史，否认药物过敏史。

个人史：生于原籍，无外地久居史；无疫区、疫水接触史，吸烟饮酒史50余年，吸烟30支/日，饮白酒半斤/日，2年前戒烟酒，无其他不良嗜好。

婚育史：适龄婚育，育有1子，丧偶，儿子体健。

家族史：父母已故，否认有家族遗传病及传染病史。

二、体格检查

T：36.6℃，P：70次/分，R：16次/分，BP：158/67mmHg。患者老年男性，发育正常，营养中等，神志清楚，自主体位，检查合作。全身皮肤无黄染、无瘀点、无出血点。全身浅表淋巴结未触及肿大。头颅发育正常，毛发分布均匀。眼睑无水肿，结膜无充血，巩膜无黄染，双侧瞳孔等大等圆，对光反射及调节反射存在。耳、鼻无异常，口唇无发绀，咽部无充血，扁桃体无肿大。颈软，无抵抗，颈静脉无怒张，气管居中，甲状腺无肿大。胸廓对称无畸形，双侧乳房对称，未触及明显包块。双肺呼吸音清晰，未闻及干、湿性啰音。心前区无隆起及凹陷，心界无扩大，心率80次/分，节律规整，各瓣膜听诊区无闻及病理性杂音。腹部平坦，腹软，无压痛，无反跳痛。肝、脾肋下未触及，Murphy's征阴性，肝、肾区无叩痛，肠鸣音无亢进，移动性浊音阴性。脊柱无畸形，四肢无畸形，双下肢无水肿。双下肢足背动脉搏动正常。肱二头肌反射正常，腹壁反射正常。

专科查体：脊柱无畸形，胸$_{3~7}$棘突上缘压痛（＋），叩击痛（＋），左侧菱形肌压痛（＋），神经科查体未见明显异常。腹部平坦，腹软，上腹部有压痛，无反跳痛。肝、脾肋下未触及，Murphy's 征阴性，肝、肾区无叩痛，肠鸣音无亢进，移动性浊音阴性。

三、辅助检查

1. 心脏彩超　左房大；室间隔动度不良；二尖瓣反流（2018 年 6 月 14 日，山东××医院）。

2. 颅脑磁共振　脑多发缺血、梗死、软化灶、脑萎缩、脑桥微出血，符合脑动脉粥样硬化 MRI 表现（2018 年 7 月 2 日，山东大学××医院）。

四、入院诊断

1. 中医诊断　呃逆（胃阴亏虚）。

2. 西医诊断　①膈神经综合征；②冠状动脉粥样硬化性心脏病；③房颤；④脑梗死后遗症；⑤陈旧性心肌梗死。

五、诊断依据

1. 中医诊断依据　患者老年男性，年高体弱体虚，大病久病，正气未复，脾胃虚弱，胃失阴液滋润，不得润降，胃气上逆而发呃逆。胃气不和，阴虚热扰，则见胃部嘈杂不适，反酸，舌红，苔少，脉细数为阴虚征象，该病属于祖国医学的呃逆范畴，证属瘀血阻络，气血运行不畅，经脉痹阻，不通则痛，或脏腑经脉失养，不荣则痛。患者病属虚实夹杂，考虑病程迁延日久，病情复杂，预后一般。

2. 西医诊断依据

（1）冠心病 10 余年，房颤病史 4 年，心肌梗死病史 3 年，"脑梗死"病史 3 年。

（2）喉间呃呃连声，声短而频，不能自制。伴有胃部不适，返酸，情绪不安等症。

（3）辅助检查：心脏彩超显示左房大，室间隔动度不良，二尖瓣反流。颅脑磁共振结果符合脑动脉粥样硬化 MRI 表现。

（4）专科查体：胸$_{3~7}$棘突上缘压痛（＋），叩击痛（＋），左侧菱形肌压痛（＋），上腹部有压痛。

六、鉴别诊断

1. 干呕　与呃逆同为胃气上逆的病机，同有有声无物的特点，但干呕为胃气上逆，冲咽而出，其声长而浊，多伴恶心，呃逆则是气从喉间上逆，气冲喉间，其声短促而频。

2. 嗳气　其特点示声长而沉缓，多伴酸腐之气，事后多发，多可自控；呃逆的特点示声短而频，令人不能自制。

七、诊疗计划

1. 中医科Ⅱ级护理。

2. 完善入院常规化验、心电图、胸部正侧位片等辅助检查。

3. 拟择期行复杂性针刀松解术＋臭氧注射术。

4. 给予理疗等康复治疗。

八、治疗经过

1. 住院第 2 日主任医师查房记录　患者呃逆反复发作，食欲差，二便正常，睡眠差。

查体：脊柱无畸形，胸$_{3\sim7}$棘突上缘压痛（＋），叩击痛（＋），左侧菱形肌压痛（＋），神经科查体未见明显异常。腹部平坦，腹软，上腹部有压痛，无反跳痛。肝、脾肋下未触及，Murphy's 征阴性，肝、肾区无叩痛，肠鸣音无亢进，移动性浊音阴性。刘方铭主任医师结合患者查体后分析：中医认为呃逆是邪气闭阻经脉，导致经络气血瘀阻，损及气血，筋脉失养，导致呃逆发生。华佗夹脊穴分布于背部，在督脉两侧，而背为阳，督脉为阳脉之海，总督一身之阳气，华佗夹脊穴具有驱除深邪远痹之功效，针刀松解夹脊穴治疗本病，符合中医经络学"经脉所过，病症所在，主治所及"的治疗原则。排除手术禁忌，定于明日给予脊柱区相关穴位针刀治疗补虚泻实，理气和胃降逆止呃，密切观察病情。

2. 住院第 2 日术后首次病程记录　患者于介入治疗室由刘方铭主任医师行 C 形臂引导下复杂性针刀松解术＋臭氧注射术，术前签署知情同意书。患者俯卧于治疗床上，充分暴露项背部。以大椎、神道、灵台、脑户穴，双侧脑空穴、曲垣、天宗及阿是穴为标记点，用 0.75％碘伏无菌棉球以标记点为中心进行常规消毒，铺无菌洞巾。抽取 1％利多卡因 5ml 并于上述标记点局部麻醉，后抽取由 2％利多卡因 2ml＋维生素 B$_6$ 200mg＋维生素 B$_{12}$ 1mg＋曲安奈德注射液 45mg＋醋酸泼尼龙 125mg＋0.9％氯化钠注射液适量组成的消炎镇痛液，每处注射 3～5ml，于上述标记点（脑户穴除外）注射 45％浓度臭氧，每穴各注射 5ml，臭氧注射操作完毕。再持 I 型 4 号针刀，刀口线与人体纵轴平行，刀体垂直于皮肤，分别在上述标记点快速进针，分别到达骨面，行针刀松解后，快速出针，迅速用无菌棉球按压针孔 2 分钟，针刀松解术操作完毕。结果：患者在整个治疗过程中生命体征平稳，无心悸、头疼、恶心、呕吐等不适。治疗结束后，以平车推回病房。术后注意事项：嘱患者限制活动 3 天，针口 72 小时内避免接触水，以防止针口局部感染。密切观察病情，及时对症处理。

3. 住院第 3 日主任医师查房记录　患者术后第二天，一般情况可，呃逆仍然存在，自觉舒畅，无腹痛、腹胀，饮食可。

4. 住院第 4 日主治医师查房记录　患者诉呃逆较前有所减轻，频率及程度较前缓解，余未特殊不适。

5. 住院第 6 日日常病程记录　患者一般情况可，诉呃逆有反复，饭后明显，程度较治疗前减轻，自觉腹胀，追问病史，平素大便 2～3 日一行，和患者及家属进一步沟通病情，膈神经综合征病情在治疗过程中出现波动属于常见情况，需要正确对待，按计划今日行第二次复杂针刀松解术＋普通臭氧注射术。

6. 住院第 6 日术后首次病程记录　患者于介入治疗室由刘方铭主任医师行 C 形臂引导下复杂性针刀松解术＋臭氧注射术，术前签署知情同意书。患者俯卧于治疗床上，充分暴露项背部。以大椎、神道、灵台、脑户穴，双侧脑空穴、曲垣、天宗及阿是穴为标记点，用 0.75％碘伏无菌棉球以标记点为中心进行常规消毒，铺无菌洞巾。抽取 1％利多卡因 5ml 并于上述标记点局部麻醉，后抽取由 2％利多卡因 2ml＋维生素 B$_6$ 200mg＋维生素 B$_{12}$ 1mg＋曲安奈德注射液 45mg＋醋酸泼尼龙 125ng＋0.9％氯化钠注射液适量组成的消炎镇痛液，每处注射 3～5ml，于上述标记点（脑户穴除外）注射 45％浓度臭氧，每穴各注射 5ml，臭氧注射操作完毕。再持 I 型 4 号针刀，刀口线与人体纵轴平行，刀体垂直于皮肤，分别在上述标记点快速进针，分别到达骨面，行针刀松解后，快速出针，迅速用无菌棉球按压针孔 2 分钟，针刀松解术操作完毕。结果：患者在整个治疗过程中生命体征平稳，无心悸、头疼、恶心呕吐等不适。治疗结束后，以平车推回病房。术后注意事项同前。

7. 住院第 7 日主任医师查房记录　患者术后第一天，一般情况可，剑突下无明显疼痛，自觉舒畅，无腹痛、腹胀，饮食可。活动后无明显后背部疼痛，平卧时间长后仍有后背部疼痛不适。术后治疗有效，进一步和患者沟通病情及治疗方案，今日起加用中药疏肝理气、健脾活血，中药组方如下：人参 5g、地黄 9g、枇杷叶 15g、炙甘草 6g、柿蒂 9g、旋复花 8g、沉香 30g、牡蛎 30g、白术 10g、麦冬 18g、沙参 12g、玉竹 10g，3 剂，水冲服日一剂。

8. 住院第 8 日主治医师查房记录　患者诉呃逆症状基本缓解，饮食后不适不明显，背部疼痛减轻不明显，余未特殊不适。目前本患者治疗后症状明显减轻，密切关注患者病情变化，及时对症治疗。

9. 住院第 10 日主任医师查房记录　患者呃逆症状消失，咽部不适消失，饮食后不适不明显，背部疼痛减轻不明显，余未特殊不适。目前本患者治疗后症状明显减轻，密切关注患者病情变化，及时对症治疗。患者及家属主动要求今日出院。刘方铭主任医师查房分析，患者呃逆症状缓解，考虑到神经调治后作用时间较长，疗效有延长期，同意其今日出院，嘱出院后慎防护，避免再次损伤，勿受凉，勿劳累，2 周后复诊，不适随诊。

九、出院诊断

1. 中医诊断　呃逆（胃阴亏虚）。

2. 西医诊断　①膈神经综合征；②冠状动脉粥样硬化性心脏病；③房颤；④脑梗死后遗症；⑤陈旧性心肌梗死。

十、讨论

膈神经综合征是指颈椎病影响膈神经产生的症状，其临床特点是心前区刺痛、灼痛或胀痛，多持续时间较长，或伴胸闷气短、胸部压迫感，呃逆。发病缓慢，多在夜间及晨起时发作。症状与颈、肩部活动有关，心电图正常或无明显变化。X 线、CT、MRI 检查显示颈椎有骨赘和其他侧弯、生理曲度变直等改变。属脊柱区带病。脊柱区带病针刀松解治疗常规分 2 ～ 3 次治疗方案，以颈周腧穴、华佗夹脊穴、督脉穴、背俞穴松解为主。颈周腧穴是指颈椎周围与颈椎活动密切相关的一组腧穴的总称，其局部解剖与颈椎活动相关的容易受损的肌肉起止点高度吻合。根据"经络所过，主治所及""腧穴所在，主治所在"的原则，以穴位的局解和与颈椎活动相关的容易受损的肌肉起止点为基础，在颈椎周围选取穴位，通过松解颈周腧穴，松弛紧张肌肉，疏通经络，疏通电生理通路。改善颈椎活动度，通过针刀的切割、剥离达到调筋理筋的作用，恢复颈椎肌肉软组织的生物力学平衡，从而缓解症状达到治疗目的。入院后完善辅助检查，给予营养神经等对症治疗，并行脊柱区针刀为主的综合疗法，术后给予穴位注射等治疗，患者呃逆症状缓解。从中医角度，我们注重调神、调气缓解患者症状。

病例 37　保守治疗头晕兼吞咽异常

一、一般资料

患者，王某，男，43 岁。

主诉：阵发性头晕心悸憋闷、吞咽异常 11 年，加重半个月。

现病史：患者 11 年前扭头颈椎出现响声后出现头晕、胸闷、心悸不适感，第 2 天症状自行好转，未予重视。此后症状时轻时重，每次发作时间不等，逐渐伴有不定时心前区疼痛感、头痛、头晕、吞咽异常。2007 年因增加夜间睡觉憋醒，周身发抖症状，于我院康复科住院治疗，诊断为颈椎病。先后行五次针刀治疗，效果不显，请神经内科会诊，诊断为躯体化障碍，给予黛力新治疗，服药期间效果好，症状明显改善。2008 年患者因长期服用黛力新，心悸、憋闷、吞咽异常症状仍持续存在，就诊于 ×× 医院疼痛科，诊断为寰枢椎半脱位，经颈部整复后，效果不显。2011 年因期前收缩症状明显，就诊于 ×× 医院，诊断为焦虑症，给予倍他乐克治疗后，症状好转，期间曾行针灸、中药治疗，效果不显（具体不详）。半月前出现上述症状加重，今为求系统治疗，特来我院就诊，门诊以膈神经综合征、全身不适待查收入院。患者自发病以来，纳眠差，二便调，体重无明显减轻。

既往史：既往患有先天性膝关节半脱位、高血压病史 6 年余，血压最高至 150/110mmHg，心脏期前收缩病史 6 年余，规律口服倍他乐克治疗，效果好。否认冠心病、糖尿病等病史，否认肝炎、结核等传染病病史，无重大手术外伤史，无输血史，对青霉素过敏，未发现其他药物、食物过敏史，预防接种史不详。

个人史：生于原籍，无长期外地居住史。无吸烟饮酒史，无疫区疫水接触史，无工业毒物、粉尘及放射性物质接触史。

婚育史：适龄结婚，育有 1 女，配偶及女儿均体健。

家族史：父亲因脑出血去世，母亲体健。有 3 个哥哥 1 个姐姐，均体健。

二、体格检查

T：36.4℃，P：98 次/分，R：17 次/分，BP：141/99mmHg。患者中年男性，发育正常，营养中等，神志清楚，自主体位，检查合作。全身皮肤无黄染、无瘀点、无出血点。全身浅表淋巴结未触及肿大。头颅发育正常，毛发分布均匀，眼睑无水肿，结膜无充血，巩膜无黄染，双侧瞳孔等大等圆，对光反射及调节反射存在，耳、鼻无异常，口唇无发绀，咽部无充血，扁桃体无肿大。颈软、无抵抗，颈静脉无怒张，气管居中，甲状腺无肿大。胸廓对称无畸形，双侧乳房对称，未触及明显包块。双肺呼吸音清晰，未闻及干、湿性啰音。心前区无隆起及凹陷，心界无扩大，心率98次/分，节律规整，各瓣膜听诊区无闻及病理性杂音。腹部平坦，腹软，无压痛，无反跳痛。肝、脾肋下未触及，Murphy's征阴性，肝、肾区无叩痛，肠鸣音无亢进，移动性浊音阴性。脊柱无畸形，四肢无畸形，双下肢无水肿。双下肢足背动脉搏动正常。肱二头肌反射正常，膝腱反射正常，腹壁反射正常。巴氏征阴性，布氏征阴性。

专科查体：跛行步态，颈部未见明显压痛点，活动不受限，双上肢肌力肌张力正常，感觉对称存在，腱反射存在，病理反射未引出。

三、辅助检查

暂无。

四、入院诊断

1. 中医诊断　项痹（心阴亏虚）。
2. 西医诊断　①膈神经综合征；②全身不适待查。

五、诊断依据

1. 中医辨证辨病依据　患者阵发性头晕、心悸、憋闷、吞咽异常11年，加重半月。饮食睡眠差，二便调，舌质暗红，苔白，脉细数。综观脉症，四诊合参，该病属于祖国医学的痹症范畴，证属心阴亏虚。患者中年男性，外感风寒湿邪，内伤劳倦，致气血阴阳失衡，加之思虑过度，致心血暗耗，心阴亏虚，血虚不能载气，气虚不能行血，出现气血运行不畅，不能濡养经脉，不通则通、不荣则痛，致颈部不适伴右上肢疼痛；阴虚不能潜阳，故出现夜间疼痛明显。舌脉也为心阴亏虚之象。总之，本病病位在颈肩臂，病属虚证，考虑病程迁延日久，病情复杂，预后一般。

2. 西医诊断依据

（1）主诉：阵发性头晕、心悸、憋闷、吞咽异常11年，加重半个月。

（2）既往史：既往患有先天性膝关节半脱位、高血压病史6年余，血压最高至150/110mmHg，心脏期前收缩病史6年余，规律口服倍他乐克治疗，效果好。

（3）专科查体：跛行步态，颈部未见明显压痛点。

六、鉴别诊断

胆心综合征：是指因胆道疾病通过神经反射或其他因素引起冠状动脉供血不足、心肌代谢障碍、心脏活动失调以及心电图异常的临床综合征，此患者症状复杂，暂无胆系统疾病表现，暂排除该诊断。

七、诊疗计划

1. 中医科Ⅱ级护理。
2. 完善入院常规化验、心电图、胸部正侧位片、颈椎、颅脑MRI等辅助检查。
3. 积极请神经内科、神经外科会诊，协助诊治。

以上病情及治疗方案已向患者及家属讲明，均表示理解并配合治疗。

八、治疗经过

1. 住院第2日查房记录　患者诉阵发性心前区不适感症状明显，昨日吞咽异常出现一次，饮食睡眠差，大小便正常。胸片＋颈椎张口位平片示：双肺纹理增多，左下肺纤维灶，请结合临床；枢椎齿状突距寰椎双侧块距离略不对称，请结合临床。甲状腺＋颈部淋巴结＋锁骨上淋巴结检查示：甲状腺声像图未见明显异常，左侧颈部淋巴结肿大，右侧颈部淋巴结显示。腹部超声示：脂肪肝。心电图检查示：①窦性心动过速；②轻度ST－T改变。化验示回示肝功能、肾功能、血脂、电解质、葡萄糖测定（酶法）（2017年10月23日）：三酰甘油2.69mmol/L↑，总胆固醇7.39mmol/L↑，余化验结果未见明显异常。查体：跛行步态，颈部未见明显压痛点，活动不受限，双上肢肌力肌张力正常，感觉对称存在，腱反射存在，病理反射未引出。分析：患者11年前因扭头后出现头晕、心悸、憋闷，阵发性发作，每次发作时间不等，曾先就诊于神经内科、心内科，未发现实质病变存在，综合患者病史和目前症状，考虑膈神经综合征诊断。嘱积极完善检查，请相关科室会诊。余治疗方案暂不改变，继观。

2. 住院第3日神经内科会诊记录　患者反复发作性胸闷、心悸、吞咽费力，查体：神清、语利、病理征（－）。诊断：神经症？焦虑抑郁状态。建议：黛力新0.5mg，2次/日；氢溴酸西酞普兰片，0.01g，1次/日，口服。遵会诊意见已向患者及家属交代清楚，患者及家属表示理解，同意以上治疗方案。继观。

3. 住院第3日神经外科会诊记录　患者阵发性头晕、心悸、心前区异常感觉11年入院，与体位无关，发作时一般持续几秒钟，最长可达半天。查体：颈部未见明显压痛点，活动不受限，双上肢肌力肌张力正常，感觉对称存在，腱反射存在，病理反射未引出。综合症状及查体，神经外科孙主任看过患者，建议可先行颈椎MR检查，排除颈椎病后可请神经内科会诊，遵会诊意见，请神经内科会诊，继观。

4. 住院第3日查房记录　患者今晨诉头晕、心悸、胸闷症状较前有所改善。查体：跛行步态，颈部未见明显压痛点，活动不受限，双上肢肌力肌张力正常，感觉对称存在，腱反射存在，病理反射未引出。结合患者病史，患者曾先后就诊于多家医院，未发现器质性病变，主要考虑躯体化障碍、寰枢椎半脱位、心脏期前收缩，经对症药物治疗，有一定效果，患者近期无明显诱因症状加重，考虑患者特殊病情，建议请神经内科、神经外科会诊，协助诊治。

5. 住院第4日疑难病例讨论记录　刘维菊主治医师：该病例有以下特点：阵发性头晕心悸憋闷、吞咽异常11年，加重半个月。查体：跛行步态，颈部未见明显压痛点，活动不受限，双上肢肌力肌张力正常，感觉对称存在，腱反射存在，病理反射未引出。胸片＋颈椎张口位平片示：双肺纹理增多，左下肺纤维灶，请结合临床；枢椎齿状突距寰椎双侧块距离略不对称，请结合临床。甲状腺＋颈部淋巴结＋锁骨上淋巴结检查示：甲状腺声像图未见明显异常，左侧颈部淋巴结肿大，右侧颈部淋巴结显示。腹部超声示：脂肪肝。心电图检查示：窦性心动过速，轻度ST－T改变。颈椎颅脑MR（2017年10月26日，我院）：颅脑MR平扫未见明显异常；颈椎退行性变，颈$_3$/颈$_4$、颈$_4$/颈$_5$、颈$_5$/颈$_6$、颈$_6$/颈$_7$间盘轻度突出。患者先后就诊于省内多家省级医院的神经内科、心内科、神经外科，未发现器质性病变，经针刀松解治疗效果欠佳，口服黛力新有效，症状能稍改善。尹聪主治医师：患者入院考虑膈神经综合征。此病变表现症状复杂多变，患者本病起因与颈椎有关，排除器质性病变，支持该诊断。刘方铭主任医师：入院后请神经外科、神经内科主任会诊，排除器质性病变，支持神经症，焦虑紧张状态，建议继续口服抗焦虑药物治疗。本病从中医观点认为，怪病多为痰、瘀互结，建议患者口服血府逐瘀胶囊活血化瘀，温胆汤化痰治疗，目前治疗后，患者症状略有缓解。

综合全科室意见，考虑患者自觉症状较重，无明显器质性病变，考虑暂行抗焦虑治疗，同时给予中药化痰、化瘀治疗，配合情绪调节，心理疏导。

6. 住院第 4 日查房记录　患者诉阵发性心悸、憋闷、吞咽异常症状较前明显减轻，未述特殊不适。查体：跛行步态，颈部未见明显压痛点，活动不受限，双上肢肌力肌张力正常，感觉对称存在，腱反射存在，病理反射未引出。患者主动要求今日出院。嘱患者积极指导下药物治疗，暂未发现患者明显器质性病变，鉴于病情稳定好转，准予出院。

九、出院诊断

1. 中医诊断　痹症(气滞血瘀)。
2. 西医诊断　膈神经综合征。

十、讨论

膈神经综合征是指因通过神经反射或其他因素引起冠状动脉供血不足、心肌代谢障碍、心脏活动失调以及心电图异常的临床综合征，膈神经属颈丛肌支，一般起于第 3 ～第 5 颈神经前支，起于第 4 颈神经者约占 49%，起于第 5 颈神经者约占 39%，其他占 12%。颈部膈神经沿 ASM 上端的外侧浅处下行，然后沿该肌前面下降至肌的内侧，前方有 TSA 和肩胛上动脉，前方偏外侧是 OM 下腹，最后跨过锁骨下动、静脉之间经胸廓上口进入胸腔。此病变表现症状复杂多变。患者全身症状较多，请多学科会诊排除器质性病变。患者精神焦虑紧张，必要服用抗焦虑药缓解症状。中医方面，我们主张调神、调气缓解患者症状。

病例 38　针刀治疗左腹部疼痛

一、一般资料

患者，姜某，男，51 岁。

主诉：左侧腹部疼痛 5 年余，加重半个月。

现病史：患者 5 年前连日工作劳累后出现左侧上腹部及脐周疼痛，呈持续性隐痛，与进食、体位、活动无明显相关，伴后背部疼痛、食欲缺乏、腹胀，疼痛发作时无恶心呕吐，无头晕头痛。多年来疼痛反复发作，曾多次与多家医院就诊于消化科、心理科及疼痛科，曾行胃镜等检查提示慢性萎缩性胃炎，肠镜示未见明显异常，B 超示肠系膜上下动脉未见异常。曾于疼痛科行腹腔神经丛阻滞治疗，并给予抑酸护胃、止痛、抗焦虑、抗抑郁药物治疗，效果不显。后就诊于多家医院及诊所行中药治疗亦未见明显疗效。半月前腹部疼痛症状加重，性质同前，伴食欲减低，为求进一步诊治，来我院就诊，门诊以膈神经综合征、慢性胃炎收入院。患者发病以来，饮食差，睡眠可，二便正常。体重未见明显变化。

既往史：既往慢性胃炎病史 4 年，否认冠心病、高血压病、糖尿病等病史；否认肝炎、结核、伤寒等传染病病史；无重大外伤及输血史；未发现药物及食物过敏史；预防接种史不详。

个人史：生于原籍，无外地久居史；无疫区、疫水接触史，无吸烟饮酒史，无其他不良嗜好。

婚育史：适龄婚育，育有 1 子，配偶及儿子均体健。

家族史：父母已故，否认有家族遗传病及传染病史。

二、体格检查

T：36.6℃，P：76 次/分，R：16 次/分，BP：129/79mmHg。患者中年男性，发育正常，营养中等，神志清楚，自主体位，检查合作。全身皮肤无黄染、无瘀点、无出血点。全身浅表淋巴结未触及肿大。头颅发育正常，毛发分布均匀，眼睑无水肿，结膜无充血，巩膜无黄染，双侧瞳孔等大等圆，对光反射及调节反射存在，耳、鼻无异常，口唇无发绀，咽部无充血，扁桃体无肿大。颈软，无抵抗，颈静脉无怒张，气管居中，甲状腺无肿大。胸廓对称无畸形，双侧乳房对称，未触及明显包块。双肺呼吸音清晰，未闻及干、湿性啰音。心前区无隆起及凹陷，心界无扩大，心率 76 次/分，节律规整，各瓣膜听诊区无闻及病理性杂音。腹部平坦，腹软，上腹部及脐周有压痛，无反跳痛。肝、脾肋下未触及，Murphy's 征阴性，肝区叩痛，肾区无叩痛，肠鸣音增多，移动性浊音阴性。脊柱后凸，四肢无畸形，双下肢无水肿。双下肢足背动脉搏动正常。肱二头肌反射正常，腹壁反射正常。

专科查体：颈椎生理曲度变直，颈椎活动无明显受限，颈椎及椎旁无明显压痛，左侧膈俞穴（＋），叩顶试验（－），椎间孔挤压试验（－），臂丛神经牵拉试验（－），胸椎生理曲度可，活动不受限，胸椎及椎旁广泛压痛（＋），四肢肌力及肌张力正常。

三、辅助检查

胃肠提示慢性萎缩性胃炎（重度萎缩，中度慢性炎症，中度肠上皮化生）（2018 年 4 月 3 日，滨州××医院）。

四、入院诊断

1. 中医诊断　腹痛（肝胃不和）。
2. 西医诊断　①膈神经综合征；②慢性萎缩性胃炎。

五、诊断依据

1. 中医辨证辨病依据　患者左侧腹部疼痛 5 年余，加重半个月。饮食可，小便正常，舌质暗红，苔白，脉弦细。综观脉症，四诊合参，该病属于祖国医学的腹痛范畴，证属肝胃不和。患者中年男性，素体多忧思，肝气不舒，肝郁气滞，肝气犯胃，气机不通不能行血使血液运行不畅，导致中焦经络阻滞不通，不通则痛，不容则木。舌脉也为肝胃不和之象。总之，本病病位在腹部，病属本虚标实，考虑病程迁延日久，病情复杂，预后一般。

2. 西医诊断依据
（1）主诉：左侧腹部疼痛 5 年余，加重半个月。
（2）既往慢性胃炎病史 4 年。
（3）专科查体：颈椎生理曲度变直，颈椎活动无明显受限，颈椎及椎旁无明显压痛，左侧膈俞穴（＋），胸椎及椎旁广泛压痛（＋）。

六、鉴别诊断

交感型颈椎病：是颈椎椎间盘退行性改变及其继发性病理改变所导致神经根受压引起相应神经分布区疼痛为主要临床症状的疾病。在其病因中，颈椎间盘退行性改变是颈椎病发生发展病理过程中最为重要的原因，在此基础上引起一系列继发性病理改变，如椎间盘突出、相邻椎体后缘及外侧缘的骨刺形成、小关节及钩椎关节的增生肥大、黄韧带的增厚及向椎管内形成褶皱，这些病理性因素与椎间盘相互依存，互相影响，均可对窦椎神经造成刺激，进而产生一系列内脏疾病的类似临床症状。此患者腹部疼痛位置不固定，稍微活动或休息后好转，无上肢麻痛症状，无颈部不适症状，交感型颈椎病可能性不大。

七、诊疗计划

1. 中医科Ⅱ级护理。
2. 完善三大常规、胸片、心电图、肝功能、肾功能、凝血常规等各项辅助检查，给予胞磷胆碱钠改善循环、甲钴胺营养神经治疗。

3. 评估病情，择日行非血管 DSA 引导下复杂性针刀松解术＋脊髓和神经根粘连松解术＋普通臭氧注射术。

以上病情及治疗方案已向患者及家属讲明，均表示理解并配合治疗。

八、治疗经过

1. 住院第 2 日术前讨论记录　崔晓鲁主治医师：该病例的主诉、既往史、专科查体、辅助检查等特点已明确。目前本病治疗方法较多，如针灸、理疗、药物等，但存在疗程长、见效慢等不足，以针刀为主的综合疗法是介于手术与非手术之间的有效治疗方法，具有定位准确、见效快等特点和优越性，患者及家属同意以上综合疗法。刘方铭主任医师：同意以上意见。综合患者病例特点，膈神经综合征诊断明确，今日可行针刀为主的综合疗法。目前患者术前检查无明显手术禁忌，行复杂性针刀松解术＋脊髓和神经根粘连松解术＋普通臭氧注射术。风险在于该患者疼痛耐受情况，已与患者及其家属交代并签署知情同意书，术前应积极准备，与患者充分沟通，术中注意观察患者生命体征，防止意外的产生；围术期内注意监测生命体征，术后密切观察病情变化，避免并发症的产生。将手术的必要性、成功率、风险性及可能的并发症向患者及家属讲明，取得家属同意及理解。钱俊英护士长：术后密切观察病情变化，注意局部清洁，预防感染，加强康复训练，避免并发症的产生。总结：患者诊断明确，介入禁忌证明确，无介入禁忌证，准备行复杂性针刀松解术＋脊髓和神经根粘连松解术＋普通臭氧注射术。

2. 住院第 2 日术前小结　手术指征：患者腹部疼痛，严重影响日常生活，已无手术禁忌证。拟施手术名称和方式：行非血管 DSA 引导下复杂性针刀松解术＋脊髓和神经根粘连松解＋普通臭氧注射术。拟施麻醉方式：局部麻醉＋监护。注意事项：复杂性针刀松解术的难点是准确定位和充分松解，已将术中及术后可能出现的危险和并发症向患者及家属讲明，其表示理解，同意介入治疗，并在微创施术知情同意书上签字。手术者术前查看患者情况：刘方铭主任医师术前查看患者，已将患者病情及介入的必要性、风险性以及并发症等向患者及家属进一步讲解，患者及家属表示理解并同意。

3. 住院第 2 日术后首次病程记录　患者于介入治疗室由刘方铭主任医师行 DSA 引导下复杂性针刀松解术＋脊髓和神经根粘连松解术＋臭氧注射术，术前签署知情同意书。患者俯卧于治疗床上，充分暴露肩背部。以脑户穴、大椎穴、双侧脑空穴、双侧曲垣穴、双侧天宗穴、夺命穴及神道穴及胸椎$_{1\sim5}$棘突下等为标记点，用 0.75% 碘伏无菌棉球以标记点为中心进行常规消毒，铺无菌洞巾。抽取 1% 利多卡因 5ml 并于上述标记点局部麻醉，后抽取由 2% 利多卡因 2ml＋维生素 B_6 200mg＋维生素 B_{12} 1mg＋0.9% 氯化钠注射液适量组成的消炎镇痛液，每处注射 3～5ml，于上述标记点注射 45μg/ml 浓度臭氧，每穴各注射 2ml，臭氧注射操作完毕。再持 I 型 3 号针刀，刀口线与人体纵轴平行，刀体垂直于皮肤，分别在上述标记点快速进针，行针刀松解后，快速出针，迅速用无菌棉球按压针孔 2 分钟，针刀松解术操作完毕。患者在整个治疗过程中生命体征平稳，无心悸、无头疼、恶心、呕吐等不适。治疗结束后，以平车推回病房。嘱患者针口 72 小时内保持清洁干燥，以防止针口局部感染。密切观察病情，及时对症处理。

4. 住院第 3 日查房记录　患者诉夜间睡眠可，颈肩部轻松感，上腹部疼痛减轻。术后第一天暂不查体。分析：颈胸椎的动静态生物力学平衡失调是本病发生发展的根本原因，力学平衡失调后刺激或压迫了颈部交感神经，而引起以交感神经功能紊乱为主的综合征。针刀松解颈胸背部腧穴是通过松解颈周软组织粘连、瘢痕和挛缩，恢复软组织动态平衡；改善局部微循环，消除软组织紧张、痉挛；改善代谢，促进炎症致痛物的清除，调节交感神经功能。昨日治疗后，患者总体症状明显好转，暂不改变治疗方案，继观。

5. 住院第 4 日查房记录　患者自诉胃部轻松感，夜间睡眠较前好转，饮食睡眠可，二便正常。查体：颈椎生理曲度变直，颈椎活动无明显受限，颈椎及椎旁无明显压痛，左侧膈俞穴（＋），叩顶试验（－），椎间孔挤压试验（－），臂丛神经牵拉试验（－），胸椎生理曲度可，活动不受限，胸椎及椎旁广泛压痛（＋），四肢肌力及肌张力正常，全身浅感觉无明显减退，双侧上肢及下肢腱反射等叩。治疗方案不变，密切关注患者病情变化，及时对症治疗。

6. 住院第 8 日查房记录　患者诉自前日加用抗焦虑抑郁药物后，上腹部疼痛不适症状较前明显减轻，一般情况可，饮食睡眠较前改善，二便正常。查体：上腹部轻微压痛，胸椎棘突下广泛压痛。患者症状较前减轻，可于明日胸背部行针刀松解术及背俞穴刺激术，助其改善症状，同时给予中医科会诊建议中药原方服用。

7. 住院第 9 日有创诊疗操作记录　操作名称：复杂性针刀松解术。操作步骤：患者于介入治疗室由刘垒副主任医师行复杂性针刀松解术，术前签署知情同意书。患者俯卧于治疗床上，充分暴露肩背部。以胸$_{6～12}$棘突下及双侧椎旁背俞穴等为标记点，用0.75%碘伏无菌棉球以标记点为中心进行常规消毒，铺无菌洞巾。抽取 1% 利多卡因 5ml 并于上述标记点局部麻醉，后抽取由 2% 利多卡因 2ml ＋维生素 B$_6$ 200mg ＋维生素 B$_{12}$ 1mg ＋0.9% 氯化钠注射液适量组成的消炎镇痛液，每处注射 3～5ml，再持Ⅰ型 3 号针刀，刀口线与人体纵轴平行，刀体垂直于皮肤，分别在上述标记点快速进针，行针刀松解后，快速出针，迅速用无菌棉球按压针孔 2 分钟，针刀松解术操作完毕。结果：患者在整个治疗过程中生命体征平稳，无心悸、无头疼、无恶心呕吐等不适。治疗结束后，以平车推回病房。术后注意事项：嘱患者限制活动 3 天，针口 72 小时内避免接触水，以防止针口局部感染。密切观察病情，及时对症处理。

8. 住院第 11 日查房记录　患者上腹部间断性疼痛，无头晕、头痛，无恶心、呕吐；饮食差，睡眠可，二便调。查体：腹软，上腹部及脐周有压痛，无反跳痛。颈椎生理曲度变直，颈椎活动无明显受限，颈椎及椎旁无明显压痛，左侧膈俞穴（＋），叩顶试验（－），椎间孔挤压试验（－），臂丛神经牵拉试验（－），胸椎生理曲度可，活动不受限，胸椎及椎旁广泛压痛（＋），四肢肌力及肌张力正常，全身浅感觉无明显减退，双侧上肢及下肢腱反射等扣。患者病情波动，但未得到有效缓解，考虑与患者基础疾病及躯体形式障碍有关，补充诊断躯体形式障碍。建议出院并继续服药治疗，准予明日出院。出院后继续口服奥氮平及西酞普兰治疗，半月后复查。

九、出院诊断

1. 中医诊断　腹痛（肝胃不和）。

2. 西医诊断　①膈神经综合征；②慢性萎缩性胃炎。

十、讨论

针刀医学是在中医理论指导下，将针与刀结合起来，发挥两者双重作用的一种闭合性手术治疗方法。其认为动态平衡失调和力平衡失调是颈椎病发生的根本原因。用针刀松解颈椎病变软组织改变和解除粘连、瘢痕、挛缩、堵塞等病理变化，解除对神经的刺激或压迫，恢复颈椎动态平衡，同时改善局部微循环，解除肌肉紧张、痉挛，改善局部代谢，促进炎症致痛物质的消除，激发体内神经－内分泌－免疫系统，产生镇痛物质，起到镇痛作用从而达到治疗目的。目前本患者治疗后症状明显减轻，患者仍有情绪紧张，担心症状反复，反复和患者沟通病情，应用氯消西泮改善睡眠，缓解焦虑。

　　患者入院后完善完善各种辅助检查，未见明显异常，请多学科会诊进一步明确诊断。给予胞磷胆碱钠改善微循环、甲钴胺注射液营养神经，并以调节脊柱生理曲度及力学平衡、解除神经卡压为指导思想，先后行颈椎及胸椎局部针刀臭氧为主的介入治疗，并给予西酞普兰及奥氮平口服治疗，从中医角度，我们注重调神、调气缓解患者症状。患者疼痛症状呈波动型轻微改善。

病例 39   针刀治疗肛周疼痛

一、一般资料

患者，刘某，男，68 岁。

主诉：肛周疼痛 1 年半。

现病史：患者 1 年半前无明显诱因出现肛周疼痛，疼痛呈烧灼痛，卧床、坐位疼痛剧烈，站立、行走减轻，夜间疼痛明显，影响睡眠。疼痛时喝酒可临时缓解 2 小时左右。半年前无明显诱因出现大便失禁，查体发现肺部占位，3 个月前行肺部手术。2 个月前行腰椎开窗内固定术，术后大便失禁缓解，仍有肛周烧灼痛。口服布洛芬等非甾类止痛药效果不佳。今为求系统治疗，来我院就诊，门诊以肛门疼痛待查、颈椎病、腰椎术后、肺癌术后收入院。患者发病以来，饮食可，睡眠欠佳，大便同现病史，小便同前。体重未见明显变化。

既往史：既往高血压病史 10 余年，平素口服吲达帕胺，未系统监测血压体健。前列腺增生病史多年，现口服盐酸坦洛新缓释胶囊。否认冠心病、糖尿病等慢性病史，否认肝炎、结核、伤寒等传染病病史；手术史见现病史，否认其他重大外伤手术史，否认输血史，曾有头孢硫脒皮试阳性，未发现其他药物及食物过敏史。预防接种史不详。

个人史：生于原籍，无外地久居史；无疫区、疫水接触史，吸烟 40 余年，约 1 包/天，不定量饮酒 40 余年，无其他不良嗜好。否认冶游史。

婚育史：适龄婚育，育有 1 儿 1 女，配偶及子女均体健。

家族史：父母因年老去世。有 1 哥哥 3 弟弟，大哥因癌症去世，三弟因肾病去世，余兄弟体健。否认家族遗传病、传染病史。

二、体格检查

T：36.5℃，P：96 次/分，R：23 次/分，BP：158/99mmHg。患者老年男性，发育正常，营养中等，神志清楚，自主体位，检查合作。全身皮肤无黄染、无瘀点、无出血点。左胸部可见一长约 5cm 手术瘢痕，愈合良好。腰部正中见一纵行长约 20cm 手术瘢痕，愈合良好。全身浅表淋巴结未触及肿大。头颅发育正常，毛发分布均匀；眼睑无水肿，结膜无充血，巩膜无黄染，双侧瞳孔等大等圆，对光反射及调节反射存在；耳、鼻无异常，口唇无发绀，咽部无充血，扁桃体无肿大。颈软，无抵抗，颈静脉无怒张，气管居中，甲状腺无肿大。胸廓对称无畸形，双侧乳房对称，未触及明显包块。双肺呼吸音清晰，未闻及干、湿性啰音。心前区无隆起及凹陷，心界无扩大，心率 96 次/分，节律规整，各瓣膜听诊区无闻及病理性杂音。腹部平坦，腹软，无压痛，无反跳痛。肝、脾肋下未触及，

Murphy's 征阴性，肝、肾区无叩痛，肠鸣音无亢进，移动性浊音阴性。脊柱后凸，四肢无畸形，双下肢无水肿。双下肢足背动脉搏动正常。肱二头肌反射正常，腹壁反射正常。

专科查体：颈椎生理曲度变直，颈椎活动度尚可，双侧风池穴、肩井穴、肩胛内角、天宗穴压痛（＋－），叩顶试验（－），臂丛神经牵拉试验（－），双侧肱二头肌反射、肱三头肌腱（＋＋），双侧霍夫曼征（－）。腰骶部叩击痛（－），双侧臀中肌压痛（－），双侧直腿抬高试验（－），双侧"4"字征（－），双侧梨状肌牵拉试验（－），左侧膝腱反射较对侧减弱（＋），双侧跟腱反射（＋＋），双下肢肌张力可，双下肢肌力基本正常，会阴部浅感觉及双下肢深浅感觉未触及明显异常，巴氏征（－）。

三、辅助检查

1. 腰椎 MRI　腰椎退行性变；胸$_{12}$/腰$_1$～腰$_4$/腰$_5$椎间盘突出；腰椎管狭窄（2017 年 11 月 1 日，文登××医院）。

2. 胸椎 MRI　胸椎退行性变；胸椎多发椎间盘膨出；胸椎多节段黄韧带肥厚（2017 年 11 月 2 日，文登××医院）。

3. 胸部 CT　左肺术后改变，请结合临床（2017 年 11 月 9 日，威海市××医院）。

四、入院诊断

1. 中医诊断　痹症（瘀血阻络）。

2. 西医诊断　①神经病理性疼痛；②颈椎病；③腰椎内固定术后；④肺癌术后；⑤高血压病；⑥前列腺增生。

五、诊断依据

1. 中医辨病辨证依据　患者肛周疼痛 1 年半，饮食可，小便正常，舌质暗红，苔白，脉弦细。综观脉症，四诊合参，该病属于祖国医学的痹证范畴，证属瘀血阻络。患者老年男性，有慢性肛周烧灼痛病史，久痛经络阻滞不通，气血运行不畅，加之湿、热邪入侵，更易引起阴部气血运行不畅，不通则痛。舌脉也为瘀血阻络之象。总之，本病病位在会阴部，病属标实，考虑病程迁延日久，病情复杂，预后一般。

2. 西医诊断依据

（1）主诉：肛周疼痛 1 年半。

（2）既往高血压病史 10 余年，平素口服吲达帕胺，未系统监测血压，体健。前列腺增生病史多年，现口服盐酸坦洛新缓释胶囊治疗。

（3）专科查体：颈椎生理曲度变直活动度尚可，双侧风池穴、肩井穴、肩胛内角、天宗穴压痛（＋－），双侧肱二头肌反射、肱三头肌腱（＋＋），左侧膝腱反射较对侧减弱（＋），双侧跟腱反射（＋＋）。

（4）辅助检查：腰椎 MRI：腰椎退行性变；胸$_{12}$/腰$_1$～腰$_4$/腰$_5$椎间盘突出；腰椎管狭窄。胸椎 MRI：胸椎退行性变；胸椎多发椎间盘膨出；胸椎多节段黄韧带肥厚。胸部 CT：左肺术后改变。

六、鉴别诊断

1. 肛周疾病　常见右肛门和腹部疼痛、便血、便秘、肛门部有物脱出等，患者仅肛周烧灼痛，下一步可请肛肠科会诊，进一步排除肛周疾患。

2. 腰椎间盘突出症　常见症状包括大小便障碍，会阴和肛周感觉异常。患者曾行腰椎多节手术，术后大便失禁症状好转，肛周烧灼痛无减轻，目前不能完全排除腰椎原因出现的症状，可进一步请相关科室会诊，以明确诊断。

七、诊疗计划

1. 中医科Ⅱ级护理。

2. 完善三大常规、胸片、心电图、肝功能、肾功能、凝血常规等各项辅助检查，嘱患者行颈椎 MR 明确病情。

3. 给予胞磷胆碱钠营养神经、丹参活血化瘀，以及对症支持治疗。

患者病情复杂，拟周一组织院内多学科会诊，以进一步明确诊疗方案。以上病情及治疗方案已向患者及家属讲明，均表示理解并配合治疗。

八、治疗经过

1. 住院第 2 日主任医师查房记录　今日查房，患者仍有肛周疼痛，呈烧灼痛，自觉肛门收缩无力，夜间间断睡眠，肛周疼痛明显时下床活动后减轻，未诉其他特殊不适。专科查体详见上述。辅助检查：肝功能、肾功能、血脂、电解质、葡萄糖测定（酶法）（2019 年 2 月 16 日）：谷丙转氨酶 53.30U/L↑，谷草转氨酶 48.00U/L↑，γ-谷氨酰转肽酶 62.00U/L↑，葡萄糖 6.80mmol/L↑，总胆固醇 7.55mmol/L↑，低密度脂蛋白 CH 5.06mmol/L↑，同型半胱氨酸 24.40μmol/L↑，游离脂肪酸 1.13mmol/L↑，脂蛋白相关磷脂酶 A_2 808.400U/L↑。ECG 示：窦性心律，轻度 T 波改变。颈椎 MRI 示：颈椎退行性变，颈$_2$/颈$_3$、颈$_3$/颈$_4$、颈$_4$/颈$_5$、颈$_5$/颈$_6$、颈$_6$/颈$_7$ 椎间盘突出并颈$_3$/颈$_4$、颈$_4$/颈$_5$、颈$_5$/颈$_6$、颈$_6$/颈$_7$ 间盘椎管狭窄。胸片示：双肺纹理增多，局部肺炎可能，请结合临床。主任医师查房分析综合患者的症状、体征结合影像学检查结果，目前诊断：①神经病理性疼痛；②颈椎病；③腰椎内固定术后；④肺癌术后；⑤高血压病；⑥前列腺增生。今日建议患者疼痛时不饮酒，口服利多卡因观察疼痛缓解情况。注意观察病情，及时对症处理。

2. 住院第 3 日主治医师查房记录　今日查房，患者诉昨晚肛周疼痛时，口服利多卡因，疼痛缓解约 3 小时。自觉后半夜疼痛较前有所减轻，夜间睡眠可，未诉其他特殊不适。查体同前。主治医师查房后，分析：患者入院后疼痛有所减轻，进一步和患者及家属沟通病情，准备今日下午院内多学科会诊，以进一步明确病情及指导下一步治疗方案。

3. 住院第 4 日院内多学科会诊记录　为求进一步明确诊疗，组织院内多学科会诊。神经外科刘广存主任：建议做腰骶部 MRI，评估病情后对症治疗。没有再次手术指征。神经内科王爱华主任：建议给予普瑞巴林 75mg 2 次/日，氯硝西泮 2mg 1 次/晚，哌噻吨美利曲辛（黛力新）早晨、中午各 1 片，行肛门周围 EMG。骨科张鹏主任：建议完善术后各项辅助检查，CT、MRI、肌电图。肛肠科李志主任：查体见截石位，肛缘皮肤增生隆起，未及明显包块及压痛点，指诊未及明显肿物，耻骨直肠肌压痛明显，考虑耻骨直肠肌痉挛？建议行腰椎 MRI 明确术后局部情况，如无明显异常，可行神经阻滞治疗。影像科韩鹏熙主任：完善检查腰椎 CT 平扫+重建、腰椎 MRI 平扫，必要时进一步行肛周区 MRI 平扫。内镜诊疗科贾欣永主任：考虑患者肛周痛与肛肠疾病相关不大，但可行常规肠镜检查。刘方铭主任医师综合会议以及和患者及家属沟通后，考虑患者腰骶部没有再次手术指征，暂不继续腰骶部检查，患者及家属表示暂不行肠镜检查，考虑患者神经病理性疼痛诊断明确，执行神经内科会诊用药，同时请肛肠科李志主任行局部神经阻滞行诊断性治疗。

4. 住院第 6 日主任医师查房记录　今日查房，患者诉肛周疼痛较前减轻，夜间睡眠可，未出现痛醒现象。昨日请肛肠科李志副主任医师行肛门耻骨直肠局部封闭治疗，诉治疗后肛周疼痛较前无明显变化。主任医师查房后分析：患者行肛周局部封闭诊断性治疗后，疼痛较前无明显变化，暂不考虑肛周局部治疗。考虑经药物治疗后患者疼痛明显减轻，与迷走神经调制有关，准备明日行颈周腧穴松解 + 臭氧注射，配合指导患者纠正颈椎生理曲度，调节迷走神经功能。患者入院后大便 3 日未下，无腹胀、腹部不适，考虑与迷走神经调制可能相关，指导患者按摩腹部，促进胃肠蠕动。继观病情变化，及时对症处理。

5. 住院第 7 日术前小结　手术指征：患者肛周疼痛明显，影响日常生活及睡眠。拟施手术名称和方式：行非血管 DSA 引导下复杂性针刀松解术 + 臭氧注射术。拟施麻醉方式：局部麻醉 + 心电监护。注意事项：针刀松解术的难点是准确定位和充分松解，重点看患者对疼痛耐受情况，已将术中及术后可能出现的危险向患者及家属讲明，其表示理解，同意介入治疗，并在知情同意书上签字。手术者术前查看患者情况：主任医师术前查看患者，已将患者病情及介入的必要性、风险性以及并发症等向患者及家属进一步讲解，患者及家属表示理解并同意。

6. 住院第 7 日术后首次病程记录　患者于介入治疗室由主任医师行非血管 DSA 引导下复杂性针刀松解术 + 臭氧注射术，术前签署知情同意书。患者俯卧于治疗床上，充分暴露肩背部，以风府、大椎、神道、灵台、双风池穴、双曲垣穴、双天宗穴为标记点，用 0.75% 碘伏无菌棉球以标记点为中心进行常规消毒，铺无菌洞巾。抽取 1% 利多卡因于上述标记点局部麻醉，后抽取由 2% 利多卡因 2ml + 维生素 B_6 200mg + 维生素 B_{12} 1mg + 曲安奈德 40mg + 0.9% 氯化钠注射液适量组成的消炎镇痛液，每处注射 3～5ml，于上述标记点（风府、双风池穴除外）注射 45% 浓度臭氧，每穴注射 2～3ml，臭氧注射术操作完毕。再持 I 型 4 号针刀，刀口线与人体纵轴平行，刀体垂直于皮肤，分别在上述标记点快速进针，C 形臂下定位后，行针刀松解后，快速出针，迅速用无菌棉球按压针孔 2 分钟，针刀松解术操作完毕。患者在整个治疗过程中生命体征平稳，无心悸、无头疼、无恶心呕吐等不适。治疗结束后，以平车推回病房。嘱患者针口 72 小时内保持清洁干燥，以防止针口局部感染。密切观察病情，及时对症处理。

7. 住院第 8 日主任医师查房记录　今日查房，患者诉昨日颈部针刀松解 + 臭氧注射后，肛周烧灼痛稍有减轻，自觉肛门收缩无力好转，夜间睡眠可，未诉特殊不适。专科查体：颈椎生理曲度变直，颈椎活动度尚可，双侧风池穴、肩井穴、肩胛内角、天宗穴压痛（－），叩顶试验（－），臂丛神经牵拉试验（－），双侧肱二头肌反射、肱三头肌腱（＋＋），双侧霍夫曼征（－）。腰骶部叩击痛（－），双侧臀中肌压痛（－），双侧直腿抬高试验（－），双侧"4"字征（－），会阴部浅感觉及双下肢深浅感觉未触及明显异常，巴氏征（－）。患者及家属主动要求出院。主任医师查房后，嘱患者病情稳定好转，准予出院。

九、出院诊断

1. 中医诊断　痹症（瘀血阻络）。

2. 西医诊断　①神经病理性疼痛；②颈椎病；③腰椎内固定术后；④肺癌术后；⑤高血压病；⑥前列腺增生。

十、讨论

肛门术后肛周疼痛产生的主要原因首先是手术切口阻滞和神经的损伤，继而是阻滞损伤后释放的炎症递质，即致痛因子，而致痛因子引起的疼痛是术后疼痛的主要病理基础。它们一方面作为化学感受器刺激传入，引起疼痛；另一方面使高阈值的感受器发生外周敏化，两者综合起来使阻滞对正常的非伤害刺激和阈上刺激反应增加，导致感觉超敏，产生持久性疼痛。从解剖学方面分析：齿线以下的肛管阻滞由脊神经支配，感觉十分敏锐，受到手术刺激后可产生剧烈疼痛，伸直可引起肛门括约肌的痉挛，导致肛门局部血液循环受阻，引起局部缺血而使疼痛加重。本患者腰椎术前存在肛周烧灼痛，喝酒可即刻缓解疼痛，颈椎 MRI 存在病变，不排除颈椎病变，迷走神经功能紊乱，出现肛周局部疼痛，日久形成神经病理性疼痛。经各科会诊排除其他可能性疾病，且行肛周局部封闭诊断性治疗后，疼痛较前无明显变化，暂不考虑肛周局部治疗。经药物治疗后患者疼痛明显减轻，考虑与迷走神经调制有关，行颈周腧穴松解＋臭氧注射，配合指导患者纠正颈椎生理曲度，调节迷走神经功能，术后肛周疼痛减轻，患者对疗效满意。

检索文献关于此类原因不明确之肛周疼痛资料较少，在宣蛰人所著《软组织外科学》中有数例肛门、外阴或生殖器痛的病例，但患者多为女性，根据症状查体及分析病因选择不同部位的软组织松解大多取得了良好的疗效，此处可借鉴。

病例 40　针刀治疗会阴部疼痛

一、一般资料

患者，陈某，女，70 岁。

主诉：会阴部疼痛 2 年，加重 4 个月。

现病史：患者 2 年前无明显诱因出现会阴部疼痛（自诉可能与劳累有关），疼痛呈间断性、发作性，以前阴部及阴道口疼痛为主，呈针刺样跳痛，劳累后明显，休息后减轻，伴有尿频、尿急，小便时尿道口疼痛明显，曾在泌尿外科就诊，行膀胱镜检查提示：膀胱炎。给予抗感染等治疗，疼痛无减轻。后长时间行中药口服、熏洗、针灸等治疗，疼痛剧烈时外用龙珠软膏、中药洗浴可减轻。近 4 个月来疼痛逐渐加重，在××中医就诊考虑尿路感染，住院对症治疗后，疼痛无明显减轻，呈逐渐加重趋势。后就诊于××医院行妇科检查未见异常。现仍有会阴部疼痛明显，以右侧前阴及尿道口疼痛为甚，晨起症状较轻，久站、久行、劳累后加重，疼痛剧烈时外用药物及洗浴后可减轻，小便时疼痛明显，伴尿频、尿急、尿痛，排尿后疼痛减轻。为进一步系统治疗，来我院就诊，行腰骶部 MRI 平扫＋增强示：腰骶段退行性变：腰$_2$/腰$_3$、腰$_3$/腰$_4$、腰$_4$/腰$_5$、腰$_5$/骶$_1$ 椎间盘膨出并腰$_3$/腰$_4$、腰$_4$/腰$_5$、腰$_5$/骶$_1$ 水平双侧侧隐窝狭窄、腰$_3$/腰$_4$、腰$_4$/腰$_5$ 水平椎管狭窄。门诊以会阴痛、腰椎间盘突出收入院。患者发病以来，神志清，精神可，饮食可，睡眠差，小便情况见现病史，大便正常。体重未见明显变化。

既往史：既往高血压病史 10 余年，常规服用拜新同，血压控制可。糖尿病病史 5 年余，规律服用二甲双胍、格列美脲、阿卡波糖片（卡博平），血糖控制可。否认冠心病病史；否认肝炎、结核、伤寒等传染病病史；无重大外伤、手术及输血史；未发现药物及食物过敏史；预防接种史不详。

个人史：生于原籍，无外地久居史；无冶游史，无疫区、疫水接触史，无其他不良嗜好。

婚育史：26 岁结婚，育有 1 子，配偶及儿子均体健。

月经史：13 岁月经初潮，4/28～30 天，平素月经规律，已绝经，无绝经后阴道不规则流血。

家族史：父母因高龄去世，1 哥哥因"心肌梗死"去世，1 弟弟体健。否认家族遗传病史。

二、体格检查

T：36.1℃，P：80 次/分，R：18 次/分，BP：128/71mmHg。患者老年女性，发育正

常，营养中等，神志清楚，自主体位，检查合作。全身皮肤无黄染、无瘀点、无出血点。全身浅表淋巴结未触及肿大。头颅发育正常，毛发分布均匀，眼睑无水肿，结膜无充血，巩膜无黄染，双侧瞳孔等大等圆，对光反射及调节反射存在，耳、鼻无异常，口唇无发绀，咽部无充血，扁桃体无肿大。颈软，无抵抗，颈静脉无怒张，气管居中，甲状腺无肿大。胸廓对称无畸形，双侧乳房对称，未触及明显包块。双肺呼吸音清晰，未闻及干、湿性啰音。心前区无隆起及凹陷，心界无扩大，心率 80 次/分，节律规整，各瓣膜听诊区无闻及病理性杂音。腹部平坦，腹软，无压痛，无反跳痛。肝、脾肋下未触及，Murphy's 征阴性，肝、肾区无叩痛，肠鸣音无亢进，移动性浊音阴性。脊柱无畸形，四肢无畸形，双下肢无水肿。双下肢足背动脉搏动正常。肱二头肌反射正常，腹壁反射正常。

专科查体：腰椎生理曲度变直，腰椎活动度无明显受限，胸、腰椎叩击痛（+），右侧腰$_2$/腰$_3$、腰$_3$/腰$_4$、腰$_4$/腰$_5$、腰$_5$/骶$_1$椎旁压痛（+），叩击痛（+），无会阴部放射。骶骨叩击痛（+），伴会阴部疼痛不适，直腿抬高试验（−），左侧"4"字征（+），伴阴部疼痛加重，右侧"4"字征（−），双下肢膝腱反射、跟腱反射对称（+），双侧下肢深浅感觉未触及异常，巴氏征（−）。

三、辅助检查

腰椎 MRI：腰骶段退行性变；腰$_2$/腰$_3$、腰$_3$/腰$_4$、腰$_4$/腰$_5$、腰$_5$/骶$_1$椎间盘膨出并腰$_3$/腰$_4$、腰$_4$/腰$_5$、腰$_5$/骶$_1$水平双侧侧隐窝狭窄、腰$_3$/腰$_4$、腰$_4$/腰$_5$水平椎管狭窄（2019年9月17日，我院）。

四、入院诊断

1. 中医诊断　痹症（瘀血阻络）。
2. 西医诊断　①会阴痛；②腰椎间盘突出症；③高血压病；④2型糖尿病。

五、诊断依据

1. 中医辨证辨病依据　患者会阴部疼痛，加重4个月，休息减轻，劳累加重，站立行走加重，夜间明显，饮食可，睡眠差，大便偏干，小便尿频、尿急、尿痛，舌质暗红，苔白，脉涩。综观脉症，四诊合参，该病属于祖国医学的"痹症"范畴，证属瘀血阻络。患者老年女性，有长期慢性疼痛病史，久痛入络，气血运行不畅，加之风、寒、湿邪入侵，更易引起气血运行不畅，不通则痛。舌脉也为瘀血阻络之象。总之，本病病位在腰部，病属标实，考虑病程迁延日久，病情复杂，预后一般。

2. 西医诊断依据

（1）主诉：会阴部疼痛2年，加重4个月。

（2）曾按"泌尿系感染"给予抗感染等治疗，疼痛无减轻。长时间行中药口服、熏洗、针灸等治疗，疼痛剧烈时外用"龙珠软膏、中药洗浴"可减轻。近4个月来疼痛逐渐加重，考虑"尿路感染"，住院对症治疗疼痛无明显减轻且呈逐渐加重趋势。行妇科检查未见异常。现仍有明显会阴部疼痛，以右侧前阴及尿道口疼痛为甚，晨起症状较轻，久站、久行、劳累后加重，疼痛剧烈时外用药物及洗浴后可减轻，小便时疼痛明显，伴尿频、尿急、尿痛，排尿后疼痛减轻。

（3）专科查体及辅助检查：见上文相关描述。

六、鉴别诊断

1. 泌尿系统疾病 患者会阴部疼痛，伴有尿频、尿急、尿急，但入院前曾多处就诊，给予抗感染等治疗，症状无减轻，仍有会阴部疼痛，且逐渐加重，暂不考虑泌尿系统的主要致病因素，必要时仍可请泌尿外科会诊，以进一步排除。

2. 妇科疾病 如盆腔炎、子宫内膜异位等可引起会阴部疼痛。本患者老年女性，停经多年，曾在"××医院"行妇科检查、妇科 B 超等，未见异常，已排除妇科疾病。

七、诊疗计划

1. 中医科 Ⅱ 级护理。

2. 完善三大常规、胸片、心电图、肝功能、肾功能、凝血常规等各项辅助检查。

3. 给予降压、降糖、止痛等对症支持治疗，给予心理疏导。

刘方铭主任医师看过患者，指出患者腰椎间盘突出诊断明确，不能排除腰椎间盘突出刺激神经引起的症状，可请神经外科会诊，明确有无神经外科处理指征，若无，可考虑明日行腰椎椎管内针刀松解＋骶管疗法。以上病情及治疗方案已向患者及家属讲明，均表示理解并配合治疗。

八、治疗经过

1. 住院第 1 日会诊记录 神经外科孟祥靖主任会诊：患者主因会阴部疼痛 2 年入院，阅 MR 片示腰$_{4\sim5}$间盘突出（偏左），印象：会阴部疼痛原因待查，腰椎间盘突出。处理：①同意贵科处理；②建议请妇产科、泌尿外科会诊；③必要时行暗示治疗观察；④神经外科暂无特殊处理，随诊。

2. 住院第 2 日查房记录 患者仍有会阴部疼痛明显，以右侧前阴及尿道口疼痛为甚，晨起症状较轻，久站、久行、劳累后加重，站立、行走时伴有会阴部重坠感。疼痛剧烈时外用药物及洗浴后可减轻，小便时疼痛明显，伴尿频、尿急、尿痛，排尿后疼痛减轻。患者自诉左下肢疼痛未见缓解，饮食睡眠一般，二便调。专科查体：腰椎生理曲度变直，腰椎活动度无明显受限，胸、腰椎叩击痛（＋），右侧腰$_2$/腰$_3$、腰$_3$/腰$_4$、腰$_4$/腰$_5$、腰$_5$/骶$_1$椎旁压痛（＋），叩击痛（＋），无会阴部放射。骶骨叩击痛（＋），伴会阴部疼痛不适，直腿抬高试验（－），左侧"4"字征（＋），伴阴部疼痛加重，右侧"4"字征（－），双下肢膝腱反射、跟腱反射对称（＋），双侧下肢深浅感觉未触及异常，巴氏征（－）。化验结果返回显示：三酰甘油：2.73mmol/L（0.41～1.77mmol/L）↑；粒细胞：＋1（阴性），异常；尿潜血：＋－（阴性），异常；白细胞：111/μl（0～16.9μl）↑；ECG 示：窦性心律，不完全性右束支传导阻滞，T 波改变。胸片示：双肺纹理增多，中下肺野明显，请结合临床。准备今日行介入引导下腰椎针刀椎管内松解＋侧隐窝臭氧注射＋针刀松解＋普通臭氧注射＋骶管滴注治疗。与患者及家属沟通目前病情及治疗方案，患者及家属表示理解并配合治疗。

3. 住院第 2 日术前讨论结论及术前小结 手术指征：患者会阴部疼痛，影响日常生活质量。拟施手术名称和方式：非血管 DSA 引导下针刀椎管内松解术＋侧隐窝臭氧注射术＋复杂性针刀治疗＋普通臭氧注射＋骶管滴注。拟施麻醉方式：局部麻醉＋心电监护。术中术后可能出现的风险及应对措施：术中操作可能发生神经、血管、韧带或硬脊膜的意外损伤；麻醉意外；术后可能并发感染。脑脊液外溢。穿刺过程 DSA 引导，减少意外损伤。术后注意伤口清洁干燥，及时换药，预防感染。特殊的术前准备内容：术前和患者及家属积极沟通病情及治疗方案，签署知情同意书。注意事项：术中注意观察患者反应情况，关注生命体征，准确定位和充分松解。手术者术前查看患者情况：刘方铭主任医师术前查看患者，已将患者病情及介入的必要性、成功率以及并发症等向患者及家属进一步讲解，患者及家属表示理解并同意。

4. 住院第 2 日术后首次病程记录　患者于介入治疗室由刘方铭主任医师行非 DSA 引导下针刀椎管内松解 + 复杂性针刀松解术 + 侧隐窝臭氧注射 + 普通臭氧注射 + 骶管滴注。患者俯卧于治疗床上，开放静脉通道，常规监测生命体征。DSA 引导下标记右侧腰$_2$/腰$_3$、腰$_3$/腰$_4$、腰$_4$/腰$_5$、腰$_5$/骶$_1$ 小关节内侧缘、双侧腰$_3$、双侧髂腰韧带、双侧秩边穴以及骶管裂孔，用 0.75% 碘伏无菌棉球常规消毒，铺无菌单。滴管滴注：以骶管裂孔为进针点，抽取 0.5% 利多卡因局部麻醉，用 7 号普通针头，垂直皮面快速进针，越过骶尾韧带，阻力感消失，注气无抵抗，皮下无气串，针尖已经进入骶管，然后以每分钟 5ml 的速度缓慢注入消炎镇痛液 30ml，0.9% 氯化钠注射液 30ml，注射完毕后快速出针，骶管冲击疗法操作成功。术中出现腰骶部发胀不适感。椎管外复杂性针刀松解术 + 普通臭氧注射：双侧腰$_3$、双侧髂腰韧带、双侧秩边穴为进针点，麻醉枪皮下麻醉后，穿刺针垂直进针，到达骨面，分别注射 0.5% 利多卡因、消炎镇痛液，45% 臭氧，操作完毕后持 I 型 2 号针刀，刀口线与人体纵轴平行，刀体垂直于皮肤，于上述标记点快速进针，松解后，快速出针。针刀椎管内松解 + 侧隐窝臭氧注射：右侧腰$_2$/腰$_3$、腰$_3$/腰$_4$、腰$_4$/腰$_5$、腰$_5$/骶$_1$ 小关节内侧缘为进针点，麻醉枪麻醉治疗点，0.5% 利多卡因深层麻醉，注射消炎镇痛液各 5ml，45% 浓度臭氧各 5ml。用 20ml 空针破皮，侧隐窝注射针进针，到达小关节内侧缘，沿小关节内侧缘进入侧隐窝位置，在 DSA 引导下核实定位在侧隐窝。用侧隐窝注射针行脊神经根粘连松解，松解神经根周围粘连及相关组织的粘连处，诱发出下肢神经一过性放射感，再次注射消炎镇痛液 5ml，45% 浓度臭氧各 5ml。椎管内操作治疗完毕。行腰$_2$/腰$_3$、腰$_3$/腰$_4$ 侧隐窝松解时，诱发出会阴部疼痛不适感，出针后缓解。治疗结束后，贴敷无菌贴，患者安返病房。治疗期间患者无心悸、头晕、恶心、呕吐等不适症状。生命体征均正常。嘱患者限制活动 3 天。针口 72 小时内保持清洁干燥，以防止感染。

5. 住院第 3 日查房记录　患者术后第一天，诉昨日行介入治疗后，会阴部疼痛稍有减轻，VAS 评分 3 分。夜间睡眠可。分析：患者行介入治疗时，行腰$_2$/腰$_3$、腰$_3$/腰$_4$ 侧隐窝松解，可诱发出会阴部疼痛不适。说明患者会阴部疼痛不排除腰椎间盘突出引起，继续观察病情，准备组织院内综合会诊，以进一步明确患者下一步诊疗方案。

6. 住院第 4 日查房记录　患者仍有会阴部疼痛，卧床休息稍轻，自诉小便时疼痛减轻，余未诉特殊不适。分析：患者长期疼痛，目前偏焦虑状态，属于神经病理性疼痛范畴，可停用曲马多，给予普瑞巴林降低神经兴奋性、黛力新调节情绪，以及丹参活血化瘀，同时进一步和患者及家属沟通病情，缓解患者紧张、焦虑情绪。约明日院内多学科综合会诊，继观病情变化。

7. 住院第 5 日多学科综合会诊讨论记录　神经科朱梅佳主任医师：老年女性，神志清，精神可，心肺及腹部检查同贵科。神经科检查未见阳性体征。诊断：外阴疼痛－躯体化障碍？处理意见：舍曲林：半片，1 次/日，服用 4 天，耐受性好，改 1 片，1 次/日。妇科姜卫国主任医师：病史复习，患者曾在外院行妇科检查，未见异常。排除妇科疾病及其他器质性疾病后，可考虑盆底肌治疗。骨科肖星副主任医师：病史复习，患者主诉为会阴区疼痛。查体：腰部活动受限，有压痛及叩击痛并向会阴区放射，双下肢活动正常，无明显感觉及运动异常。会阴区皮肤感觉无明显改变。大便无异常，小便有尿频症状。腰椎 MRI 示腰$_2$~骶$_1$ 退变明显，椎间隙变窄，腰$_3$/腰$_4$、腰$_4$/腰$_5$ 间盘突出并椎管狭窄。诊断：腰椎管狭窄症处理：①请相关科室会诊，排除泌尿及妇科疾病；②给予消肿止痛等对症处理；③如症状持续不缓解，可考虑手术治疗；④变化随诊。主持人小结意见：综合各位主任会诊意见，结合患者第一次介入治疗时反应，患者目前不排除腰椎间盘突出引起会阴部疼痛。目前没有特别肯定有效的办法，可以考虑行腰$_3$/腰$_4$ 突出髓核孔镜下髓核摘除术，以观后效。

8. 住院第 6 日查房记录　患者仍有会阴部疼痛，时重时轻，疗效不明显。查体：胸、腰椎叩击痛（+），腰$_2$/腰$_3$、腰$_3$/腰$_4$ 椎旁压痛（+），叩击痛（+），伴会阴部胀痛不适。直腿抬高试验（−），左侧"4"字征（+），伴阴部疼痛加重，右侧"4"字征（−），双下肢膝腱反射、跟腱反射对称（+），双侧下肢深浅感觉未触及异常。分析：综合患者症状、体征和辅助检查，患者目前会阴痛、腰椎间盘突出症诊断明确，腰$_3$/腰$_4$ 椎间盘脱出下垂，偏左侧，辅助检查无治疗禁忌，准备明日行介入孔镜下腰$_3$/腰$_4$ 突出髓核摘除术，反复与患者及家属沟通病情及髓核摘除的可行性，充分交流病情及治疗方案，并签署治疗知情同意书，密切观察病情变化，及时对症处理。

9. 住院第 7 日术前讨论结论及术前小结　第一次治疗后，疼痛减轻，时重时轻。查体：胸、腰椎叩击痛（+），腰$_2$/腰$_3$、腰$_3$/腰$_4$ 椎旁压痛（+），叩击痛（+），伴会阴部胀痛不适。直腿抬高试验（−），左侧"4"字征（+），伴阴部疼痛加重，右侧"4"字征（−），双下肢膝腱反射、跟腱反射对称（+），双侧下肢深浅感觉未触及异常。腰椎 MRI（2019 年 9 月 17 日，我院）：腰骶段退行性变：腰$_2$/腰$_3$、腰$_3$/腰$_4$、腰$_4$/腰$_5$、腰$_5$/骶$_1$ 椎间盘膨出并腰$_3$/腰$_4$、腰$_4$/腰$_5$、腰$_5$/骶$_1$ 水平双侧侧隐窝狭窄、腰$_3$/腰$_4$、腰$_4$/腰$_5$ 水平椎管狭窄。术前诊断：中医诊断：痹症（瘀血阻络）。西医诊断：①会阴痛；②腰椎间盘突出症；③高血压病；④2 型糖尿病。手术指征：患者会阴部疼痛，影响日常生活。拟施手术名称和方式：非血管 DSA 引导孔镜下腰$_3$/腰$_4$ 突出髓核摘除术＋椎间盘微创消融术＋侧隐窝臭氧注射术＋椎间盘造影。拟施麻醉方式：局部麻醉＋心电监护。术中术后可能出现的风险及应对措施：术中操作可能发生神经、血管、韧带或硬脊膜的意外损伤；麻醉意外；术后可能并发感染。脑脊液外溢。穿刺过程 DSA 引导，减少意外损伤；术后注意伤口清洁干燥，及时换药，预防感染。特殊的术前准备内容：术前和患者及家属积极沟通病情及治疗方案，签署知情同意书。注意事项：术中注意观察患者反应情况，关注生命体征，准确定位和充分松解。手术者术前查看患者情况：刘垒副主任医师术前查看患者，已将患者病情及介入的必要性、成功率以及并发症等向患者及家属进一步讲解，患者及家属表示理解并同意。

10. 住院第 7 日术后首次病程记录　患者右侧卧于 DSA 治疗床，开放静脉，侧腹下垫枕，使患者腰椎处于侧卧位，监测生命体征，在非 DSA 透视辅助下定位穿刺点：标记正位线，突出物为靶点，靶点与正位像的腰₄小关节尖部的连线在体表的投影线；标记侧位线，靶点与侧位像的腰₄小关节尖部的连线在体表的投影线，两条直线在体表的交叉点为进针穿刺点。先行椎间盘臭氧造影术：常规消毒、铺巾，1% 利多卡因逐层局部浸润麻醉后，使用 18G 穿刺针经患侧椎旁肌至椎间隙，穿刺过程中逐层麻醉，透视下监测导针位置无误，穿刺针正位示后置入穿刺导丝，C 形臂确认位置，拔出穿刺针芯，取 $60\mu g/L$ 臭氧，注射至椎间盘，非 DSA 透视显示椎间隙间气体影，椎管内有少量气体影，说明患者椎间盘已破裂，椎间盘臭氧造影术结束。再行椎间盘髓核摘除术 + 椎间盘微创消融术：以穿刺导丝为中心切开约 1cm 皮肤，然后依次沿导丝置入细、粗软组织扩张管至小关节内侧缘，扩张软组织通道，拔出软组织扩张管，逐渐置入 TOM1 和 TOM2 在相应小关节腹侧处固定，用锤子敲击至侧位在椎体后缘，正位在椎弓根内侧缘处，后拔出 TOM针，置入逐级骨钻，磨除部分小关节，再次置入穿刺导丝，拔出骨钻，置入合适的工作套管，经透视定位侧位在椎体后缘，正位在椎弓根内侧缘和棘突连线之间，后取出导丝，在通道内放置内镜系统，调节影响白平衡，连接生理盐水，观察髓核及纤维环，可见工作套管将神经根和硬膜囊挡在外面只显露髓核，分离神经根和髓核，髓核一般位于神经根下部，应仔细辨认。纤维环钳咬穿后纵韧带及纤维环，镜下直视下用髓核钳选择性摘除椎间盘髓核组织，抓取椎间盘过程中应用双极可屈性等离子体多功能刀头逐步消融退变毛糙的突出椎间盘，取出椎间盘 2～3g，摘除突出椎间盘后转动套管仔细检出有无游离的椎间盘碎块，逐步取出、剥离突出物，充分暴露腰₅神经根，神经充血有自主搏动时说明神经根压迫解除，其间反复用双极可屈性电极射频消融已长入纤维环裂隙内的肉芽组织和神经末梢，并起到彻底止血的作用。生理盐水不间断冲洗。侧隐窝臭氧注射术：摘除椎间盘后，稍拔出工作套管至侧隐窝处，放入内镜，抽取 $60\mu g/L$ 臭氧，在内镜监视下注射 10ml臭氧，注射应用臭氧对残留的髓核消融，并消除神经根水肿、无菌性炎症，预防椎间盘感染。操作完毕，取出椎间盘镜，缝合皮肤，手术结束。平车推回病房。患者在整个治疗过程中生命体征平稳，无心悸、头疼、恶心、呕吐等不适。嘱患者限制活动 3 天。刀口保持清洁干燥，以防止感染。

11. 住院第 8 日查房记录　患者诉会阴部疼痛稍有减轻，仍有小便时疼痛明显，余未诉特殊不适。查体见：刀口愈合良好，无红肿，敷料少量渗出。直腿抬高试验(−)。分析：患者昨日行经椎间孔入路目标椎间盘髓核摘除术，应用射频消融和髓核钳抓取部分椎间盘，摘除压迫神经的椎间盘组织，术后无明显不适，继观病情变化。

12. 住院第 9 日查房记录　患者病情稳定，会阴部疼痛较前无明显变化。查体见：敷料干燥，伤口无明显红肿、渗出，双侧直腿抬高试验(−)，双侧"4"字征(−)。双下肢肌力、肌张力可。分析：患者突出髓核摘除术后，病情稳定，明日复查血常规、血沉、C 反应蛋白、降钙素原等炎性指标，余治疗不变，注意观察病情变化，及时对症处理。

13. 住院第 10 日查房记录　患者孔镜术后第 3 天，病情稳定，仍有活动后会阴部疼痛、坠胀感，余未诉特殊不适。查体见：敷料干燥，伤口无明显红肿、渗出，双侧直腿抬高试验(−)，双侧"4"字征(−)。复查炎性指标无异常。患者主动要求出院。刘全副主任医师查房分析：患者突出髓核摘除术后，病情稳定，准予今日出院回家静养，10 天后门诊拆线。

九、出院诊断

1. 中医诊断　痹症（瘀血阻络）。
2. 西医诊断　①会阴痛；②腰椎间盘突出症；③高血压病；④2 型糖尿病。

十、讨论

　　会阴痛是疼痛科医师在临床工作中常遇到的疾病，以女性患者为常见。会阴痛是躯体与交感系统的疼痛综合征，患者常有会阴部的功能失常，并伴有不同程度的心理疾病，甚至抑郁表现。虽然有发病率较高，但会阴痛的病因仍然不清楚，也没有明确的证据证明某些固定因素与会阴痛发病的存在因果关系。可能的发病因素包括：会阴部的慢性病史、会阴部手术史、解剖相关的原因、心理疾病等。慢性、难治性会阴痛表现为坐位时加重的会阴部疼痛，其他症状包括尿失禁、尿频、尿急、便秘、便痛和性功能障碍等，也有表现为自发性外阴、前列腺、睾丸痛，自发性肛门、直肠、肛提肌综合征以及尿道综合征的会阴痛。会阴痛的表现虽然多样，但都有一个共同的特点，即疼痛在一个或两个阴部神经的分布区域。焦虑和抑郁是两个最为常见的伴随症状，且对该病及其合并症的预后有不良反应。本患者会阴痛诊断明确，结合查体结果，不排除腰椎间盘突出引起会阴痛。

　　查阅文献资料，双大腿根部（或结合耻骨联合上缘）软组织损害会引起多见的下腹痛、月经痛、性交痛等并发征象的发病机制和诊疗方法，在宣蛰人《软组织外科学》中有多例与此患者类似的患者。且此书中采用大腿根部软组织松解手术或以针代刀的密集型压痛点银质针针刺治疗了大腿根部软组织损害性严重月经痛的病例，以阴蒂或会阴阴蒂为主的女性生殖器痛或伴尿道痛月经痛、性交痛，大腿根部软组织损害性尿频、尿急或伴下腹痛、外阴阴道痛、会阴肛门痛、性交痛、大腿内侧痛，女性大腿根部或结合耻骨联合上缘软组织损害性尿频、尿急或尿失禁伴下腹痛、会阴痛或性交痛，以及行腰部或腰臀部等软组织松解手术治疗腰臀部和大腿根部软组织损害性以慢性腹泻为特点的上腹痛或下腹痛、肛门外阴不适或生殖器痛、月经痛、月经紊乱、性交痛。得出结论有：双耻骨上下肌附着处无菌性炎症病变的传导影响也有可能引起上腹痛、肛门痛、大腿内侧痛或坐骨结节痛，在临床上需做出鉴别。

　　该患者入院后完善辅助检查，组织院内多学科综合会诊，排除其他疾病明确诊断后第一次时在介入室行腰椎针刀椎管内松解 + 侧隐窝注射 + 骶管滴注等治疗，松解腰$_2$/腰$_3$、腰$_3$/腰$_4$右侧侧隐窝时，诱发出会阴部疼痛不适。第二次行孔镜下腰$_3$/腰$_4$突出髓核摘除术，并给予黛力新、舍曲林调节情绪，普瑞巴林降低神经兴奋性，以及营养神经、活血化瘀等对症治疗，患者会阴部疼痛减轻，但疗效并非非常明显。

病例 41　射频热凝治疗癌痛

一、一般资料

患者，刘某，男，48岁。

主诉：诊为右肺癌2年余，发现左肺转移2个月余。

现病史：患者因左颈部疼痛1个月余，发现肺占位1天于2010年12月7日第一次收入我院肿瘤科。患者2010年11月无诱因出现颈部疼痛，逐渐加重，2010年12月行颈椎MRI示：颈胸椎转移瘤不能排除。后行胸部CT示：右肺占位。于2010年12月7日以肺癌骨转移第一次收入肿瘤科。入院后行颅脑+胸部+腹部CT检查示：符合右肺上叶肺癌CT表现；纵隔淋巴结肿大；胸椎及右髂骨多发转移；颅脑扫描未见异常。ECT示：考虑多发性骨转移。12月10日于山东省××医院行纤支镜刷检，结果示：（毛刷涂片）找到癌细胞，分化差，考虑腺型。纤支镜活检：活检组织中查见少量癌细胞，考虑低分化腺癌。PET－CT：右肺上叶癌伴瘤周炎症，右肺转移，右肺门、纵隔及双锁骨区多发淋巴结转移，多发骨转移并FDG高代谢；多发脑转移。于12月14日起行颈椎局部放疗，共放疗DT 4200cGy/21f，并于2010年12月17日给予培美曲塞900mg第1天＋顺铂40mg第1～第3天方案化疗1周期。后患者先后四次入住我院肿瘤科于2011年1月8日至2011年4月12日给予培美曲塞900mg第1天＋顺铂40mg第1～第3天方案化疗5周期。期间于2011年1月7日起给予西妥昔单抗靶向治疗1次/周×9。期间第2、第4周期化疗后行影像学检查评价病情好转，6周期后复查PET－CT未见异常代谢。后患者第六次入院于2011年5月26日起给予培美曲塞1000mg第1天维持治疗1周期。后患者先后三次入住我院肿瘤科行抗骨转移治疗、胸腺五肽生物抗肿瘤治疗及中药汤剂治疗，期间于2011年8月12日开始口服吉非替尼250mg 1次/日，服用期间未出现皮疹、腹泻等不良反应。患者为行复查及治疗于2011年9月21日及11月7日第十、第十一次入院，收入我院肿瘤微创组，复查癌胚抗原（CEA）15.29ng/ml，较上次升高，继续口服吉非替尼治疗，并给予胸腺五肽增强免疫力、康莱特抗肿瘤及支持治疗。2012年1月4日入院复查颅脑强化MRI示：符合脑内转移瘤MRI表现，病灶较前增多、增大。考虑病情进展，为行放疗办理出院后第十三次入院收入我院放疗科，给予全脑放疗DT 4000cGy/20f，局部病灶DT 6000cGy，并将吉非替尼更换为厄洛替尼口服150mg 1次/日。放疗结束后复查颅内病灶较前缩小，病情好转后出院。2012年3月患者先后第十四、第十五次入住我院肿瘤微创组，住院期间行DC－CIK自体细胞回输治疗及和信（胸腺五肽注射液）提高免疫力、康莱特抗肿瘤治疗，治疗结束后患者肿瘤标志物较前下降，好转出院。后患者为行治疗于2012年3月26日至10月22日第十六至第二十一次入住我院放疗科，住院期间因右肩胛部位及后背部酸痛给予颈、胸椎局部放疗减症治疗，并定期给予抗骨转移治疗。2012年7月初患者至古巴行肺癌疫苗治疗1次，7月19日给予第2次肺癌疫苗治疗，期间于7月23日转入血液科行外周血单个核细胞采集，体外扩增后行 DC－CIK 自体细胞回输治疗。2012年7月22日行胸部 CT 示：右肺癌治疗后，较前未见明显变化。左肺内未见异常密度，纵隔内见多发小淋巴结影，较前未见明显变化，胸腰椎、双侧肋骨、胸骨多发转移，较前未见明显变化。评价病情稳定，后定期行伊班膦酸钠（佳诺顺）抗骨转移治疗。2012年10月初患者出现右臂尺侧疼痛，于10月29日及11月23日第二十二、第二十三次入院收入骨科脊柱1组，给予消炎止痛、神经营养等药物治疗及伊班膦酸钠抗骨转移治疗后症状逐渐缓解，期间11月23日复查胸部 CT 出现左肺转移，患者要求继续口服厄洛替尼150mg 1次/日靶向抗肿瘤治疗。并于2012年12月18日第二十四次入院收入肿瘤微创组，给予抗骨转移治疗及对症治疗，治疗结束出院。患者2012年12月22日复查胸部 CT 示双肺转移，提示病情进展，为行进一步治疗于2012年12月31日第二十五次入院，收入肿瘤化疗科。化验示 I 度骨髓抑制，给予瑞白升白细胞，建议化疗，患者因个人原因拒绝化疗，自动出院。出院后患者仍有右侧肩胛区疼痛并向右侧上肢尺侧放射，口服曲马多0.1，1次/晚，止治痛疗，效果可。未述其他特殊不适。后为行进一步治疗于2013年1月7日第二十六次入院收入肿瘤放疗科。入院后完善相关检查，查血 CEA：癌胚抗原348.77ng/ml，ECT 检查提示较上次检查进展，无放疗指征，与李岩主任医师联系后转入化疗科进行化疗治疗。转入化疗科后完善辅助检查，排除化疗禁忌，于2013年1月18日起行培美曲塞0.8g 第1天＋顺铂40mg 第1～第3天方案化疗联合厄洛替尼靶向抗肿瘤治疗，化疗后出现 III 度骨髓抑制，给予瑞白生白等对症处理后好转。期间于2013年1月15日给予伊班磷酸钠抗骨转移治疗，治疗过程顺利，患者无不适。1月27日患者因左耳疼痛，伴有左耳听力减退及耳鸣，偶有鼻出血，请耳鼻喉科梁辉副主任医师会诊示考虑急性中耳炎。给予氧氟沙星滴耳液滴耳3次/日及头孢克肟口服0.1g 2次/日，因患者症状无明显缓解，联系耳鼻喉科王启荣主任医师后，建议转科进一步治疗，转耳鼻喉科后于1月31日在局部麻醉下行左耳鼓膜切开引流术，手术顺利，术后患者症状明显缓解，病情好转出院。患者出院后仍有肩背部疼痛，疼痛数字评分法（NRS）评分4分，继续口服美施康定及双氯芬酸钠（扶他林）止痛，效果可。现患者为行复查及治疗第二十七次入院，门诊以肺癌收入我科。患者自上次出院以来，饮食睡眠可，大小便无异常，体重未见明显变化。

既往史：否认高血压、心脏病、糖尿病病史。否认肝炎、结核等传染病史及其密切接触史。未发现食物、药物过敏史。否认重大手术外伤史。否认输血史。预防接种史随当地。

个人史：生于原籍，无外地及疫区居住史。间断少量吸烟、饮酒史20年。无冶游史。婚育史：适龄婚育，育有1女，配偶及女儿均体健。

家族史：其父患有结肠癌已去世，其母体健，否认其他家族性遗传病史。

二、体格检查

T：36.3℃，P：84次/分，R：19次/分，BP：125/95mmHg，H：177cm，BW：55kg，

S：1.72m²，KPS 80 分。患者中年男性，发育正常，营养不良，神志清楚，自主体位，检查合作。全身皮肤无黄染、无瘀点、无出血点。全身浅表淋巴结未触及肿大。头颅发育正常，毛发分布均匀，眼睑无水肿，结膜无充血，巩膜无黄染，双侧瞳孔等大等圆，对光反射及调节反射存在，耳、鼻无异常，口唇无发绀，咽部无充血，扁桃体无肿大。颈软，无抵抗，颈部活动略受限，颈部各椎体无明显压痛，右侧肩胛骨内侧与脊柱之间局限性压痛。颈静脉无怒张，气管居中，甲状腺无肿大。胸廓对称无畸形，右侧前肋压痛。双肺呼吸音清晰，未闻及干、湿性啰音。心前区无隆起及凹陷，心界无扩大，心率 84 次/分，节律规整，各瓣膜听诊区无闻及病理性杂音。腹部平坦，腹软，无压痛，无反跳痛。肝、脾肋下未触及，Murphy's 征阴性，肝、肾区无叩痛，肠鸣音无亢进，移动性浊音阴性。脊柱无畸形，四肢无畸形，双下肢无水肿。双下肢足背动脉搏动正常。肱二头肌反射正常，膝腱反射正常，腹壁反射正常。巴氏征阴性，布氏征阴性。

三、辅助检查

1. 颅脑 + 胸部 + 腹部 CT　颅脑扫描未见异常；符合右肺上叶肺癌 CT 表现（右肺上叶后段 1.2cm×2.8cm 肿块）；纵隔淋巴结肿大（大者 1.0cm×1.0cm）；双肾囊肿（大者 1.0cm×0.9cm）；胸椎及右髂骨多发转移（2010 年 12 月 8 日，我院）。

2. 纤支镜　毛刷涂片找到癌细胞，分化差，考虑腺型（2010 年 12 月 10 日，山东省××医院）。

3. 纤支镜活检　活检组织中查见少量癌细胞，考虑低分化腺癌（2010 年 12 月 10 日，山东省××医院）。

4. ECT　考虑多发性骨转移（中位颈椎、胸$_1$、胸$_2$、胸$_4$、胸$_5$、胸$_8$、胸$_9$、骶骨、双侧髂骨、右侧第 7 前肋及第 10 后肋、左侧肩胛骨）（2010 年 12 月 10 日，山东大学××医院）。

5. PET－CT　右肺上叶癌伴瘤周炎症，右肺转移，右肺门、纵隔及双锁区多发淋巴结转移，多发骨转移并 FDG 高代谢；多发脑转移，建议 MRI 检查；咽部炎症并颈部炎症淋巴结伴 FDG 高代谢；右侧上颌窦囊肿（2010 年 12 月 14 日，山东省××医院）。

6. 颅脑 MRI　颅内多发病灶，数目较前增多，体积较前增大（2012 年 1 月 5 日，我院）。

7. 胸部 CT　右肺癌治疗后，较前未见明显变化。左肺内未见异常密度，纵隔内见多发小淋巴结影，较前未见明显变化，胸腰椎、双侧肋骨、胸骨多发转移，较前未见明显变化（2012 年 7 月 22 日，我院）。

8. 胸部 CT　右肺癌治疗后，左肺上叶病灶内见空洞，符合双肺及骨多发转移 CT 表现（2012 年 11 月 23 日，我院）。

9. 胸部 CT　右肺癌治疗后，符合双肺及骨多发转移 CT 表现；双侧胸腔积液；符合双肺下叶局灶性炎症、纤维灶 CT 表现（2012 年 12 月 22 日，我院）。

四、入院诊断

1. 右肺恶性肿瘤（腺癌 T1bN3M1bⅣ期）。

2. 双肺转移性癌。

3. 多发骨转移性癌。

4. 多发脑转移性癌。

5. 多发淋巴结转移性癌。

五、诊断依据

1. 中年男性，因诊为右肺癌2年余，发现左肺转移2个月余入院。

2. 查体颈部活动略受限，颈部各椎体无明显压痛。

3. 辅助检查见上文相关内容。

六、鉴别诊断

患者既往活检病理诊断明确，无须鉴别。

七、诊疗计划

1. 完善血常规、CEA等相关化验及检查，评价病情，指导治疗。

2. 拟给予培美曲塞 + 顺铂方案化疗联合厄洛替尼靶向抗肿瘤治疗、抗骨转移治疗及对症支持治疗。

3. 请示上级医师指导下一步治疗。

八、治疗经过

1. 住院第2日主任医师查房记录　今日查房，仍有右侧肩背部疼痛，并向右上肢尺侧放射，评分5分，无发热、盗汗，无头晕、头痛，无咳嗽、咳痰，无胸闷、憋气，无恶心、呕吐，饮食、睡眠可，体力状况可，大小便未见异常。查体：神志清，精神可，浅表淋巴结未触及肿大。颈部活动略受限，右侧肩胛骨内侧与脊柱之间局限性压痛。双肺呼吸音粗，未闻及明显干湿性啰音。心律规整，各瓣膜听诊区未闻及病理性杂音。腹部平坦，腹软，全腹无压痛及无反跳痛，肝脾肋缘下未触及，肝肾区无叩痛，移动性浊音阴性，肠鸣音正常，双下肢无水肿。双侧病理征(-)。血细胞分析(五分类)：白细胞计数 $5.39 \times 10^9/L$，血红蛋白94.0g/L，血小板计数 $209 \times 10^9/L$，癌胚抗原473.51ng/ml，血生化：白蛋白33.6g/L，凝血常规：血浆纤维蛋白原测定4.82g/L，血浆 D - 二聚体测定500.00μg/L。今日李岩主任医师查房，患者既往多次入院，病史清楚，诊断依据充分，目前右肺癌Ⅳ期，伴多发淋巴结、脑、骨转移诊断明确，12月22日复查胸部CT示双肺及骨多发转移CT表现，评价病情进展，2013年1月10日复查CEA：348.77ng/ml，ECT检查提示较上次检查进展，无放疗指征，于1月18日起行培美曲塞0.8g第1天 + 顺铂40mg第1～第3天方案化疗联合厄洛替尼靶向抗肿瘤治疗，现为行治疗再次入院。患者肿瘤Ⅳ期，多发转移，已无手术指征，既往多次因局部疼痛，行局部姑息性放疗缓解症状，目前患者病情进展已行培美曲塞 + 顺铂方案化疗1周期，应继续全身化疗控制病情，此次入院复查CEA较前升高，但尚未到影像学评价时间，可继续给予原方案化疗，已将化疗必要性详细告知患者及其家属，患者表示与家属商议后再行决定。患者入院复查血红蛋白质及白蛋白偏低，患者要求暂缓药物干预，自行调节饮食，嘱增加高质量蛋白及含铁丰富食物。昨日佳诺顺(伊班膦酸钠注射液)抗骨转移治疗过程顺利，患者无不适。继续给予和信(胸腺五肽注射液)、薄芝糖肽提高免疫力治疗，硫辛酸改善感觉异常，美施康定(硫酸吗啡缓释片)及扶他林止痛治疗。观察病情变化，及时对症处理。

2. 住院第 3 日主治医师查房记录　患者背部疼痛较前无明显变化,无腹痛、腹胀,无发热、乏力,无腹泻、便秘,无头痛、头晕,大小便正常,夜间睡眠可。查体:NRS 5 分,浅表淋巴结未触及肿大。颈部活动略受限,右侧肩胛骨内侧与脊柱之间局限性压痛。双肺呼吸音清,未闻及明显干湿性啰音。心律规整,各瓣膜听诊区未闻及病理性杂音。腹软,全腹无压痛及无反跳痛,肝脾肋缘下未触及,肝肾区无叩痛,移动性浊音阴性,肠鸣音正常,双下肢无水肿。今日刘海荣主治医师查房,肺癌仍是发达国家癌症死亡之首因。肺癌中 80% ~85% 为非小细胞肺癌,其中 30% ~40% 在确诊时已属晚期而失去手术机会。晚期 NSCLC 若不治疗,中位生存期 4 ~5 个月,1 年生存率低于 10%。系统化疗在一线、二线治疗中,在一定程度上延长了患者生存期(中位生存期 8 ~9 个月,1 年生存率 30% ~40%),改善了症状,但在三线治疗中收效甚微,其疗效似乎已达平台。患者及其家属商议后决定选择继续原方案化疗,请示李岩主任医师后,嘱今日给予地塞米松预处理,明日开始行培美曲塞 0.8g 第 1 天 + 顺铂 40mg 第 1 ~ 第 3 天方案化疗联合厄洛替尼靶向抗肿瘤治疗,同时给予止吐、保肝、保护胃黏膜等对症处理,注意饮食调节,保持排便通畅,继续观察病情变化。

3. 住院第 6 日主任医师查房记录　患者自诉右侧肩背部疼痛较前加重,评分 6 分,今晨饭后呕吐一次,呕吐物为胃内容物,伴有轻度腹胀,无发热、咳嗽、咳痰,无胸闷、憋气,饮食可,睡眠差,大小便正常。查体:浅表淋巴结未触及肿大。颈部活动略受限,右侧肩胛骨内侧与脊柱之间局限性压痛。双肺呼吸音粗,未闻及明显干湿性啰音。心律规整,各瓣膜听诊区未闻及病理性杂音。腹部平坦,腹软,全腹无压痛及无反跳痛,肝脾肋缘下未触及,肝肾区无叩痛,移动性浊音阴性,肠鸣音正常,双下肢无水肿。双侧病理征(-)。今日李岩主任医师查房分析,肺癌是我国常见的恶性肿瘤之一,晚期有 50% ~70% 患者发生骨转移且引起疼痛,严重者可引起病理性骨折,导致患者生活质量严重下降。为了减少患者痛苦,提高生存质量,在治疗原发病的同时抗骨质破坏,减轻患者疼痛显得尤为重要。目前治疗骨转移癌疼痛有多种方法,包括手术治疗、化疗及放疗等,其目的均是去除或杀死肿瘤组织从而治疗疼痛。患者既往多次行颈胸椎局部放疗止痛,定期行佳诺顺抗骨转移治疗,2 天前因美施康定止痛效果欠佳给予更换为芬太尼透皮贴剂 4.2mg 效果欠佳,后增量至 8.4mg,患者仍述疼痛控制不佳,要求换回美施康定,嘱暂改为美施康定 60mg 1 次/12 小时,加用塞来昔布 200mg 1 次/日止痛治疗,并请中医科及疼痛科会诊协助诊疗。今日化疗第 3 天,嘱停顺铂,患者胃肠道反应明显,加用甲氧氯普胺(胃复安)、维生素 B_6 片止吐,多潘立酮(吗丁啉)促进胃动力,改善腹胀。密切观察病情变化。

4. 住院第 9 日主治医师查房记录　患者右侧肩背部疼痛较前略减轻,评分 5 分,无头痛、头晕,无恶心、呕吐,无腹痛、腹胀,无发热、乏力,大小便正常,夜间睡眠差。查体:NRS 5 分,浅表淋巴结未触及肿大。颈部活动略受限,右侧肩胛骨内侧与脊柱之间局限性压痛。双肺呼吸音清,未闻及明显干湿性啰音。心律规整,各瓣膜听诊区未闻及病理性杂音。腹软,全腹无压痛及无反跳痛,肝脾肋缘下未触及,肝肾区无叩痛,移动性浊音阴性,肠鸣音正常,双下肢无水肿。(急)血常规:白细胞计数 7.33×10^9/L,血红蛋白 95.0g/L,血小板计数 190×10^9/L,糖类抗原 CA -125 29.20U/ml。今日刘海荣主治医师查房分析，患者因骨转移引发疼痛就诊，发病时即出现全身多发转移，提示预后极差。目前针对骨转移瘤的治疗方式有：药物治疗、放射治疗、介入治疗、手术治疗等。根据该患者影像学结果及病情特点，目前无手术指征，定期采用伊班磷酸钠抗骨转移治疗，并给予颈椎局部放疗止痛，目前患者仍有骨痛，定期行抗骨转移药物治疗。患者化疗第5天复查血常规示无明显骨髓抑制，3天前中医科宋鲁成主任给予浮针治疗，患者当天夜间11点左右因肩背部疼痛加重难忍，自行拔除，现口服美施康定止痛，效果可，但仍有爆发痛，可请疼痛科刘方铭主任会诊，给予射频热凝治疗，患者表示商议后决定，继续给予和信、薄芝糖肽提高免疫力治疗，观察病情变化，及时对症处理。

5. 住院第11日主任医师查房记录　患者背部疼痛较前无明显变化，NRS评分5分。无发热、乏力，无咳嗽、咳痰，无头痛、头晕，大小便未见异常。查体：颈部活动略受限，右侧肩胛骨内侧与脊柱之间局限性压痛。双肺呼吸音清，未闻及明显干湿性啰音。心率70次/分，律整，各瓣膜听诊区未闻及病理性杂音。腹部膨隆，腹软，无压痛及反跳痛，肝肾区无叩痛，移动性浊音阴性，肠鸣音正常，双下肢无水肿。今日李岩主任医师查房分析：晚期NSCLC包括Ⅲ～Ⅳ期患者，此类患者初诊时60%以上已失去了手术机会，治疗的目的是改善生活质量和延长生存期，治疗原则是以化疗为主的综合治疗。以铂类为基础的联合化疗已成为晚期NSCLC化疗的基础方案，循证医学的结果也表明以顺铂为基础的联合化疗已成为晚期NSCLC患者化疗的Ⅰ类证据。该患者发病时既已出现全身多发转移，提示预后不佳。目前患者已完成该周期化疗，现右侧肩背部疼痛控制不佳，时有爆发痛，患者商议后决定行射频热凝治疗，嘱请疼痛科会诊，给予局部射频热凝治疗。要注意饮食调节，保持排便通畅，继续观察病情变化。

6. 住院第12日疼痛科会诊记录　患者因颈、胸椎、肩胛骨等多发骨转移，右侧肩背部疼痛明显，现应用美施康定、西乐葆（塞来昔布胶囊）等药物镇痛，仍偶有爆发痛，今日请疼痛科刘方铭主任医师会诊示：患者目前疼痛应属神经病理性疼痛。建议：①在右侧胸1肋横关节下缘对胸1神经肿大感觉神经纤维行射频热凝；②对肩胛背神经（右）行射频热凝；③对肩胛上神经（右）行射频脉冲调制。每周一次，计划2～3次。将会诊意见详细告知患者及其家属，患者表示同意并积极配合治疗，请示李岩主任医师后，嘱遵会诊意见执行，择期行射频治疗。

7. 住院第14日主任医师查房记录　患者背部疼痛较前无变化，偶有爆发痛，评分为7分，平均为4分，夜间睡眠差，无发热、咳嗽、咳痰，无恶心、呕吐，无腹痛、腹泻，小便正常，大便干。查体：颈部活动略受限，右侧肩胛骨内侧与脊柱之间局限性压痛。双肺呼吸音清，未闻及明显干湿性啰音。心率86次/分，律整，各瓣膜听诊区未闻及病理性杂音。腹软，无压痛及反跳痛，肝肾区无叩痛，移动性浊音阴性，肠鸣音正常，双下肢无水肿。血细胞分析（五分类）：白细胞计数 2.99×10^9/L，血红蛋白96.0g/L，血小板计数 122×10^9/L。癌胚抗原525.06ng/ml。今日李岩主任医师查房分析：骨髓抑制是指骨髓中的血细胞前体的活性下降。血流里的红细胞和白细胞都源于骨髓中的干细胞。化疗药物往往针对的是生长活跃的细胞，除恶性肿瘤细胞外，骨髓造血干细胞、消化道黏膜、皮肤及其附属器等器官或组织的细胞更新亦较快，这是化疗药物导致相应不良反应的组织学基础。患者今日复查血常规示Ⅱ度骨髓抑制，嘱给予瑞白100μg皮下注射。患者自觉西乐葆止痛效果欠佳，已改为双氯芬酸钠(扶他林)口服。患者目前不适以右侧肩背部疼痛为主,口服奥施康定等止痛药物控制不佳,联系疼痛科刘方铭主任医师后建议转科行射频热凝治疗,患者及其家属表示理解,嘱今日转疼痛科行进一步治疗。患者今日复查血常规示Ⅱ度骨髓抑制,嘱继续给予瑞白升白细胞治疗。密切观察病情变化,及时对症处理。

8. 住院第 15 日疼痛科主治医师查房记录　患者诉昨天下午做完疼痛治疗仪后右侧肩背部疼痛有所缓解,晚睡前再次行疼痛治疗仪,未服用美施康定、扶他林药物,患者未感觉肩背部疼痛,凌晨两点醒后感觉右肩背部略感疼痛,后服用扶他林药物 1 片,今日饭前右肩背部未明显疼痛,为预防疼痛服用美施康定 1 片。专科查体:颈部活动略受限,右侧肩胛骨内侧与脊柱之间局限性压痛。刘维菊主治医师查房分析:患者服用做完疼痛治疗仪后右肩部疼痛缓解,嘱继续行疼痛治疗仪,并嘱患者定时服药,可酌情减少美施康定剂量,继续观察病情变化,及时对症处理。

9. 住院第 16 日疼痛科主任医师查房记录　患者诉晚睡前行疼痛治疗仪 2 次,服用美施康定药物 1 片,患者未感觉肩背部疼痛,早晨 6 点醒后感觉右肩背部略感疼痛,后服用美施康定药物 1 片,饭前右肩背部未明显疼痛。刘方铭主任医师查房分析:患者较前使用药物减少,做完疼痛治疗仪后右肩部疼痛缓解,嘱继续行疼痛治疗仪,并嘱继续服用美施康定、扶他林等药物镇痛,准备明日行病变肋间神经靶点射频热凝,治疗计划:①在右侧胸₁肋横关节下缘对胸₁神经肿大感觉神经纤维行射频热凝;②对肩胛背神经(右)行射频热凝;③对肩胛上神经(右)行射频脉冲调制。每周一次,计划 2 ~ 3 次。观察病情变化,及时对症处理。

10. 住院第 17 日有创诊疗操作记录　操作名称:射频热凝 + 臭氧注射。操作步骤:患者于介入室由刘方铭主任医师行臭氧注射术 + 射频热凝,术前签署知情同意书。患者左侧卧位于治疗床上,充分暴露右侧颈肩背部,首先在右侧胸₁肋横关节下缘、胸₁肋关节下缘、肩胛背神经痛点、天宗穴定点笔定位,并于 C 形臂引导下进行调整后,用 0.75% 碘伏无菌棉球以标记点为中心进行常规消毒,铺无菌洞巾。抽取 1% 利多卡 5ml 并于上述标记点局部麻醉,局部麻醉后抽取 1% 利多卡因 2ml + 维生素 B_6 200mg + 维生素 B_{12} 1mg + 曲安奈德注射液 40mg + 醋酸泼尼龙注射液 125mg + 0.9% 氯化钠注射液适量,组成消炎镇痛液,垂直皮面快速进针,每穴注射 5ml,快速出针,以上述点为治疗点,15cm 探针穿刺并于 C 形臂引导下精确定位,工作鞘、穿刺器联合刺入,工作鞘末端进入皮肤后,抽出穿刺器,进入闭孔器,于 C 形臂引导下确认进入治疗位置,此时,闭孔器拔出,用单极射频刀进入工作鞘,并于 C 形臂下精确定位,在上述各点处行感觉神经的射频热凝,在胸₁肋横关节下缘、胸₁肋关节下缘、肩胛背神经痛点测阻抗分别为 283 欧、275 欧、253 欧,感觉电压调制 1.5 伏。运动电压为 1.0 伏,然后以 60℃、65℃进行热凝,在天宗穴时测阻抗 300 欧,感觉电压调制 1.5 伏。运动电压为 1.0 伏,然后以 60℃、65℃、70℃、75℃进行热凝,患者出现麻胀感、触电感,射频热凝术操作完毕。以上述标记点为进针点,注射臭氧 40ml,臭氧注射术操作完毕。结果:患者在整个治疗过程中生命体征平稳,无心悸,无头疼,无恶心呕吐等不适。

11. 住院第 17 日疼痛科主治医师查房记录　患者诉做完射频热凝后,右肩部疼痛较前减轻,VAS 5 分,偶有爆发痛,晚睡 11 点前稍微疼痛口服扶他林药物 1 片,患者睡后未感觉肩背部疼痛，早晨 7 点醒后感觉右肩背部稍感疼痛，后做疼痛治疗仪 1 次，至 9 点右肩背部未明显疼痛，刘维菊主治医师查房分析：患者较前使用药物减少，做完射频热凝、疼痛治疗仪后右肩部疼痛缓解，嘱继续行疼痛治疗仪，并嘱美施康定定时服用，酌情应用扶他林等药物镇痛，明日复查 CEA、血常规。

12. 住院第 22 日疼痛科主任医师查房记录　患者诉右肩部疼痛较术后前几日明显，晚睡 8 点前口服美施康定药物 1 片，患者疼痛减轻，睡眠可，早晨 6 点前醒后感觉隐隐疼痛，早 7 点再次服用美施康定及扶他林 1 片，右肩背部稍感疼痛。刘方铭主任医师查房分析：患者疼痛症状较前有所减轻，美施康定 30mg 1 次/12 小时基本可控制没有明显爆发痛，右肩部疼痛偶尔加重可不予过多处理，嘱继续行疼痛治疗仪，余治疗方案不变。

13. 住院第 28 日疼痛科主任医师查房记录　患者诉右肩部疼痛仍存在，继续服用美施康定和扶他林，并在服药前各使用治疗仪一次，疼痛基本能控制。刘方铭主任医师与广州医学院第二附属医院疼痛外科卢振和教授共同看过患者，在仔细阅片，认真询问病史后分析：患者癌症多发转移，目前治疗以姑息治疗、缓解疼痛为主，可考虑局部软组织肿瘤细胞浸润部位射频热凝，必要时可联合外科取出部分受侵椎体骨质，植入骨水泥，同时行射频热凝。与患者及其家属沟通病情后，准备今日中午行 B 超引导下射频治疗，治疗完后可服用扶他林消炎止痛。

14. 住院第 28 日有创诊疗操作记录　操作名称：射频热凝。操作步骤：患者于 B 超室由刘方铭主任医师行射频热凝，术前签署知情同意书。患者俯卧于治疗床上，充分暴露右臂肢及上肢，在右侧胸肋横关节及椎体外缘共 12 个点定点笔定位，并于 B 超引导下进行调整后，用 0.75% 碘伏无菌棉球以标记点为中心进行常规消毒，铺无菌洞巾。抽取 1% 利多卡因 5ml 并于上述标记点局部麻醉，局部麻醉后抽取 1% 利多卡因 2ml，垂直皮面快速进针，以上述点为治疗点，15cm 探针穿刺并于 B 超下精确定位，工作鞘、穿刺器联合刺入，工作鞘末端进入皮肤后，抽出穿刺器，进入闭孔器，于 B 超下确认进入治疗位置，此时，闭孔器拔出，用双极射频刀进入工作鞘，并于 B 超下精确定位，在上述各点处行相互交叉的射频热凝，测阻抗符合正常组织参数，感觉电压调制 1.5 伏。运动电压为 1.0 伏，然后以 60℃ 进行热凝，患者出现麻胀感、触电感，共进行 12 分钟，射频热凝术操作完毕。结果：患者在整个治疗过程中生命体征平稳，无心悸、无头疼、无恶心呕吐等不适。

15. 住院第 36 日疼痛科主任医师查房记录　患者诉右肩部疼痛感觉较前稍减轻，昨晚 8 点前服用美施康定及扶他林各一片，疼痛缓解，不影响睡眠，早晨 7 点醒后，感觉疼痛，即服用扶他林及美施康定 1 片，疼痛治疗仪一天三次，疼痛减轻。刘方铭主任医师查房分析：患者症状较前减轻，治疗方案暂不变，择期可考虑再次行射频热凝术。患者个人联系外院，准备行放射性^{89}锶治疗，主动要求近日出院。刘方铭主任医师查房分析：患者目前仍有疼痛，程度较前虽有所减轻，仍需积极寻求各种方法针对原发病灶治疗，准予近日出院，出院后继续口服中药，准备行^{89}锶治疗，不适随诊。

九、出院诊断

1. 中医诊断　肺癌（气阴两虚型）。

2. 西医诊断　①右肺恶性肿瘤（腺癌 T1bN3M1b Ⅳ 期）；②双肺转移性癌；③多发骨

转移性癌；④多发脑转移性癌；⑤多发淋巴结转移性癌。

十、讨论

阳虚寒凝、寒痰搏结是肿瘤骨转移的发病机制，阳虚寒凝是肿瘤发生的根本原因，肿瘤骨转移是痰浊凝聚于骨的结果。一方面，阳虚寒盛，脏腑功能失调，气血不足，寒、痰内生并伏留于体内，正气无力驱邪外出，遂流窜至骨，发为骨肿瘤；另一方面，阳气虚弱，寒毒侵入，深入于骨，寒之收敛，凝滞，导致寒痰互结，而蚀骨伤髓。故当治以温补阳气，散结化痰，使阴平阳秘，结散痰消。患者癌症多发转移，目前治疗以姑息治疗、缓解疼痛为主，中西思路考虑，行右侧胸₁肋横关节下缘对胸₁神经肿大感觉神经纤维、肩胛背神经（右）行射频热凝及局部软组织肿瘤细胞浸润部位射频热凝，以射频热凝毁损支配椎体疼痛感觉的相应神经及瘤体肉芽组织，以热凝制寒凝。疼痛明显减轻，提高了患者生存质量。

病例 42 保守治疗癌痛

一、一般资料

患者，张某，男，66岁。

主诉：右上腹胀痛半年余。

现病史：患者半年前无明显诱因出现右上腹胀痛，无放射性疼痛，伴有食欲缺乏、乏力，无口干，无恶心、呕吐，无胸闷、胸痛，无头晕、头痛，于2018年7月11日就诊于济南市×医院，行甲胎蛋白示：4404.7ng/ml，腹部CT示：肝内见多发大小不等的类圆形结节灶，考虑肝内多发占位，弥漫性肝癌？多发转移灶？门脉右支癌栓？；膀胱前上壁局部增厚，建议膀胱镜检查；符合门脉高压、腹盆腔积液表现，后为求进一步诊疗，于山东大学××医院就诊，诊断为：①原发性肝癌；②肝硬化；③门静脉高压；④慢性乙型病毒性肝炎。入院后完善相关检查，排除手术禁忌于2018年7月22日在全麻下行肝动脉化疗栓塞术，效可；手术后患者仍感右上腹胀痛，为求进一步中西医结合诊疗，于我科门诊就诊，门诊以肝恶性肿瘤收入院。患者自发病以来，神志清，精神尚可，饮食差，睡眠可，二便调，体重近半年下降约15kg。

既往史：既往否认高血压病、冠心病、糖尿病病史，既往慢性乙型病毒性肝炎病史20余年，曾行药物治疗（具体不详），否认结核等其他传染病病史及传染病密切接触史，30余年前因阑尾炎于当地医院行阑尾切除术（具体不详），否认其他手术、外伤史及输血史，否认药物或食物过敏史，预防接种史不详。

个人史：出生生长于原籍，无长期外地居住史，无疫水或疫区密切接触史。吸烟史50余年，每天约20支，否认饮酒史，应酬时饮酒。

婚育史：26岁结婚，婚后夫妻关系和睦，育有1女，妻子及女儿身体健康。

家族史：父母已故，具体不详，否认家族性遗传病史及传染病史。

二、体格检查

T：36.0℃，P：60次/分，R：16次/分，BP：140/79mmHg。老年男性，发育正常，营养中等，神志清楚，自主体位，检查合作。全身皮肤无黄染、无瘀点、无出血点。全身浅表淋巴结未触及肿大。头颅发育正常，毛发分布均匀，眼睑无水肿，结膜无充血，巩膜无黄染，双侧瞳孔等大等圆，对光反射及调节反射存在，耳、鼻无异常，口唇无发绀，咽部无充血，扁桃体无肿大。颈软，无抵抗，颈静脉无怒张，气管居中，甲状腺无肿大。胸廓对称无畸形，双侧乳房对称，未触及明显包块。双肺呼吸音清晰，未闻及干、湿性啰音。心前区无隆起及凹陷，心界无扩大，心率60次/分，节律规整，各瓣膜听诊区无闻及病理性杂音。腹部平坦，右下腹可见长约 6cm 陈旧手术瘢痕，愈合良好。腹软，全腹有压痛，无反跳痛。肝脏肋下两指，脾肋下未触及，Murphy's 征阴性，腹部叩诊呈鼓音，肝区有叩击痛，肾区无叩痛，肠鸣音无亢进，移动性浊音阴性。脊柱无畸形，四肢无畸形，双下肢无水肿。双下肢足背动脉搏动正常。肱二头肌反射正常，膝腱反射正常，腹壁反射正常。巴氏征阴性，布氏征阴性。

三、辅助检查

1. 甲胎蛋白 4404.7ng/ml（2018 年 7 月 11 日）。

2. 腹部 CT　①肝内见多发大小不等的类圆形结节灶，考虑肝内多发占位，弥漫性肝癌？多发转移灶？门脉右支癌栓？②膀胱前上壁局部增厚，建议膀胱镜检查；③符合门脉高压、腹盆腔积液表现（2018 年 7 月 11 日，济南市××医院）。

四、入院诊断

1. 中医诊断　癥瘕病（脾肾亏虚，瘀毒内蕴）。

2. 西医诊断　①原发性肝癌，肝动脉化疗栓塞术后；②肝硬化；③门静脉高压；④慢性乙型病毒性肝炎。

五、诊断依据

1. 老年男性，既往慢性乙型病毒性肝炎病史 20 余年，30 余年前因阑尾炎于当地医院行阑尾切除术（具体不详）。

2. 因右上腹胀痛半年余入院。

3. 体格检查及辅助检查见上文描述。

六、鉴别诊断

根据患者既往病史及化验检查表现，诊断明确，暂无须鉴别诊断。

七、诊疗计划

1. 积极完善相关化验、检查，如常规化验检查、心电图、腹部 CT 等，进一步明确诊断，指导治疗。

2. 给予中西医结合治疗，西医以增强免疫为主，中药口服抗瘤扶正祛邪。

3. 请示上级医师指导上述诊疗。

八、治疗经过

1. 住院第 2 日主治医师查房记录　今日患者入院第二天，患者神志清，精神可，右上腹胀痛，无放射性疼痛，伴有食欲缺乏、乏力，无口干，无恶心、呕吐，无胸闷、胸痛，无头晕、头痛，检验结果回示：凝血常规（2018 年 9 月 3 日）：D-二聚体 0.74mg/L↑。血细胞分析（五分类，2018 年 9 月 3 日）：淋巴细胞百分比 0.183↓，单核细胞百分比 0.160↑，淋巴细胞计数 $0.71×10^9$/L↓，单核细胞计数 $0.62×10^9$/L↑，红细胞计数 $3.35×10^{12}$/L↓，血红蛋白 120.0g/L↓，红细胞比容 0.348↓，平均红细胞体积 103.90fl↑，平均血红蛋白含量 35.80pg↑，红细胞宽度-CV 值 14.90%↑，红细胞宽度-SD 值 57.80fl↑，血小板计数 $98×10^9$/L↓，血小板压积 0.110%↓。肝功能、肾功能、葡萄糖测定（酶法）、血脂、电解质（2018 年 9 月 3 日）：谷草转氨酶 64.60U/L↑，γ-谷氨酰转肽酶 188.00U/L↑，碱性磷酸酶 192.00U/L↑，腺苷脱氨酶 45.40U/L↑，总胆汁酸 65.80μmol/L↑，总胆红素 32.70μmol/L↑，直接胆红素 17.50μmol/L↑，白蛋白 34.00g/L↓，白球比 0.94RATIO↓，前白蛋白 102.10mg/L↓，β2 微球蛋白 3.24mg/L↑，视黄醇结合蛋白 23.00mg/L↓，钙 2.18mmol/L↓，载脂蛋白 A1 0.94g/L↓，ApoA1：ApoB 1.03RATIO↓，同型半胱氨酸 35.30μmol/L↑。尿常规检查加沉渣（2018 年 9 月 4 日）：尿蛋白 1+，酮体 1+，尿胆原 1+。腹部 B 超示：①肝硬化、脾大、肝病胆囊；②肝内多发强回声结节，请结合临床（介入治疗术后）；③脾周少量积液。心电图示：窦性心动过缓。根据患者症状、体征、检验检查结果，当前诊断明确（入院诊断）。治疗上给予中西医结合治疗，西药以保肝、营养支持为主，予针灸、脐针以调理脏腑气血阴阳平衡，中药以疏肝健脾、活血化瘀为治则，整方如下：茯苓 20g，麸炒白术 12g，党参 15g，郁金 10g，麸炒枳壳 10g，北柴胡 8g，清半夏 9g，厚朴 6g，黄芩 6g，白芍 8g，炮姜 4g，醋莪术 6g，白花蛇舌草 12g，大枣 4g，半枝莲 12g，木香 6g，生姜 4g，砂仁 6g，焦六神曲 12g，炒麦芽 12g，焦山楂 12g，炒鸡内金 12g，石见穿 10g，水冲服，日一剂，分两次服。

2. 住院第 3 日主任医师查房记录 今日患者入院第三天，宋鲁成主任医师查房，患者神志清，精神可，右上腹胀痛，无放射性疼痛，食欲较前缓解，仍有乏力，无口干，无恶心、呕吐，无胸闷、胸痛，无头晕、头痛，宋鲁成主任医师查房后根据患者症状、体征、检验检查结果同意患者当前诊断（入院诊断）。根据患者既往病史及化验检查表现，诊断明确，暂无须鉴别诊断。治疗上继续给予上述中西医结合治疗。

3. 住院第 6 日主治医师查房 今日患者神志清，精神可，右上腹胀痛，无放射性疼痛，偶有咽部疼痛，干咳无痰，食欲较前好转，乏力，无口干，无恶心、呕吐，无胸闷、胸痛，无头晕、头痛。检验结果回示：急查血细胞分析（五分类，2018 年 9 月 7 日）：单核细胞% 0.102↑，淋巴细胞# 0.85×10^9/L↓，红细胞计数 3.20×10^12/L↓，血红蛋白 113.0g/L↓，红细胞比容 0.328↓，平均红细胞体积 102.50fl↑，平均血红蛋白含量 35.30pg↑，RDW-SD 55.90fl↑，血小板计数 54×10^9/L↓，平均血小板体积 12.30fl↑，血小板分布宽度 15.90fl↑，血小板压积 0.070%↓，大血小板比率 43.4%↑。急查降钙素原检测（2018 年 9 月 7 日）：降钙素原 0.192ng/ml↑。查体示：双肺呼吸音粗糙，余检查同前。治疗上加用左氧氟沙星抗感染，余治疗暂不变，继观病情变化。

4. 住院第 9 日主任医师查房记录 今日宋鲁成主任医师查房，患者神志清，精神可，右上腹胀痛，无放射性疼痛，食欲较前缓解，乏力较前好转，无口干，无恶心、呕吐，无胸闷、胸痛，无头晕、头痛。宋鲁成主任医师查房后分析：患者症状较前缓解，可继续目前治疗方案，中药继续以疏肝健脾、活血化瘀为治则，整方如下：茯苓 20g，麸炒枳壳 10g，北柴胡 10g，白芍 8g，清半夏 9g，厚朴 6g，黄芩 6g，炮姜 7g，醋莪术 6g，白花蛇舌草 12g，大枣 4g，砂仁 6g，半枝莲 12g，木香 6g，醋香附 12g，炙甘草 3g，焦六神曲 15g，麸炒白术 12g，炒麦芽 15g，焦山楂 15g，炒鸡内金 12g，党参 20g，郁金 10g，乌药 6g，水冲服，日一剂，分两次服。

5. 住院第 12 日主治医师查房记录 今日患者神志清，精神可，右上腹胀痛较前略有缓解，背部胀痛，无放射性疼痛，食欲较前好转，乏力较前好转，无口干，无恶心、呕吐，无胸闷、胸痛，无头晕、头痛，治疗上患者背部胀痛，给予患者浮针治疗，余治疗暂不变,继观病情变化。

6. 住院第 15 日主任医师查房记录 今日宋鲁成主任医师查房,患者神志清,精神可,右上腹胀痛较前好转,未再诉背部胀痛,无放射性疼痛,食欲较前好转,乏力较前好转,无口干,无恶心、呕吐,无胸闷、胸痛,无头晕、头痛,查体示:腹部平坦,右下腹可见长约 6cm 陈旧手术瘢痕,愈合良好。腹软,无压痛,无反跳痛。肝脏肋下两指,脾肋下未触及,Murphy's 征阴性,腹部叩诊呈鼓音,肝区有叩击痛,肾区无叩痛,肠鸣音无亢进,移动性浊音阴性。宋鲁成主任医师查房后分析:患者症状较前明显缓解,可于明日出院,出院后继续服用口服药物治疗,如有不适,及时门诊就诊以获得诊疗。

九、出院诊断

1. 中医诊断 癥瘕病(脾肾亏虚,瘀毒内蕴)。

2. 西医诊断 ①原发性肝癌,肝动脉化疗栓塞术后;②肝硬化;③门静脉高压;④慢性乙型病毒性肝炎。

十、讨论

患者癥瘕病诊断明确,证属脾肾亏虚,瘀毒内蕴,不通则痛,腹部胀痛明显,治疗上给予患者中西医结合治疗,中药以疏肝健脾、活血化瘀为治则,并给予患者针灸、浮针、脐针治疗,补虚泻实,气机顺畅,通则不痛。治疗后患者症状较前明显好转:右上腹胀痛较前好转,未再诉背部胀痛,无放射性疼痛,食欲较前好转,乏力较前好转。

病例 43 针刀治疗 SAPHO 综合征

一、一般资料

患者，女性，59 岁。

主诉：颈部外伤史 40 年，左耳后、颈、肩、锁骨灼痛 12 天。

现病史：患者曾于 40 年前颈部外伤史，24 年前无明显诱因出现左上肢刀割样痛，伴上举困难，此后逐渐出现胸背肩颈刀割样剧痛，咳嗽时加重，上侧躯体稍活动后即出现剧烈疼痛，伴颈部增粗，锁骨增粗变形，伴气短，夜间疼痛影响睡眠，九几年曾就诊于外院医院行胸骨穿刺，考虑炎症，未确诊。2002 年就诊于××医院，考虑肋软骨炎，给予药物治疗，无明显效果，逐渐伴发右足拇趾皮损，夏天较重，此后自行保健品、推拿治疗，疼痛症状逐渐减轻。12 天前患者无明显诱因出现左耳后疼痛，逐渐出现颈、肩、锁骨部持续性灼热痛、酸痛感，晨起较减轻，夜间加重，疼痛不影响睡眠，就诊于我院疼痛科。行左锁骨正侧位片示：左侧锁骨、胸锁关节、左侧第 1 前肋异常改变，不除外 SA-PHO 综合征，请结合临床体征，进一步检查。胸部正侧位平片示：双肺纹理增多；双侧锁骨异常改变，请结合临床。未行系统治疗。今为求系统治疗，特来我院就诊，门诊以带状疱疹后遗神经痛、SAPHO 综合征收入院。患者自发病以来，食欲差，睡眠好，二便正常，体重未见明显变化。

既往史：既往 2010 年肺结核病史。否认冠心病、高血压等病史，否认肝炎、结核等传染病史，无其他重大手术、外伤史，无输血史，未发现药物及食物过敏史，预防接种随当地。

个人史：生于原籍，无外地久居史，无其他不良嗜好，无疫区、疫水接触史。月经婚育史：16 岁月经初潮，5 ~ 7/28 天，55 岁绝经。适龄结婚，育有 1 女，配偶及女儿均体健。

家族史：否认其他家族传染病史。

二、体格检查

T：36℃，P：79 次/分，R：18 次/分，BP：123/75mmHg。患者老年女性，发育正常，营养中等，神志清楚，自主体位，检查合作。全身皮肤无黄染、无瘀点、无出血点。全身浅表淋巴结未触及肿大。头颅发育正常，毛发分布均匀，眼睑无水肿，结膜无充血，巩膜无黄染，双侧瞳孔等大等圆，对光反射及调节反射存在，耳、鼻无异常，口唇无发绀，咽部无充血，扁桃体无肿大。颈软，无抵抗，颈静脉无怒张，气管居中，甲状腺无肿大。胸廓对称无畸形，双侧乳房对称，未触及明显包块。双肺呼吸音清晰，未闻及干、湿性啰音。心前区无隆起及凹陷，心界无扩大，心率 79 次/分，节律规整，各瓣膜听诊区无闻及病理性杂音。腹部平坦，腹软，无压痛，无反跳痛。肝、脾肋下未触及，Murphy's 征阴性，肝、肾区无叩痛，肠鸣音无亢进，移动性浊音阴性。脊柱无畸形，四肢无畸形，双下肢无水肿。双下肢足背动脉搏动正常。肱二头肌反射正常，膝腱反射正常，腹壁反射正常。巴氏征阴性，布氏征阴性。

专科查体：疼痛部位未见明显水疱，左侧锁骨部位隆起处见淤斑，左锁骨上下略肿，压痛，颈椎无压痛，锁骨上无叩击痛，脊柱无畸形，四肢无畸形，双下肢无水肿。双下肢足背动脉搏动正常。肱二头肌反射正常，膝腱反射正常，腹壁反射正常。巴氏征阴性，布氏征阴性。

三、辅助检查

左锁骨正侧位片示：左侧锁骨、胸锁关节、左侧第 1 前肋异常改变，不除外 SAPHO 综合征，请结合临床体征，进一步检查（2019 年 1 月 1 日，我院）。

四、入院诊断

1. 中医诊断　蛇串疮（肺气不降）。
2. 西医诊断　①带状疱疹后遗神经痛？②SAPHO 综合征？

五、诊断依据

1. 中医辨病辨证依据　患者颈部外伤史 40 年，左耳后、颈、肩、锁骨灼痛 12 天，饮食睡眠可，二便正常，舌质红，苔白，脉弱。综合脉症，四诊合参，该病属祖国医学的"蛇串疮"范畴，证属"肺气不降"。患者老年女性，自觉气短，左缺盆穴疼痛明显，舌脉也为肺气不降之象，总之，本病病位在经络关节，病属标实，考虑病程迁延日久，病情复杂，预后一般。

2. 西医诊断依据

（1）患者女，60 岁，因颈部外伤史 40 年，左耳后、颈、肩、锁骨灼痛 12 天入院。

（2）既往 2010 年肺结核病史。

（3）专科检查：疼痛部位未见明显水疱，左侧锁骨部位隆起处见淤斑，左锁骨上下略肿，压痛。

（4）左锁骨正侧位片示：左侧锁骨、胸锁关节、左侧第 1 前肋异常改变，不除外 SAPHO 综合征，请结合临床体征，进一步检查。

六、鉴别诊断

1. 颈椎结核　为慢性病。好发于脊柱、髋关节、膝关节，多见于儿童和青壮年。结核原发病灶一般不在骨与关节，约 95% 继发于肺部结核。多为血源性，少数通过淋巴管，或由胸膜或淋巴结病灶直接蔓延。两者都可出现脊髓受压的症状，但是颈椎结核有结核接触病史或肺结核病史，可伴有全身慢性感染，X 线平片提示椎体有破坏，椎间隙变窄。通过影像学检查可进一步排除。

2. 脊柱肿瘤　脊柱是原发或转移肿瘤的常见部位，大部分肿瘤是溶骨性的，其首先破坏椎体，导致椎体的压缩骨折、肿瘤突破椎体后壁，侵入椎管，导致脊髓、神经根受压产生临床症状，通过影像学检查可发现椎体破坏和椎管内占位等影像。

3. 风湿性关节炎 风湿热的临床表现之一，多见于青少年，有链球菌感染史。其关节炎的特点为四肢大关节游走性肿痛，但很少出现关节畸形。关节外症状包括发热、咽痛、心脏炎、皮下结节等，血清抗链球菌溶血素 O 度升高，RF 阴性。该患者无上述临床表现，与之不符，暂不考虑该诊断。

4. 类风湿关节炎 好发于女性，多表现为手足小关节对称性肿痛，持续时间超过 6 周，伴晨僵，关节肿痛常反复发作，化验类风湿因子阳性，病程长者，可有关节破坏导致关节畸形、功能受限，关节 X 线早期表现为骨质疏松，晚期表现关节腔隙变窄、关节骨性强直。该患者表现与之不符，可排除。

七、诊疗计划

1. 中医科 II 级护理。

2. 完善三大常规、胸片、心电图、肝功、肾功、凝血常规等各项辅助检查。积极请相关科室会诊，积极治疗。

3. 给予普瑞巴林止痛，及抗病毒药物治疗，择日行非血管 DSA 引导下复杂性针刀松解术＋普通臭氧注射术。以上病情及治疗方案已向患者及家属讲明，均表示理解并配合治疗。

八、治疗经过

1. 入院第 1 日 患者入院后完善入院常规检查，包括胸片、血常规、尿常规、大便常规伴潜血、肝肾功能、电解质及凝血等。

2. 入院第 2 日 给予专科查体（见上文）。化验结果返回显示：甲功五项（2019 年 10 月 2 日）：促甲状腺激素 4.260μIU/ml↑，抗甲状腺过氧化物酶抗体 77.76U/ml↑，抗甲状腺球蛋白抗体 2890.00U/ml↑，红细胞沉降率测定（ESR）（仪器法，2019 年 10 月 2 日）：血沉 53mm/h↑。主治医师查房分析：综合患者的症状、体征和影像学检查，患者目前中医诊断：蛇串疮（肺气不降）、SAPHO 综合征？带状疱疹后遗神经痛是困扰中、老年患者的顽固性疼痛之一，目前其发病机制一般认为是正常神经冲动传入神经的改变，与粗神经纤维的中枢抑制作用丧失后，二级感觉神经元兴奋增高呈癫痫样放电相关。目前患者病程已超 1 个月，因此诊断为带状疱疹后遗神经痛。患者疼痛局部皮温稍高，合并神经炎症状，此阶段早期干预对疼痛的预后尚可。已给予抑制神经病理性疼痛药物及奥施康定止痛，静脉抗病毒、提高免疫力及营养神经治疗，患者影像学检查考虑 SAPHO 综合征，目前暂不确诊，嘱积极请院内大会诊，密切观察病情变化，及时对症处理。

3. 入院第 3 日 院内多学科会诊，免疫科意见：患者曾有足拇趾底部皮肤脓疱。查体：左胸锁处高起压痛，胸骨中下段压痛。胸骨 CT：胸锁处骨质破坏。考虑 SAPHO 综合征。建议：①骨显像；②唑来膦酸注射液（密固达）5mg 静脉滴注。皮肤科意见：患者左侧颈后、肩、锁骨部位疼痛 12 天，疼痛为剧痛、酸痛，CT 检查见胸骨、锁骨部分肋骨形态异常，考虑 SAPHO 综合征。查体：疼痛部位未见明显水疱，左侧锁骨部位隆起处见淤斑，余未见特殊异常皮疹。建议：①风湿免疫科会诊；②皮肤科暂无特殊处理。CT、MR 科会诊意见：阅胸部 CT 及 DR 片，于胸骨、双侧锁骨及部分肋骨前端见多发骨质增生肥厚，局部骨质结构消失，双侧胸锁关节消失，双肺见多发条索状异常密度，双肺门不大，气管及主要支气管未见异常。纵隔内未见明显肿大淋巴结。结论：①胸骨、双侧锁骨及部分肋骨前端骨形态及密度异常。符合 SAPHO 综合征 DR 及 CT 表现；②双肺多发纤维灶。骨关节科会诊意见：患者诉左颈部、胸部不适，夜间痛。查体：左锁骨上下略肿，压痛，颈椎无压痛，锁骨上无叩击痛，CT 示：左锁骨密度增高，胸锁关节显示不清，锁骨周围未见明显软组织影。建议：①建议行锁骨 MR；②我科对症治疗。内分泌科会诊意见：患者既往无甲状腺疾病史，本次入院后查甲功五项同上所述。诊断：桥本甲状腺炎，亚临床甲减。建议：做甲状腺及周围淋巴结超声，半年后复查甲功三项。综合会诊意见，考虑为 SAPHO 综合征，嘱积极对症治疗。综合院内大会诊意见，患者目前明确诊断 SA-PHO 综合征，但仍不能完全排除带状疱疹后神经痛。

4. 入院第6日　患者仍有左耳后、颈、肩、锁骨灼痛，疼痛夜间加重，饮食可，睡眠可，二便调。查体同前。主任医师查房后分析：综合患者的症状、体征和影像学检查，及院内大会诊意见，患者目前诊断：中医诊断：痹症（肺气不降）；西医诊断：①SAPHO 综合征；②带状疱疹后遗神经痛？患者表现为颈部、耳后及左侧胸锁关节附近疼痛，疼痛的原因考虑与病变导致颈椎周围肌肉力学变化有关，颈椎退行性改变如颈椎骨质增生、颈椎间盘病变、椎间隙狭窄，压迫或刺激脊神经根而成，其表现有头痛，颈、肩、背部疼痛不适，甚至剧痛，并向枕顶部或上肢放射，上肢麻木疼痛无力。针刀医学认为颈部生物力学动态平衡失调是本病发生的始动因素，我们的治疗方案根据经络所过、主治所及原则，以穴位的局解和与颈椎活动相关的容易受损的肌肉起止点为基础，在颈椎周围选取穴位，通过松解使颈肩背部诸经气血畅通，颈椎周围紧张的肌肉、韧带、筋膜得以放松，定于今日行非血管 DSA 引导下复杂性针刀松解术 + 普通臭氧注射术 + 局部浸润麻醉，术前应和患者充分交流，并签署治疗知情同意书，密切观察病情变化，及时对症处理。

5. 入院第7日　术前讨论，拟施麻醉方式：局部麻醉 + 心电监护；签署手术知情同意书。患者于介入治疗室行非 DSA 引导下复杂性针刀松解术 + 普通臭氧注射术 + 局部浸润麻醉。患者俯卧于治疗床上，充分暴露项背部。以大椎、神道、脑户、双侧脑空穴、曲垣、天宗、右侧夺命、肩髃、肩髎穴、冈上肌止点、小圆肌止点、肱二头肌长头肌腱止点等为标记点，用 0.75% 碘伏无菌棉球以标记点为中心进行常规消毒，铺无菌洞巾。抽取 1% 利多卡因 5ml 并于上述标记点局部麻醉，后抽取由 2% 利多卡因 2ml + 维生素 B_6 200mg + 维生素 B_{12} 1mg + 曲安奈德注射液 45mg + 醋酸泼尼龙 125mg + 0.9% 氯化钠注射液适量组成的消炎镇痛液，每处注射 3~5ml，于上述标记点（脑户穴除外）注射 45% 浓度臭氧，每穴各注射 5ml，臭氧注射操作完毕。再持 I 型 4 号针刀，刀口线与人体纵轴平行，刀体垂直于皮肤，分别在上述标记点快速进针，分别到达骨面，行针刀松解后，快速出针，迅速用无菌棉球按压针孔 2 分钟，针刀松解术操作完毕。结果：患者在整个治疗过程中生命体征平稳，无心悸、头疼、恶心呕吐等不适。治疗结束后，以平车推回病房。术后注意事项：嘱患者限制活动 3 天，针口 72 小时内避免接触水，以防止针口局部感染。密切观察病情，及时对症处理。

6. 入院第8日　患者术后第一天，患者颈、肩、胸锁关节疼痛较术前明显减轻，饮食可，二便正常，术后第一天暂不查体，患者于昨日行非 DSA 引导下复杂性针刀为主的微创治疗，术后第一天，不做效果评估。针刀松解是在颈椎周围选取穴位，通过松解使颈肩背部诸经气血畅通，减轻或消除对受累神经的压力及对周围痛觉感受器的刺激，达到症状、体征缓解目的，术后患者症状明显缓解。密切关注患者病情变化，及时对症处理。

7. 入院第 9 日　患者术后第二天，诉疼痛程度、范围均较前明显减轻。饮食尚可，睡眠一般，大小便正常。查体：疼痛部位未见明显水疱，左侧锁骨部位隆起处见淤斑，左锁骨上下略肿，压痛，颈椎无压痛，锁骨上无叩击痛，脊柱无畸形，四肢无畸形，双下肢无水肿。双下肢足背动脉搏动正常。肱二头肌反射正常，膝腱反射正常，腹壁反射正常。巴氏征阴性，布氏征阴性。查房后分析：经针刀治疗及中药补脾降肺治疗后，患者疼痛较前明显缓解，程度减轻，范围大面积减小。嘱继续口服普瑞巴林，继续观察患者病情。

8. 入院第 10 日　患者述颈、肩、左胸锁关节疼痛明显减轻，饮食睡眠尚可，二便调。查体：针刀治疗局部针眼已闭合，干燥。局部无压痛。病情明显改善，嘱继续中药补脾降肺治疗，同时继续口服普瑞巴林治疗。继续观察病情变化。

9. 入院第 11 日　患者自诉颈、肩、左胸锁关节疼痛症状未再出现，气短症状明显改善，饮食可，睡眠可，二便正常。专科查体：疼痛部位未见明显水疱，左侧锁骨部位隆起处见淤斑，左锁骨上下略肿，压痛，颈椎无压痛，锁骨上无叩击痛，脊柱无畸形，四肢无畸形，双下肢无水肿。双下肢足背动脉搏动正常。肱二头肌反射正常，膝腱反射正常，腹壁反射正常。巴氏征阴性，布氏征阴性。患者对治疗效果满意，主动要求今日出院。刘方铭主任医师查房分析，患者症状明显缓解，本次患者住院行针刀纠正颈椎生理曲度缓解颈椎病症状，同时给予中药补益中气，降肺气治疗，嘱出院后加强颈肩部肌肉肌锻炼，勿受凉，勿劳累，2 周后复诊，不适随诊。

患者出院后一般情况可，分别于出院 1 周及 3 个月后患者再次出现轻微左颈肩部、锁骨及右腕部疼痛不适感，再次来我院就诊各治疗 1 周后好转出院。

九、出院诊断

中医诊断：痹症（肺气不降）

西医诊断：1. SAPHO 综合征

2. 带状疱疹后遗神经痛？

十、讨论

SAPHO 综合征是风湿病的一种，属罕见病，SAPHO 是滑膜炎、痤疮、脓疱病、骨肥厚、骨髓炎 5 个英文单词的缩写。SAPHO 综合征发病年龄以青年和中年多发。患者常有骨关节肿痛，最常累及胸锁关节、胸肋关节、肩关节、髂骨、趾骨等，半数患者有掌跖关节脓皮病，少数患者有痤疮、银屑病。部分患者有外伤史。目前其病因和发病机制仍然不清楚。追溯本患者发病前有外伤史，特点是病程长，病情及症状反复，发病多年以来正常工作及生活。本病目前尚无明确治疗方案，本次治疗拟以中医治疗方案为主，患者胸锁关节为缺盆穴，考虑为肺气不降是本病的主要病机，采取针药并用，中药补脾降肺，同时给予针刀松解颈周腧穴，调整周围肌肉力量不平衡，积极治疗。患者入院后行颈周腧穴针刀松解术，针刀医学认为本病发生的始动因素是颈部生物力学动态平衡失调所导致的，我们的治疗方案原则是根据经络所过、主治所及制订的，以穴位的局解和与颈椎活动相关的容易受损的肌肉起止点为基础，通过在颈椎周围选取穴位，松解后可使颈肩背部诸经气血畅通，颈椎周围紧张的肌肉、韧带、筋膜可得以放松，同时配合手法复位、颈椎锻炼来纠正并维持颈椎生理曲度和力量平衡，改变椎间盘髓核的位移，加大椎间隙，更好地为受卡压的神经减压。综合患者病例特点，SAPHO 综合征诊断明确，患者口服中药补脾降肺，同时行 C 形臂引导下复杂性针刀松解术 + 脊髓神经根粘连松解术 + 普通臭氧注射，症状好转，取得了明显的疗效。

参考文献

[1] 王旭，徐晖. 温针灸治疗寒湿型腰痛临床研究. 社区医学杂志, 2012, 10(1): 38-40

[2] 国家中医药管理局. 中医病证诊断疗效标准. 南京：南京大学出版社, 2014

[3] 旷甫国，陈利华. 温针灸结合药物治疗腰椎间盘突出症术后腰痛. 针灸临床杂志, 2009, 25(9): 39-40

[4] 曹丽娜，孙红丽，王伟. 针灸治疗类风湿关节炎的临床研究. 中国保健, 2008, (15): 711-712

[5] 张可欣. 针灸配合中药辨治类风湿关节炎108例临床观察. 云南中医中药杂志, 2009, 30(12): 50-51

[6] 巩志富，卢阳佳，庞学丰. 针灸配合寒痹康汤治疗类风湿关节炎78例. 河南中医, 2008, 28(4): 57-58

[7] 许鸿雁，吕志艳，孙学娟，等. 温针灸配合推拿治疗膝关节骨性关节炎的疗效及对血清和关节液 IL-17 的影响. 针灸临床杂志, 2018, 34(7): 50-53

[8] 王春洪. 温针灸结合经筋刺法在膝关节骨性关节炎治疗中的临床应用效果评价. 双足与保健, 2018, 27(19): 153-154

[9] 周仲瑛. 中医内科学. 北京：中国中医药出版社, 2003, 481-490

[10] 赵文红. 特色护理结合穴位指针疗法治疗膝关节痛痹临床观察. 辽宁中医药大学学报, 2013, 15(6): 170-172

[11] 王和强，王欲扬，李卫星，等. 复方南星止痛膏治疗痛痹型膝关节骨性关节炎临床观察. 新中医, 2012, 44(8): 88-90

[12] 王长建，马秀明，高丹枫. 自拟散寒通痹汤配合针灸治疗膝关节痛痹临床观察. 世界中西医结合杂志, 2015, 10(4): 537-539

[13] 李孟，袁普卫，张根印，等. 八味膏治疗寒湿痹阻型膝骨性关节炎临床研究. 陕西中医学院学报, 2015, 38(4): 69-71

[14] 熊云. 祛风除湿通痹汤配合针灸治疗寒湿痹阻型膝骨性关节炎的疗效观察. 中国中医基础医学杂志, 2015, 21(9): 1138-1139, 1150

[15] 陈志成，张贵锋，黄泳，等. 温针灸配合海桐皮汤外洗治疗寒湿型和湿热型膝关节炎疗效的比较研究. 针灸临床杂志, 2011, 27(4): 14-17

[16] 倪明，黄文伟. 复方南星止痛膏治疗寒湿痹阻型膝骨性关节炎中医证候积分研究. 湖南中医药大学学报, 2009, 29(9): 33-35

[17] 林松青，姚志城，彭力平，等. 通痹散外敷治疗膝关节骨性关节炎（寒湿痹阻证）的临床研究. 现代中西医结合杂志, 2013, 22(6): 464-466

[18] 马健良，王天理. 针灸配合中药熏洗治疗膝关节骨性关节炎合并积液的疗效观察. 北华大学学报（自然科学版）, 2012, 13(3): 324-326

[19] 王文清，朱振莉，张静. 膝痛消熏洗结合手法治疗膝关节骨性关节炎的疗效观察. 河北中医,

2008，(11)：1134 - 1136

[20] 杨顺益，林秀芬，梁增芳，等．针灸治疗慢性痛症临床与实验研究．新中医，1995，27(6)：31

[21] 韩济生．针刺镇痛频率特异性的进一步证明．针刺研究，2001，26(3)：224

[22] 金观源，相嘉嘉，金雷．临床针灸反射学．北京：科学技术出版社，2004

[23] 左朝．温针灸对膝骨性关节炎患者自由基代谢的影响．针灸临床杂志，2015，31(10)：49 - 51

[24] 刘哲．针刺腰夹脊穴与背俞穴对腰椎间盘突出症临床疗效及肌电图影响的对照观察．济南：山东
中医药大学，2016

[25] 欧阳观．温针灸佐治腰椎间盘突出症应用价值探讨．亚太传统医药，2014，10(23)：53 - 54

[26] 邱燕萍．温针灸结合斜扳手法治疗腰椎间盘突出症的临床疗效分析．临床医药文献电子杂志，
2017，4(5)：818

[27] 许朝华．温针灸配合牵引法治疗腰椎间盘突出症的效果观察．中国保健营养，2017，27(2)：330

[28] 刘哲．针刺腰夹脊穴与背俞穴对腰椎间盘突出症临床疗效及肌电图影响的对照观察．济南：山东
中医药大学，2016

[29] 颜学军．温针灸联合电针治疗腰椎间盘突出症 31 例疗效观察．湖南中医杂志，2014，30(7)：103 - 104

[30] 管遵惠．热针疗法的临床运用及机理研究．中国针灸，2002，22(6)：417 - 419

[31] 王荣，康志德．温银针疗法简介．中国针灸，2006，26(1)：36 - 38

[32] 张怀礼．桂枝芍药知母汤加西药治疗颈肩腰腿痛 65 例临床观察．中医临床研究，2011，3(16)：
46 - 46

[33] 陈福洪，陈振江，徐衍华．鳖虫除痹胶囊治疗气滞血瘀型腰痛的临床疗效观察．贵阳中医学院学
报，2011，33(5)：54 - 56

[34] 陈德胜，金群华．细胞因子和炎性递质与盘源性下腰痛．国外医学．骨科学分册，2004，25(6)：
363 - 365

[35] 陈应康，田培燕．抗痛风胶囊对 AGA 大鼠血清、关节软骨和关节液中 TNF - α 水平的影响分析．
中国免疫学杂志，2015，31(12)：1628 - 1632

[36] 吴海燕．电针夹脊灰为主治疗腰椎间盘突出症的临床研究．广州中医药大学，2009.

[37] 洪文深．针刺治疗腰椎间盘突出症 35 例时效性观察．北京中医药大学，2016.

[38] 张兆华，张聘年．电针结合游走罐治疗腰椎间盘突出症 287 例．中国中医药科技，2016，23
(1)：108

[39] 姜永霞，程博等．腰段夹脊穴的解剖学特征及其临床意义．中国针灸，2012，32(2)：139 - 142

[40] 黄雯雯．夹脊穴电针与 SET：对腰椎间盘突出症患者腰部肌群肌力影响的比较研究．福建中医药
大学，2014

[41] 张红星，黄国付，等．夹脊穴电针对腰椎间盘突出症镇痛作用研究及其对血浆 β - 内啡肽的影
响．中国中医骨伤科杂志，2006，14(3)：11 - 14

[42] 李晨依，钟玉梅．近十年来针刺夹脊穴为主治疗腰椎间盘突出症的研究进展．中医临床研究，
2016，32(12)：183 - 184

[43] 尚德锋．腰部夹脊穴加用温针灸治疗腰椎间盘突出症临床观察及对疼痛的效果．新中医，2016，
48(7)：134 - 136

[44] 李曌嫱，赵建新，田元祥，等．电针刺深度与经络感传对腰椎间盘突出症疗效的影响．上海针灸
杂志，2018，37(4)：448 - 452

[45] 杨海龙，周胜红，张永臣，等．针灸治疗腰椎间盘突出症的机制研究进展．上海针灸杂志，2017，
36(3)：365 - 370

[46] 郑寒丹，赵继梦，吴璐一，等．温针灸镇痛的临床应用与进展．中国组织工程研究，2015，19

(42)：6855 – 6860

[47] 杨冬梅，林诗彬，梁振波，等．温针灸治疗膝关节骨性关节炎疗效的超声监测．重庆医学，2016，45(27)：3860 – 3862

[48] 程珂，丁轶文，沈雪勇，等．温针灸的传热学研究．上海针灸杂志，2007，(08)：32 – 36

[49] 王俊依，蔡剑飞．针灸联合推拿手法治疗神经根型颈椎病的临床疗效分析．中国现代医学，2017，55(30)：127 – 130

[50] 余清云．中医推拿结合针灸治疗神经根型颈椎病临床疗效分析．当代医学，2016，22(1)：156 – 157

[51] 王志云．中医推拿治疗神经根型颈椎病临床观察．中国实用医药，2018，13(5)：43 – 44

[52] 赵仙丽，刘彦昭．中医推拿治疗神经根型颈椎病的临床研究进展．中国医学创新，2011，8(35)：156 – 158

[53] 钟远鸣，全迪，贺启荣．舒筋汤熏洗加被动功能锻炼治疗膝骨性关节炎的实验研究．广西中医药，2008，(1)：42 – 46

[54] 廖军，徐腾，陈水金．大椎振法对颈椎病动物模型谷氨酸含量影响实验研究．江西中学院学报，2008，20(3)：57

[55] 何坚．"大椎穴"振法对颈椎病动物模型 NO、NOS 影响的试验研究．福建中医学院学报，2008，18(5)：102.

[56] 周志彬，罗才贵，罗建．"大椎"振法改善颈性眩晕症家兔的实验研究．湖南中医杂志，2007，23(5)：93

[57] 郝秀兰，李秀兰，徐金凤．刺络放血治疗高黏滞血症对血液流变性的影响．针灸临床杂志，2000，16(2)：49 – 50

[58] 马幸福，朱俊琛，王超，等．后溪深刺联合红外线照射作辅助治疗神经根型颈椎病的疗效．颈腰痛杂志，2019，40(1)：82 – 83

[59] 何二帆，张永臣．后溪治痛症古今探析．辽宁中医杂志，2014，41(11)：2319 – 2320

[60] 陈斌，王峰，李文华，等．肿痛安胶囊治疗风湿性关节炎的临床研究．河北医药，2013，35(22)：3499 – 3500

[61] 王爱武，刘娅，雒琪，等．独活寄生汤抗感染、镇痛作用的药效学研究．中国实验方剂学杂志，2008，14(12)：61

[62] 陆继娣，沈鹰．熏蒸疗法的历史沿革．中医杂志，2006，47(7)：556 – 557

[63] 王桂萍，胡建山．中西结合治疗带状疱疹的临床观察．贵阳中医学院学报，1997，19(3)：30

[64] 罗宏．中药局部熏蒸治疗痹症．云南中医杂志，1989，(5)：24

[65] 李凤海，闫绍明．中药熏蒸牵引治疗腰椎间盘突出症168例．中医外治杂志，1995，4(2)：19

[66] 余俊卿．中药熏蒸法治疗慢性荨麻疹86例．湖北中医杂志，1996，18(6)：25

[67] 王晓红．中药熏蒸法治疗痤疮60例．南京中医药大学学报，1997，13(5)：309

[68] 蔡玉华，李红．祛痒止带汤熏蒸坐浴外治阴道炎86例．中国民间疗法，1997，(4)：10

[69] 蒙杏泽，梁学军．中药熏蒸治疗痹症37例疗效观察．中医外治杂志，1998，7(1)：24

[70] 阎冬梅，阎小萍．痛风性关节炎的中医辨治．中国临床医生杂志，2003，31(5)：52 – 54

[71] 巢元方．诸病源候论．北京：中国医药科技出版社，2011：95

[72] 朱丹溪．格致余论．北京：中国医药科技出版社，2018：63

[73] 刘世红，张红．足三里穴的临床应用．江西中医药，2011，42(12)：63 – 64

[74] 王晓燕，王文彬，娄琦．阴陵泉穴在《针灸大成》中的临床应用分析．中国中医药现代远程教育，2017，15(22)：81 – 83

[75] 郭晓乐，刘晓娜，王富春．三阴交穴的临床应用与机理研究．吉林中医药，2011，31(1)：47 – 48

［76］张红．太溪穴的临床应用．针灸临床杂志，2007，23(1)：37－38

［77］梁爽，黄凯裕，许岳亭，等．基于数据挖掘的针灸治疗急性痛风性关节炎临床选穴规律分析．世界科学技术－中医药现代化，2014，16(12)：2598－2604

［78］刘维，刘美燕，吴沅皞．针灸治疗痛风性关节炎的临床选穴规律分析．上海针灸杂志，2016，35(3)：359－362

［79］庞继光．针刀医学基础与临床．深圳：海天出版社，2006，241

［80］吴绪平．针刀医学．北京：中国中医药出版社，2008

［81］宋文阁，王春亭，傅志俭，等．实用临床疼痛学．郑州：河南科学技术出版社，2011